佐賀医人伝

―― 佐賀の先人たちから 未来への贈り物 ――

佐賀医学史研究会［編］

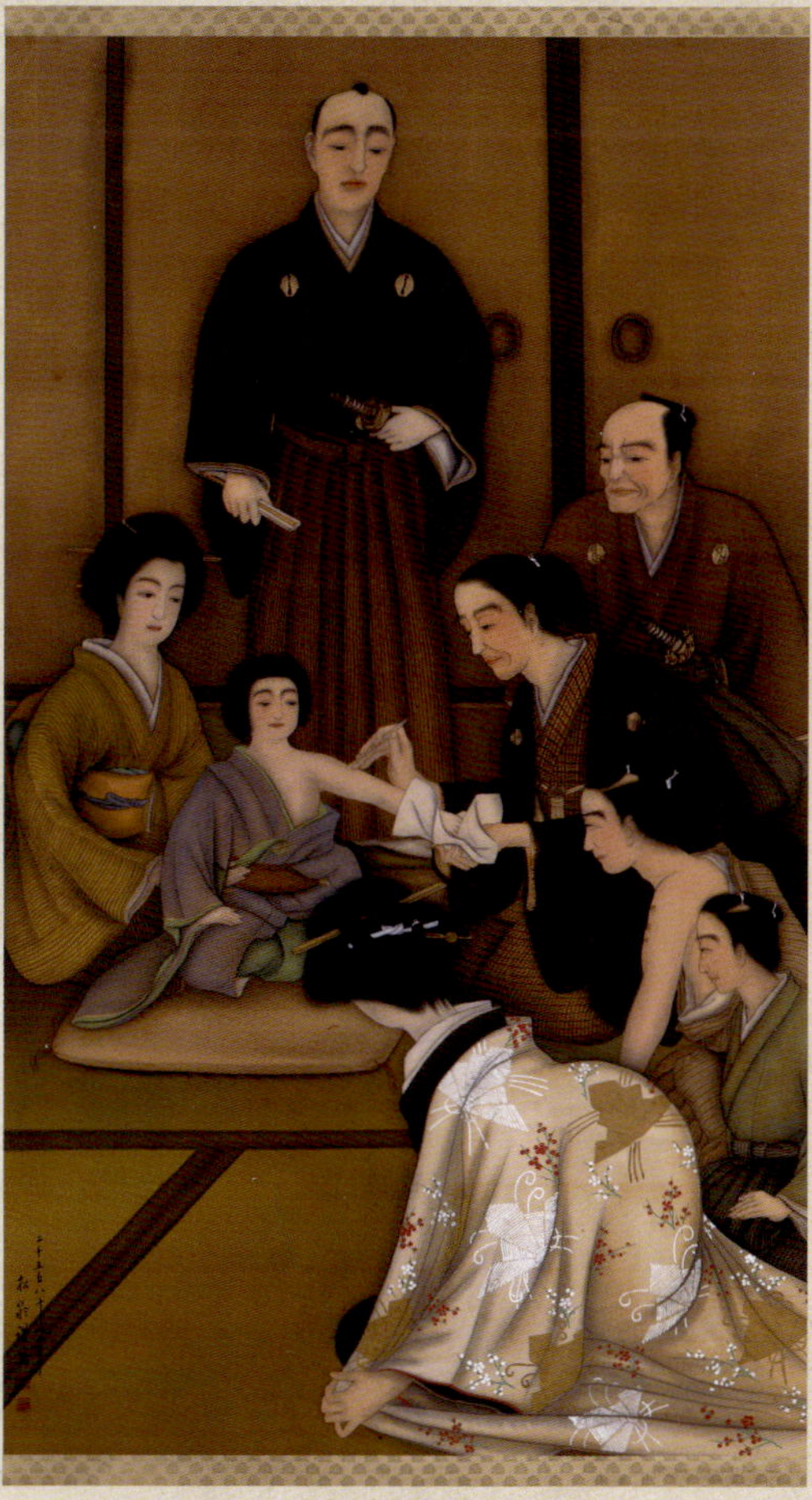

陣内松齢筆『閑叟公於御前世継子淳一郎君種痘之図』
佐賀県医療センター好生館 所蔵

佐賀新聞社

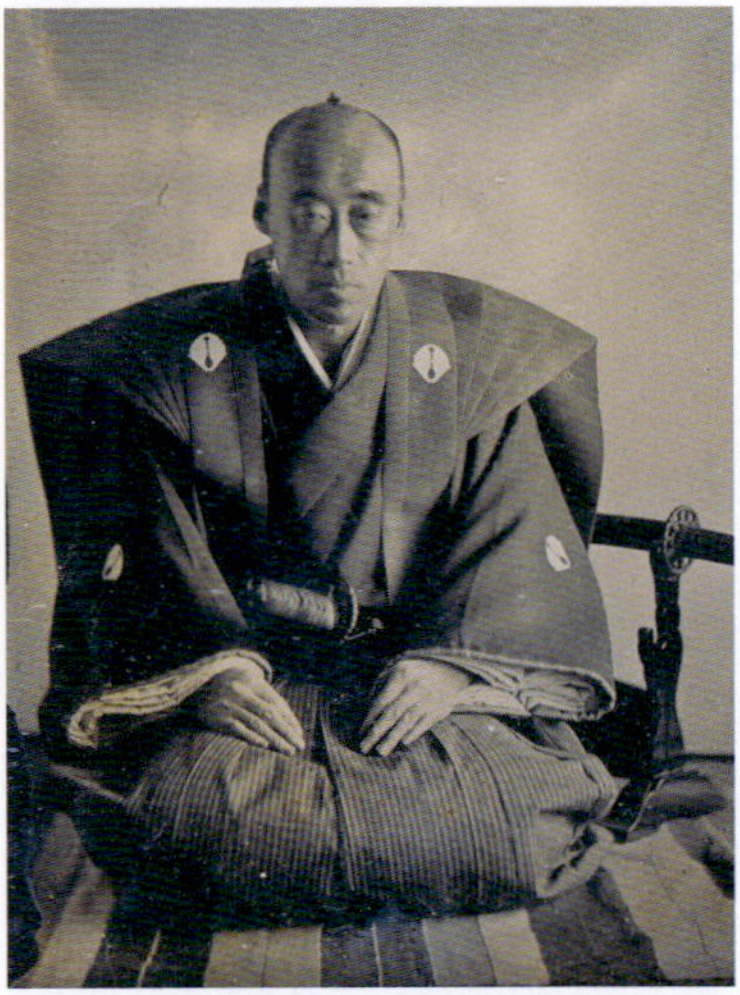

佐賀藩10代藩主鍋島直正
（鍋島報效会提供）

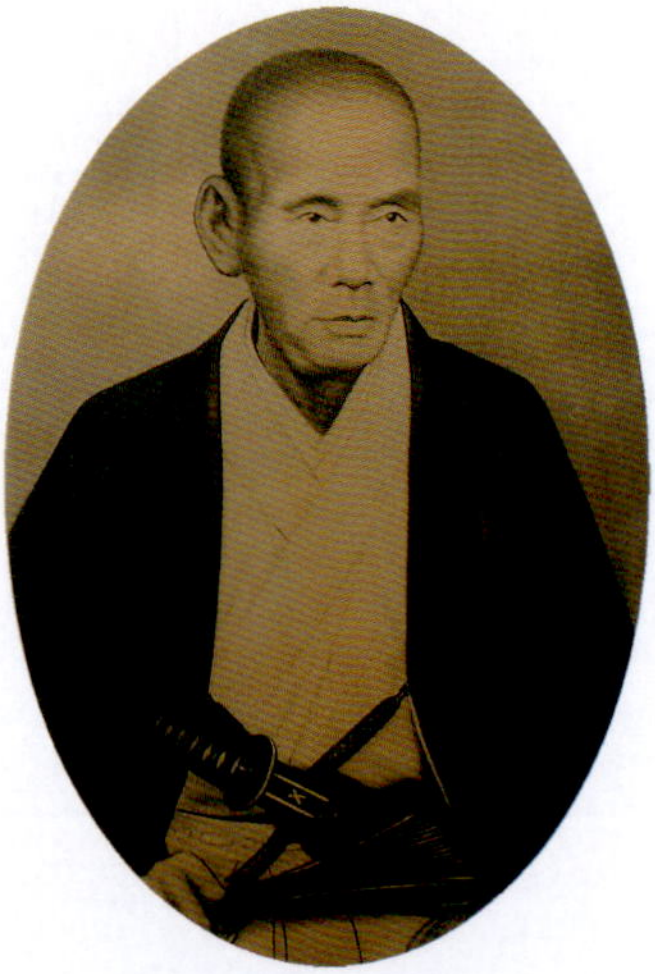

幕府奥医師伊東玄朴
（『伊東玄朴傳』所収）

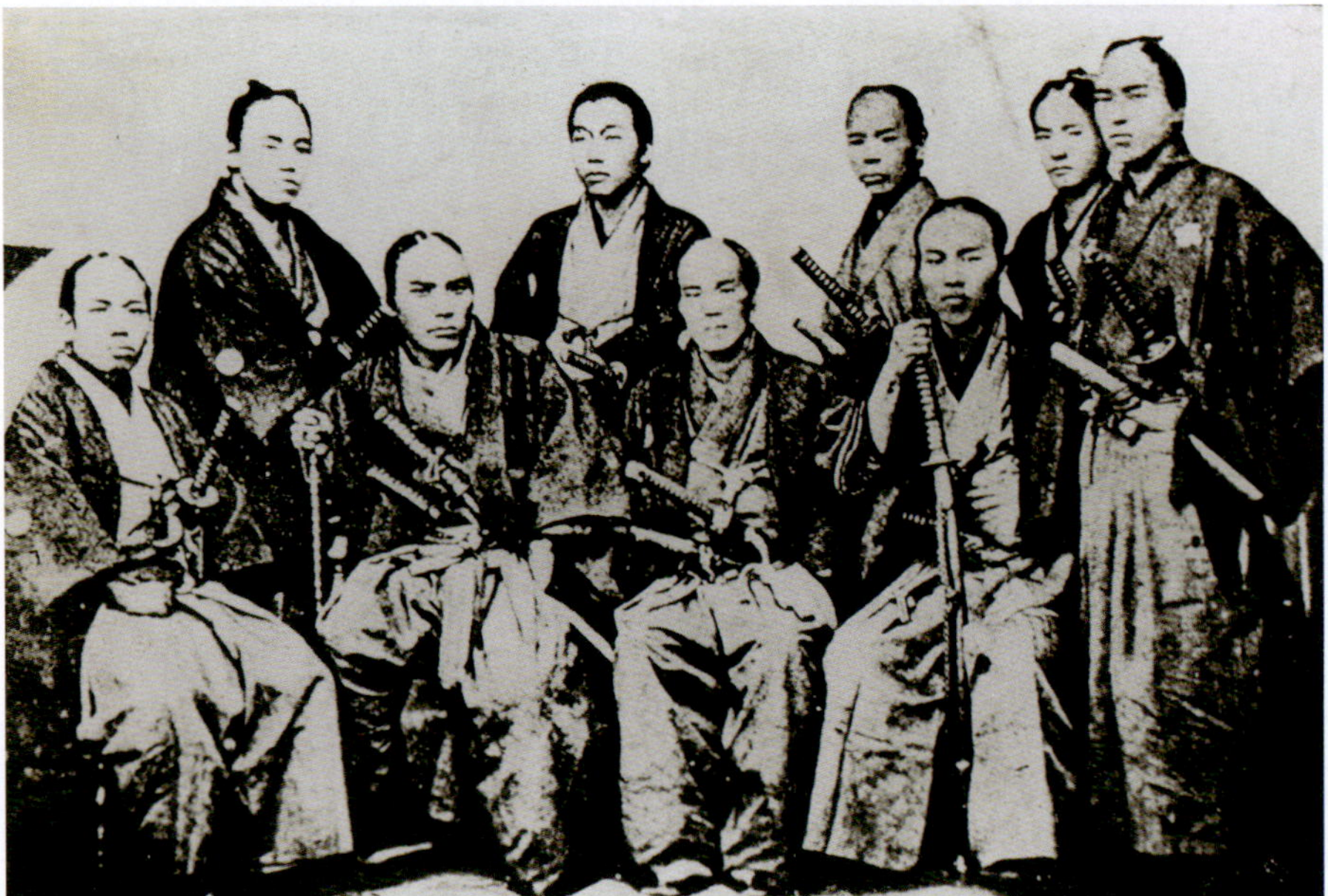

長崎時代の佐賀藩士ら。後方中央の人物が相良知安、前列右より中山信彬、大隈重信、小出千之助、副島次郎、副島要作
（『実業之日本』第25巻第3号、所収）

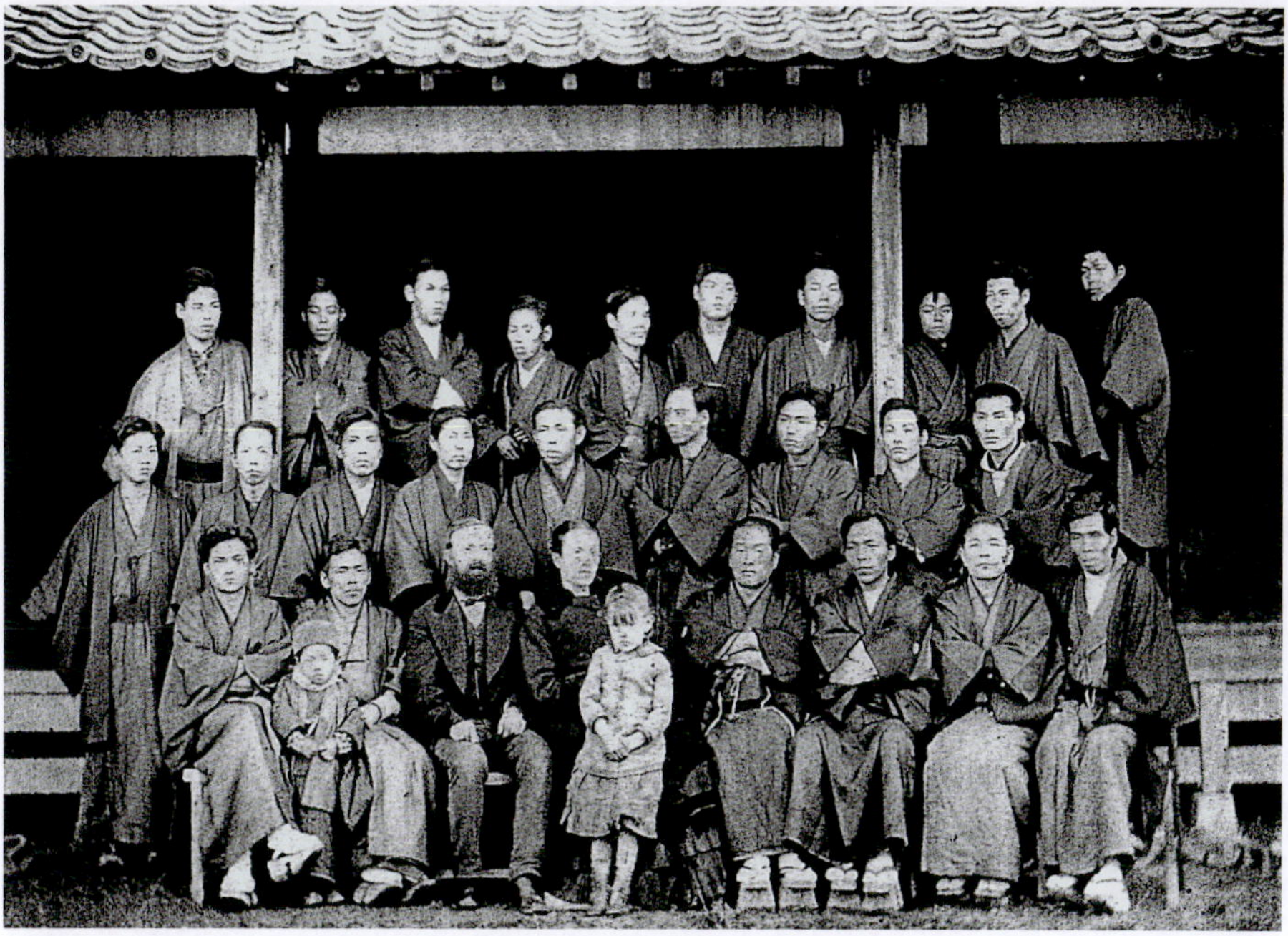

デーニッツを囲む好生館医師ら。前列右から３番目が山口亮橘。デーニッツの後ろが上村春甫
（大塚清吾氏提供）

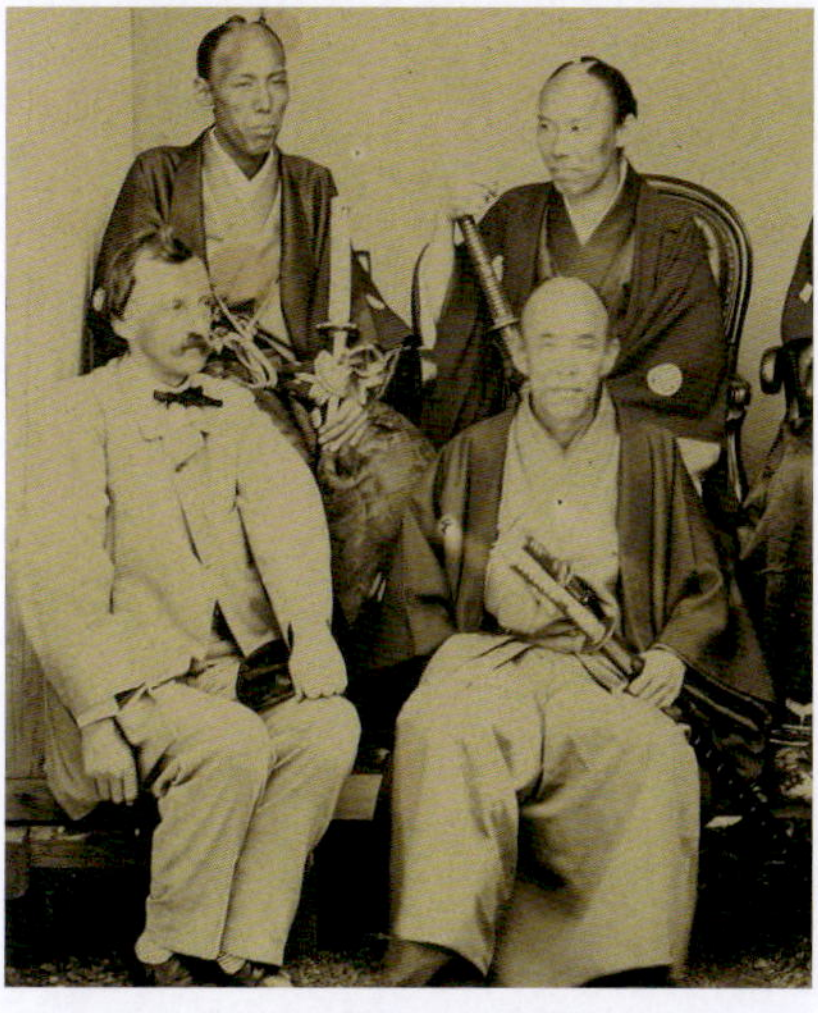

ボードインと日本人武士たち
（『ボードインアルバム』所収）

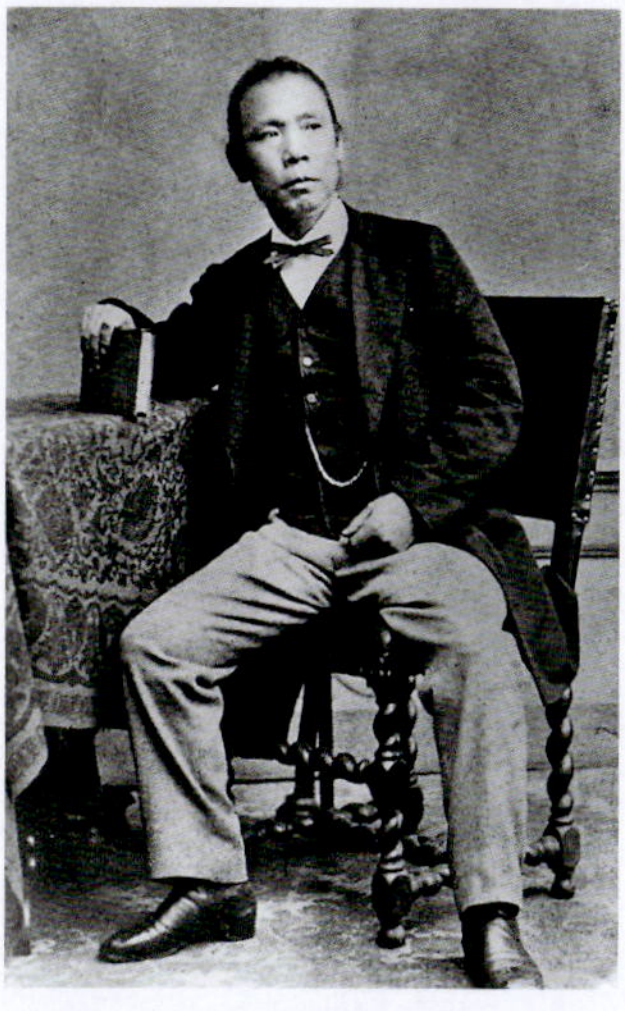

佐野常民
（日本赤十字社提供）

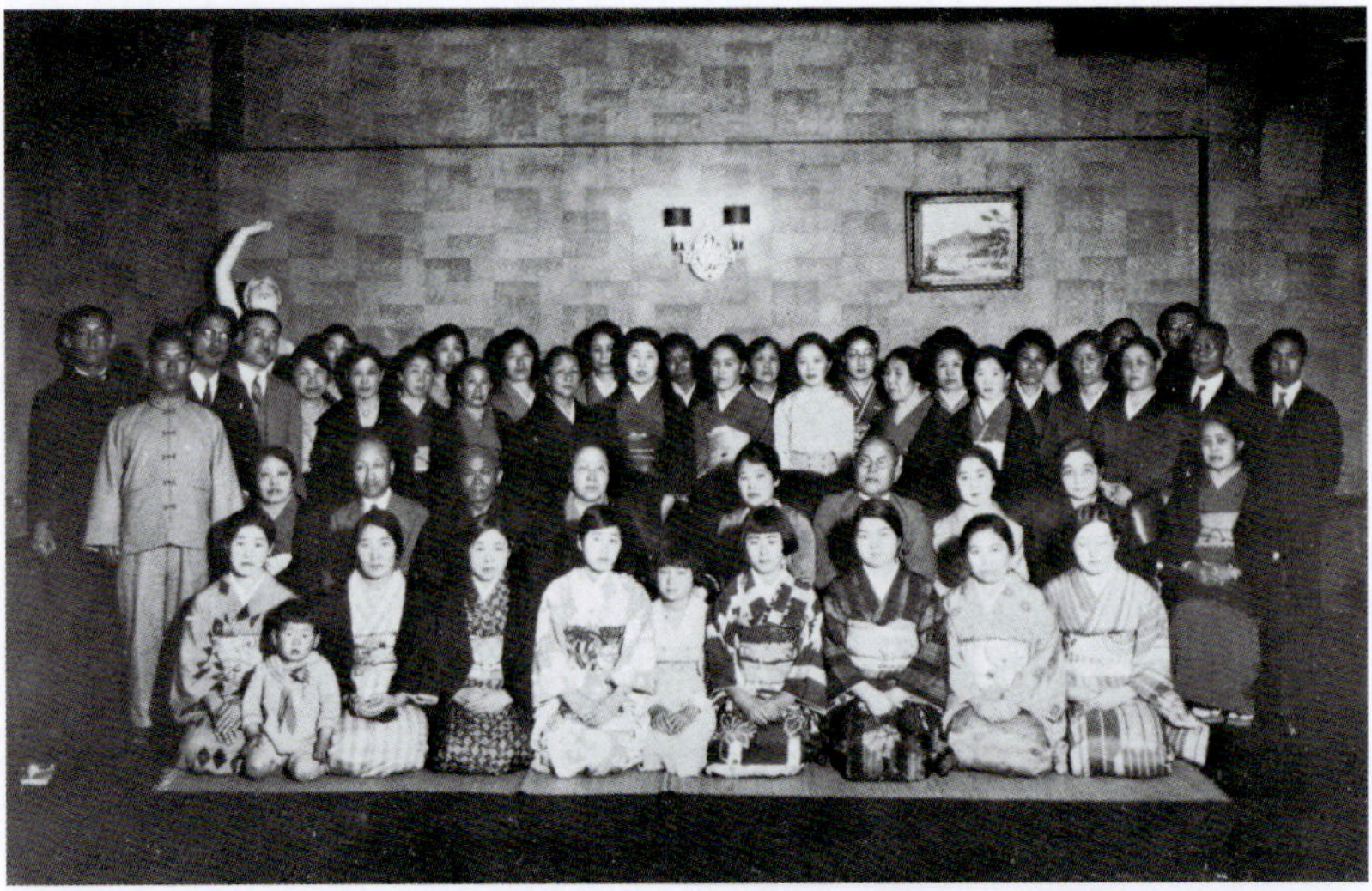

大橋リュフら医学博士学位取得祝賀会、昭和８年（1933）５月７日、２列目の右から４番目は吉原自覚、中央が大橋リュフ、左から４番目が吉岡彌生

（吉原自覚『覚醒への道標』所収）

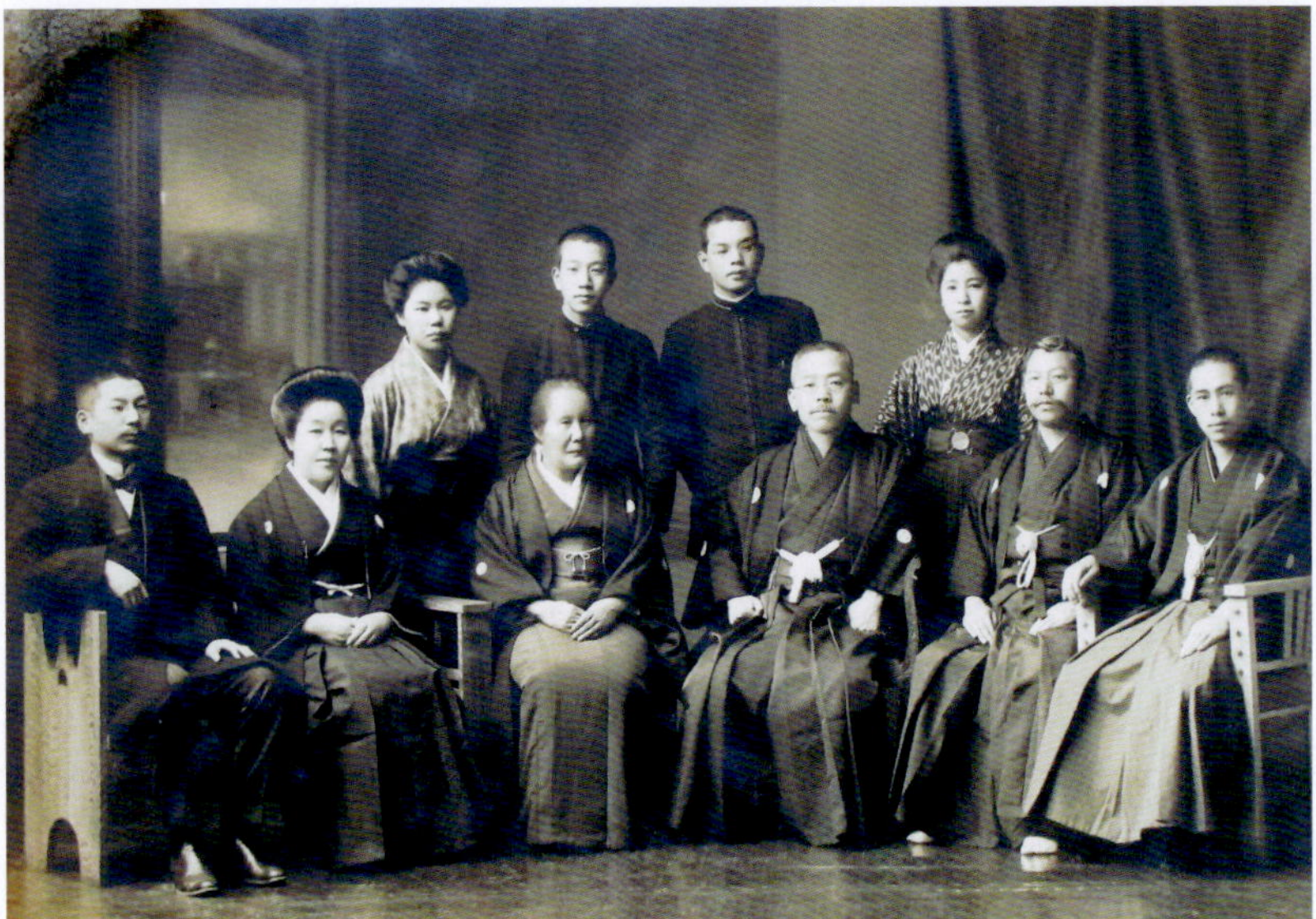

吉岡荒太とその家族。前列左から吉岡正明、吉岡彌生、彌生の母鷲山みせ、吉岡荒太。後列左から２番目が荒太・彌生の子博人

（吉岡彌生記念館提供）

佐賀医人伝

―佐賀の先人たちから　未来への贈り物―

「佐賀医人伝」第二版刊行にあたって

一二六名の佐賀所縁の医人を載せて、「佐賀医人伝」として発刊したのは、昨年の二月下旬のことでした。

それから二年を待たずして、ここに若干の修正と一四名の医人伝を加筆して、第二版を刊行するに到りましたことは、会員一同の大きな喜びと共に、素直に栄誉にも思うところです。

初版「佐賀医人伝」は、当初の想定を遥かに越えて、忽ちに多くの読者諸氏に好評を博するところとなり、その上に、幾数の方面からは、新たな資料や史跡、情報の類の提供に及び、改めての編纂刊行の運びに到った次第です。

この様に細やかながらも形を成した「佐賀医人伝」が、真に小なりと雖も、確かに佐賀医学史研究の一つの拠点を形成していることを思います。

時恰も、明治維新一五〇年の秋です。この時に第二版を刊行するにあたり、先人が残された偉大な事績を、形あるものとして、未来に伝え残していくことの大切さを思い、改めて、次への展開が今後に描かれていくことを切に希望するものです。

平成三〇年秋

佐賀医学史研究会　会長　　鍵山　稔明

第二版編集にあたり、その序文等については初版本のままを採用していることを、お断りしておきます。

「佐賀医人伝」第二版編集委員会

ごあいさつ

佐賀県知事　山口　祥義《よしのり》

「好生の徳は民心にあまねし」

中国の『書経』の一節であるこの言葉は、佐賀県医療センター好生館の名前の由来となっています。

全ての人の命を大切にするというその理念は、この『佐賀医人伝』に名を連ねる偉大な先人たちに共通した「志」のように私は感じます。

好生館の名付け親は、幕末の名藩主鍋島直正公。当時の好生館では直正公の指示のもと、西洋医学の研究と医療が進められ、それは日本初の〝大学病院〟ともいうべきものでした。そこから、日本の近代医学制度の創設者相良知安など綺羅星のごとく人材を輩出し、日本で初めて〝医師免許〟制度を採り入れ、最新の医療であった種痘を全国に普及させています。当時の佐賀はまさに日本医療の最先端を走っていたのです。

そして、その研究分野が医学にとどまらず、物理学や化学、数学へと広がっていった結果が、その後の鉄製大砲や蒸気船の製造につながっていることを考えると、明治日本の産業革命は佐賀の医人たちの熱い「志」が導いたもの、と言えるのかもしれません。

来年、平成30年は明治維新から150年の記念すべき年です。

当時の佐賀は、その高い技術力で日本中から注目される存在であり、他に先んじて世界に目を向けていた地域でした。明治という新しい時代に、日本の近代化を進め、今の日本の大きな形を作ったのは佐賀の人々だったのです。

私は、明治維新の原動力となった卓越した佐賀の「技」と、それを支えた「人」を顕彰するとともに、偉業を成し遂げた先人たちの「志」を、若い皆さんをはじめ、多くの県民の方々に広め、次世代に継承していきたいと考えています。

そうした機運が高まっている今、幕末・明治期を中心に佐賀の医人の略伝を網羅した本書が出版されることを大変嬉しく思っています。

本書を手に取られた皆さまが、一人ひとりの命を大切にした佐賀の医人たちの思いと行動に触れてその志を継ぎ、50年後、100年後の未来に向けて、ここから新たな一歩を踏み出していかれることを心から期待しています。


（平成二九年二月吉日記）

刊行に寄せて

（一社）佐賀県医師会　会長　池田　秀夫

佐賀医学史研究会の編纂による『佐賀医人伝』が、関係者の皆様のご労苦の下、ここに目出度く刊行の運びとなられたことを、心からお喜び申し上げます。

今回、本書では、明治以降の佐賀の先哲医人が数多く取り上げられています。編纂方針にもございますように、佐賀の医学の発展に貢献した人物を調査研究し、発掘して一冊の書として纏められたことが、佐賀の医学の先進性を明らかにするとともに、改めて見つめ直す契機となることを心から祈りたいと思います。

さて、佐賀・鍋島藩は、最初に本格的な医師免許制度として、佐賀藩医業免札制度を導入し、天然痘予防のための牛痘種痘を全国で最初に実施するなど、医学教育、地域医療に先見の明をもって取り組んでまいりました。これらを牽引したのが鍋島直正公であり、直正公が幕末、明治維新に行ったさまざまな改革は、科学技術の進歩と多くの逸材を輩出し、新しい日本の国づくりの原動力となりました。取り分け、我が国の医療界の発展に重要な役割を果たしたことは、疑いのないところでありましょう。特に、医学教育を整備するため城下の八幡小路に医学館・医学寮を設けられたのが、天保五年（一八三四）、その際、好生館と名付けられ、安政五年（一八五八）

に水ヶ江に移り、平成二五年（二〇一三）に現在地へ移転、一八〇有余年を経て今なお、その機能を有し現存することは、特筆すべきことではないかと思っています。

話は変わりますが、佐賀県医師会は、平成三〇年（二〇一八）、水ヶ江の好生館跡地に移転すべく、準備を進めています。その際、日本の医学・医療の近代化を牽引した歴史を顕彰するため、佐賀医学史研究会にご協力を頂きながら、建物内に情報交流スペースを設け、「種痘の図」の緞帳を掲げるとともに、歴史的資料などを展示し、来訪者の皆様に開放する予定です。歴史ある好生館跡地を佐賀県における保健・医療の拠点として活用することは勿論ですが、先哲の遺勲を偲ぶとともに、後世に語り継がれるように活用していくことも、我々、佐賀県の医人の務めではないかと考えています。

最後に、この度の『佐賀医人伝』の刊行が、郷土の先哲の偉業を顕彰し、新たな医学の発展と地域文化向上に寄与されることを心よりお祈り申し上げますとともに、貴会会員の皆様の、今後の更なる研究発展をお祈り申し上げます。

（平成二九年二月吉日記）

序

幕末維新期、佐賀は一際輝いていました。司馬遼太郎は、小説『アームストロング砲』をこう書き出しています。「幕末、佐賀藩ほどモダンな藩はない」。そのモダンとは、幕藩体制下での超近代の意です。

そして佐賀藩は、明治維新に先駆けること一〇余年、已に軍事科学をはじめ、各分野の近代化に成功していました。先導したのは医学です。そのシンボリックな二大先哲がいました。伊東玄朴と相良知安です。いずれも、わが国医学の近代化への道を拓き、日本医学史上に燦然と輝く巨頭です。その偉大な二人を生んだ佐賀の先進的医学教育からは、その他にも幾多の名医家を輩出しています。しかし、その多くは人知れず、埋もれたままになっていました。そうした先哲の足跡を辿り、その医徳を明らかにしたいという考えから『佐賀医人伝』の構想が始まりました。

そして、研究会発足から一〇年を経て、曲がりなりにも独力で編成り、ここに上梓の運びに至りましたことは、この上ない大きな喜びであります。素より、会員のほとんどが歴史学からは門外漢であり、編著に当たっては、それなりの苦闘が続きましたが、それ以上の悦びがありました。夫々が著作、編集、校正の作業を重ねる中で、あの時代のダイナミックなエネルギーと先哲の高志熱情に圧倒されながら、一二六人の一人ひとりの生き様に深い感動を覚えていきました。

司馬遼太郎は、二一世紀の子供たちに贈る言葉として短編『洪庵のたいまつ』の冒頭にこう書いています。「世のためにつくした人の一生ほど、美しいものはない」と。『佐賀医人伝』に登場する一人ひとりにも、夫々に美しい生涯がありました。そして、その歴史を知ることが、先哲に学び、今を正し、未来を創生していく基となっていきます。その意味で、本書が先哲の顕彰にとどまることなく、手に取って頂く一人ひとりの明日を照らし、佐賀の未来を拓く一資と成れば、誠に幸甚の至りです。

刊行に当たりましては、佐賀県並びに佐賀県医師会より多大な御厚志と御支援を賜りました。ここに記して、深甚な謝意を表します。また、貴重な写真・資料の類をご提供頂くと共に、御教示、励ましを頂いた、各機関各位に感謝の意を表します。印刷・出版には、佐賀新聞社並びに大同印刷㈱の担当方に多くの労を取って頂きました。

いまも、『佐賀医人伝』は未完です。今後更に究を深めると共に、後人がこれに続いてくれることを切に願って刊行の序と致します。

平成二九年春

佐賀医学史研究会　会長　鍵山　稔明

#『佐賀医人伝』——目次

凡　例

一．取り上げる人物

①佐賀に事績を残した医師。

②佐賀出身で県外でも活躍した人物、たとえば伊東玄朴、相良知安、佐野常民、高安右人など。

③各市町村誌・医師会史に掲載されている人物はできるだけ収録し掲載する。

④取り上げる人物は、明治生まれまでであること。

⑤明治以降の生まれであっても、佐賀県医学史に顕著な業績をあげた次の四人はエッセイ風に紹介する。
緒方勝徳、織田五二七、鶴丸廣長、古川哲二

⑥次はリスト・一覧で巻末に紹介する。
一　歴代好生館館長・理事長、二　歴代佐賀医科大学学長、三　歴代佐賀県医師会会長とする。

二．本の体裁

①A五版、二段組、本文一頁三九字×二二行＝八五八字を原則とする。

②並製本、本文、カバー・帯・別紙（扉・口絵）。

三．執筆要項

①縦書き、である調とする。

②人名記載は五〇音順とする。

③年号記載は、元号・西暦の順とする。来日外国人の場合には、在日期間の事績は同様に記載し、在

外時は西暦のみで記載する。
・元号・西暦の換算にあたって、伊東玄朴の生年月日は、寛政一二年一二月二八日なので、西暦に換算すると、一八〇一年二月一一日となるが、寛政一二年（一八〇〇）一二月二八日と記述する。
④生没年不詳の場合は、「?・〜?・」とする。ただし、諸説ある場合は、最有力説を記載し、たとえば「文化四年（一八〇七）?・」と表記する。
⑤漢数字の〇、一、二を用いる。原則として十、百、千は用いない。二〇〇石のように記す。ただし、桁数の大きい万・億は採用し、一二億三四五六万七八九〇人のように記す。
⑥本文は常用漢字を用いる。ただし、人名は『国史大辞典』に準拠しつつも、人名用漢字及び旧字での表記も可とする。齊直など。
⑦本文に文献を引用する場合は、「□□□□」（『諫早医史』）などと出典を明記する。
⑧史料を引用する場合は「　　　」（『早稲田清話』）などとその出典名を表記する。
⑨写真は、肖像写真もしくは墓の写真・資料など、一頁二枚程度を目安とする。
・写真のキャプションは上段に掲載し、原則縦書とする。
・所蔵者・写真提供者名を明記する。
⑩墓の所在はできるだけ記載し、碑文もできるだけ復元し、後の研究に資する。
⑪参考文献・先行研究は、文末に【参考】として、『伊東玄朴傳』（一九一六）のように記載する。

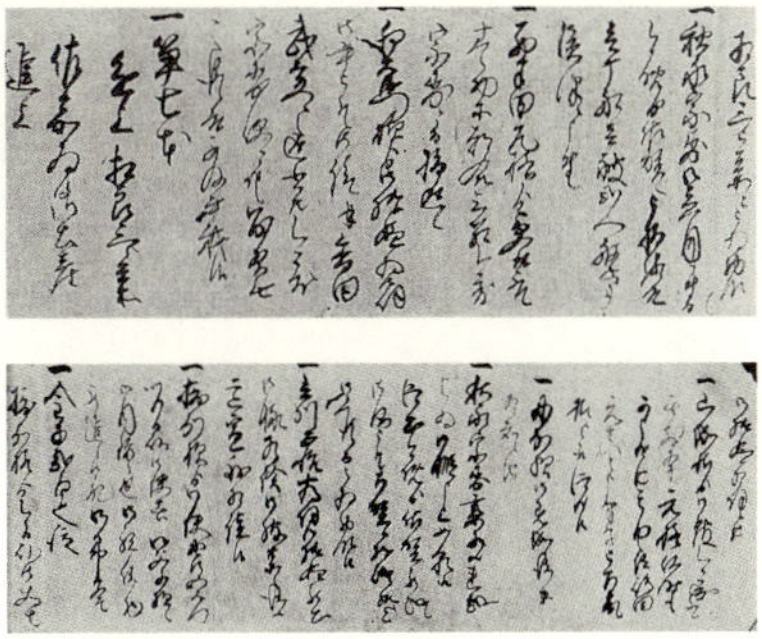

『花頂日記』秋永、立川ら医師の名前が見える。（鹿島市祐徳稲荷神社蔵、『鹿島藤津医会史』所収）

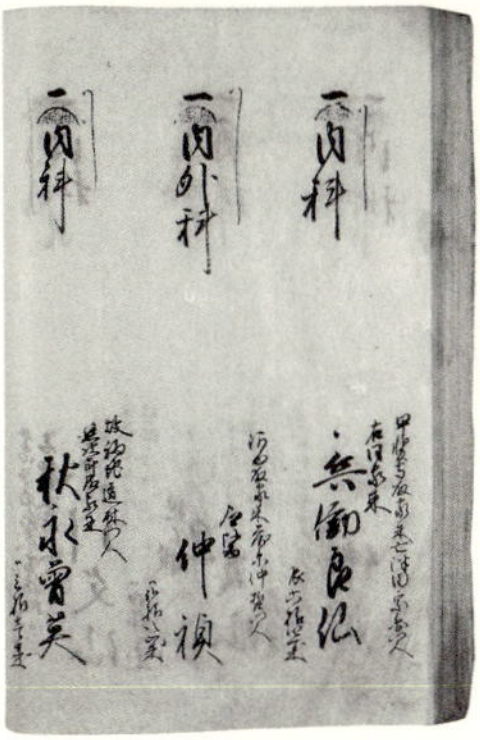

安政三年六月一九日に医業免札を受領した内科医秋永曽英。（佐賀県医療センター好生館蔵、『医業免札姓名簿』所収）

秋永《あきなが》 宗寿《そうじゅ》

（一七世紀後半～一八世紀前半）
鹿島藩三代藩主直朝侍医

秋永宗寿（鄰周）は、鹿島藩三代藩主鍋島直朝の主治医。当初は佐賀に在住していた。直朝の重大な症状のときには、佐賀から船に乗って、浜町の舟津に上陸して往診したという。直朝が宝永六年（一七〇九）に八八歳で亡くなる直前の宝永五年一月から三月までの鹿島藩日誌『花頂日記』には直朝の診療の様子が克明に記されている。宝永五年一月一六日には殿の小用が二〇回ほどで、立川正怡・秋永宗寿・古川意宣の三人が診療し、この日は益気湯に人参を一分五厘加え、正怡が薬を差し上げている。三月二日には殿の小用につき、秋永宗寿が薬を調合している。同年一〇月二三日には、（直朝が）朝、食後の行水のあと気絶されたので、（宗寿）が体をさすって脈をみたところ、腹が大分張っていたので、さすったところお吐きになられたなどの診療記録がある。

秋永家は、医家としては宗寿（鄰周）が五代目で、以後代々鹿島家侍医として六代律磐—七代鄰中（通淳）—八代鄰豊（玄説、木下玄仙忠之の子）—九代鄰次（宗英、宗寿、通淳）—一〇代鄰弼（宗寿、玄説）—一一代鄰休（交鄰、曽英、鄰爾）—一二代徳鄰（育太郎）と続いた。一一代目の鄰爾《りんじ》は、『医業免札姓名簿』には、安政三年（一八五六）に、故福地道林門人、熊次郎殿家来、内科、秋永曽英、三一歳とある。熊次郎殿は一三代鹿島藩主鍋島直彬で、明治一二年（一八七九）、鍋島直彬が沖縄県令に就任すると随行し、のち鹿島の浜町仲町で開業。東京帝国大学医学部を卒業した長男皆太郎が明治二七年、二八歳で病死したため、医を廃業した。

【参考】『花頂日記』（鹿島市祐徳稲荷神社蔵）、『鹿島藤津医会史』（一九八八）

（青木歳幸）

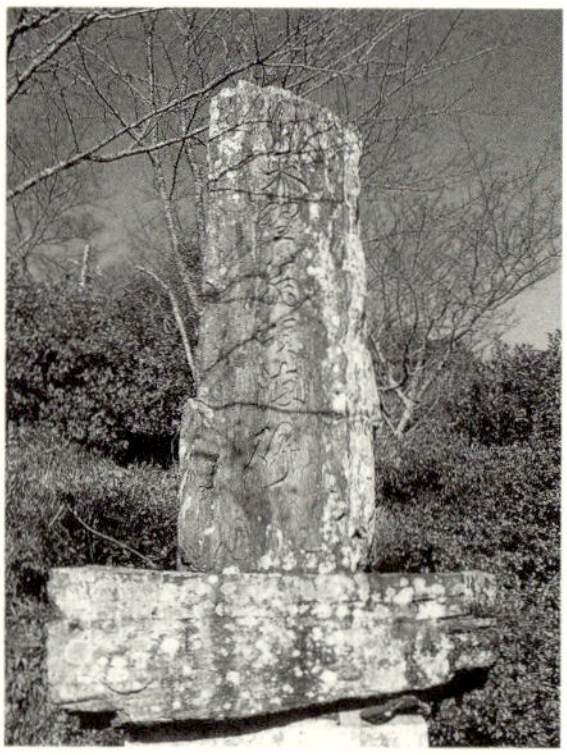

天野翁頌徳碑
（伊万里市波多津町辻・高尾山公園の中腹）

天野《あまの》 房太郎《ふさたろう》

（文久二年～昭和一六年　一八六二～一九四一）

仁医

唐津藩士の子として生まれ、好生館で修業後、東京で細菌法医学精神学校衛生諸科に学び、明治二六年（一八九三）、波多津村辻（現伊万里市）で開業した。以来三〇年、患者の貧富の別なく、薬代や治療費も安くし、近くも遠くも平等に治療するという医は仁術の精神で、地域医療に従事した。大正一一年（一九二二）、房太郎六〇歳を記念して、区長ら一二名がその寿福無窮を願って頌徳碑を発起し、正三位子爵小笠原長生《ながなり》（旧唐津藩主）の書に読なる碑を、高尾山公園に建立した。

君通称房太郎、唐津藩士也、少壮学於佐賀医学校、事業後、及第於医術開業試験而為医士、君不満仮之、更登東都、究納菌法医精神学校衛生諸科之蓮奥、帰来歴任于検疫官・学校医・村医等、明治二十六年開業於波多津村、春風秋雨三十年如一日矣而、君之接患者也不問親疎、不論貧富、慎重懇切至矣尽矣、遠近知與不知、皆集君門、君慈仁博愛、恤無告救窮之、其開業之初、先廃診料、低薬価、宏開施療、齋生之道、得一村之保健悉依君而安定、人々以欽仰軒岐、頌揚其高徳。今茲大正十一年、君齢達耳順、元気益々旺盛精励、于業務壮者亦不及焉、業間或親書畫、或愛謡曲、以大発揮英雄、胸中閑日月児孫読々満于内、和気洋々益于可以知、君之前途躋、古稀・米齢而九十而、百積善之寿域、尚無窮、茲村有志胥謀、欲勒（刻）君之高徳、於石以伝于不朽、令予叙之、銘
日　術究軒岐　徳覃西郷以寿以福　山高水長

大正十一年十月中幹　正三位子爵小笠原長生書、西松浦郡長正六位勲五等福田三郎選

【参考】『波多津町誌』（一九九九）、『伊万里市の碑文』（二〇〇五）

（青木歳幸）

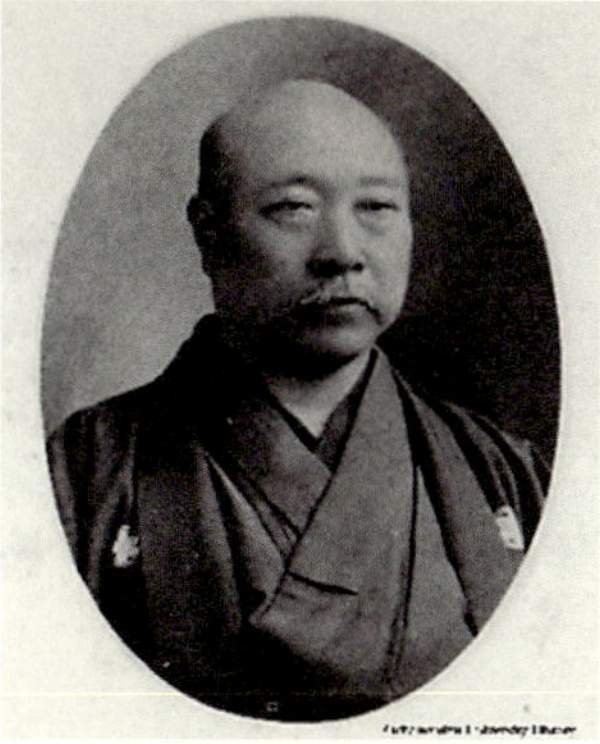

飯盛挺造博士（お茶の水女子大学歴史資料館所蔵）

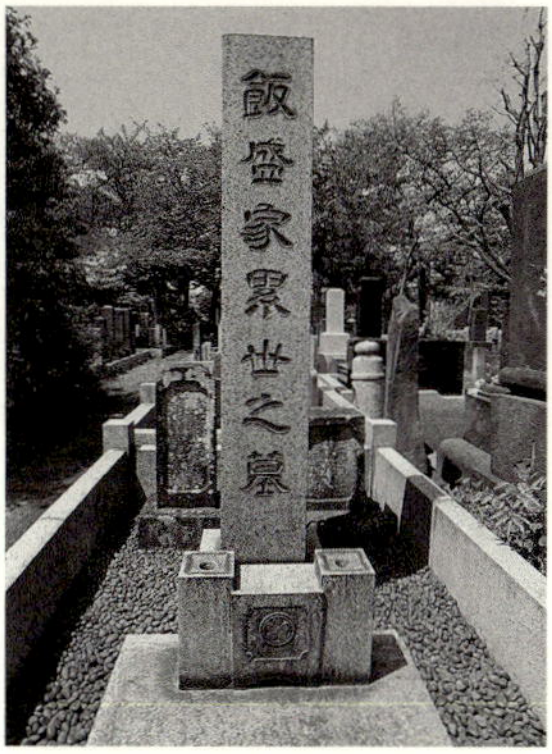

飯盛挺造博士墓所（東京都台東区　谷中霊園）

飯盛《いいもり》 挺造《ていぞう》

我が国物理学の泰斗、微量天びんの先駆者
（嘉永四年～大正五年　一八五一～一九一六）

飯盛挺造は、嘉永四年（一八五一）八月、飯盛苗苞《かねみつ》・房子の長男として佐賀水ヶ江に生まれる。当時父は、多久領主に従い佐賀城下の多久屋敷に居住していた。明治四年（一八七一）二〇歳の頃、医師を志し上京する。外務省洋語学校に入学しドイツ語を学ぶ。卒業後東京外国語学校教員心得となり、翌年東京医学校雇いとなる。同校が明治一〇年（一八七七）に東京大学医学部と改称された際に助教授に就任。明治一二年（一八七九）に最初の研究「光線分極論」を『東京薬学新誌』に発表した。

またドイツのミュルレル原著を翻訳した『物理学』が、明治一二年から翌年に出版された。同書はその後二〇回以上改訂され、唯一の和書の物理学教科書として医学・薬学系の学生を中心に、一九二〇年代まで広く使用された。この頃飯盛は、次第に物理学に傾倒していき、素志の医学から離れていく。明治一四年（一八八一）、飯盛は東京大学医学部助教授となる。明治一七年（一八八四）に、ドイツのフライブルク大学へ私費留学した。渡航同行者に、「日東十客」と呼ばれる一〇人の日本人留学生の中に、森林太郎（鷗外）がいる。ヴァールブルク教授の指導のもと、真空微量天びんを開発し、学位論文を提出した結果、ドクトル・フィロソフィーの学位を授与された。明治二〇年（一八八七）に帰国し、第四高等中学校教諭兼教頭となり金沢に赴任した。翌年、物理学者の下山順一郎、丹波敬三ら八名と共に、私立薬学校（後に東京薬学校と改称）を東京に創立した。明治二六年（一八九三）、第四高等学校を退職し、女子高等師範学校（現お茶の水女子大学）教授となり東京に戻り、私立薬学校や済生学舎で物理学を講義した。明治四三年（一九一〇）、東京女子高等師範学校の校長代理となる。大正五年（一九一六）三月六日死去。六六歳。

【参考】『明治二年多久軍団士卒惣着到』（多久市郷土資料館）、『舊多久邑人物小志』（多久邑史談会　一九三二）、「微量天びんの先駆者、飯盛挺造」（岩田重雄著一九八〇　日本計量史学会誌 VOL 2）

（相良隆弘）

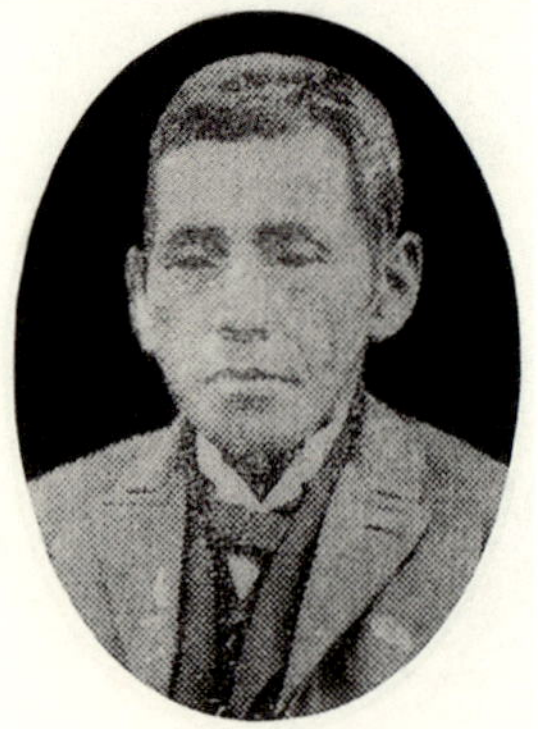

公立佐賀病院好生館館長
池田専助
（『好生館史・創立六十周年新築落成記念』所収）

池田《いけだ》 専助《せんすけ》

（弘化四年～明治四一年　一八四七～一九〇八）

激動の時代に好生館を興廃の危機から救った救世主

池田専助は弘化四年（一八四七）一〇月一七日山村良哲（後に金武良哲と改名）の長男として佐賀で生まれた。幼少の頃から医学を志し、文久三年（一八六三）二月佐賀藩医学校好生館に入学し、明治三年（一八七〇）五月まで西洋医学を学んだ。同六月から一〇月まで大阪医学校で学び、さらに同一〇月東京下谷御徒町の大学東校（東京大学医学部の前身）に入学した。しかし好生館改革のため藩命により明治四年五月佐賀に帰藩した。同六月から明治六年五月まで佐賀県医学校好生館寮監としてドイツ系アメリカ人医師ヨングハンスのもとで医学を研鑽した。同八月から明治七年九月まで長崎医学校でドイツ学通訳として従事。同一〇月佐賀に戻り、中町において開業した。

明治八年三月佐賀県医学所好生館三等医・医学原書教員兼病院当直を命じられ、カナダ人医師スローンのもとで医学を研鑽した。明治一二年八月ドイツ人医師デーニッツが好生館医学校に着任。同九月専助は公立佐賀病院好生館病院長心得となり、同一二月病院長に就任した。明治一六年四月に東京大学医学部を卒業したばかりの池田陽一と川原汎の両名が教授として加わり、医学校好生館は名実ともに甲種医学校となった。しかしながら明治二一年府県立医学校の運営費用を地方税から支弁することを禁じる勅令が発布され、医学校好生館は廃校になり、病院だけが「公立佐賀病院好生館」として残った。

さらに追い打ちをかけるように明治二二年頃に好生館の土地を一部転用する話が持ち上がった。その時公立佐賀病院好生館から佐賀市に提出した「佐賀病院附属地元向陽軒に付本院の意見」と題した意見書の草稿が残っている。草稿を書いたのは当時好生館医

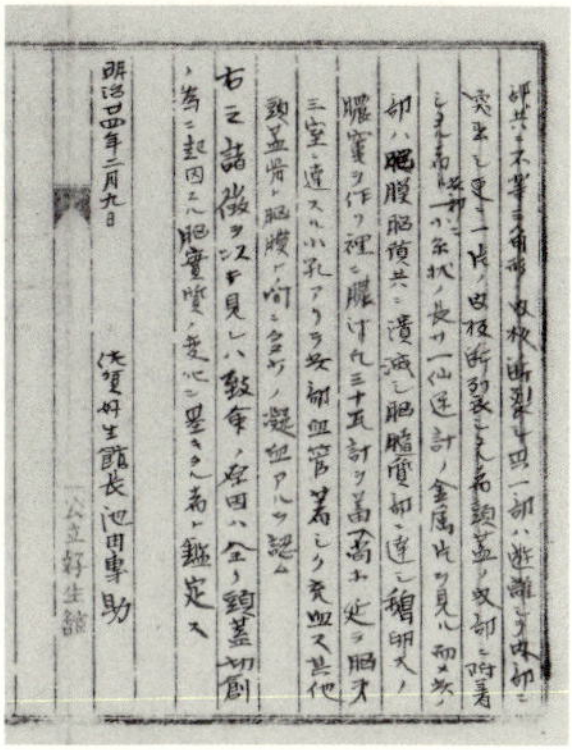

明治二四年二月九日付で佐賀地方裁判所に提出した死体検案書の草稿。公立好生館の便箋に直筆で「佐賀好生館長　池田専助」と書かれている。（佐藤英俊所蔵）

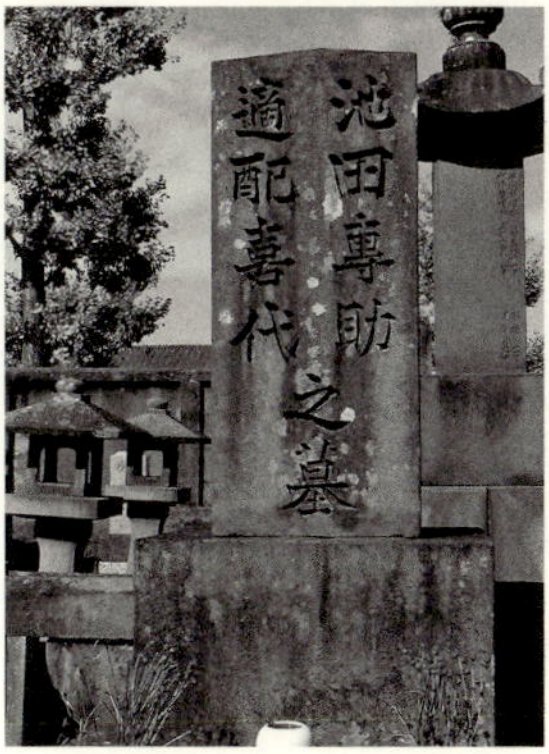

安樂寺にあった池田専助の墓碑。

員であった池田實である。

「佐賀病院の附属地である元「向陽軒」（初代藩主鍋島勝茂公の別荘地）は、さきに旧藩主（第一〇代藩主鍋島直正）より士族が定住する用地として士族真﨑某氏へ一度は御下賜の内示があった。しかし当病院設立にあたっては、必要欠くべからざる地所であったため、その内示は取り消しとなり特別の御詮議をもって当病院へ御下賜された経緯があり、当病院にとって必要であることは今更言うまでもないことである。またこの地は本院の基本財産であると共に、患者治療上においても欠くべからざる地所である。とくに万一市内に伝染病などの流行がある場合には、避病院を設置する必要があり、この地は空気清涼として四方は人家から離れており他に伝染する恐れもなく一般の人々も信認する避病院を設置するには極めて適当であり、佐賀市全体についても衛生上欠くべからざる地所である。また（今回の土地転用の話は）当時特別の御詮議をもって御下賜された旧藩主の御趣意にも反するものであり、どんなことがあっても他の目的に流用するべきものではないと考える。」（佐藤英俊訳・所蔵）

明治四年以来医学校好生館に奉職すること二〇数年、幾多の興廃の危機に遭遇しながら激動の時期を医学校好生館と共に歩んできた専助は、明治二九年一二月一一日公立佐賀病院好生館が「佐賀県立病院好生館」となるのを機会に好生館館長を勇退して、中の小路に承天堂病院を開設した。開業の傍ら推されて市会議員となり、地方行政にも貢献した。明治四一年一〇月二七日没。享年六二。墓碑は安樂寺（佐賀市紺屋町）にあった。

【参考】『佐賀県医事史』（一九五七）、福岡博『佐賀幕末明治五〇〇人（第二版）』（一九九八）、『佐賀県医学史』（一九七一）、『好生館史・創立六十周年新築落成記念』（一九五五）、『佐賀県教育五拾年史』（一九二七）、前山隆太郎「幕末明治期佐賀の指導医たち―お雇い外国人医師を含めて―」『日本医史学雑誌第五五巻第二号』（二〇〇九）

（佐藤英俊）

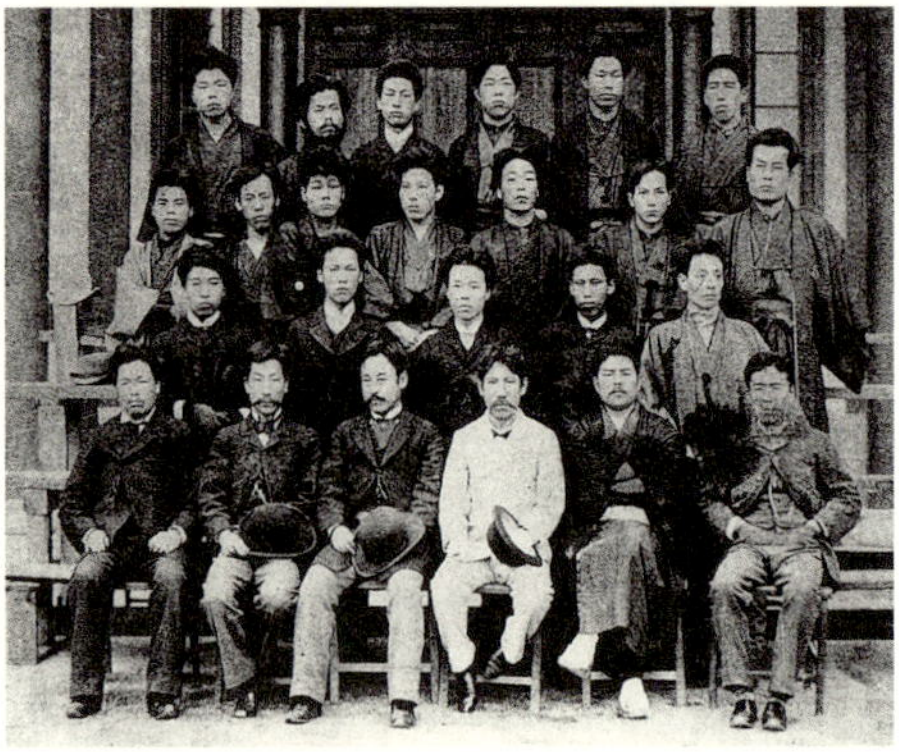

福岡医学校卒業写真
（明治二一年）
前列右から二人目から
池田陽一（産婦人科）
大森治豊（外科）
熊谷玄旦（内科）
榎本與七郎（眼科）
（『九州大学百年史写真集』所収）

池田《いけだ》 陽一《よういち》

（安政五年～昭和一二年　一八五八～一九三七）
ドイツ語の達人・産婦人科の泰斗

池田陽一は、安政五年（一八五八）一一月五日佐賀藩侍医池田陽雲の長男として神埼で生まれた。明治六年（一八七三）一四歳で上京し、司馬凌海（後の名古屋大学医学部の前身愛知医学校校長）の私塾「春風社」に入り、ドイツ語を学んだ。明治七年新設された東京外国語学校独語科に入り、ドイツ語三昧の日々を送った。明治八年一一月東京医学校（明治一〇年東京大学医学部と改称）二等予科生に編入した。明治一六年四月東京大学医学部卒業後、川原汎と共に甲種医学校の公立佐賀病院好生館に勤務した。同一一月県立福岡医学校教諭兼婦人科部長に就任した。明治一八年骨盤狭窄の妊婦に帝王切開を行い、日本における帝王切開術の紹介者として広く知られるようになった。

明治二一年福岡医学校廃止によって附属病院は県立福岡病院（九州大学医学部附属病院の前身）と改称、同産婦人科部長に就任し、一三年間勤務した。

明治二九年（一八九六）一一月佐賀に帰郷し、佐賀市水ヶ江町北十間端に池田病院を開業した。開業する傍ら、明治三三年一〇月から明治三四年一月までドイツに留学した。大正三年（一九一四）巨費を投じてフランスからラジウムを購入し、子宮がんに対してラジウム照射を行い、昭和一〇年（一九三五）までに患者八五〇余名中完全治癒率四五・八％と好成績を収めた。

明治四〇年一月佐賀県医師会設立と共に会長に就任し、大正八年まで連続して県医師会会長を務めた。この間会長として、明治三二年四月第七回九州医学会、明治三九年四月第一二回九州医学会、大正七年四月第二三回九州医学会を佐賀市で開催した。

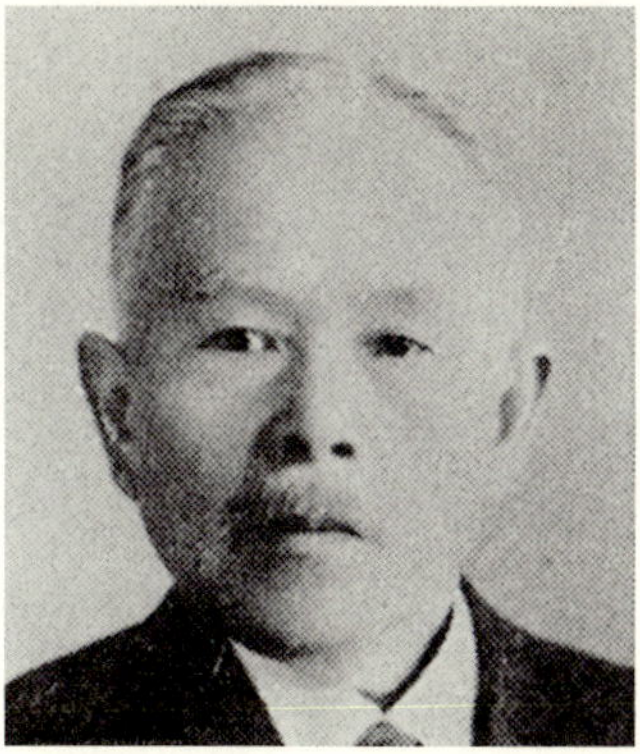

佐賀県医師会初代会長
池田陽一
(『佐賀県医学史』所収)

東大医学部時代の六年後輩の入澤達吉（後の東京帝国大学医学部附属病院長・医学部長）は、晩年に『伽羅山荘随筆』の中で陽一について次のように述懐している。

「我輩等から、六七年前頃の東大医学部の卒業生の中には、予科における独逸語の教育が徹底的であったので、独逸語学のよくできる人が少なくなかった。就中池田陽一君のごとき、山本治郎平君（乳酸菌製剤「ビオフェルミン」を開発）のごときは、寄宿舎時代にすでに出色であった。通例地方に行って医者をしていて、七〇歳以上になると、独逸語などは大抵忘れてしまうものであるが、池田君においては全くもって驚嘆の外はなかった。二年前ある事柄に関して同君と度々書状を往復した。種々書くべきことが多かったので自然長文になった。然るに池田君からのこれに対する返書は、前文に自分にはこの方が書きやすいから許してくれと断ってあり、一つも和臭のない独逸文で数頁に亘り、無論下書きなどしたものとは見えず、自在に書いてあったのには敬服せざるを得なかった。福岡時代から大森治豊君（後の九州大学医学部の前身福岡医科大学初代学長兼病院長）や、大谷周庵君（後の熊本大学医学部の前身熊本医学校附属病院長）が独逸の医学雑誌に時に報告を出されたのは、皆な池田君の執筆されたものだと聞いていたが、左もありなん。君もまだ矍鑠として居られたが、今年の秋八〇歳で急逝された。我が医界の名物男一人を失ったのは誠に惜しむべきである。」

昭和一二年一〇月七日没、享年八〇。墓碑は龍泰寺（佐賀市赤松町）にある。

【参考】上村直己「ドイツ語の達人池田陽一」『九州の日独文化交流人物誌』（二〇〇五）、酒井福松・村川嘉一「池田陽一博士」『佐賀縣の事業と人物』（一九二四）、鍵山榮『佐賀医療百年』（一九七九）、福岡博『佐賀幕末明治五〇〇人（第二版）』（一九九八）、入澤達吉『伽羅山荘随筆』（一九三九）、川俣昭男「明治初期東京大学医学生の学生生活（その二）」『東京大学史紀要第二八号』（二〇一〇）

（佐藤英俊）

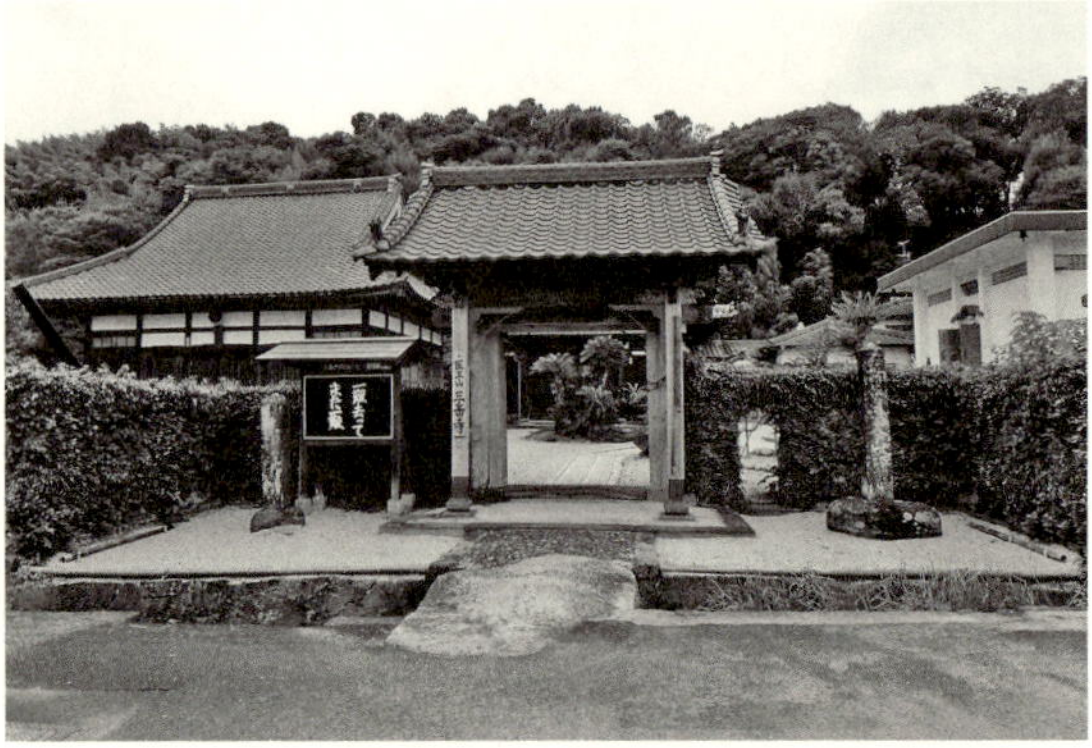

玄庵の出身寺の臨済宗三岳寺（小城市小城町）

石井《いしい》 玄庵《げんあん》

（文政一一年～明治二五年　一八二八～一八九二）

伊東玄朴門人・柄崎病院創立者・仁医

石井玄庵は、文政一一年（一八二八）二月一五日、小城郡三里村西川（現小城市小城町）の臨済宗三岳寺住職石井浄謙の長男として生まれた。幼名を浄筠《じょういん》、文叔、仲貞、諱を宗直、通称玄庵という。医を志し、天保一一年（一八四〇）、小城町の思案橋の医家のもとで修業し、さらに翌年、武雄の中村涼庵のもとで修業しはじめた。いったんは寺に戻されるが、石井家に養子浄祐が入ることで、還俗がかなった彼は、名を文叔と改め、初志どおり、天保一三年から中村涼庵のもとで医を修業することができた。時に文叔一五歳であった。

涼庵のもとで九年修業し、嘉永二年（一八四九）、江戸の伊東玄朴の象先堂《しょうせんどう》に入門した。『門人姓名簿』に「嘉永二己酉三月十一日　肥前武雄　石井中貞」とあり、中貞（仲貞）の名で入門している。象先堂で二年間蘭学を学び、さらに幸手駅《さってえき》（現埼玉県幸手市）の蘭学者秋間祐輔魯斎のもとで外科を三年修業し、嘉永六年（一八五三）、二六歳のときに帰郷し、小城郡右原村（現小城市小城町）で開業した。

安政二年（一八五五）、二八歳で、武雄領主鍋島茂昌《しげはる》に召し抱えられ、安政六年に侍医となり、武雄新町（現武雄市）に居を構えた。『武雄領着到』所載の「（朱書）明治二巳五月司籍局就御用書出候地　上総家来知行切米其外身格附」という帳面に「一　同（米）五石四斗　三人扶持、四二才　同（医）屋敷詰　石井玄庵　同（居所）新町」とあり、米五石四斗を得ていたこと、新町に居住していたことなどが確認できる。

文久三年（一八六三）に恩師中村涼庵が長崎に出て、オランダ商館医ボードインに学ぶと、玄庵も長崎に出かけ、ボードインに教えを受けた。戊辰戦争時には、領主鍋島茂昌に従い、出羽まで軍医として従軍した。『茂昌公羽州御陣中記』には、玄庵が傷病兵や多くの病人・負傷者のため、治療に尽くしたことも記されている。

明治三年（一八七〇）に、師の中村凉庵が佐賀の好生館に勤務すると、玄庵もまた佐賀に赴き、師の助手役を務めた。明治七年の佐賀の役（佐賀戦争）においては、新政府軍側の軍医を務めた。明治八年に、梅毒患者治療のための柄崎梅毒病院が設立されると、その院長となった。

さらに、温泉地である武雄においては、一般諸病の治療のための病院が必要であると考えて、自らも金一五〇円を義捐《ぎえん》するなどして寄付を募り、明治一二年に近代的な医療を行う柄崎病院を開設した。院長には長崎病院の治療係として著名な業績をあげていた田口秋桂を招き、自らは副院長として経営と治療を支援し、さらに明治一五年（一八八二）には武雄出身の長崎医学校卒業者清水由順《ゆうじゅん》を副院長に招き、医を退いた。悠々自適の隠棲生活ののち、明治二五年四月三日に亡くなった。行年六五。

『武雄史』によれば、玄庵は薬剤や処置材料を自弁し、無料で治療を受ける患家も多かったという。それは、診療費の多少によって治療の厚薄があってはならないと考えていたからで、医は仁術を体現していた。子孫に、石井良一（山口家からの玄庵養子、元福岡県若松市長）、石井義彦（玄庵曾孫、元武雄市長）がいる。

【参考】石井良一『武雄史』（一九五六）、武雄歴史資料館「ふるさとの先人たち」https://www.city.takeo.lg.jp/rekisi/jinbutu/jinbutu-top.html、『長崎医学百年史』（一九六一）、『武雄領着到』（二〇一二）

（青木歳幸）

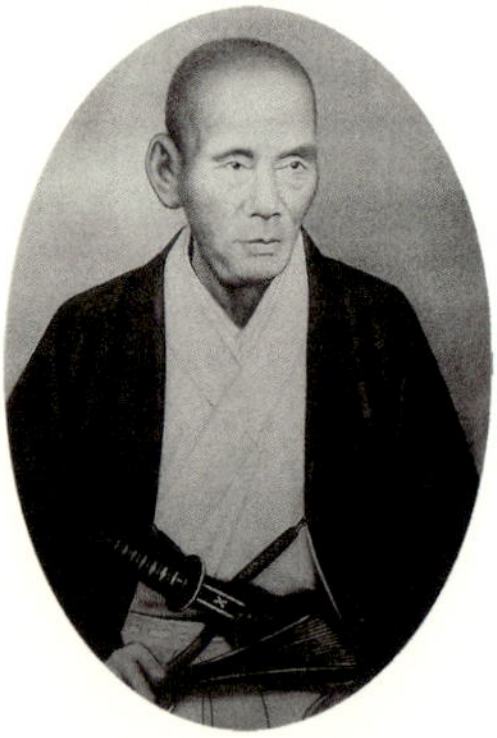

伊東玄朴
（『伊東玄朴傳』所収）

伊東《いとう》 玄朴《げんぼく》
（寛政一二年〜明治四年　一八〇〇〜一八七一）
蘭方医・幕府奥医師

寛政一二年（一八〇〇）一二月二八日、神埼郡仁比山村農民の執行家に生まれた執行勘造は、一六歳のとき近村の漢方医古川左庵に医を学んだ。一九歳のときに父の死により家を継ぎ、医を開業した。

やがて家産を立て直した勘造は、文政五年（一八二二）に、家を弟（後の池田玄瑞、池田陽一祖父）に譲り、佐賀城下で蘭方医島本良順（号龍嘯）に入門した。良順は、宇田川玄随の著『西説内科撰要』を読み、西洋内科研究を志し、長崎にてオランダ語と西洋医学を学んで佐賀城下へ戻り、蘭方医として開業していた。良順は勘造の非凡な才能を見抜き、長崎への修業を勧めた。同年暮れに、長崎に出た玄朴は、良順の蘭学師匠であったオランダ通詞猪俣伝次右衛門に入門でき、オランダ語を本格的に学び始めた。

文政六年（一八二三）に、ドイツ人でオランダ商館医のフランツ・フォン・シーボルトが来日した。シーボルトは、居留地である出島から出て鳴滝に塾を開き、西洋医学を教授し始めた。全国各地から、医学生が長崎に集まり始めた。この頃滝野玄朴と改名していた勘造も、シーボルトに最新の西洋医学とオランダ語を学んだ。

文政九年に、シーボルトがオランダ商館長の江戸参府に随行することとなった。玄朴もまた猪俣一家と共に江戸に出た。途中、猪俣伝次右衛門が沼津で亡くなったが、その子源三郎が幕府天文台に職を得たため、江戸で開業した玄朴もまた天文台に出入りする江戸の蘭学者と知り合い、文政一〇年に、恩師猪股伝次右衛門娘の照と結婚した。

文政一一年（一八二八）に、帰国するシーボルトの荷物の中から国外持ち出し禁止の

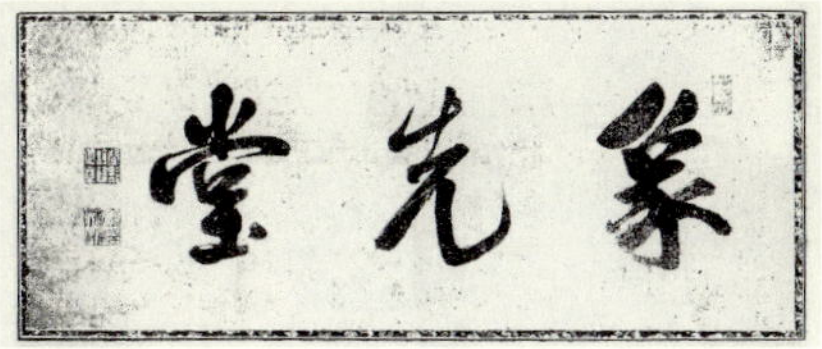

「象先堂」扁額は、友人の漢学者大槻磐渓が撰び、越前鯖江藩主間部詮勝の筆という。

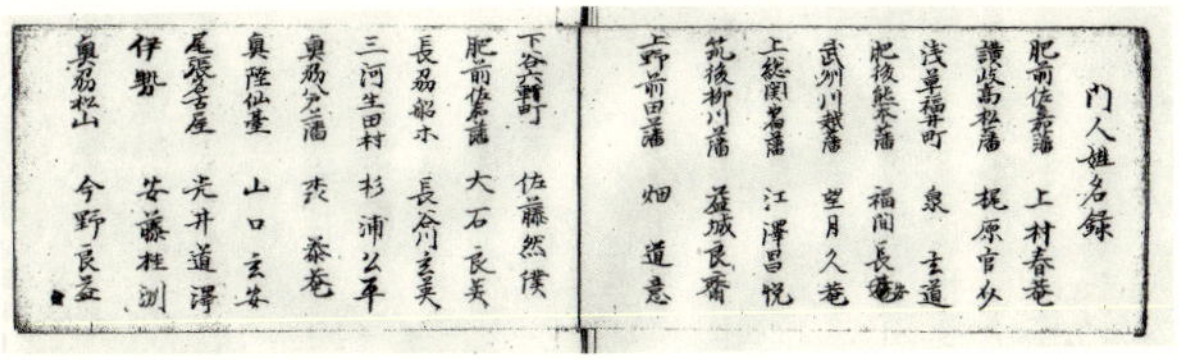

門人姓名録
肥前佐嘉藩　上村春菴
讃岐高松藩　梶原官次
浅草福井町　泉　玄道
肥後熊本藩　福間良庵
武州川越藩　望月久菴
上総関宿藩　江澤昌悦
筑後柳川藩　蘇城良斎
上野前田藩　畑　道意
下谷六軒町　佐藤然僕
肥前佐嘉藩　大石良英
長崎船木　長谷川玄美
三河生田村　杉浦公平
奥州八戸藩　衣　恭庵
奥陸仙臺　山口玄安
尾張名古屋　光井道澤
伊勢　安藤桂洲
奥州松山　今野良益

地図が発見され、関係者が次々と捕まった。これをシーボルト事件という。じつは、天文方役人の高橋景保から源三郎、玄朴を経てシーボルトに届けるように託された包みの中身がその日本地図だった。事件により景保は獄死、源三郎は自害したが、玄朴は、母方の縁者である佐賀藩士伊東家の養子となり、名前を伊東玄朴と改名し、難を逃れることができた。

玄朴の医業は、初めはまったく流行しなかったが、ある子の馬脾風（ジフテリア）を治したことが評判となり、患者も増え始めた。まもなく蘭方医としての名声は、佐賀藩主鍋島直正にも知られることとなり、天保二年（一八三一）に、とうとう一代限りの佐賀藩医に取り立てられた。

評判が高まり、患者も増えた玄朴は、天保四年に下谷御徒町に医院で蘭学塾である象先堂を開設した。表口二四間（約四三メートル）、奥行三〇間（約五四メートル）もある大きな家で、診察所、調薬所、門人の寄宿所などを兼ねていた。塾の規則は、蘭書と翻訳西洋医学書のほかは一切読んではならないとし、塾での飲酒と雑談も禁止した。外出は一ヶ月に五回以内で、やむをえず遅刻や外泊するときは、請け人から書状を提出することとするなど厳しいものであった。それでも最新の蘭学を学べるということで、明治初年までに四〇六人が入門した。象先堂では、シーボルトが使用した甘汞《かんこう》（塩化水銀、カロメルとも）などの西洋伝来の薬と漢方薬とを併用して、患者に投与していた。とくに熊胆に代わる牛胆丸は象先堂の得意な家伝薬として知られた。

玄朴は、当時江戸で著名となった戸塚静海や坪井信道ら、蘭方医と共同で難病患者の診療に当たるなどして、西洋医学の実践に努めた。名声はさらに高まり、天保一四年（一八四三）に、佐賀藩主鍋島直正の江戸詰での御側医となった。玄朴は、患者の治療に従事しつつ、『医療正始』（原著はドイツ人医師ビスコフの内科書）のオランダ語訳版の

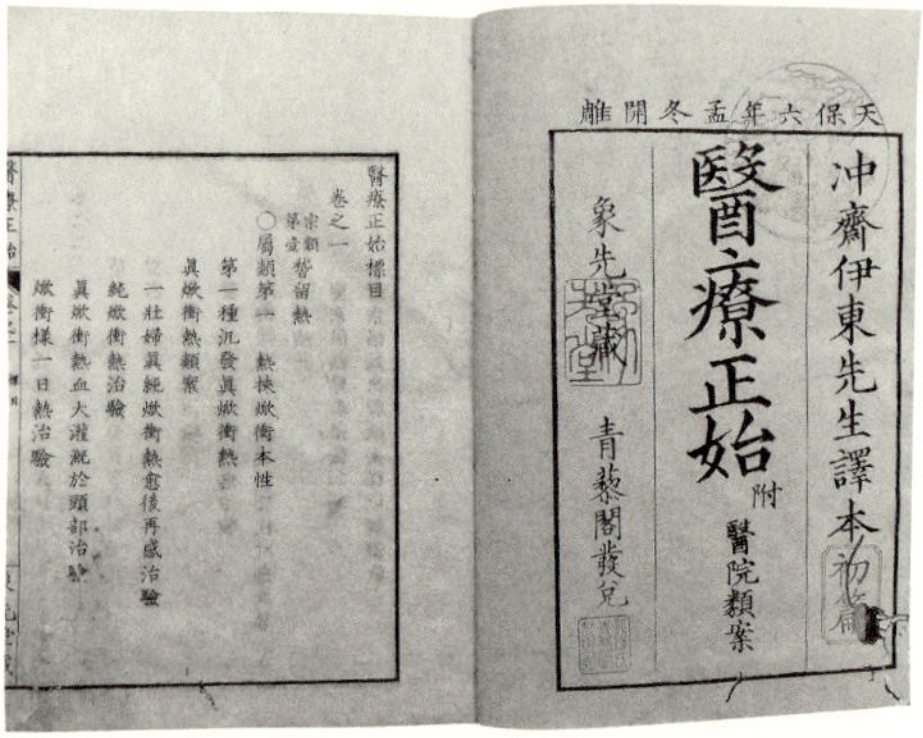

『医療正始』（個人蔵）

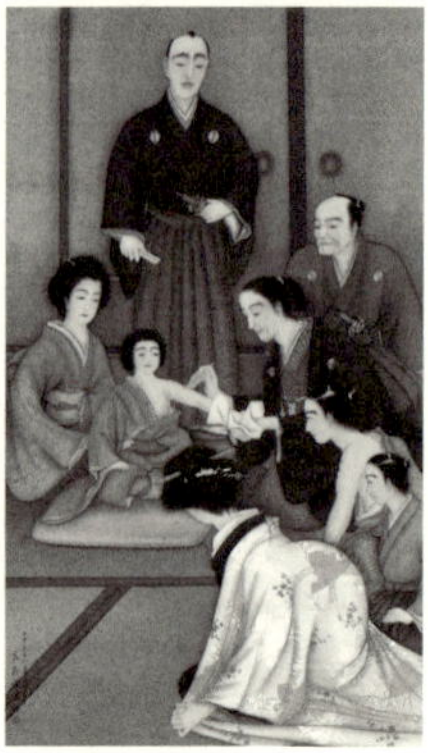
「閑叟公於御前世継子淳一郎君種痘之図」（佐賀県医療センター好生館蔵）

翻訳をすすめ、天保六年から安政五年（一八五八）までに二四巻を刊行した。

玄朴の医療活動のなかで特筆されるのが、天然痘予防に関する種痘（牛痘種法）の導入と普及である。天然痘予防には、治癒した人間から痘痂を採取して健康な人間に痘痂の粉を鼻から人体に入れて感染させ、免疫をえる人痘法が中国から伝来して各地で行われていた。伊東玄朴は人痘を腕に接種する腕種人痘法で、前宇和島藩主の娘正姫などに接種して成功したが、人痘法は、本物の天然痘に感染する危険もあったので、イギリスのジェンナーが一七九六年に発明した安全な牛痘種法の導入を佐賀藩主鍋島直正に進言した。

直正は、長崎の佐賀藩医楢林宗建に牛痘導入を命じたので、宗建は、商館長を通じて牛痘持参を依頼した。嘉永元年（一八四八）に、オランダ商館医モーニッケが持参した牛痘は失敗したが、翌年バタビアからもたらされた牛痘が宗建の子に接種され、見事に善感して発疹が出た。宗建は、この発疹の膿（漿という）から牛痘を採取し、次々と長崎で種痘を実施した。さらに佐賀城下に宗建が牛痘をもたらしたので、直正は、藩医の子らに接種させたあと、自らの子淳一郎（のちの直大）にも接種させ、成功した。

この牛痘が江戸にもたらされ、玄朴は種痘を開始し、さらに友人の蘭方医らにも分与したので、種痘は急速に江戸から東日本一帯へと広まった。宇和島藩でも薩摩藩でも佐賀藩から牛痘を得て、国元に広めることとなった。

玄朴は、安政五年（一八五八）には、八三人の仲間と神田お玉が池（現東京千代田区岩本町二丁目）に種痘所をつくり、ここを拠点に種痘を全国に広めはじめた。幕府は医学館を中心とする漢方医が勢力を持っていたが、将軍家定が危篤となったため蘭方医である玄朴が、安政五年に奥医師に任命され、治療にあたった。家定は亡くなったが、玄朴は蘭方医仲間を奥医師とすることに成功し、蘭方医の勢力拡大を図った。文久元年（一

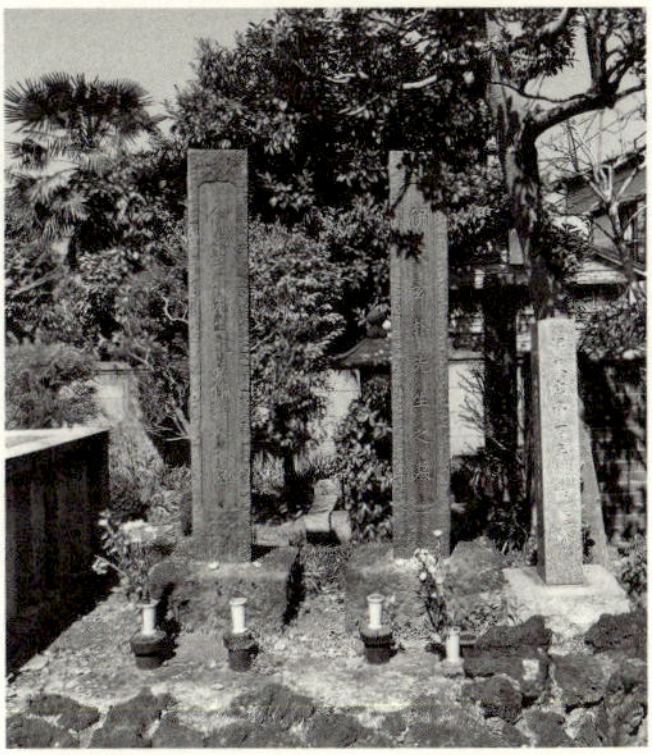

伊東玄朴の墓
正面に「伊東玄朴先生之墓」とあり、隣に「伊東玄朴先生配猪俣儒人之墓」と照夫人の墓がある。

八六一）に、玄朴は医師の身分で最高位の法印に叙せられ、長春院と称した。

玄朴は、万延元年（一八六〇）に種痘所を幕府直轄にすることに成功し、さらに文久元年（一八六一）には西洋医学所として、名実ともに江戸における西洋医学教育研究の公的機関へと発展させ、漢方医学の拠点であった幕府医学館と対等の位置を確保した。同年には、江戸城二の丸製薬所を、漢方薬製造から西洋薬も製造できるように改造させることにも成功している。西洋医学所は、文久三年に医学所となり、慶応四年（一八六八）の戊辰戦争時に海陸軍病院と改称されたが、やがて、医学校兼病院、大学東校、第一大学区医学校、東京大学医学部へと発展していく。

玄朴は、文久三年に医学所頭取となった松本良順との確執もあり、高齢を理由に奥医師を退き、維新後の明治四年（一八七一）に亡くなった。七二歳。墓は臨済宗天龍院（台東区谷中四丁目四番三三号）に妻の墓と共にある。法名は長春院楽翁玄朴法印という。妻照は明治一四年没、享年七〇歳。

養子の伊東貫斎（本姓織田）は、幕府奥医師、西洋医学所教授、大典医を経て、明治二六年（一八九三）没。六八歳。もう一人の養子の伊東方成（本姓鈴木）は、長崎養生所で西洋医学を学び、文久二年にオランダ留学。帰国後、大典医として明治天皇らに仕えた。明治三一年没。六七歳。

玄朴長男哲之助は医を継がず呉服商から貿易商となり、六七歳で明治三三年没。二男繁次郎は外務官僚となるが明治一二年に三八歳の若さで没した。三男羊吉（のち栄之助、榮）は化粧業界へ進出。明治四四年没。六六歳。

【参考】伊東榮『伊東玄朴傳』（一九一六）、青木歳幸『伊東玄朴』（二〇一四）、深瀬泰旦『伊東玄朴とお玉が池種痘所』（二〇一二）

（青木歳幸）

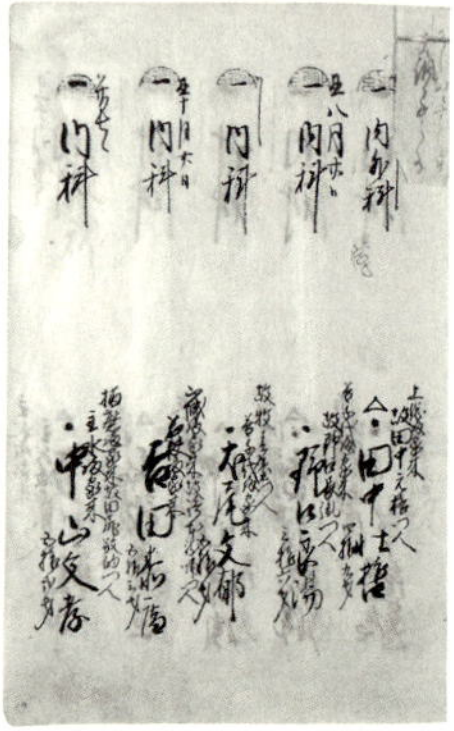

『医業免札姓名簿』にみる犬尾文郁の免状記録。「（嘉永六年）丑八月廿日　一　故牧春臺門人　益千代殿家来　内科　犬尾文郁　五拾才」とある。（佐賀県医療センター好生館蔵）

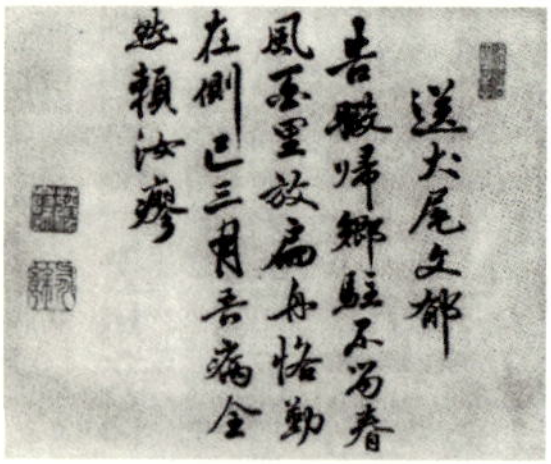

「送犬尾文郁
告暇帰郷駐不留春
風百里放扁舟恪勤
在側已三月吾病全
然頼汝瘳　印　印」とあり、文郁が茂喬の病を治癒させた感謝の文章。（『竹の下物語』所収）

犬《いぬ》尾《お》 文郁《ぶんいく》

（文化元年?～明治三年　一八〇四?～一八七〇）

諫早領主侍医・内科医

諫早領医師犬尾文郁は、医家犬尾官吾の子として生まれた。官吾は天保一一年（一八四一）九月五日に没している。墓碑には観山了梧居士とある。文郁は、医業を父や近隣の医師田嶋牛庵に学び、さらに佐賀城下で佐賀藩医牧春臺に学んだ。

文郁の生年を推察する史料が四点知られる。①佐賀藩は、天保五年（一八三四）、医学寮を設立するにあたり、領内の医師調査を行った。『（諫早家）日記』には、諫早家から俸禄を貰っている医師三六人が書き上げられ、その中に、「廿三歳　諫早犬尾文郁」の名前があった。逆算すると文化九年（一八一二）生まれとなる。②嘉永四年（一八五一）から、佐賀藩は一定の力量に達しない医師には免許を与えない医業免札制度を開始した。事前の領内医師調査があり、『（諫早家）日記』には九二人の領内医師が書き上げられ、文郁も「亥四拾八才　御名家来　牧春臺・亡田嶋牛庵弟子　犬尾文郁　諫早」と届けている。③文郁が、佐賀藩から開業免許を得たのは嘉永六年八月二〇日のことで、『医業免札姓名簿』の同日の記録には、同領医師の野口良陽の次に「一　故牧春臺門人　益千代殿家来　内科　犬尾文郁　五拾才」と記載されている。益千代は一三代諫早領主の諫早益千代茂喬《しげたか》のことである。④安政六年（一八五九）にも佐賀藩領内医師調査があり、『（諫早家）日記』では「同（年）五十六　内治　竹ノ下　犬尾文郁」とある。②、③、④は、いずれも逆算すると文化元年（一八〇四）生まれと推定できるのでこれに従う。

文郁は役之間独礼医師として諫早茂喬に仕えていた。いったん暇をもらって佐賀から諫早に帰って馬をとめてとどまることもない程の忙しいときに、（領主茂喬が佐賀の諫早屋敷で病気に臥せった知らせをうけ、）春風の中、百里の道を小舟でやってきて、茂喬の

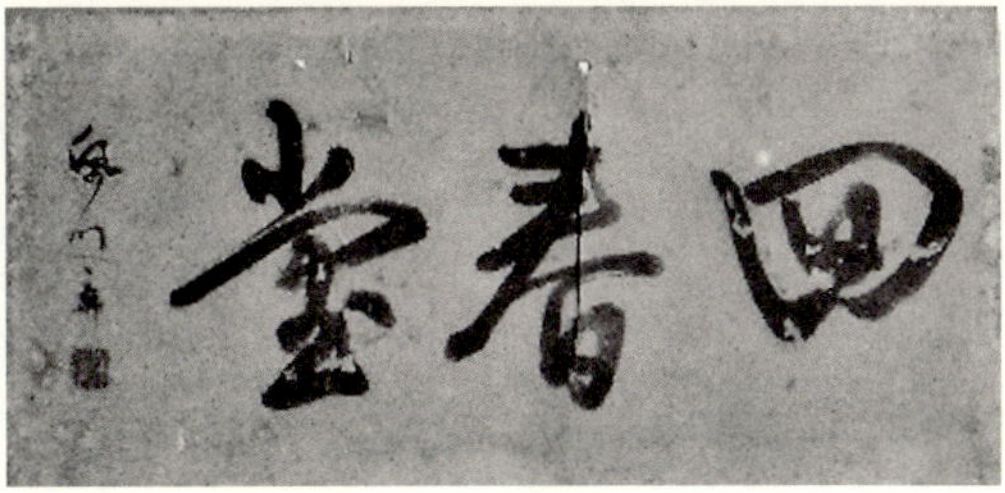

草場佩川が書いた犬尾文郁塾の「回春堂」名。額装（諫早市・犬尾博治氏蔵）

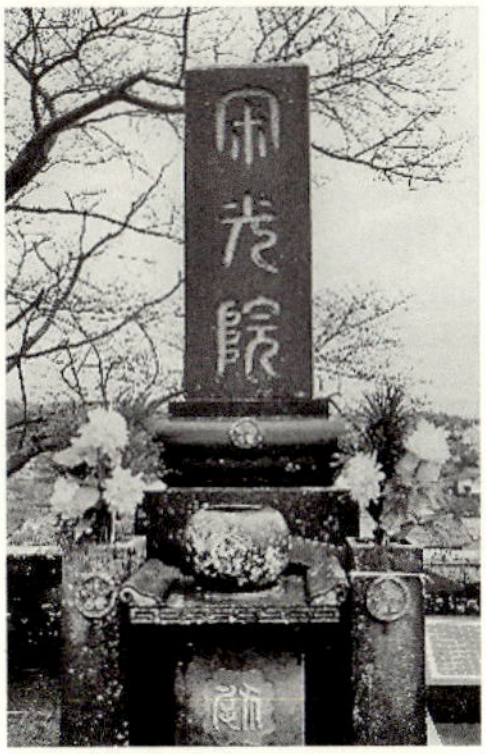

諫早市泉町山ノ上、通称美濃に建つ「寂光院」墓碑。犬尾家累代の墓碑である。

側で三ヶ月もの間、恪勤《かっきん》して治療をしてくれたので、私（茂喬）の病は君の力ですっかり快癒したという感謝の謝表をいただいている。恪勤は、力を尽くして仕えること。

文郁の医塾は、諫早の輪打名《わうちみょう》竹の下（現諫早市泉町）にあり、回春堂といい、そこへ元治元年（一八六四）に、菅原柳溪少年が入門した。柳溪の記録をみると、犬尾家では毎日八〇人から少なくとも五〇人以上の漢方薬を処方していた（『諫早医史』）とあり、繁昌していた医家であった。

文郁は、明治三年（一八七〇）一一月二三日に没した。賢外文郁居士という。推定六七歳。子がなく、津水《つみず》（現諫早市津水町）の嘉村家から文友を養子に迎えた。文友は、領主の命により、文久四年（＝元治元年・一八六四）に同郷の執行祐庵、木下元俊らと共に、佐賀藩医学校好生館で西洋医学を学び、勉学中は藩より三石五斗を給された（『諫早市史』）。帰郷して、養父の医業を嗣いだ。北高来郡《きたたかきぐん》医師会の創設にあたり、明治一七年（一八八四）には初代会長となり、組合医会の組織化をすすめた。諫早医師会の草分けとして活躍した文友は、明治四一年一一月二三日、七三歳で没した。墓碑には「竹荘院壽英文友居士」と刻まれている。

文友の嫡子寅九郎は、医を志したが、途中で断念し、北高木郡役所に勤務したのち、北諫早村の最後の村長となった。昭和一五年（一九四〇）三月一六日没、七五歳。寅九郎長男貞治は、明治三四年一一月一五日生まれで、東京帝国大学医学部に進み、東大内科医局勤務を経て、昭和八年に諫早市泉町に犬尾医院を開業し、戦時中は一時大村海軍空廠共済病院諫早分院となったが、戦後再開して、昭和四一年に長男博治に譲った。昭和六三年一〇月三〇日没、八八歳。

【参考】『諫早医史』（一九九一）、『諫早市史』（一九五五・一九五八・一九六二）、『竹の下物語
―犬尾博治備忘録』（二〇一五）、犬尾博治氏所蔵資料・墓碑

（青木歳幸）

井上忠右衛門─井上仲民貞経─仲乙（元晁）─文雅（静軒・仲民）
　　　　　　└井上友庵─庸精

井上《いのうえ》 仲民《ちゅうみん》

（宝暦一三年～文化一二年　一七六三～一八一五）
紅毛流外科医・蓮池藩医師・佐賀藩医師

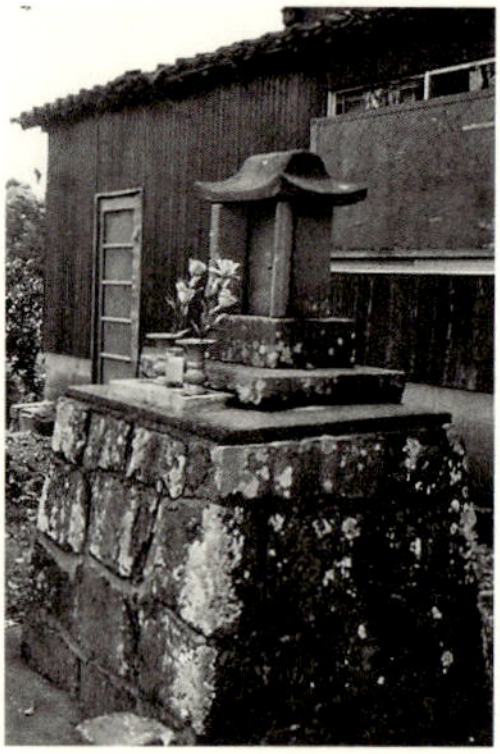

井上仲民が寛政一二年（一八〇〇）に献納した天神様（みやき町寄人）

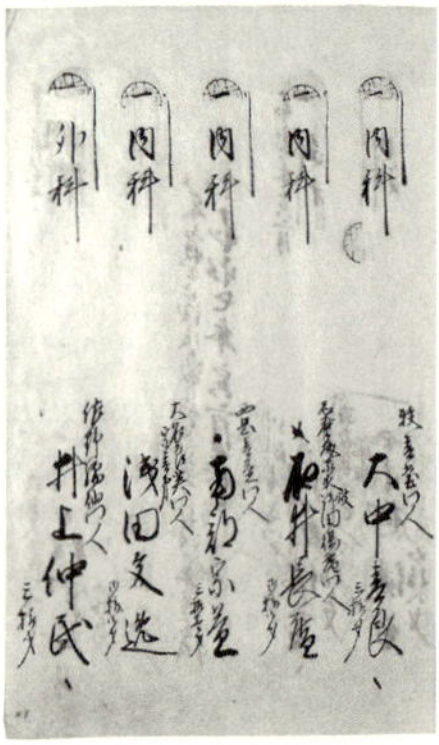

『医業免札姓名簿』（佐賀県医療センター好生館蔵の井上仲民の項）

井上仲民貞経は、鍋島主水（横岳鍋島家）家来井上忠右衛門嫡子として、宝暦一三年（一七六三）七月一三日に寄人《よりうど》（現三養基郡みやき町）に生まれた。医を志し、長崎などで紅毛流外科医術を学び帰郷し、佐賀城下の材木町に居住した。仲民は、寛政一二年（一八〇〇）に天神様を寄人地区に献納している（写真）。始め蓮池藩医として活動していたが、『（鍋島家）系図』（佐賀県立図書館蔵）によれば、文化七年（一八一〇）一一月一一日、佐賀藩に一五人扶持・一代拝領の十五茶屋式部様御付き外療医師として召し抱えられた。文化一二年七月、療養方をしっかり務め、医業巧者の功績により、永続扶持を仰せ付けられ、同年七月一八日に没し、菩提寺の三根郡江見村光圓寺と分骨を佐賀郡木原村宗専寺に葬った。法名は、同一機道喝居士。五三歳。外科医門人に、弟の井上友庵や佐賀藩外科医納富春入がいる。仲民妻は園城寺権兵衛元矩娘で文政二年（一八一九）一一月二日に没し、光圓寺に葬った。法名寿操妙延大姉。五一歳。

弟の井上友庵は、華岡流外科医として帰郷。兄仲民の死後、その遺児仲乙を助けて佐賀城下で病家を治療し、文政七年三月、本藩鍋島齊直の御側外科医に召し抱えられ、同年八月に麻酔薬麻沸湯を使った麻酔外科手術をおこなった。

仲民の子仲乙は、幸吉郎、元晁ともいい、文化三年（一八〇六）七月五日生まれ。父の死のときはまだ幼かったので、叔父の友庵に支えられ、文政一二年（一八二九）、二四歳で仲民家と医を継ぎ、天保二年（一八三一）一〇月九日、大坂に分塾された華岡青洲弟鹿城の楽水堂（合水堂）に入門。修業して帰郷後、佐賀城下の材木町に住んだ。外科医の技量を評価され、天保五年（一八三四）一〇月一九日、創立されたばかりの医学

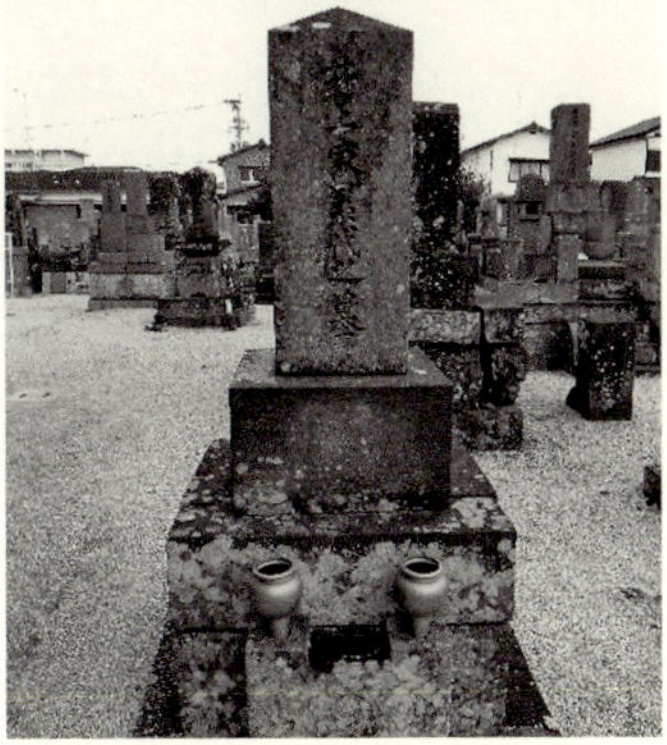

井上家累代之墓
（佐賀市木原・宗専寺）
井上家の墓はみやき町の光圓寺から分骨された宗専寺にいつしかまとめたようである。

寮で指南方を務めた。が、三三歳の若さで天保九年五月一四日卒。光圓寺に葬り、宗専寺に分骨した。法名慈光遍照居士という。

仲乙の養子文雅は、もと佐賀藩医城島友竹の二男で、文政七年（一八二四）四月四日に生まれた。幼名は捨四郎、のち静軒、仲民と改めた。天保一〇年（一八三九）五月一五日に、初お目見えして跡式相続が認められた。嘉永二年（一八四九）三月二八日には井上静軒の名で華岡青洲門に入門した。帰郷し、『医業免札姓名簿』の嘉永六年（一八五三）一二月一九日に外科佐野孺仙門人、井上仲民、三〇歳とあり、開業免状を受けた。ここでも文政七年生まれを確認できる。なお城島友竹の長男は城島淡堂で内科医。

嘉永七年（一八五四）の『佐嘉城下町竈帳』のうち、材木町東側竈帳には、「屋敷表口五間七尺八寸　入拾五間四尺六寸、裏五間六尺弐寸、志摩殿組（倉町家鍋島敬哉）、外治　三拾弐才　井上仲民、十六才　同妹ます、一向宗江見村（三養基郡三根町大字江見）、光円寺（明嶽山）　四十三才　同母親（仲乙後妻カ）、〆男女三人」とあり三人家族。

オランダ海軍軍医ポンペに就学した松本良順が残した「登籍人名小記」によると、万延元年（一八六〇）秋に長崎養生所に入門した佐賀藩医に、前田雲洞（多久出身）、渋谷良耳《（次）》、宮田魯斎、井上仲民、島田東洋の五人がいる。彼らはその後、好生館教師となっており、仲民も文久二年（一八六二）に、好生館指南役を命ぜられ、西洋外科学を講じた。が、その後の慶応二年（一八六六）の好生館職員名簿には仲民の名がなく（『好生館史』）、明治六年（一八七三）一〇月一〇日に没した。五〇歳。法名慈眼普照居士。木原宗専寺に葬る。妻は嘉永元年（一八四八）六月二日に一八歳で早世し、光圓寺に葬り、木原の宗専寺に分骨した。あとを井上仲軒（元沢カ）が継ぐが医業については知られていない。

【参考】『（鍋島家）系図』（佐賀県立図書館複製資料）、『三根町史』（一九八四）

（青木歳幸）

井上《いのうえ》　友庵《ゆうあん》

（寛政九年～文政一一年　一七九七～一八二八）

華岡流外科医

井上友庵は、鍋島主水家来の井上忠右衛門の二男として、寛政九年（一七九七）五月六日に生まれた。兄仲民は外科医であり、兄に従い外科医術を学び、上達したので文化一一年（一八一四）五月一日に鍋島摂津守（八代蓮池藩主鍋島直與）に切米二一石で召し抱えられた。友庵は、外科の技量をさらに磨くため、全身麻酔による乳ガン剔出手術に成功した紀州の華岡青洲へ入門した。華岡家門人帳には、「文化十二乙亥十月廿七日、肥州蓮池家中　井上友菴、紀州伊都郡妻村　請人　北垣小三郎」とある。

　華岡青洲のもとで三年間ほど修業し、京都でも医学を学んだ友庵は、帰郷にあたり、華岡流外科道具一式を京都三条通りの安信なる鍛冶師に注文した。購入予定の外科道具は六〇種にものぼり、合計価格は銀一貫七八匁五分であった。思いの外高額であったため、友庵は、文化一四年（一八一七）一〇月に蓮池藩に、金二五両の援助を願い出た。『蓮池藩日誌』の文化一五年一月一八日の記事からこの願いは無事許可されたことがわかる。友庵が手にした最新の外科道具には、ランセット（メス）、カテイトル（尿道管。銀細工で男用は一本五〇匁、女用は一本八匁五分）、ヒストロメス（痔針）、口中外科道具、ランビキなどや、「但シ赤金　一　膏薬鍋　壱ツ　代五拾匁」と膏薬鍋外科、内科、産科、口中科（歯科）など多岐にわたる。友庵は、新製の外科道具を手にして文化一五年＝文政元年に帰郷して、医療活動を行った。

　帰郷した友庵を、兄仲民の弟弟子にあたる納富春入が訪ねてきて、乳ガン手術の秘伝を教えてほしいと懇願したが、友庵は、師匠との秘伝の約束を門外へ教えるわけにいか

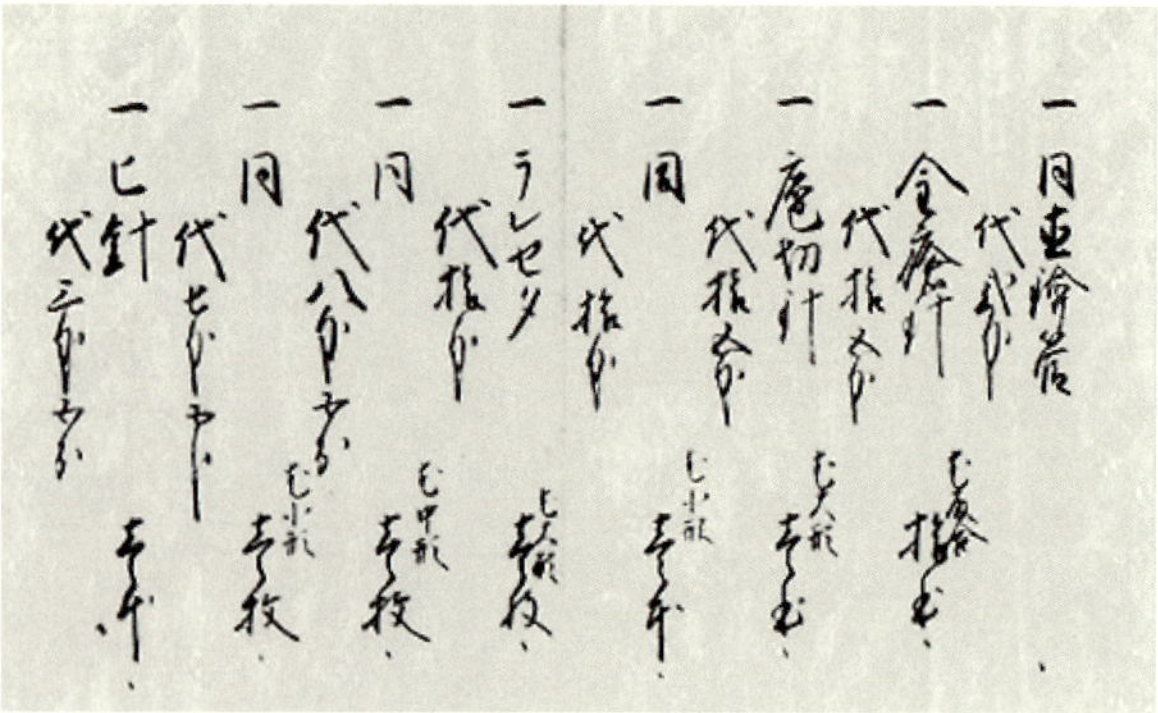

一　同直鍼管　　代弐匁
一　金瘡針　尤取合　拾本　代拾五匁
一　癰切針　尤大形　壱本　代拾五匁
一　同　尤小形　壱本　代拾匁
一　ランセッタ　尤大形　壱枚　代拾匁
一　同　尤中形　壱枚　代八匁五分
一　同　尤小形　壱枚　代七匁五分
一　匕針　壱本　代三匁五分

『蓮池藩日誌』文化一五年一月一八日条
（佐賀県立図書館複製資料）

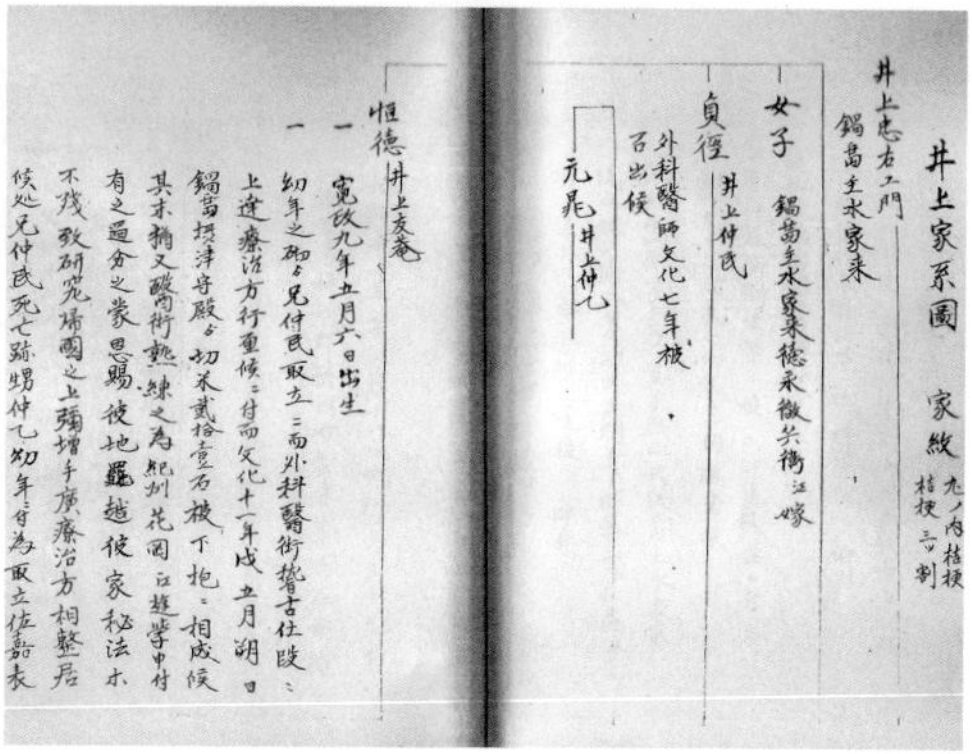

井上家系圖　家紋　丸ノ内桔梗　桔梗ニ字割

井上忠右エ門　鍋島主水家来

女子　鍋島主水家来徳永徹兵衛江嫁

貞徑　井上仲民　外科醫師文化七年被召出候

元昆　井上仲乙

恒徳　井上友菴

一　寛政九年五月六日出生

一　幼年之砌ゟ兄仲民取立ニ而外科醫術稽古仕段々上達療治方行届候ニ付而文化十一年戌五月朔日鍋島摂津守殿ゟ切米弐拾壱石被下抱ニ相成候其末猶又醫術熟練之為紀州花岡江遊学申付有之遍分之蒙恩賜彼地罷越彼家秘法不残致研究帰國之上猶増手廣療治方相整居候処兄仲民死亡跡甥仲乙幼年ニ付為取立佐嘉表

井上友庵家系図『系図』

（佐賀県立図書館複製資料）

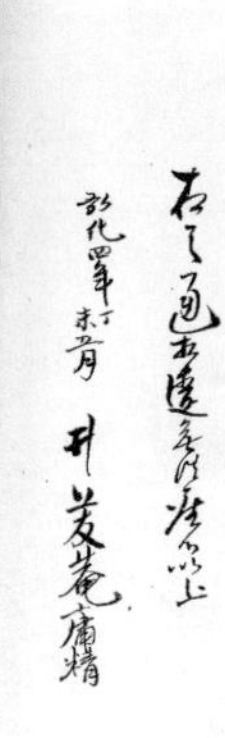

右之通書上候以上

弘化四年未二月　井上友菴庸精

井上友庵庸精の系図書き上げ署名

（佐賀県立図書館複製資料）

ないと断った。そのため、春入はのちに自ら華岡家に入門した。

帰国後に兄仲民が亡くなったので、その遺児仲乙を助け、佐賀城下へ出て病家の治療にあたった。その功績により、文政七年三月に、外科医として佐賀藩から一代限りではあるが切米二〇石で巍松院（第九代佐賀藩主鍋島齊直）と奥方の侍医となった。

佐賀藩医となった友庵の評判を聞いて、多久領の儒者草場佩川（珮川）が、甥の娉叔の頭部に腫瘍ができているので、その除去手術を依頼に来た。文政七年閏八月九日に手術を実施することとなり、その記事が『草場珮川日記』にみえる。

手術日昼、友庵の弟子（庸精か）がやってきて、娉叔に麻酔薬である麻沸湯を与えた。夜になって友庵が到着したとき、「友菴至時、眄眩已甚、瞳子散乱、摘肌不覚、乃剖而療之」と、娉叔の両目はふさがり、眸を開いてみると瞳孔が散乱し、友庵が娉叔の肌をつまんでも、痛みを感じなかった。そこで友庵は、娉叔の頭部の瘤を剖《さ》き、除去に成功した。この娉叔二二歳のときの手術は、見事成功して、その一年後、娉叔は江戸昌平黌に学びにでかけ、やがて漢学者西在三郎として著名になった。

友庵の華岡流麻酔による外科手術記録は今のところこの一つしか知られていない。手術に成功した友庵の技量はこのように高いものがあったが、病気がちで、この手術の五年後、文政一一年（一八二八）五月一八日に三九歳で亡くなり、法名は友補浄庵という。神埼郡田手の妙雲寺に葬られたが、現在、同寺にはその墓跡は全くない。

友庵は、亡くなる直前に門弟として養育していた徳永徹兵衛の二男庸精（友庵姉の子）を養子にした。庸精は文化七年（一八一〇）一一月九日生まれで、始め長安という。弘化四年（一八四七）に、友庵家の系図を差し出したが、嘉永七年（一八五四）の「佐嘉城下町竈帳」に記載なく、その間に庸精も没し、同家は絶えたと見られる。

【参考】『三根町史』（一九八四）、『草場珮川日記』下巻（一九八〇）

（青木歳幸）

井山憲太郎

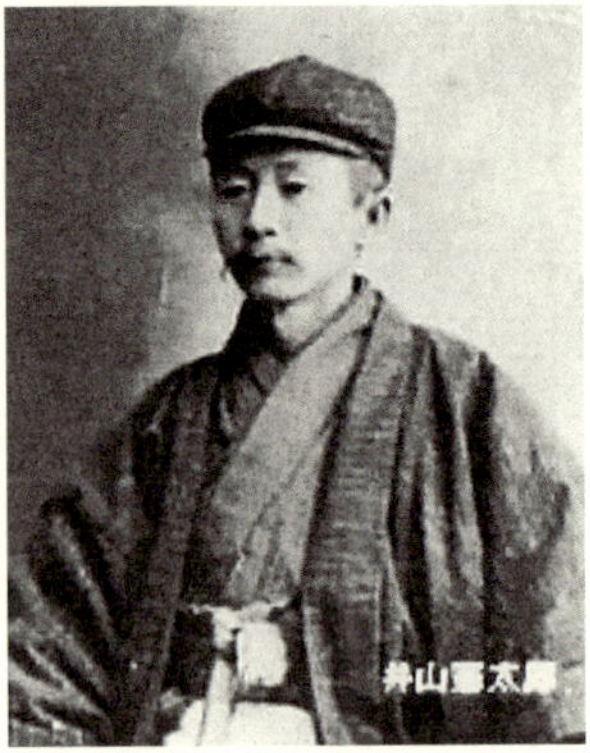

井山《いやま》 憲太郎《けんたろう》

（安政六年〜大正一一年　一八五九〜一九二二）

医師・みかん栽培

安政六年（一八五九）、医師井山文陽の長男として平原村草場（現唐津市浜玉町平原）に生まれる。幼いときから勉学を好み、明治三年（一八七〇）、一一歳で隣村の南山村（現浜玉町南山）の儒学者草野逸馬（一八三〇〜一八八四）の私塾に入り漢学を習う。逸馬は多久の草場佩川（東原庠舎・佐賀弘道館教授）の私塾に入って修業し、佩川の長男船山と親交。また、当時数少ない対馬藩の直属士分に取り立てられた。南山村は浜崎村（現浜玉町）と共に対馬藩領だった。

明治五年（一八七二）、草場船山が伊万里に設置した「啓蒙学舎（伊万里小学校の前身）」に入り、新学制に沿った教育を受け、藤山雷太（一八六三〜一九三八、のち東京商工会議所会頭）、川原茂輔（のち衆議院議長）、草場謹三郎（船山の長男で、のち語学者）らと切磋琢磨し親交を結ぶ。

明治八年（一八七五）一六歳、家業の医師を継ぐべく、佐賀に出て佐賀医学所（県立好生館）で池田専助（一八四七〜一九〇九、のち好生館館長）に医学とドイツ語を習う。翌年には長崎医学伝習所で生理学、解剖学を学び、一八歳のとき東京に出て東京外国語学校でドイツ語を修める。

明治一一年（一八七八）一九歳、東京大学医学部に入学して西洋医学を本格的に学ぶが三年半後、学業半ばにして不幸にも病に倒れ、明治一五年（一八八二）、帰郷して静養のやむなきに至る。明治一七年、県立好生館のドイツ人医師デーニッツの診断を受け、また助言もあった。

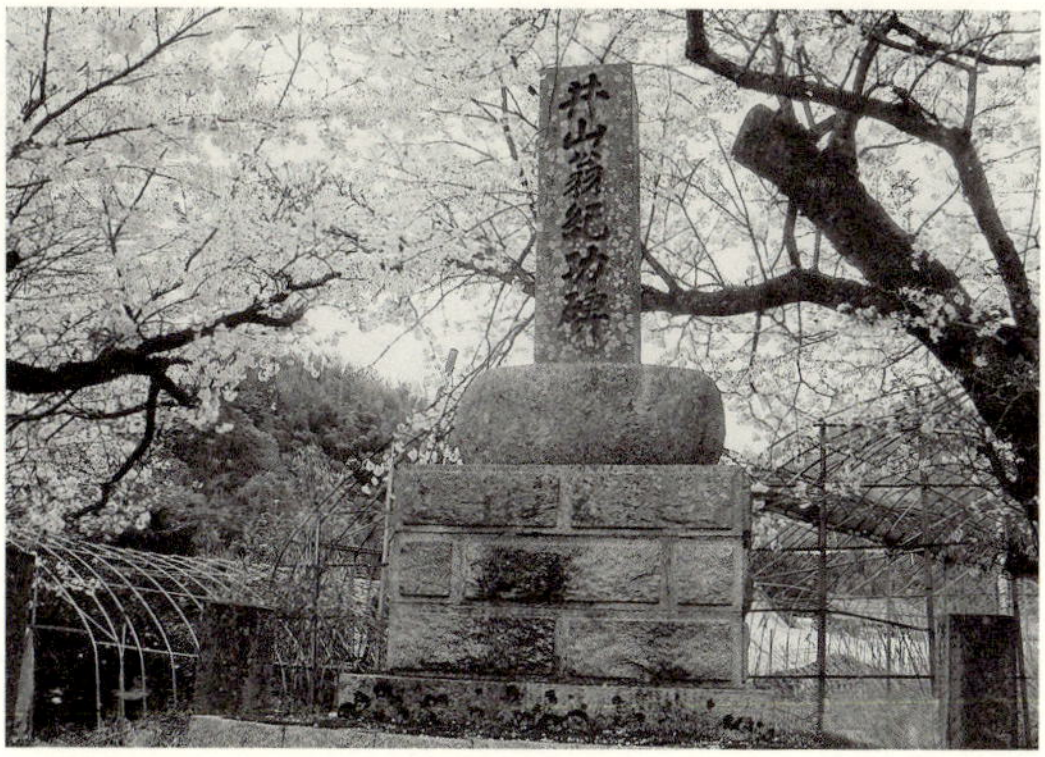

井山翁紀功碑

憲太郎は結局、東京大学に復学することを断念し、村に残って子弟の教育、村の産業発展に係ることを決断する。

明治二二年（一八八九）、三〇歳で平原小学校の訓導となるが、校舎の壁は崩れ落ち改築を迫られるが予算はなく、憲太郎は同僚と共に父兄の間を回って「改築資金」の募集をはじめる。この過程で米麦のほかに収入のない貧しい農家の実情に触れ、「農閑期の副業」の必要性を痛感。平原の地形、気象から「みかん栽培」を思い付き、自らも研究して検証し、明治四〇年、小学校を退職して率先、本格的に普及に乗り出し、殆どの農家がみかん農家となって収入も増加、ついに「平原みかん」の特産地化に成功。平成の今日、質量ともに県下第一の「浜玉みかん」の基礎を作ったのである。

「憲太郎は権勢を求めず、名利を追わず、勤倹力行の先導者であり」（『平原村史』）、村民の村長への推薦を断り、憲太郎の還暦を期しての村民総意の感謝を表す「頌彰碑」の建立についても断り続けたが、ついに村民の熱意に負け、大正九年（一九二〇）三月、ひときわ大きい「井山翁紀功碑」が草場天満宮の境内に建立された。碑の表題は憲太郎の親友、草場謹三郎の書、碑文は、吉岡美標の撰文である。

憲太郎は大正一一年（一九二二）三月一日に没。享年六三。戒名は、修功院徳翁松楠老居士、位牌は曹洞宗延命寺の納骨堂に納められている。昭和四三年（一九六八）、「明治百年」にあたり時の農林大臣から井山憲太郎に「顕彰状」が贈られた。

【参考】『井山家の記録』（井山裕人氏蔵）、『平原村史』（吉村茂三郎、一九五二）、『浜玉町史』（一九八九）、『好生館史』（一九八〇）

（古藤　浩）

井山《いやま》　文陽《ぶんよう》

（天保七年～明治四四年　一八三六～一九一一）

漢方医・寺子屋師匠

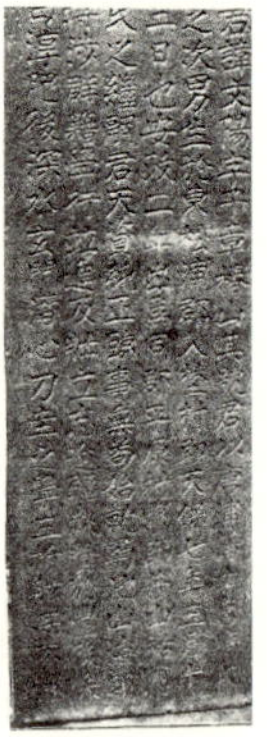

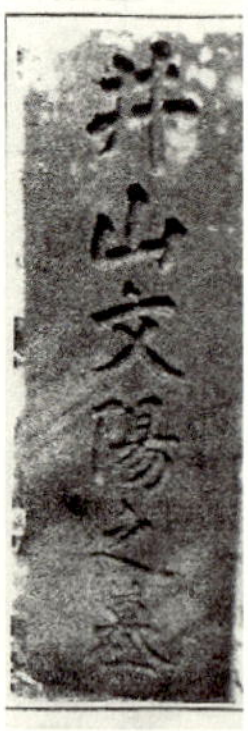

井山家略系図
（井山裕人氏蔵）
野田村　井山周造―養達―養済
平原村　井山春達―春済―祐憲―文陽
―憲太郎―民男―清男―裕人

脊振山系中腹に位置する平原村（現唐津市浜玉町平原）は、戸数三〇〇の大きい村ながら無医村で、隣村の野田村（現浜玉町野田）の医師井山養達の弟の医師井山春達が平原村の要請を受けて、寛政九年（一七九七）頃、医師として草場地区に移住したのが、平原村井山家の始まりとされる。

文陽は、天保七年（一八三六）三月一三日、入野村（現唐津市肥前町入野）の宮崎家の二男に生まれ、のち井山家三代祐憲の養子となる。初めは菊池山海郎（入野村生まれ、のち井手野村の庄屋）に就いて学び、井山家に入って志を立て、豊後の矢田淳（別府生まれ、長崎のシーボルト、大坂の緒方洪庵に学び別府で開業）、肥後の熊本藩医深水玄門に弟子入りして医師としての研修を積み、慶応元年（一八六五）に帰郷した。以来、明治末期まで診療に専念する（産科に長じたという）。その間、明治八年新学制によって平原小学校が開校されるまで、自宅で寺子屋を開き、子弟の教育にも尽力した。文陽は明治四四年（一九一一）九月一八日没。享年七六。大正六年（一九一七）五月、墓碑が建てられ、草場謹三郎（船山の長子、長男憲太郎の親友）が「天資誠に純正、遠近から治療を請う者多し」と撰書している。戒名は雲扉院仙遊椿山居士。位牌は、昭和三三年（一九五八）、曹洞宗延命寺（現唐津市浜玉町平原）の納骨堂に納められた。

井山文陽の墓碑銘（大正六年五月　草場謹三郎撰拝書）写し

君諱文陽、字子章椿山其号。君以唐津藩士宮崎氏次男生於東松浦郡入埜村。即天保七年三月十三日也、安政二年出為同郡平原村医師井山祐憲氏之継嗣。君天資純正、臨時無苟。始就菊池山海郎、博渉群籍、学業併進。及壮立志逾彊、執贄於豊後矢田淳肥後深水玄門。潜心刀圭之学、三折肱而不倦。慶応元年、業成栄還専従診療、而産科尤其所長也。遠近請治者日夕踵相接。杏林橘井極一時之盛。有暇即翫翰墨。又精於手工。所用雅印雑器之類、概背不煩専職。云可人知其天資之美而精力優。明治四十四年九月十八日、獲病没於家。壽七十有六。室青木氏挙二男二女、長憲太郎在家、次安次郎冒前谷氏、一女先夭、二女適於白石氏、皆能守遺訓、余輿君有舊、乃不揆不文撰其銘。銘曰、

医者慰也　青嚢脈貧　薬即楽也　十指回春　所謂仁術　仰之如神
松浦之地　寔有其人　口碑不滅　令聞尚新　為叙遺恵　勒附貞珉

大正六歳次丁巳五月　草場謹撰拝書

（要旨）君は本名は文陽、別名子章、号は椿山。天保七年入野村宮崎家の二男として生まれ、安政二年平原村の医師井山祐憲の継嗣となる。以来、志を立てて豊後、肥後において医師として辛い修行にも耐え、帰郷後は医師として一時隆盛を極めた。また暇あれば、書を能くし、手工にも優れた。青木家からの妻女との間に二男二女、長男憲太郎は家にあり、二男安次郎は前谷家に。長女は夭逝し、二女は白石家に嫁ぐ。皆よく遺訓を守った。余は君と旧知であり、拙いながらも碑文を作る。いわく
医は癒であり、医術は貧しい人の脈をとる。薬を与え、十本の指が病を治す。
松浦の地にその人あり、よい評判はいつまでも残る。よって遺徳を述べ、心をこめて碑石に書き添える。

（古藤　浩）

【参考】『井山家の記録』（井山裕人氏蔵）、『平原村史』（一九五二）、『浜玉町史　上巻・下巻・資料編』（一九八九）、『佐賀県教育史　第一巻　資料編』（一九八九）

巌谷《いわや》 龍一《りゅういち》

（天保元年～明治三三年 一八三〇～一九〇〇）

鍋島茂昌家臣・大審院評定官

巌谷龍一（岩谷龍一遵儀）は、『武雄史』によれば、画家岩谷白如斉の一門で、その祖は唐津領宇土の岩谷（現唐津市相知町鵜殿窟《うどのいわや》カ）より武雄領川良《かわら》村に移り、百如斉（岩谷周助守成）が武雄鍋島家第五代鍋島茂昭に起用され六石を賜り絵師を勤めた。周助の二男岩谷三省遵行は医師となり、享和二年（一八〇二）、別に三人扶持を賜り士籍に列した。その子が岩谷文明遵隣で、龍一の父である。龍一は天保元年一二月武雄に生まれ、幼にして清水宗庵に入門し医を学ぶが、「医は志に非ず」と武雄を脱出した。適々斎（緒方洪庵）塾入門が嘉永六年（一八五三）五月であるから二四歳の頃と思われる。京都で、高杉晋作と意気投合し井上馨らと交際し、大村益次郎にオランダ語を学び洋式兵術を研鑽した。第九代鍋島茂昌《しげはる》はこれを知り、龍一の知友北善平に連れ戻させ、身教館監事、洋式兵術指南を命じ、戊辰戦争で茂昌の参謀として奥羽に従軍。明治四年廃藩置県後佐賀県少属となったが、翌年辞め、東京に出て井上馨の推挙で大蔵省四等出仕の内命を受けた。だが、陪臣の身分に過ぎると旧本藩に制止され任官できず、遺恨は「予は終身佐賀の地は踏まず」と、帰郷は明治一六年の墓参一度きりで、その折、単に「竜」か「巨石」と署名した書を残した。龍一の家は竹下通と長周路に面す角地である。官歴は明治五年陸軍中佐、九年四月司法省六等判事、一七年名古屋始審裁判所長、二〇年大審院評定官、二三年勅任官にとなり同年一〇月三〇日休職。この後谷口藍田と頻繫に交際した。三三年五月二三日逝去。七一歳。

嗣子、巌谷孫蔵は法学博士。孫蔵の嗣子巌谷一の住所は東京府代々幡町幡ヶ谷一四一〇。

【参考】公文録、『藍田谷口先生全集文下巻二』、緒方富雄『緒方洪庵傳』（一九四二）、石井良一『武雄史』（一九五六）、『大隈重信関係文書2』（二〇〇五）、『武雄領着到』（二〇一二）

（多久島澄子）

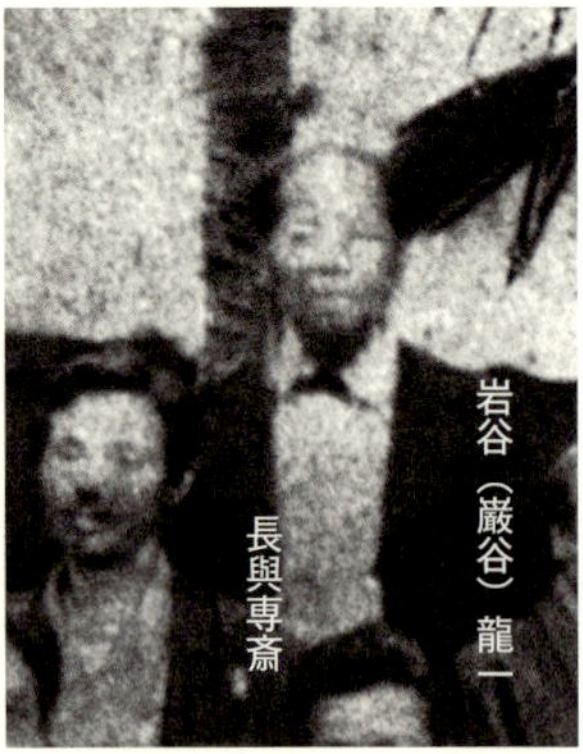

株式会社ヤトロン創立25周年記念『けんさ』特別号四七頁、緒方富雄「東京の適塾同窓会の記念写真」（明治九年六月十日）より

◆緒方洪庵の適々斎塾姓名簿
嘉永六歳五月、肥前武雄、岩谷玄良、二五九・一三〇―一
名龍、字鱗精、号巨石

◆「信越紀行」明治二十六年、藍田先生七二歳。七月二十一日、雨。読易。得岩谷龍一・高木勤・徳永鼎諸氏書。

◆「王邸日暦抄」明治二十七年三月十九日、訪巌谷龍一、従四位論書法、圍象棋、微醺帰邸。六月十三日、巌谷氏報山口三位尚芳以昨十二日卒。六月十四日、遺豊送山口氏葬。七月十八日、路訪巌谷巨石、文話至午、小酌帰邸。十月八日、路訪巌谷巨石、談詩話旧、微醺帰邸。
明治二十八年一月二日、朝餐後之尾崎氏講経。尚書論語二時巌谷龍一、畑時春…一月二十三日、帰路訪巌谷巨石、話詩談筆法、酒間観象棋。

◆武雄の岩谷龍一住居は竹下小路と長周路の交差点角（『武雄市史』上巻五〇〇頁、明治七年地図）一九七二年

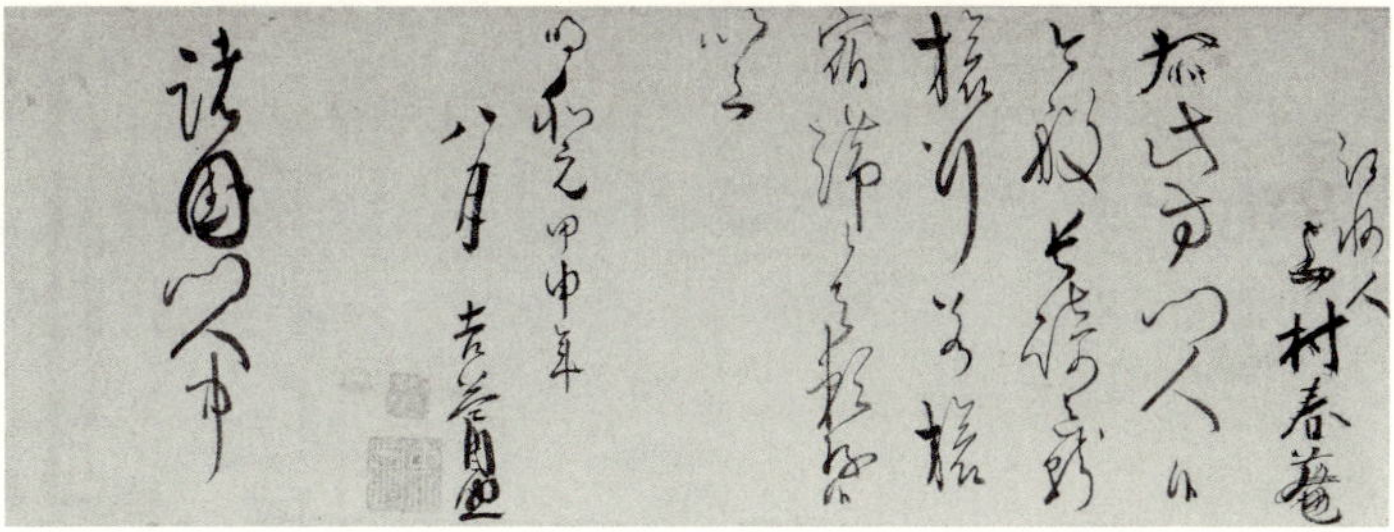

春庵が長崎に出るときの吉益周助（東洞）の添え書きで、「江州人、上村春庵　右此方（東洞）門人に候、今般、長崎迄旅行に就き、若（もし）、旅宿滞り候はば頼み存じ候、以上　明和元申年八月、吉益東洞（印）　諸国門人中」とある。（うえむら病院蔵）

上村《うえむら》　春庵《しゅんあん》

（享保八年～文化元年　一七二三～一八〇四）

吉益東洞門人・佐賀藩医

上村家初代春庵は、享保八年（一七二三）に、近江国（現滋賀県）に生まれ、京都の医師吉益東洞に医学を学んだ。東洞は、漢代の『傷寒論』に基づく実証的な医学を主張し、病気のすべてのもとは毒によるという万病一毒説を唱え、医学を革新していた。

春庵は、さらに明和元年（一七六四）に長崎へ修業の旅に出た。その際に東洞は周助の名で、春庵が、もし旅宿に困ったら面倒をみてほしいと、諸国の門人に頼む添え書き状を出している。長崎に着いた春庵は、そのまま長崎で修業を続け、通詞の娘ますを娶り二男二女をもうけた。師の東洞とも年賀の礼や処方についての質問などを交わしており、長崎在住の加藤なる春庵患者の処方について質問をしている。

『佐賀県近世史料』によれば、安永二年（一七七三）一二月に、長崎で火事があり、春庵居宅も類焼したため、佐賀藩から普請用の材木の支給を受けている。春庵はその後、安永六年（一七七七）には、佐賀藩長崎番所医師として五人扶持を支給され、こうして佐賀藩医上村春庵が誕生した。春庵の長女は、佐賀藩長崎詰藩士石井家二男石井忠驍に嫁いだ。石井家はかつて佐賀藩祖鍋島直茂の正室陽春院を送り出した家であり、上村家と佐賀藩との関係はより強まった。

春庵は、年次不明であるが、佐賀藩主の命を受けて、佐野寿仙（常昭）、富永逸《(ママ)》哉、林梅馥、川副牛庵、納富春友と共に、長崎で「蘭方医術」を長崎の医師楢林栄哲高連に学んでいる。西洋医術を学んだ上村春庵は、天明九年（寛政元年・一七八九）に、佐賀城下の片田江北ヨリ二番横小路南側三番（現佐賀市水ヶ江）の元古賀元節居屋敷を買い求めて、佐賀城下へ移った。寛政八年（一七九六）に、藩医上村春庵、久保三桂、西岡春益の三人の施薬方医師が、練り薬の烏犀圓《うさいえん》を調剤し、代々佐賀の地で薬種業者を営んでいた野中忠兵衛にその処方を与え、一手に製造販売を許可した。これが野中烏犀圓の始まりである。烏犀圓の原材料は、中国の薬方書『太平恵民和剤局方』（一一五一）にみえる五八種の薬味からなるもので、以後、佐賀の名薬として知られるようになった。

文化元年（一八〇四）八月一一日。初代春庵は八一歳で没した。佐賀城下での上村家は、寛政九年（一七九七）まで片田江に住み、寛政九年からは、隣の同南四番に引っ越し、文化二年（一八〇五）までそこに居住した（鍋島報效会編『明和八年佐賀城下屋鋪御帳扣』）。

その間に、明和四年（一七六七）生まれの上村家二代目春道は、寛政五年（一七九三）に京都遊学中に亡くなり、退去時の戸主は上村家三代目淳庵であった。淳庵は、生年不明。季蔵ともいい、文化二年に切り米五〇石を得ている（『治茂公御代物着到』）。文政九年（一八二六）一一月三日に没した。四代目の春庵は文化元年（一八〇四）に佐賀藩士石井宗右衛門二男として生まれ、淳庵の養子となり、初代春庵長女の二女ラクと一緒になり、上村家を継いだ。伊東玄朴の最初の門人となったが、天保三年（一八三二）四月二九日、江戸遊学中に二八歳で没した。五代目春庵は、石井忠驍の四男石井数邦周聘《しゅうへい》が養子に入り、上村家を継いだ。弘化二年（一八四五）に伊東玄朴に入門し、同年に「切米五拾石　内治　上村周聘　西御堀端」とある。戊辰戦争時には、直正に随行して京都にのぼった。明治三年（一八七〇）一一月四日に五〇歳で没した。五代目のときに、住居は西堀端の泰長院前から八幡小路南側一四番（現佐賀市八幡小路）に移転している。以後、上村家は六代目春甫、七代春庵、八代周甫と続き、九代春甫に至っている。

【参考】『上村病院二五〇年史』（二〇一五）

（青木歳幸）

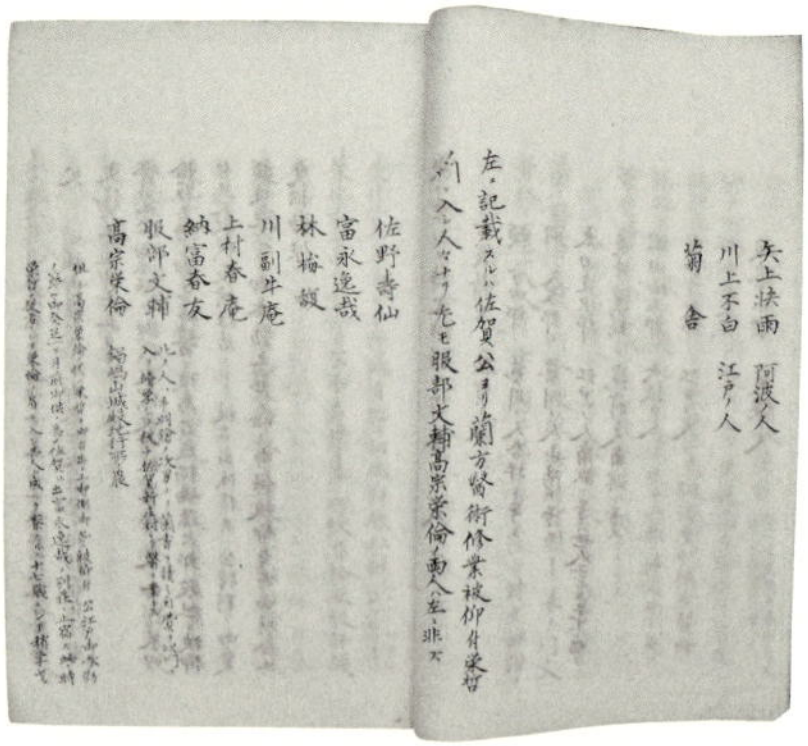
矢上扶雨　阿波人
川上不白　江戸人
菊　舎
左ニ記載スル佐賀公ヨリ蘭方醫術修業被仰付栄哲
門ニ入シ人々ナリ尤モ服部文輔高宗栄倫両人ハ左ニ非ズ
佐野壽仙
富永逸哉
林梅馥
川副牛庵
上村春庵
納富春友
服部文輔
高宗栄倫

『楢林家系図及累世履歴』には、「左ニ記載スルハ佐賀公ヨリ蘭方医術修業被仰付、（楢林）栄哲ノ門ニ入シ人々ナリ。尤モ服部文輔、高宗栄倫ノ両人ハ左ニ非ズ　佐野寿仙・富永逸哉・林梅馥・川副牛庵・上村春庵・納富春友、服部文輔、高宗栄倫」とある。
（長崎歴史文化博物館蔵）

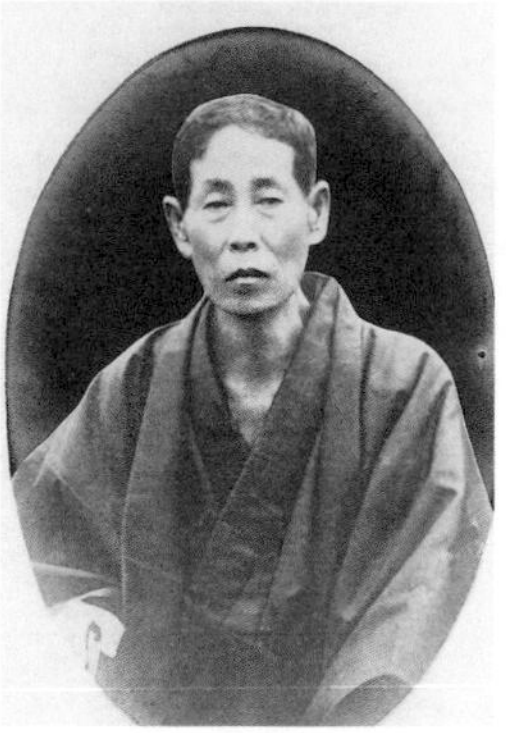

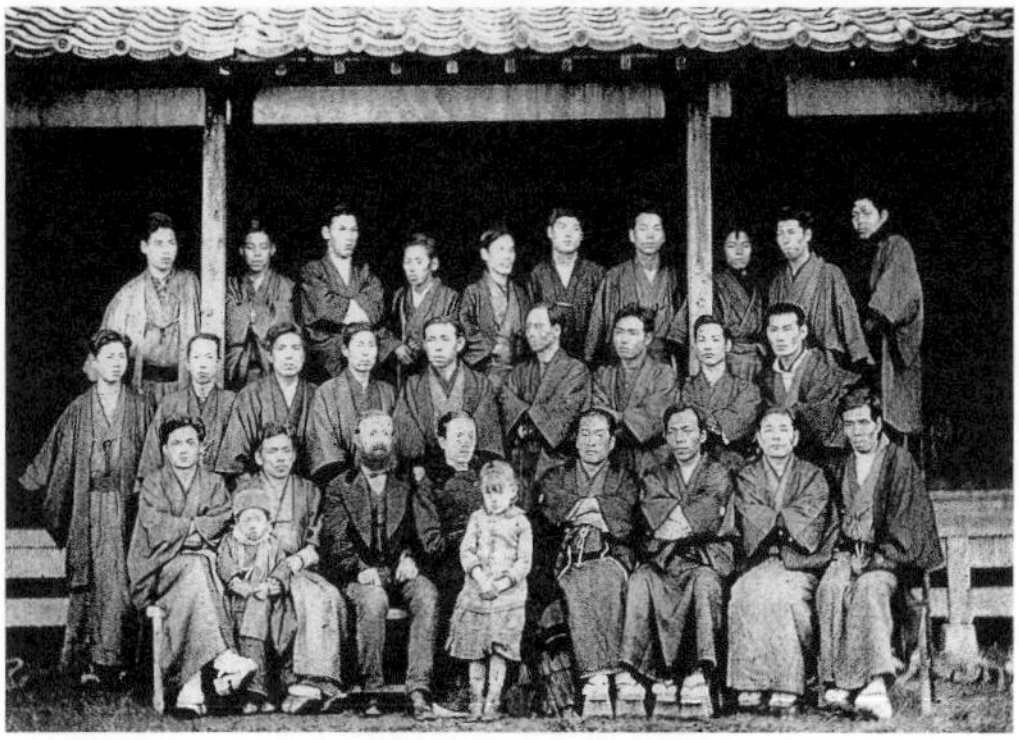

外国人医師デーニッツと好生館医師たち
デーニッツの後ろに立っているのが上村
春甫。
（大塚清吾氏提供）

上村《うえむら》　春甫《しゅんぽ》

（天保一三年～大正五年　一八四二～一九一六）

鍋島藩医・好生館教師

上村家六代春甫は、天保一三年（一八四二）九月二〇日に、藩医冨永逸哉の四男（幼名・冨永市次）として生まれた。姉ハル（逸哉の二女）は御側医師上村春庵（上村家五代）に嫁ぐが子が無く、市次が上村家の養子となり上村春甫と改名する。

二五歳で戊辰戦争に軍医として出兵。明治二年に版籍奉還となり藩医としての禄を失い、明治三年三月二九日に、実兄冨永順庵、同年一一月四日に養父上村春庵を相次いで亡くした。明治四年（一八七一）二月一日、佐賀市八幡小路の医学寮跡地（佐賀市松原町八幡小路南側十四番）に上村病院を開業し、同年六月一九日に養父春庵亡跡相続を行い上村家六代目を継承、明治九年一〇月七日に上村家初代春庵の曾孫イトを嫁とし、上村の血縁を存続させる。

開業の傍ら、好生館の教師、県立病院唐津分院院長を歴任。『佐賀県医学史』には、明治八年（一八七五）七月、「上村春甫　薬局専務　四等　月給八円」の記事をみることが出来る。

明治一〇年（一八七七）、家禄奉還による秩禄処分により得た資金で「佐賀第百六国立銀行」の設立出資株主になる。

大正五年（一九一六）七月三〇日に七五歳で没す。

墓地は、佐賀市水ヶ江の宗竜禅寺に葬られている。法名は徳光院覚山春甫居士。

【参照】佐賀県医師会『佐賀県医学史』、三井住友銀行佐賀支店『第百六国立銀行創立証書』、『上村病院二五〇年史』、冨永家史料　（冨永泰樹氏蔵）

（服部政昭）

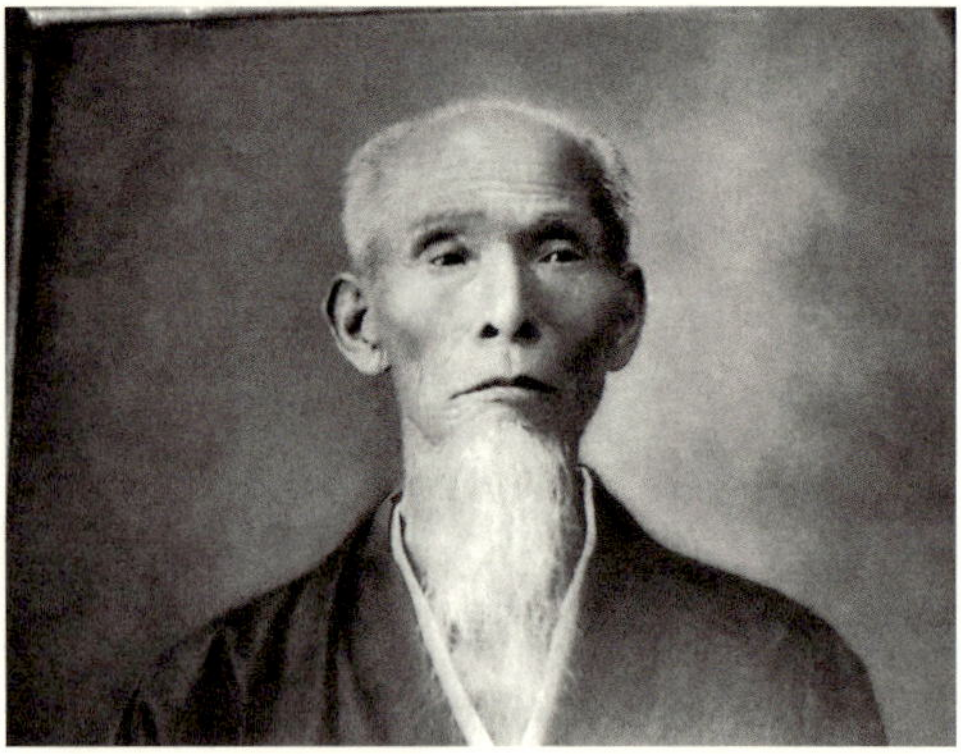

御受書
内外科醫術開業免状
佐賀縣平民　内山三悦
天保十二年四月生
明治十年九月佐賀縣ニ於テ下付シタル
内外科醫術開業許可ノ證ヲ諦認シ此
免状ヲ授與ス
明治十七年四月二十八日
内務卿正四位勲一等山縣有朋
此免状ヲ勘査シ第三一〇四三號ヲ
以テ醫籍ニ登録ス
衛生局長
内務省三等出仕正五位勲四等
長與專齊
右奉敬承候也　右
明治十七年十一月十四日　内山三悦

内山《うちやま》 三悦《さんえつ》（天保一二年～大正七年　一八四一～一九一八）

医師

内山三悦は大川内村平尾（現伊万里市大川内町平尾）の内科医内山道悦の二男として天保一二年四月二日に生まれた。草場船山が嘉永四年多久で開塾した千山楼に六歳年上の兄、内山三友と共に学んだ。万延元年（一八六〇）四月、小城の松隈玄洞に師事し、慶応二年二月まで六年六ヶ月医学を学び、慶応二年三月に父道悦がかつて住んだ長浜村（現伊万里市東山代町長浜）で開業した。長浜村は佐賀藩の支藩である小城藩の私領で山代郷に属した。三悦は当初から長浜村で開業する予定で小城の松隈玄洞に師事したのであろうか。慶応四年一〇月より明治四年二月まで佐賀医学校に学び、明治一〇年九月二〇日、内外科の開業医鑑札を長崎県令から付与されている。明治一七年四月二八日付で内務卿山縣有朋の名前をもって、内外科医術開業免状を授与され、第三一〇四三号の医籍に登録された。明治一二年三月四日、三悦は長崎県（明治七年の江藤の乱後明治一六年まで佐賀県は名乗らせて貰えず長崎県に併合されている）から「牛疫診断係」を申し付けられ、日尾村・東大久保村・長浜村・大久保村・天神村・川内野村・浦川内村・瀧川内村・脇野村・大里村・里村を担当した。大里村を除き現在の東山代町を網羅している。獣医師不足を郷村医師が補っていたのである。大正七年八月一一日、長浜村において逝去、享年七八。墓は大庄屋多久島家と同じ長浜村上の墓地。法名一心院三悦居士。

【参考】内山家文書（内山章氏蔵）

（多久島澄子）

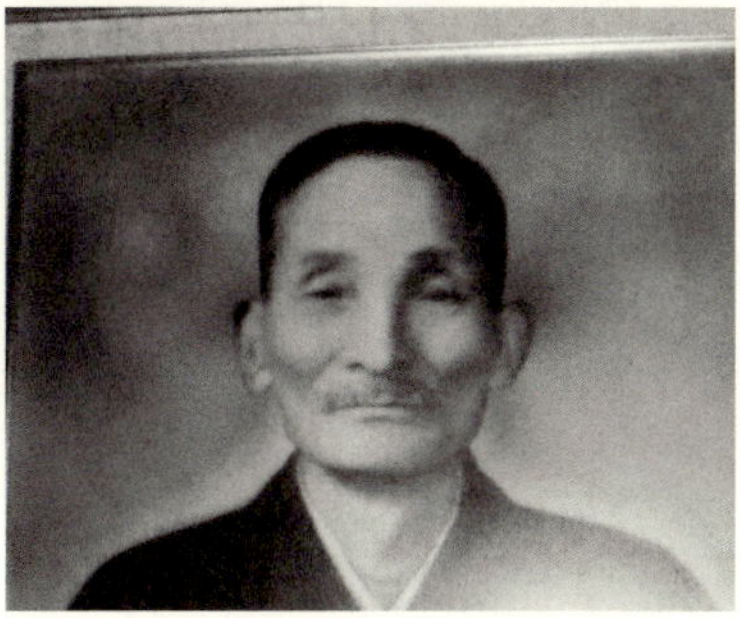

内山竹四（内山家仏間写真）

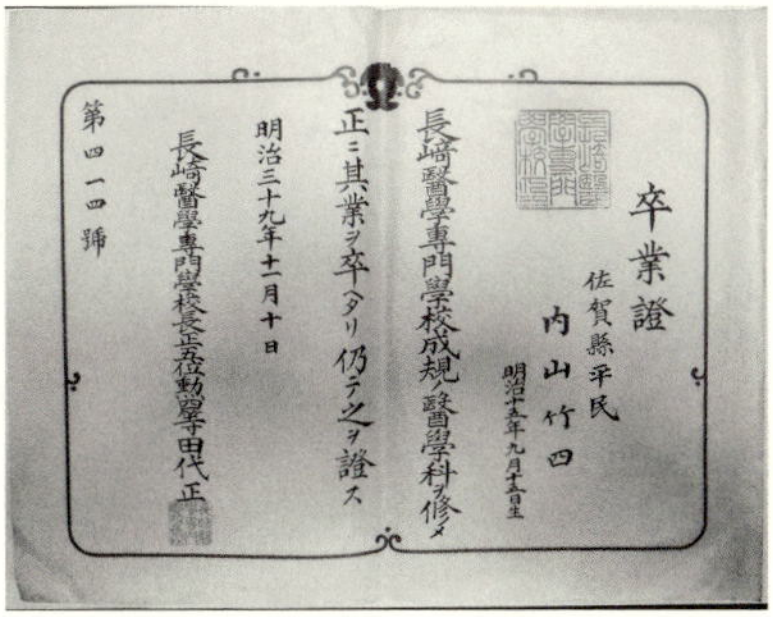

卒業證

佐賀縣平民

内山竹四

明治十五年九月十五日生

長崎醫學專門學校成規ノ醫學科ヲ修メ

正ニ其業ヲ卒ヘタリ仍テ之ヲ證ス

明治三十九年十一月十日

長崎醫學專門學校長正五位勲四等田代正

第四一四號

長崎医学専門学校卒業証書

内山《うちやま》 竹四《たけし》

（明治一五年～昭和三二年　一八八二～一九五七）

医師・村長

内山竹四は内外科医師内山三悦の三男として長浜村（現伊万里市東山代町長浜）に生まれた。母フミは西松浦郡新村（現西松浦郡有田町）の造り酒屋大串郡左衛門の二女であるが、母の実家の天神村（現伊万里市東山代町天神＝長浜の隣村）百武家で養われ育った。この百武家には草場佩川が文政四年（一八二一）一月八日と翌五年一月一〇日に訪れている。竹四は地元の小学校から佐賀中学校へ進み、長崎医学専門学校へ進学し、明治三九年一一月一〇日、第四一四号の卒業証書を授与された。その後明治四三年六月に提出した論文が、教授会の審査に合格して同年一二月、長崎医学専門学校医学士の称号を得た。竹四は産婦人科医として名声を博し、佐賀県はもとより長崎県の離島から患者が来訪した。内山医院一帯の民家は、遠来の通院患者や長期入院患者家族の宿舎として貸間業をして対応し、商店は貸し布団・木炭・食料品を供給した。

大正一〇年四月、竹四は東山代村長に就任してより広く社会貢献に踏み出している。昭和三二年二月一七日、突然、火鉢につっ伏して七六歳の生涯を閉じた。寒い日であった。棺は長浜部落を一周して葬儀場の長楽寺へ入った。法名至徳院釈純鳳竹四不退位。墓は東山代町長浜上の内山家墓所。竹四の長男道悦《みちよし》と二男守人《もりと》は産婦人科医師となり、道悦は東京で開業、守人が長浜の医院を継いだ。

【参考】『西松浦郡誌』（一九二二）、『草場珮川日記』上・下巻（一九八〇）、内山家文書（内山章氏蔵）

（多久島澄子）

内山《うちやま》 道悦《どうえつ》

（寛政一一年～万延二年　一七九九～一八六一）

医師

内山家は代々大川内村（現伊万里市大川内町平尾）で農業を営み、道悦には二兄と二姉があった。幼くして賢く、しかしながら病気がちであった。村の有力者森佐兵衛がその才能を惜しんで武雄医員中村道遺（意）のところへ米一苞を与え持たせて奉公に出してやった。道悦は傍ら医学を学んで、文政一〇年（一八二七）に修業を終え新しい土地長浜を住居とし、その後郷里の大川内村平尾に復帰した。道悦は篳篥《ひちりき》を好み和歌を得意とし、梅を愛して屋敷に植えていた。安政三年（一八五六）、平尾の菅公祠（天神社）改修に尽力し、万延二年（一八六一）七月二九日、六三歳の生涯を終えた。和歌二首が墓碑に刻まれている。

辞世

おろけくも今ハ二涙こほす哉　残しおく子の行方思ひて

梅をう丶るとて

この花をおほろかにすな　うミの子のいや□□ニあらん限りハ

長浜村で山代郷大庄屋を務めた多久島家文書『永代諸日記』天保元年（一八三〇）の条に「御山方御物成割方筆者道悦」とある。医師は投薬のため算術に長けていたので、庄屋から課税計算係として登用されたものと思われる。

道悦は嘉永六年（一八五三）一一月五日、佐賀藩から医業免札を交付された。記録には「上総殿家来中村道意門人、内科」とある。上総殿とは武雄領主鍋島茂昌《しげはる》のことである。

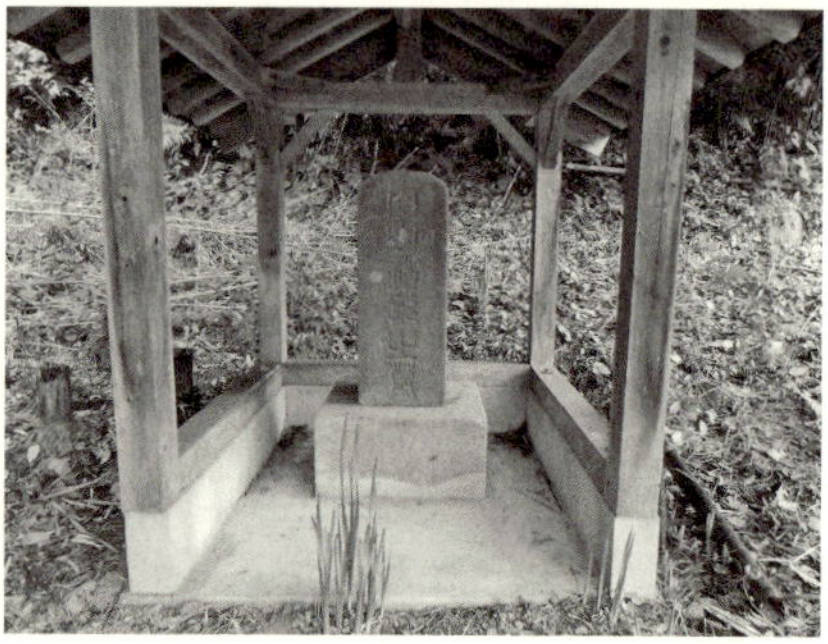

正面に「内山道悦之墓」、側面・裏面に草場船山の撰文・書になる墓碑銘と道悦の和歌二首が刻されている。大川内町平尾にあったが道路改修のため東山代町長浜に昭和三〇年頃墓碑のみ移設された。

此内山道悦翁之墓也、翁家世住肥前大河内村、業農貧甚、父曰某有三男二女、翁為其季、幼穎悟、而善病、村豪森佐兵衛憐其才、而貧與米壱苞使之事武雄醫員中邨道遺、為奴旁學醫、歴年業成卜居于長濱、實文政丁亥也、既而轉于乾魚村、遂復帰于舊里、翁好篳篥又善國雅甚愛梅栽植繞屋、安政丙辰典村長謀再修管公祠、以萬延辛酉七月廿九日病没享年六十又三、著醫家日用抄蔵于家云

船山草場廉撰幷書

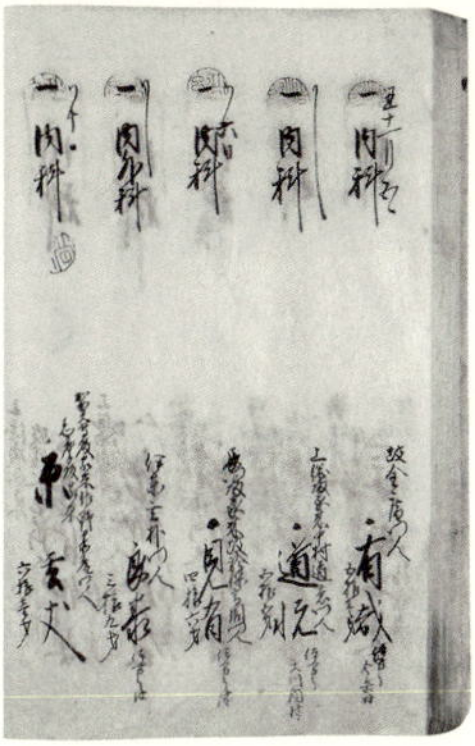

嘉永六年一一月五日、五五歳の道悦は佐賀藩から医業免札を交付された。記録には「上総殿家来中村道意門人・内科」とある。

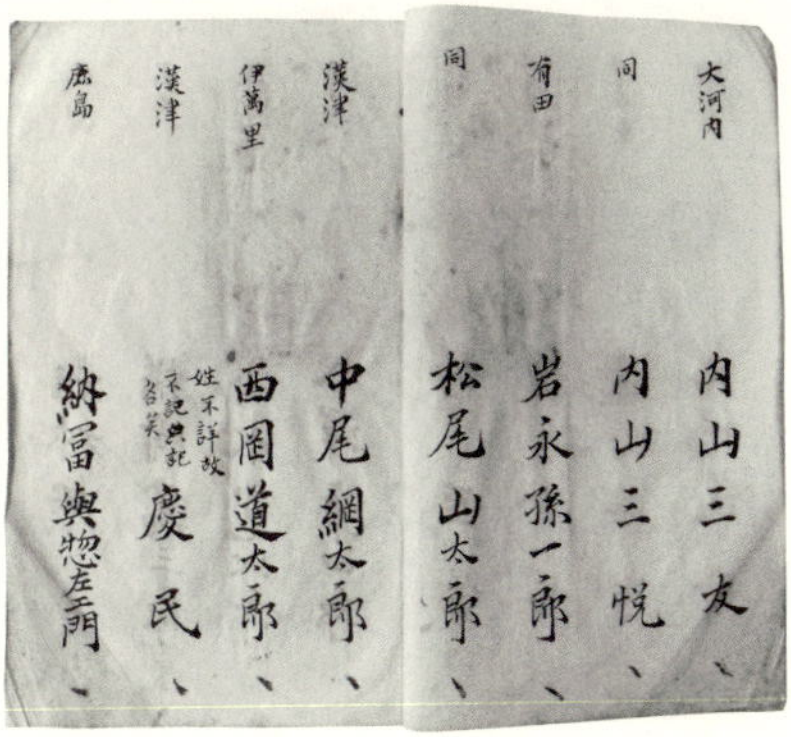
大河内　内山三友、
同　内山三悦、
有田　岩永孫一郎、
同　松尾山太郎、
漢津　中尾綱太郎、
伊萬里　西岡道太郎、
漢津　慶民、
鹿島　納富與惣左衛門、

「嘉永四年辛亥　千山楼開塾門生姓名録」五頁に内山三友・内山三悦の名がある。

茂昌の父茂義は本藩に先んじて西洋の科学技術導入に熱心であった。道悦には三友と三悦の息子が居た。二人は草場船山が嘉永四年（一八五一）に多久で開塾した千山楼に学んでいる。この縁で道悦の墓碑銘を船山が書いたものと推測することができる。

三友は道悦の後継者として平尾で医院と寺子屋を営んだ。また歌詠みとしての評判も高かった。『類題白縫集』の九編と一〇編に和歌が採用されている。九編の姓名録には「雅名は千尋」で「天保六乙未年生、明治十九年丙戌九月十五日卒去、五十二歳、西松浦郡平ノ尾村、内山三友」とある。好生館の医学校生徒正則其外御届壬申（明治五年八月）の記録によれば、「辛未（明治四年）六月改革以後成業ノ者」として二八人の名前があり、その中に内山三友の名前もある。しかし子供に恵まれず、三悦の長男松童を跡継ぎとした。松童は晩年医師として長崎の刑務所に勤務したという。松童ののちは、医師を継ぐものは出ていない。

三友の和歌を類題白縫集一〇編巻之中から二首。

　蜑《あま》の子は浦の汀に春待て名のりそや摘む貝や拾へる

　　鶴亀とさしてはいはしいく世しもいくたの杜は君そしめたる

近くに住む有田郷中里村の医師峯静軒と峯源次郎親子は、三友と歌友であった。慶応元年（一八六五）八月二八日、三友は重態の静軒の見舞いに訪れている。

【参考】内山家文書（内山章氏蔵）、峯家文書（峯直之氏蔵）、千山楼開塾門生姓名録（多久市郷土資料館蔵）、石井良一『武雄史』（一九五六）、中原勇夫『今泉蠏守歌文集』（一九七一）、前山博・多久島澄子「新発見の伊万里歳時記」『烏ん枕』五三号（一九九四）

（多久島澄子）

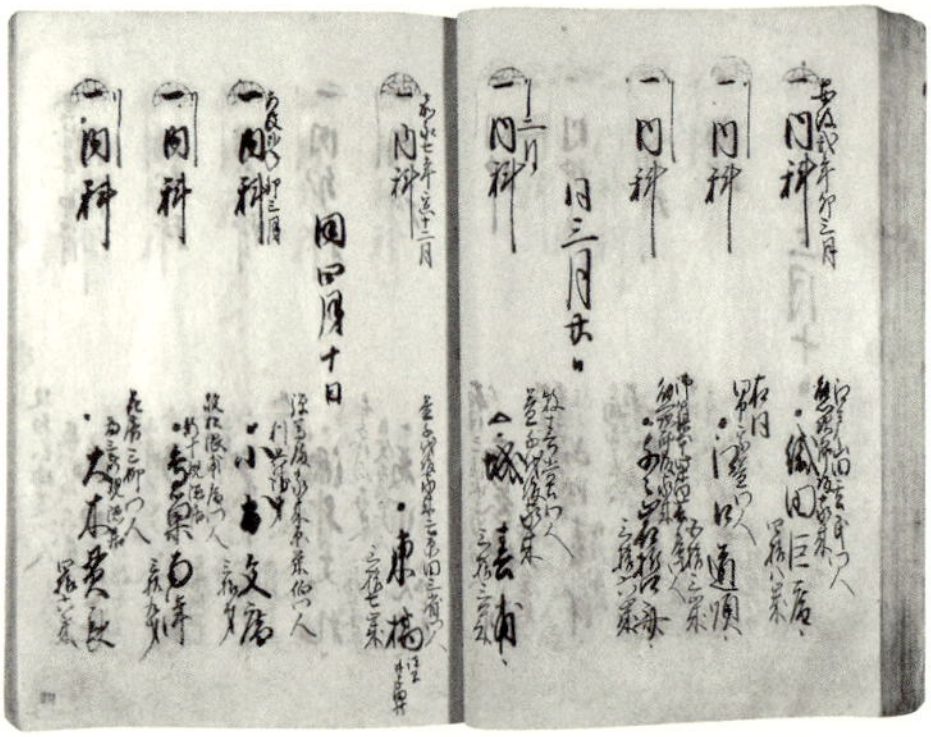

一、江戸山田玄民門人　熊次郎殿家来
内科　織田巨庵　四十八歳
一、右同（熊次郎殿家来）　田中宗益門人
内科　江口道順　五十三歳
一、御旗本柴田芸庵門人　熊次郎殿家来
内科　千々石哲斎　三十六歳
『医業免札姓名簿』
（佐賀県医療センター好生館蔵）

江口《えぐち》 道順《どうじゅん》

（享和元年?～明治六年　一八〇一?～一八七三）

鹿島藩医・種痘医

江口家は代々の鹿島藩医家と伝わる。道順は、幼くして父を失ったが、医を継ぐため、嬉野の田中宗益に医を学んだ。安政二年（一八五五）に「熊次郎殿家来、田中宗益門人、内科　江口道順　五十三歳」（『医業免札姓名簿』）と記され、佐賀藩から免札を得た。能古見筒口（現鹿島市能古見）で開業。医学寮の種痘実施にも協力し、安政三年の五月一一日から九月七日まで、織田巨庵一八度、納富宗謙二〇度、江口道順二〇度、八澤謙泰一三度、千々石哲斎一七度、塩田方面へ出張して、計二四〇九人に種痘接種をした（『鹿島藩日誌』）。元治元年（一八六四）、鹿島藩主長州征討出馬に際し五〇両を献金した。明治六年（一八七三）一〇月二三日、七三歳で没した。生年は『医業免札姓名簿』からは享和三年生まれとも推定でき、確定しない。

土井家より常福を迎えて嗣子とした。常福は天保九年（一八三八）生まれで、鉄蔵ともいい、谷口藍田、日田の広瀬淡窓、久留米の玉井養純に学んだ。維新後に石黒忠悳《ただのり》に西洋医学を学び、陸軍軍医となり、熊本鎮台にも勤務。明治一三年（一八八〇）帰郷し、家業を継いだ。明治一八年初代藤津郡医会長となり、同四〇年まで会長を務めた。明治四二年一〇月一日、七二歳で没す。嗣子なく、斎藤氏の二男壮三を養嗣子とした。壮三は明治二〇年に長崎医学校三年在学中に、内務省試験に合格し、医師となった。明治三〇年の伝染病研究所設立にあたり、北里柴三郎研究所に派遣され、研究所設立後はその中心となって活動したが、明治三八年一二月四日に四〇代早々で没した。

【参考】『鹿島藤津医会史』（一九八八）

（青木歳幸）

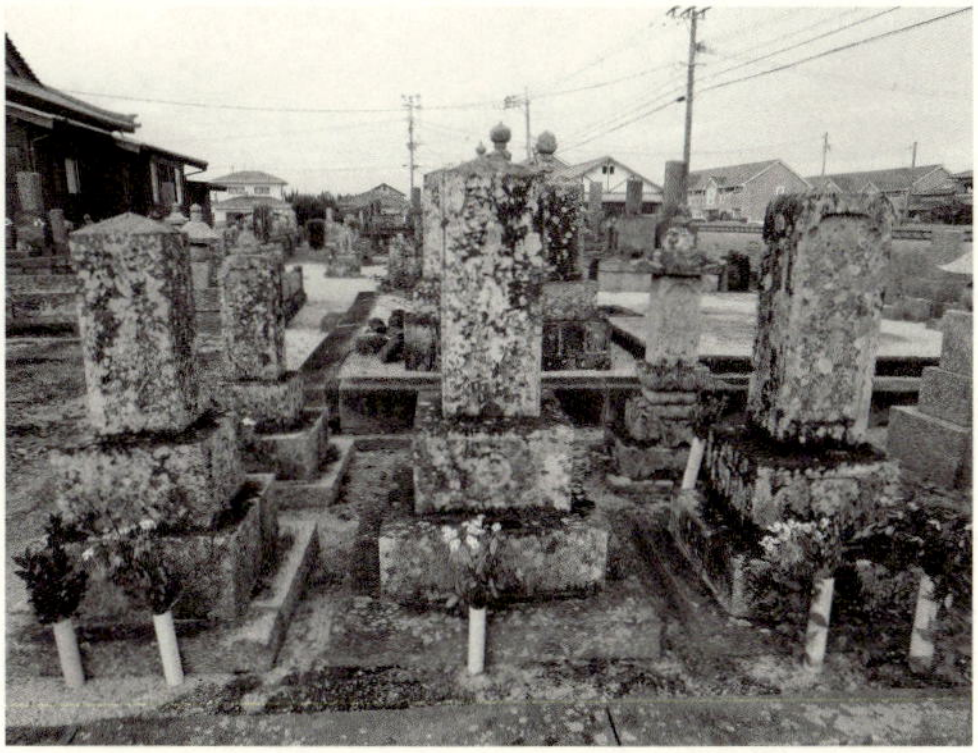

墓は、「禅関保定居士　屋室妙寿大姉」、側面に「明治二十八年二月八日卒　江口保定」とある。
（佐賀市久保田町・大雲寺）

江口《えぐち》 保定《やすさだ》

（天保一一年～明治三八年　一八四〇～一九〇五）

村田家侍医・幕末初期キリスト教信徒

江口保定は、久保田（現佐賀市）の漢方医伯仙の子として生まれ、初め梅亭という。江口家は代々久保田邑主村田家の侍医であった。『佐嘉城下町竈帳』に「嘉永七年材木町竈帳、村田若狭殿家来　十五歳　江口梅亭」とあり、天保一一年生まれを確認できる。我が国が漢方医の時代に、佐賀藩は、鍋島直正が安政五年（一八五八）に、西洋医学校好生館を設立したので入門した。峯源次郎『日暦』によれば、好生館での授業のほか、夜も扶氏経験遺訓の解読会などに参加し、医学を熱心に学んだ。次第に頭角をあらわしたため、村田若狭の命により、長崎へ遊学することとなった。峯源次郎の『日暦』によれば、元治元年（一八六四）一〇月二四日に峯源次郎と一緒に、長崎養生所で佐賀藩医の水町三省や相良弘庵（のち知安）と会い、梅亭はこの日から長崎養生所（慶応元年から精得館）で医学を学ぶことになった。

『鍋島直正公傳』には、「（相良弘庵は）長崎にボードインに就いて学術を弘めて医生を鼓吹せり。かくて遂に戸塚（文海）に代りて（長崎養生所）院長となり、我生徒の島田芳橘、永松東海、江口梅亭等の名医を養成し」とあり、長崎でポンペのあとに来日したボードインやその後のマンスフェルトらの教えをうけた。梅亭は、慶応三年一一月九日に「九日晴、ウンドルリフ治療書五冊全部到、盖江口梅亭所送也價金弐拾四両壱分弐朱此書」（峯源次郎『日暦』）とあり、梅亭がウンドルリフ治療書全部を好生館の峯源次郎のもとに送っている。この書の代価は二四両一分二朱であった。ウンドルリフは、英領インド（現インド）での病院長でコレラなどの感染症の治療書を書いている。

「墓碑銘」によれば、多くの医生のなかでも右に出る者がないほどの好成績で塾監にもなったという。明治二年に帰郷し、村田家の侍医となった。同年に各郡部に医学会議所が一一ヶ所設けられた。明治四年に好生館の指南役（医学教諭）となり、明治一二年一月に郡立佐賀病院の院長心得を山口練治と共に拝命した。同年九月に沢野種親、池田専助が一等医として、江口・山口に代わり院長心得となるが、江口はその後も病院での医療と経営に携わり、時代の大きな変化のなかで惨憺たる時期を乗り越えて、やがて隆盛のもとを築き、明治三五年に老齢をもって職を辞した。佐賀市内八幡小路に住み、その人となりは、深沈寡欲でまた栄達を求めず。権門富貴に屈せず。数十の門下生医師を養成した。

村田若狭が、宣教師フルベッキ（長崎在住：一八五九～一八六九）によってキリスト教に受洗するにあたり、そのなかだちの役割を果たしている。明治三八年二月八日に没した。六五歳（享年六七）。妻は宮永氏から娶り、四男三女をもうけ、二男の庸一が家を継いだ。

明治三九年（一九〇六）四月、宮永常吉、古川豊太郎等一〇名の門人の発起により墓碑銘（高さ一二六センチ、幅三六センチ、奥行三一・五センチ）が建立された。正面に篆書で「江口保定君墓碑銘」とあり、左側面から保定の事績が記されている。

江口保定君墓碑銘

君諱保定、初名梅亭江口氏、佐賀久保田人也、父曰伯仙、世以
医仕邑主村田氏、先是吾邦医治専用漢法、独佐賀藩主鍋嶋
閑叟公、夙設好生館創西洋医学、君入館数年、嶄焉見頭角、邑
主知之、給資遊長崎、就蘭医宝度蔭、曼斯嚇児豆二師、益研其
技、諸藩医生者凡三百人、無出君右者擢為塾監居数

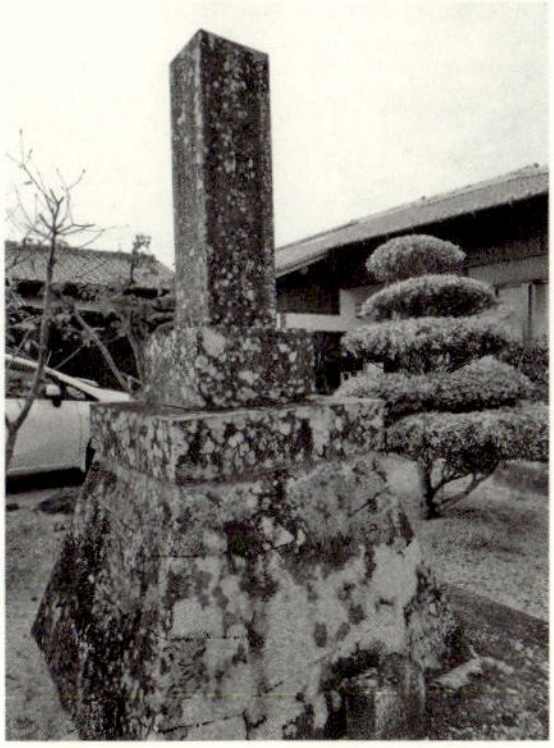

門人らの建立した墓碑銘（佐賀市久保田町・大雲寺）

年学成、不求顕達、明治二年帰家、為邑主侍医。四年仕佐賀医学教諭、十一年任佐賀病院長踰年而罷、三十五年以老辞侍医、三十八年二月八日病没年六十七。君之為侍医也、又参家政多所釐正、其在学校病院屡遭変遷而経営惨怛致、見今日之隆者君之力也、其家塾所養成後進、開業者数十人、皆一時之選如君可謂能答主恩以昌世業者矣、君為人深沈寡黙、不安小成不見小利而、其持身倹素不佞権貴之門、不過豪富之家、以故学雖邃矣其名不甚顕也、娶于宮永氏生四男三女、次男庸一承家謹勉篤学庶乎有光父祖之業矣

銘曰　不求速成　不見小利　以研已業　以済人痓
　　雖無顕名　雖無爵位
　　遺愛永存　没世不墜

明治三十九年四月　従三位徳久恒範撰　中林和書

建立者　門人　三野原玄衆　鍋山貞一　高尾健策　古川豊太郎　太田徳一郎
　　鎌田村太郎　富永常吉　江口権七郎　江口次郎　真島幸次郎

撰文は従三位徳久恒範、書は中林梧竹、墓及び墓碑銘は邑主村田家の菩提寺大雲寺（佐賀市久保田町徳万）にある。墓は「禅関保定居士　屋室妙寿大姉」、側面に「明治二十八年二月八日卒　江口保定」とあり、妻の没年は記されていない。

【参考】『久保田町史』下巻（二〇〇二）、『好生館史・好生館改築記念誌』（一九七九）、日野俊顕『新版書聖中林梧竹』（一九七九）、『佐嘉城下町竈帳』（一九九〇）、『フルベッキ書簡集』（一九七八）、『（峯源次郎）日暦』（二〇一五）

（青木歳幸）

遠藤《えんどう》　竹之助《たけのすけ》

（明治一〇年～昭和二八年　一八七七～一九五三）

村医師・村会議員・村長

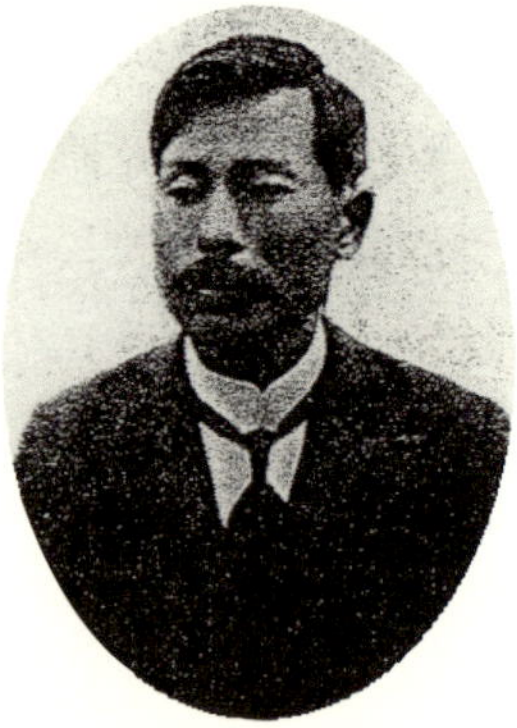

遠藤竹之助肖像
（『唐津東松浦医師会百年史』より）

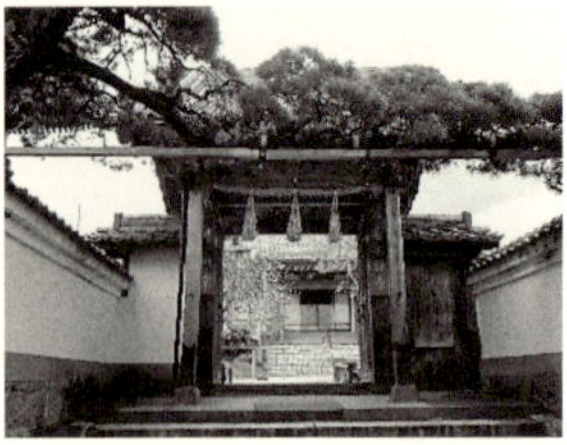

竹之助の遺骨が納められている曹洞宗長得寺
（唐津市西寺町）

遠藤竹之助は明治一〇年九月二二日、旧唐津藩士遠藤力右衛門の二男に生まれる。年少にして才能を認められ、名医と評判の高かった鬼塚村の進藤寛策の書生として引き取られ、県立東松実科中学校（現唐津東高校）から明治三七年大阪府立高等医学校（予科二年、本科四年・現大阪大学医学部）を卒業した。

始めは大阪府衛生課に勤務したが、翌三八年に郷里に帰って年老いた恩師進藤寛策を援けて診療に励み、同年には進藤医院を譲られて遠藤医院を開業した。『唐津東松浦医師会百年史』によれば「新進の外科、内科、花柳病科医師として名は高まり、鬼塚村内はもとより、相知、北波多方面からも診療を乞う者多く、病室は増床されたが常に満室の状況であった。午前の診療が終わると午後は松浦川対岸の、鏡、久里までの自転車往診を三十年近く続けた」とある。

明治四四年から鬼塚小学校校医を嘱託され、児童生徒の健康増進のため、私費で保健室を設置、衛生器具の整備に努めた。大正一四年から長く村会議員、学務委員を務め、昭和四年五月には村民有志発起の「開業二五周年祝賀会」が盛大に開催された。昭和九年学校医功労により知事、教育会長表彰を受け、翌一〇年には鬼塚村当局が「遠藤竹之助の胸像」を鬼塚小学校校庭に建立した。昭和一六～二三年まで東松浦医師会副会長、二二～二八年六月までは村民の衆望を集めて村長を務め、昭和二八年八月一一日、七七歳で死去。法名は「顕徳院竹峰悠久居士」、唐津市西寺町の長得寺に葬られた。佐賀市本庄町の遠藤内科院長遠藤昌彦氏は竹之助の孫にあたられる。

【参考】「遠藤竹之助医術開業廿五年祝賀会余興」（田代家文書）、『郷土先覚者列伝』（二〇〇四）、『唐津東松浦医師会百年史』（二〇〇九）、「財団法人東松浦郡自治協会（歴代町村長経歴調べ）」（一九五〇）

（古藤　浩）

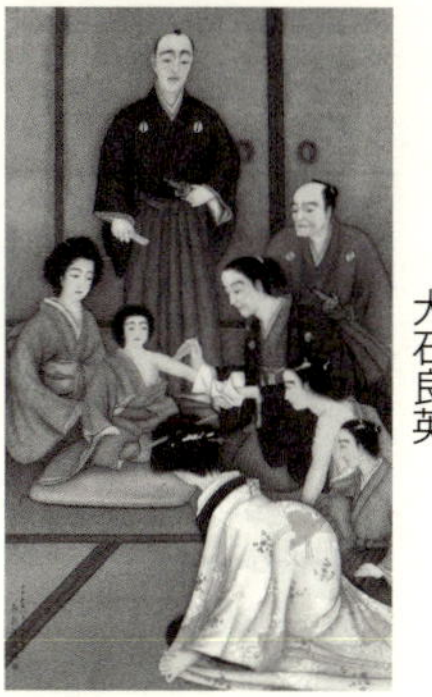

「閑叟公於御前世継子淳一郎君種痘之図」

陣内松齡筆

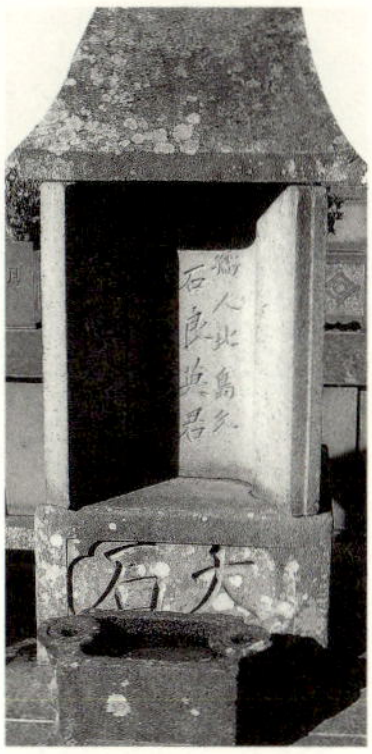

大石良英墓石

「右　扉」

大元治二丑二月廿一日

明治十三年一月廿二日

「正　面」

孺人北島氏

大石良英君

同　スエ

「左　扉」

嘉永五壬子年十二月十一日

大石《おおいし》 良英《りょうえい》

（文化七年?〜元治二年　一八一〇?〜一八六五）

藩主鍋島直正侍医・好生館創立時の西洋医学推進者

生年は古田東朔氏の葉隠研究（平成一六年七月）より推定。蘭医で種痘の先駆者。医学寮から好生館に至る佐賀藩西洋医学の指導者として医学教育に中心的役割を果たす。長崎の和蘭通詞本木家より佐賀藩鍋島山城の侍医であった大石家に養子となる。シーボルトに学び後に伊東玄朴の象先堂に入門。その後、長崎で開業。

藩主直正は良英が蘭学の先覚者であり、学問技術に秀で、且つ雅量あるが故に上下に人望厚く温厚な人物である事を見て、弘化元年（一八四四）侍医に取り立てた。佐賀藩で蘭学をもって武士の身分に召し抱えられたのはその前年の伊東玄朴についで二人目であり、玄朴は江戸で、良英は佐賀にあって東西に呼応して活躍した。嘉永元年（一八四八）直正の御匙医となる。

天保五年（一八三四）蘭学の先駆者島本良順を学監とし、医学寮が設立されたが更なる充実のため弘化元年（一八四四）医学寮が佐賀八幡小路に再建され、大石良英を指導者に抜擢し、漢方から西洋医学に全面的に方向転換された。嘉永四年（一八五一）、医学寮に西洋の科学技術導入に向けての蘭学寮が併設された時も、大庭雪斎と共に指導に当たる。安政五年（一八五八）には医学寮を片田江に移して医学校及び病院機能を兼備した「好生館」が設立された。良英は西洋医学の指導の責任者として雪斎と共に教頭となり生徒の修学過程、等級などを定め、佐賀藩の医師養成に中心的役割を果たした。当時の良きスタッフを擁して設立された「好生館」は、名実共に「藩の医学校の設けは是にて備わる」と称され、今日に至る迄、佐賀県医療の中心的役割を果たしてきた。

当時最も恐れられていた伝染病が死亡率の高い天然痘であった。直正は伊東玄朴、大石良英及び長崎在住の藩医・楢林宗建らの進言を入れ、瘡蓋状態の牛痘苗を蘭領バタビアより取り寄せた。嘉永二年（一八四九）六月二三日出島に到着。二六日宗建の子等に接種し一人善感。日本最初の牛痘苗による種痘の成功である。良英が長崎に出向き確認、宗建は痘苗を植え継いだ児を伴い八月六日佐賀着。七日先ず大石、島田の子供に接種し安全を確認し、八月二二日に城内の本丸奥の間で大石良英執刀により、直正の面前で嫡子四歳の淳一郎に種痘し成功した。その様子を絵にしたのが種痘之図である。同年一〇月には江戸に届けられ、伊東玄朴により貢姫に接種された時も良英は同席している。

日本初の痘苗は独占される事なく、藩内は元より全国に広がり多くの命が救われた。日本における予防医学の先駆けと言えよう。ジェンナーの種痘から五三年後の事である。

良英は蘭学術について非凡の才能があり、医者としての名声は藩内に知れ渡っていた。蘭学及び医学教育に尽力する事多く、常に直正に侍して藩主の健康管理と治療に心傾けた。良英の人柄と医療技術を藩主がいかに高く評価し、信頼していたかが分かる。

元治二年（一八六五）二月二一日没。享年五六又は五五。墓は願正寺（佐賀市呉服元町六－五）。墓石は、戦後の土地区画整理の際に移され保管されていたが、願正寺前住職熊谷勝氏の発起により平成一七年一一月本堂裏に安置され顕彰碑が参道に建立された。

長男良乙（良逸、良二）、嘉永二年（一八四九）生。慶応三年（一八六七）長崎留学。明治元年長崎府医学校助教。明治三年（一八七〇）一〇月、第一回政府派遣ドイツ留学生（九名）に、相良元貞らと共に選ばれベルリン大学で医学・化学を学び、明治七年帰国。その後文部省、司法省、大蔵省に勤務。明治一一年（一八七九）二九歳で病死。早稲田大学図書館所蔵「北独乙聯邦刑法草案弁由」大石良乙訳がある。

次男熊吉は米国留学後大隈重信総理秘書、衆議院議員を務め昭和二〇年没。（太田善郎）

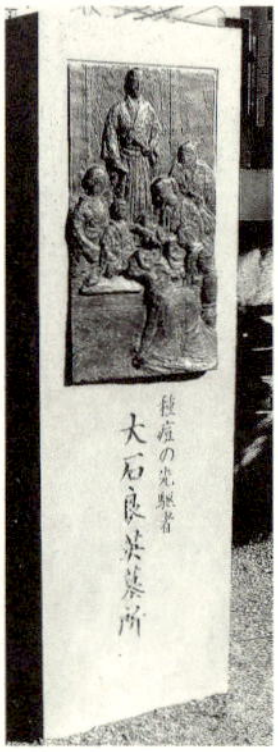

種痘の先駆者　大石良英墓所・顕彰碑
（佐賀市呉服元町・願正寺参道）

【参考】鍋島報效会『鍋島直正公傳』（一九二〇）、『シーボルト先生、その生涯及び功業』（一九二六）、「大石良英墓所・顕彰碑完成御礼」『佐賀県医師会・医界佐賀』（二〇〇六）、「大石良英墓所・顕彰碑落成式」『日本医史学雑誌』（二〇〇六）

良乙に関する【参考】『明治期のドイツ留学生』（二〇〇八）、長崎医学百年史（一九六一）、佐賀県教育史（一九八九）、多久島澄子氏調査による佐賀医学史研究会報第一〇四号、『太政類典』（国立公文書館）

大坪《おおつぼ》　佑二《ゆうじ》

（明治三六年～昭和四〇年　一九〇三～一九六五）

東京都立母子保健院初代院長
日本未熟児新生児学会創立メンバー

大坪佑二は、明治三六年六月二三日、佐賀市赤松町で生まれ、佐賀中学、佐賀高等学校を経て東京帝国大学医学部を昭和二年三月に卒業し、小児科医の道を歩み始め、八年後博士号を取得した。佑二の祖父、大坪伊平次（文政九年生）は、佐賀藩精煉方の金武良哲にコレラの妙薬を伝授され資産家となり、伊平次の長男正橘と二男保次郎は、薬局を開き、三男寛は日露戦争に軍医として出征した。寛の日露戦争凱旋式のために百畳の座敷が北堀端の大坪家に建った。寛（明治四四年没）が佑二の父親である。佑二の母サタ（明治九年生）は佐賀機械製作所を営む野口健蔵の娘で、サタの母エイは、野中元右衛門の妹という。佑二の姉キミは、保次郎の長男豊造（明治二九年生）と結婚し、佑二の妻子が疎開中は、北堀端に住む豊造が世話を焼いた。中ノ小路の寛の家は、戦後、佑二が日銀へ譲渡した。佑二は昭和三〇年八月、母子衛生行政と未熟児養護研究のため、東京都からデンマーク・イギリスに出張を命じられ、帰国後「ヨーロッパをめぐって」、「欧州の小児結核」、「未熟児の生理」、「未熟児保護施設のあり方」、「世界各国の未熟児施設と運営」を発表。翌年も「ヨーロッパの小児科を語る」、「ヨーロッパの未熟児事情を聞く」の座談会や「欧州小児科見聞記」、「英国における未熟児保育のメモランダム」等と続けた。昭和二九年二月、WHOより供給された保育器が、直ちに佑二の世田谷産院・乳児院に導入され、全国の未熟児対策の教育の場となる要因となった。同三三年に後年日本未熟児新生児学会となる第一回未熟児懇談会に参加。同四〇年六月一八日、甲府市立病院院長現職中に六二歳で逝去した。

【参考】大坪家資料、池田正亮『金武良哲』、『佐賀市史』第三巻、『日本未熟児新生児学会40回のあゆみ』平成七年、『都立母子保健院60年のあゆみ』平成一五年

（多久島澄子）

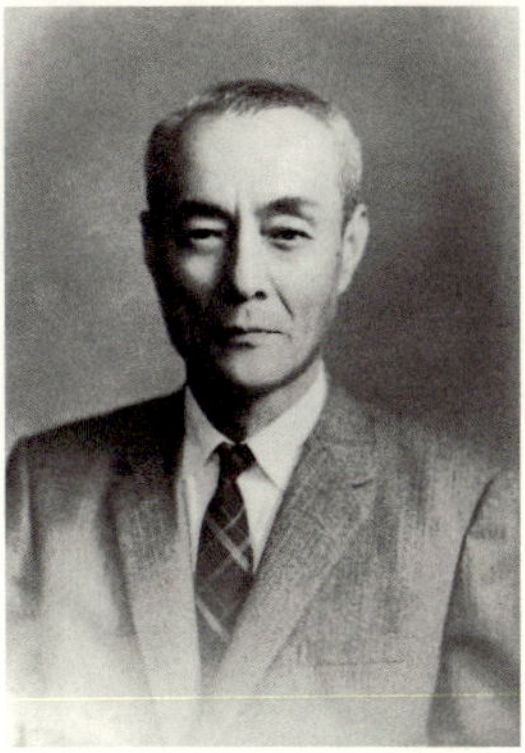

大坪浩一郎氏提供

◆学歴、昭和二年東京帝国大学医学部医学科卒業、医師免許第五一〇二号。昭和一〇年、医学博士。

◆職歴、昭和二年東京帝国大学医学部副手、同附属病院小児科勤務。
同一〇年東京帝国大学医学部助手。

同年五月横須賀海軍共済組合小児科医長。

同一三年東京市特別衛生地区保健館学校衛生部長。同一四年東京鉄道病院第三内科医長。同二〇年西部四八部隊に臨時招集。

同年四国鉄道病院第二内科医長、同二一年四国鉄道病院副院長。

同二二年東京都立世田谷産院同乳児院長。

同三〇年地方における母子衛生行政と未熟児養護の研究のためデンマーク並びに英国に出張。

同三四年日本小児科学会第六二回総会にて小児保健賞授与される。

同三五年東京都立母子保健院長。

同三七年東京都大久保病院長。

同三九年市立甲府病院長。

◆法名、医仙院徳誉普済乗舟居士。東京多磨霊園。一九八〇年頃までは佐賀市伊勢町の大覚寺（浄土宗）。

大庭家は雪斎の四代前の大庭景利の代に藩士家と医師家に分家した。
藩士家　梅之進—景平（仲悦）
医師家　仲益—宗守—雪斎

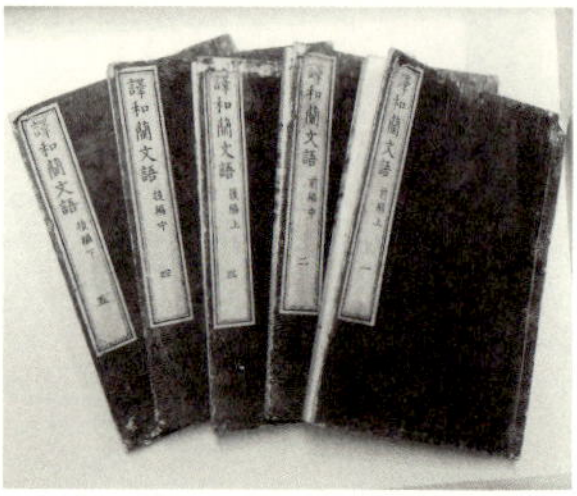

『訳和蘭文語』前編
（佐賀大学地域学歴史文化研究センター蔵）

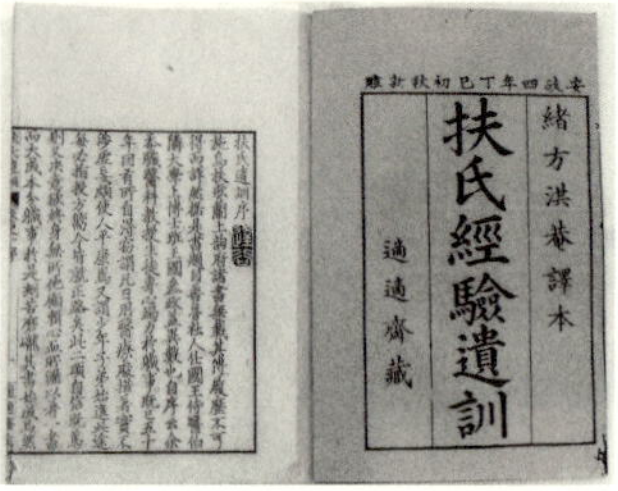

『扶氏経験遺訓』
（佐賀大学地域学歴史文化研究センター蔵）

大庭《おおば》 雪斎《せっさい》

（文化三年〜明治六年　一八〇六〜一八七三）

蘭学者・好生館教師

大庭雪斎、名は悫《つとむ》、字は景徳。号を雪斎、思無邪斎と号す。佐賀藩士大庭仲悦の子として文化三年（一八〇六、過去帳により逆算、文化二年生まれ説あり）に生まれ、同族の大庭医家宗守の養子となった。文政年間に島本良順（龍嘯）について蘭学を修業した。その後、長崎で、シーボルトに師事したとの伝承がある（呉秀三『シーボルト先生其生涯及功業』）が、これは間違いだろう。というのは、雪斎自身が、自著のオランダ語文法書である『訳和蘭文語』前編の安政二年一二月序文で、「不肖年三十九ニシテ初テ原本ヲ習読シ」と述べており、三九歳にして初めてオランダ語の原本を習読したとあるので、雪斎が蘭書を習読したのは、次に述べる大坂時代のことと考えられる。

緒方洪庵が、『訳和蘭文語』後編の題言に、「西肥雪斎大庭氏予（洪庵）同窓之友也、幾強仕憤然起志、始読西藉不耻下向不遠千里来游于予門、焦思苦心、衷褐未換而其学大成矣」と書いてあり、洪庵と同門であること、雪斎は西洋の書籍をはじめて読むことを恥じずに、千里の道を遠しとせずに大坂で洪庵門に入り苦労して大成したと書いてある。

雪斎刪定の志筑忠雄『暦象新書』の序に、「先師天游中先生ニ従ヒ、緒方洪庵ト同窓シテ、共ニ此書ノ説ヲ受ケ、自ラ謄写シテ家ニ帰レリ」とあり、雪斎は、中天游の蘭学塾で洪庵と共に蘭書を学んだ後、いったん郷里に帰り、再び大坂に来て、洪庵の適塾に通ったのである。洪庵は文政九年（一八二六）七月から天保元年（一八三〇）まで天游塾に学んでいるので、雪斎もこの四年間のある時期に洪庵と共に天游の思々斎塾で、医学のみならず『暦象新書』など自然科学的な素養を身に付けたのだった。

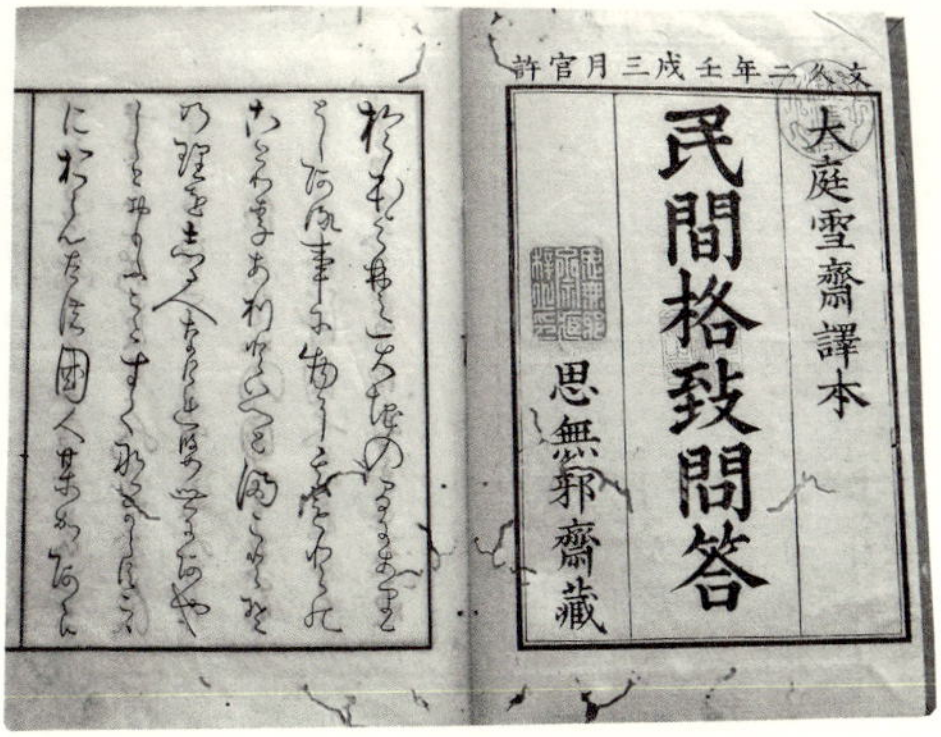

『民間格致問答』（佐賀大学小城鍋島文庫蔵）

郷里に帰ってから再び大坂に遊学した雪斎の居所は、『医家名鑑』（弘化二年刊）に「内科今橋二丁目大庭雪斎」とあり、過書町の適塾から数百メートルの場所にあった。この期間は、「浪速医師見立番付」に記載されている弘化二年、三年、四年の三年間で、医業を開きつつ、適塾に通って蘭学学習・原書講読を深めた。『訳和蘭文語』で三九歳のとき初めて原書を講読したというのも弘化年間の再遊期間のときと合致する。

洪庵の塾で研鑽を積んだ雪斎は、洪庵が義弟緒方郁蔵の助けをかりて数十年かけて刊行した名著『扶氏経験遺訓』の毎巻本文に、次のように「足守　緒方章公裁、義弟郁子文　同訳、大庭忞景徳　参校」と校正役として毎巻の最初に記載されるまでになった。洪庵の門人帳『適々斎塾姓名録』には、天保一五年正月からの六三七人の名が書き継がれているが、この門人帳には雪斎の名前がない。それは、雪斎が洪庵の同門であり、客分的な存在であったからであろう。

雪斎は、嘉永四年（一八五一）藩の初代蘭学寮教導となり、安政元年（一八五四）に弘道館教導となり、オランダ語の文法書『訳和蘭文語』前編を安政三年、同後編を同四年に刊行し、オランダ語学習には文法を学ぶことの重要性を、わかりやすい口語体で紹介した。安政五年（一八五八）に好生館ができるとその教導方頭取となり、西洋医学教育を推進した。文久二年（一八六二）には、物理学入門書『民間格致問答』を刊行し、教授した。慶応元年（一八六五）に職を辞した。明治六年三月二八日に没し、伊勢町天徳寺に葬る。六八歳。法名を義山常忠居士という。

人となりについては、大隈重信が『早稲田清話』において次のように述べている。

「大庭雪斎といって佐賀の蘭学寮の教授、民間格致問答の訳者をした人、我輩の先生であった。大酒飲みで、酒を飲むと傍若無人、色々面白い話をして聞かす。我輩は西洋の話が聞きたさに、能く尋ねて往つて酒の相手をして聞いたものだが仲々面白い。（中

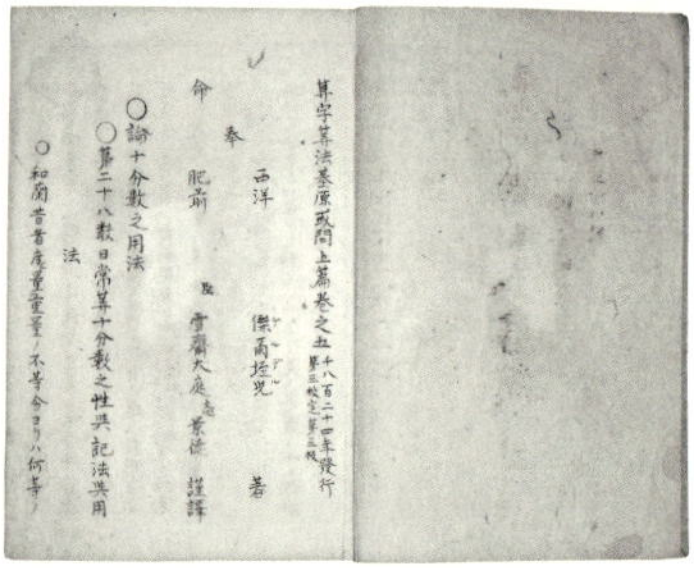

『体液窮理分離則』
（佐賀大学小城鍋島文庫蔵）

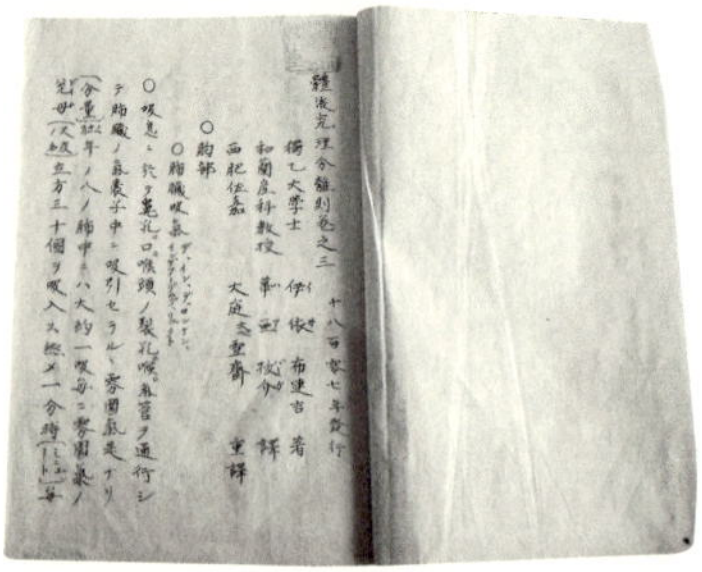

『（ゲルデル）算学算法基原或問』
（佐賀大学小城鍋島文庫蔵）

略）大入道であつたが、医者の子なものだから、初中終、八丈の着物を着て居たよ。併し、ひどく汚れて垢光りにピカピカして居たよ」。大柄で坊主頭で、大酒飲みで、自由闊達で着想力もあり、話好き。ただいつも汚れた八丈の着物を着ていたという。また『鍋島直正公傳』には、「刀圭を執るを好まずして蘭学鼓吹に心を専らにし、〈古の聖賢、此後之常人亦可莫幾多之優劣〉と、古の聖賢も後の常人と幾多の優劣はないと論じて、西洋研究をすべしと高唱した」とある。蘭方医としてよりも、蘭学研究に強い関心をもち、関連著書を残した。

雪斎の著述物は多い。『民間格致問答』は、原書がボイス（Johannes Buijis）著のフォルクスナチュールキュンデ（Volks Natuurkunde（1811））で、地主である旦那と庭師の問答の構成で、物質・分子・引力・光など物理学の話をわかりやすく紹介した入門書。『松之落葉』の安政二年卯八月の項に、「蘭学寮稽古用左之通、御買入を以、同寮被差出候、但大庭（雪斎）其外より願出之末也」とあり、雪斎が蘭学寮での教材として原書の購入を願い出て、藩命により、学生に与えるために、『民間格致問答』前編（文久二年・一八六二）、後編（元治二年・一八六五）を翻訳し、大坂天満難波橋筋島屋文兵衛を版元として刊行したのだった。書林は、京都、大坂、江戸、名古屋、岡山のほか、「肥前佐賀原口吉二、売弘所大坂心斎橋通久太郎町河内屋喜兵衛」とあり、佐賀に原口吉二という書店があったことも意義深い。

『訳和蘭文語』前編の原書はガランマティカ（Grammatica, of Nederduitsche Spraakkunst. uitgeven door de Maatschappij : totnut vant algemeen Tweededruk（1822））で、後編がセインタキス（Syntaxis, of woordveeging ter Nederduitsche Taal, uitgegeven door de Maatshappij : tot nut van't Algemeen（1810））、である。箕作阮甫が前編を天保一三年（一八四二）に、後編を嘉永元年（一八四八）に翻刻した。これを、さらに佐賀の言葉に直

して学生などにわかりやすく口語訳したのが本書である。

『体液窮理分離則』（佐賀大学小城鍋島文庫蔵）は、オーストリア人医師プレンクの著書の蘭訳本の重訳で、安政五年（一八五八）の序文があり、藩主閑叟公がつとに西洋医学に心をいたし、医学校を興して雪斎もその教導に任ぜられた経緯を称揚し、これに報いる志をもって本書を翻訳したと述べている。

『（ゲルデル）算学算法基原或問』（佐賀大学小城鍋島文庫蔵）は、算数の基本原理を問答体で例解したもので、本文最初に「奉命」「第三校定・第三校」とあるので、好生館で在職中に翻訳したもので、洋算が導入され始めた最初期の洋算書としての意義がある。ほかに、『民家必用遠西医療手引』（京都大学富士川文庫蔵）もある。

以上から、大庭雪斎の業績は、好生館を中心として佐賀藩領に西洋医学研修を徹底し、近代医学につながる相良知安、永松東海らを育てたことや、学問的には、蘭語学・医学のほかに物理学・数学などの自然科学全般に及び、体系化されている漢学に対抗すべく、蘭学の大系化を図ったことがあげられよう。

【参考】大庭景利・安田雄平共訳『大庭雪斎「民間格致問答」幕末の自然科学入門書』（一九九二）、中野操「大庭雪斎と大坂」（『医譚』一九七五・四）、細野浩二「大隈重信と蘭学者大庭雪斎」（『早稲田大学史学』VOL. V、一九七一）、大森實「『算字算法基原或問』とそのオランダ語原本について」（法政大学教養部紀要、一九九八～二〇〇二）、杉本勲編『西南諸藩の洋学』（トヨタ財団助成研究報告書、一九八五）

（青木歳幸）

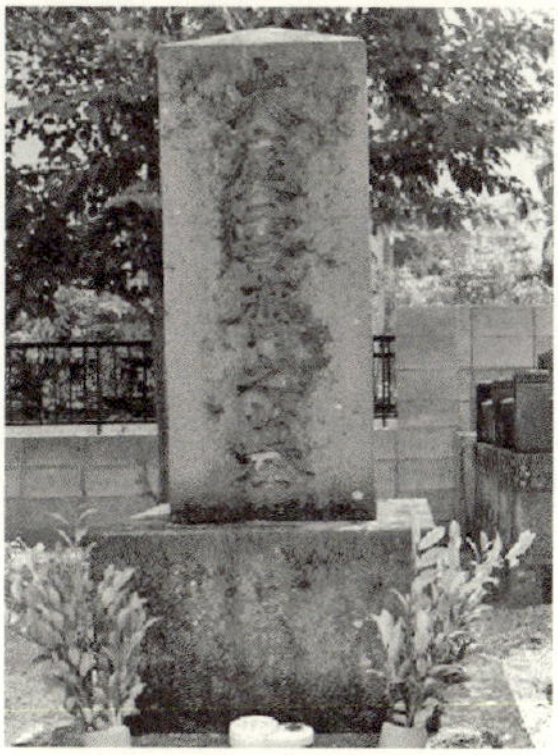

大庭雪斎之墓（佐賀市伊勢町・天徳寺）

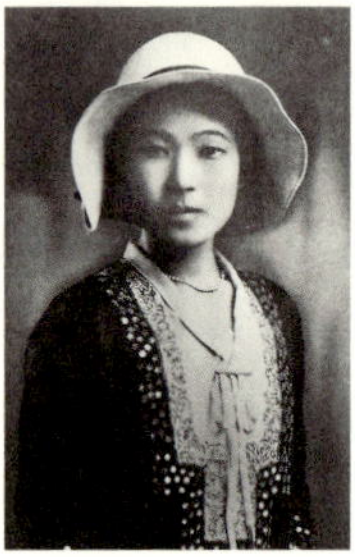

若き日の大橋リュフ
（大橋記念図書館提供）

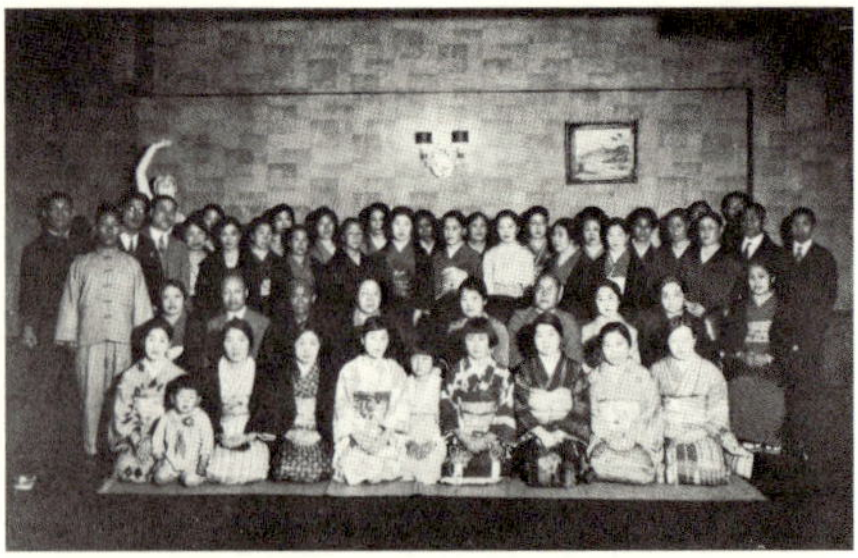

医学博士学位取得祝賀会
昭和八年五月七日
写真の前から二列目
吉原自覚（右から四番目）
大橋リュフ（中央）
吉岡彌生（左から四番目）
（吉原自覚『覚醒への道標』所収）

大橋《おおはし》 リュフ

（明治三二年～平成八年　一八九九～一九九六）

女医・篤志家

大橋リュフは、明治三二年五月一七日、藤津郡大浦村田古里の正傳院住職吉原真隆・ヤス夫妻の三女として生まれた。リュフが一歳の頃、父が藤津郡多良村糸岐（現太良町）の誓願寺の住職となったため幼少期を誓願寺で過ごし、多良小学校へ入学した。明治四四年、父の転任に伴い東京都港区芝の常行院に転居した。

リュフは上京と同時に小石川淑徳女学校に飛級で編入し、医者を志し、東京女子医専に進み、大正九年、二一歳で卒業し榊病院産婦人科に就職した。向学心に燃えるリュフは、留学を志したが、女子の医学留学はパスポートの申請もままならない時代であった。しかし、浄土宗の高僧となっていた一三歳年上の実兄吉原自覚の骨折で、大正一一年（一九二二）秋、「社会事業及び医学の研究のため」の名目で、浄土宗派の留学生となりハワイへ渡ることができた。ホノルルで英語を勉強し、大正一三年から四年間、ロサンゼルスの南カリフォルニア大学細菌学のフォッスラー教授の下で研究生活に入った。カリフォルニア州とアリゾナ州でそれぞれ開業試験を受けドクターとなった。

当時のアメリカでは、大正一三年（一九二四）に「排日移民法」が実施され、日本人への風当たりが強かった。そんな中、リュフは街中で交通事故を巡って米国人と口論となり、「ジャップ」と侮蔑されても、相手を論破し、聴衆から拍手が起こったというエピソードをもつ。ニューヨーク、ボストンなどを見聞し、昭和三年にドイツに渡り、ベルリン大学附属病院、フライブルグ大学で細菌学を学び、フライブルグ大学ではドクトルにもなった。

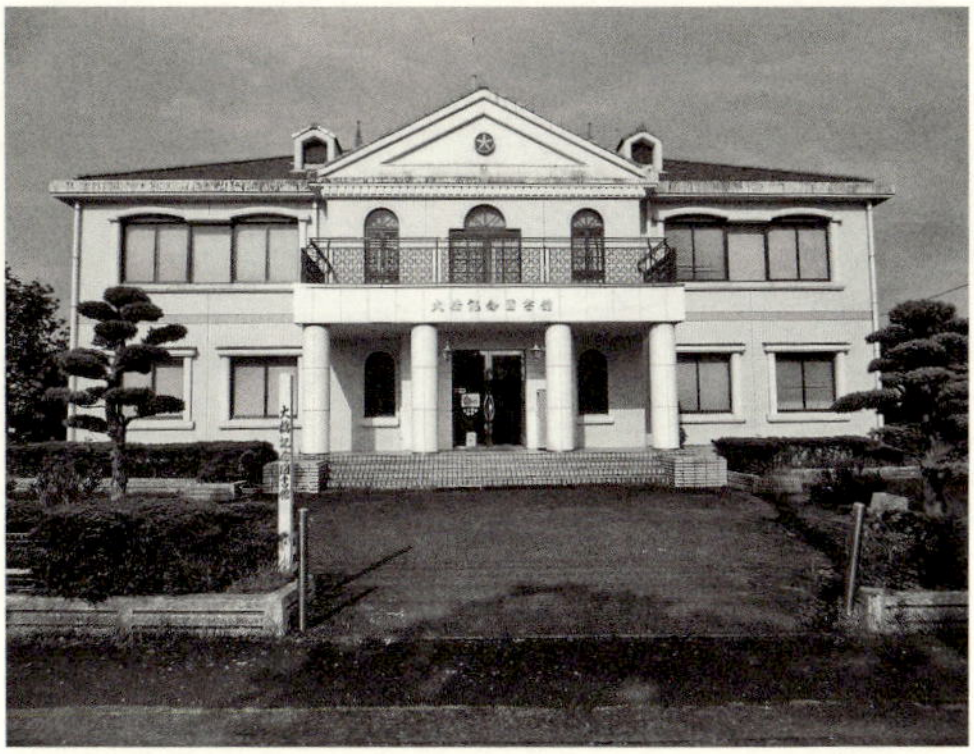

藤津郡太良町立大橋記念図書館

昭和六年（一九三一）帰国したリュフは、東北帝国大学青木薫教授の細菌学教室に入り、昭和八年二月、学位論文「えんてろこっけんノ研究」を提出し、医学博士となった。同年五月七日、日比谷レインボーグリルで開かれた医学博士学位取得祝賀会には旧師である吉岡彌生はじめ大勢の女医が参列し、喜びを分かちあった。

その後、しばらく至誠病院で勤務した後、昭和一〇年四月、東京芝のビルの一角に、産婦人科と小児科の看板を掲げる吉原医院を開業した。翌年秋には新橋内科を経営する医学博士大橋祐之助と結婚式を挙げた。大橋祐之助は東京大学農学部の出身で、後に京都大学医学部へ進み医学博士となっており、ダーウィン、ファーブル、メンデル、ジェンナーなどの足跡を辿り、ヨーロッパの国々を旅し『科学者は斯く生きる』と題する本を、昭和八年に出版していた。夫妻の診察を受ける患者には有名人も多くいた。

幼児期を過ごした太良へのリュフの思いは強く、誓願寺住職との交流の中で、リュフ八六歳の昭和六〇年一一月、教育振興資金として太良町に一億円を贈った。町ではこれを図書館建設費に当て、大橋記念図書館と名付け翌年落成した。図書館二階には、図書館建設後寄贈された大橋夫妻が使っていた医学専門書など三千冊が並べられた。

晩年の一人住まいとなった高輪のマンションの応接室には立派な家具調度はなく、小さな花瓶に道端で摘んだ花を飾り、慕ってくる患者の為に診察室を設けて診療を続け、平成八年三月四日、九六歳の生涯を全うした。なお博士号での名前はリュウだが通称に従った。誕生日が三月二二日説もある。

【参考】太良町『太良町の先覚者』（一九八六）、吉原自覚『覚醒への道標』（一九八四）、吉岡弥生女史伝記編纂委員会『吉岡弥生伝』（一九六七）、川崎浹『高島野十郎評伝』（二〇〇八）、大橋祐之助『科学者は斯く生きる』（一九三三）、長島譲『女博士列伝』（一九三七）、太良町『太良町立図書館だより』（一九八六）

（末岡暁美）

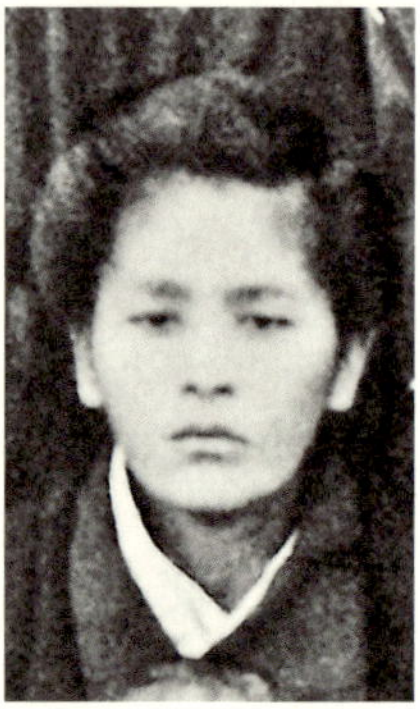

緒方トキ
（緒方眞佐枝氏提供）

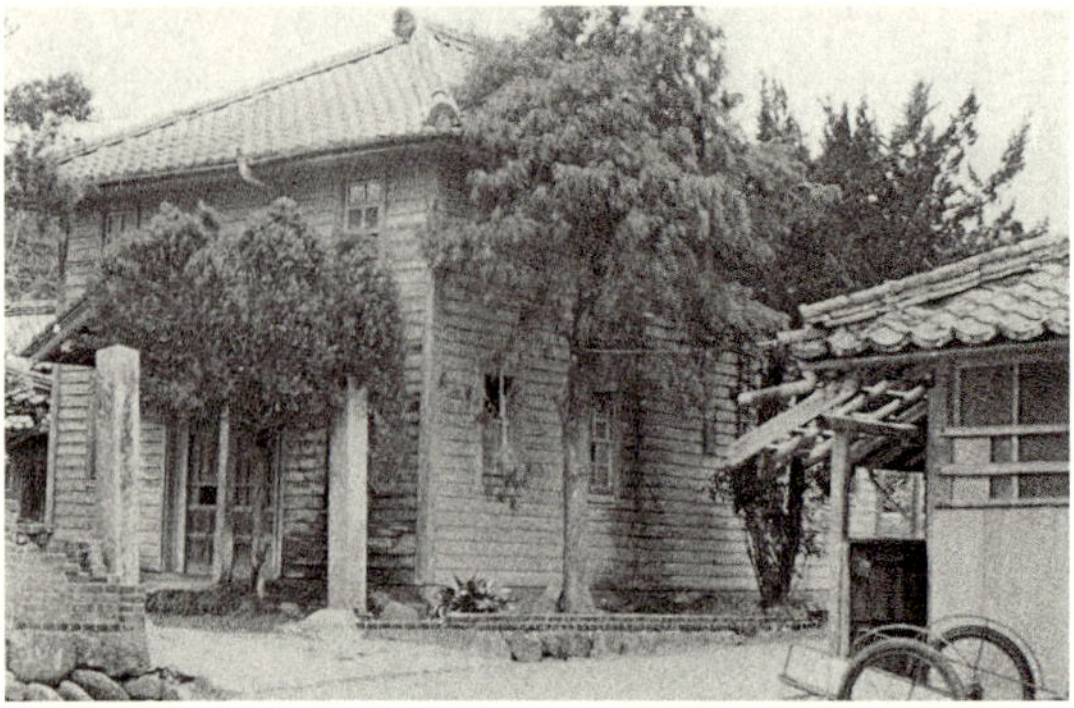

緒方医院
（『若木百年史』所収）

緒方《おがた》　トキ（旧姓諸石《もろいし》）
（明治一九年〜昭和三五年　一八八六〜一九六〇）
佐賀県最初の開業試験合格女医

緒方トキは、医術開業試験後期試験に合格し、明治期に佐賀県内で医者として活動していた唯一の女医である。緒方トキは、明治一九年（一八八六）二月四日、橋下村（現北方町）で医業を営む江口幽斎の三女として生まれたが、幼くして両親が死去したため、杵島郡北方村字杉の岳の諸石八助の養女となった。幼少より学を好み、山道をいとわず北方村・橋下村組合立新高等小学校を皆勤し、成績は首位であった。一五歳で医学を志し、上京、独学の進路を経て日本医学校を出て、明治四〇年（一九〇七）九月佐賀県会議事堂において執行された医術開業試験後期試験に、佐賀県では初めての女性の受験者として臨んだ。明治四一年五月二七日を以って後期学説試験合格證書を付与され、同年一一月登録、順天堂医院で研修後、杵島郡橘村上野で医院を開業していたが、杵島郡若木村附防で開業していた緒方鶴太に嫁し、その後は、産婦人科医として名声を博した。

緒方鶴太は明治二二年生まれで、武雄高等小学校を卒業後苦学をし、医師試験に合格して開業し、村議会議員を経た後、県議会議員に連続三期当選したが、昭和二〇年（一九四五）に死去した。トキは夫の死後も医業を継ぎ、昭和三五年まで校医をし、公共の福祉に寄与した。また婦人会会長の任にも就いた。昭和三五年七月九日に死去した。長男篤美、二男弘之も医者となった。

【参考】『佐賀近代史年表　明治編下』（二〇一一）、『若木百年史』（一九七三）、『北方町史下』（一九八五）、「佐賀新聞」（明治四〇年九月四日付、四一年六月八日付）、緒方弘之『私の履歴書』（二〇〇三）

（末岡暁美）

エッセイ

スポーツの振興に生涯を捧げた精神科医、緒《お》方《がた》勝《まさ》徳《のり》博士

緒方勝徳博士は、大正九年八月一〇日、佐賀県北波多村に生まれた。北波多尋常小学校、福岡県立明善中学校を経て、九州医学専門学校（久留米大学医学部の前身）に進学した。学生時代はスポーツに優れ、とくに棒高跳びでは知名の選手であった。卒業後、長崎大学で［スポーツ選手の栄養管理］の研究で、医学博士号を取得。

昭和一七年、精神病院を開業してからも、スポーツに限りない情熱を注いだ。経営する病院の収入の一部を割いて陸上選手を養育した。その練習法は激しさを極め［緒方スパルタ学校］として、全国に知られた。スパルタ教育は、自分の四人の子供にも行い、皆、それぞれテニスの強い選手となった。スパルタ学校の出身者の中には、オリンピック選手や体育学の大学教授などがいる。これだけでも、彼のスポーツ界に於ける大きな業績であるが、わが国最初の、世界一の芝テニスコートを作った人として特記すべき医師である。

「日本には、芝テニスコートが皆無で、芝で練習が出来ない。こんな事では、世界で戦える日本選手が育つのか」。緒方博士は考えた。それなら、自分が芝テニスコートを作ろうと、彼は途方も無い夢を抱いた。

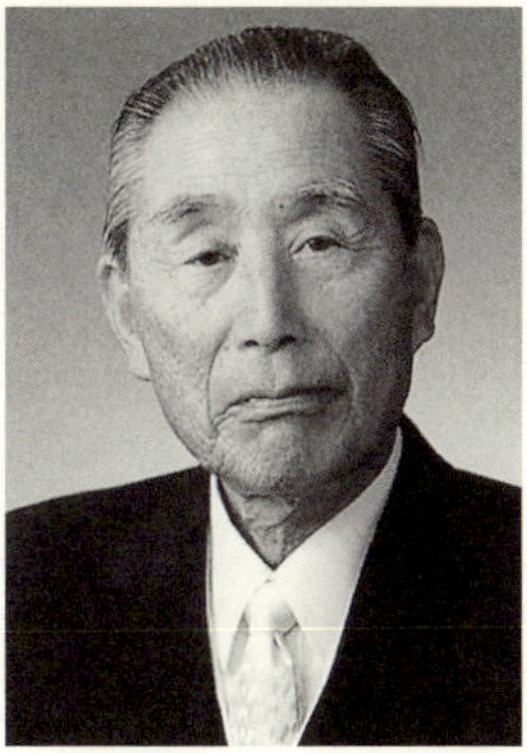

緒方勝徳博士

彼は、明善中学校時代の同級生であるデヴィスカップの選手熊丸次郎氏に、その夢を相談すると、熊丸氏は、日本に芝コートを作る事が、どんなに困難かを説得した。

しかし、緒方博士の夢は変わらなかった。先ず、芝の選択が問題だった。北緯五二度の英国の芝は、北緯三三度の佐賀の地に適さない。北欧や、その他の地を訪ねて遂にバミューダの芝に到達した。この芝を病院の片隅に植えて実験し、これで出来るとの結論を得る迄に、六年の歳月が流れた。

昭和五〇年一〇月一八日、佐賀市金立町千布の約一万坪の土地に、芝コート九面、ケミカルコート二面が誕生した。芝は生育に大量の水が必須である。しかし、水を

グラスコート佐賀テニスクラブ

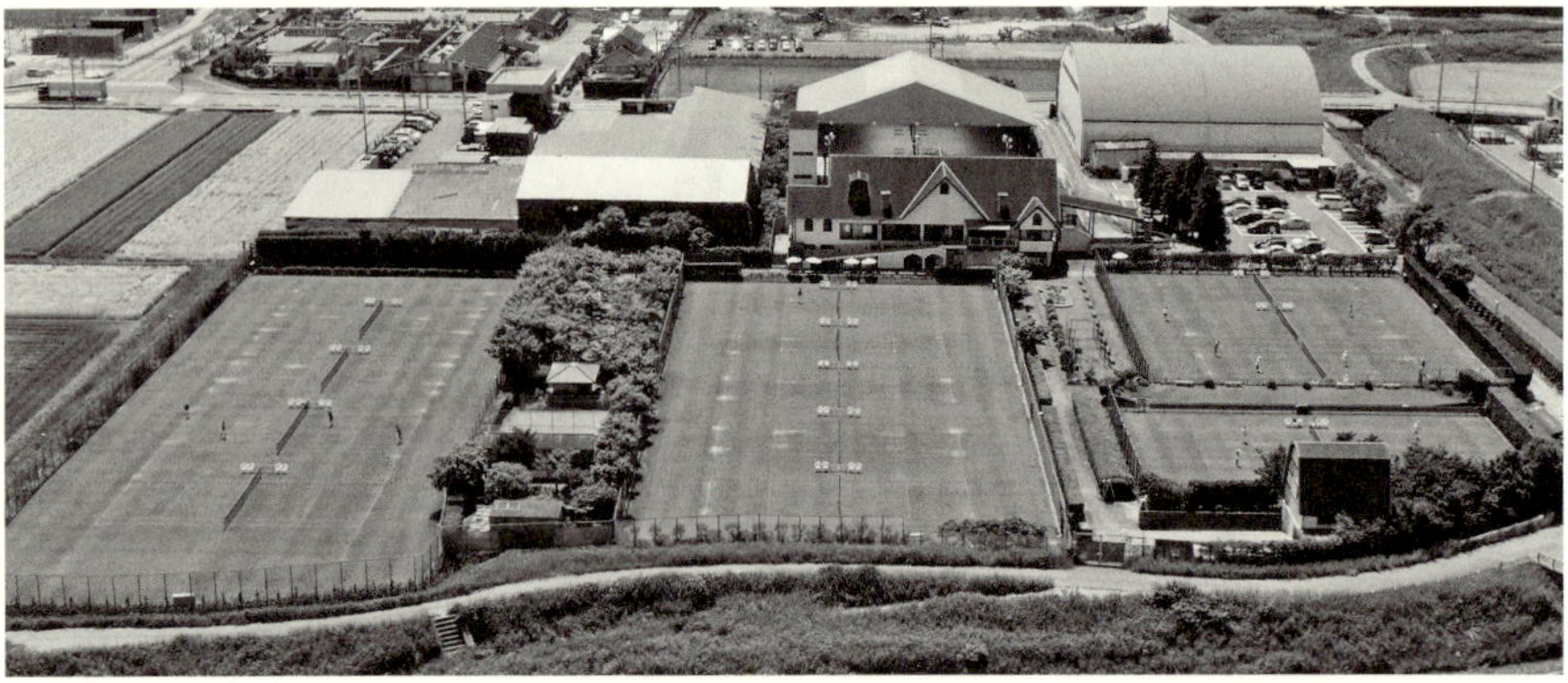

やっても、早く乾かなければテニスが出来ない。そのため、緒方博士は特別な工夫をした（企業秘密）。芝のテニスコートが開かれると、公式戦や会員の試合が行われるようになった。その後、コートは増設され、現在では、芝コート一四面、砂入り人工芝コート五面、インドアコート（ケミカル）二面がある。日本を代表する有名な選手や外国選手が、次々とこの芝コートを訪れ、その行き届いた管理に皆驚嘆し、賞賛の声を惜しまなかった。さらに英国、オーストラリア、韓国、中国、タイのテニスクラブと親密な交流があり、世界一の管理が行き届いた芝コートとして、広く国際的に知られるようになった。最初は、このコートは、「ウインブルドン九州テニスクラブ」と命名されたが、平成二〇年（二〇〇八）、「グラスコート佐賀テニスクラブ」と改名された。

緒方博士は、戦国の武将のように、気性の激しい人であった。しかし、困っている人達には、親身になって援助した。酒は全く飲まなかったが、酒を飲む人達には、自分が一緒に飲むかのようにサービスした。

彼は、優れたスポーツマンであるだけでなく、深い教養を持っていた。「耕雲」と号し、俳句や漢詩に通じており、達筆であった。

緒方博士は、精神科医としても地域医療に多大の貢献をし、平成六年には、精神保健事業功労者として、佐賀県知事より感謝状を授けられ、その功績に対して勲四等瑞宝章が贈られている。スポーツ関係では、佐賀陸上競技協会会長に就任し、スポーツの振興に対しては、秩父宮賞、佐賀新聞文化賞を受賞している。

平成一〇年一〇月初めまでは、緒方博士は芝コートでテニスを楽しんでいたが、体調を崩し、入院治療を受けた。夫人文江博士の献身も空しく、同年六月二一日、七七歳の生涯を閉じた。死因は肝臓がんであった。葬儀場には、一五〇〇人以上の弔問客があふれていた。墓は佐賀県杵島郡白石町北川超光寺にある。

（西村謙一）

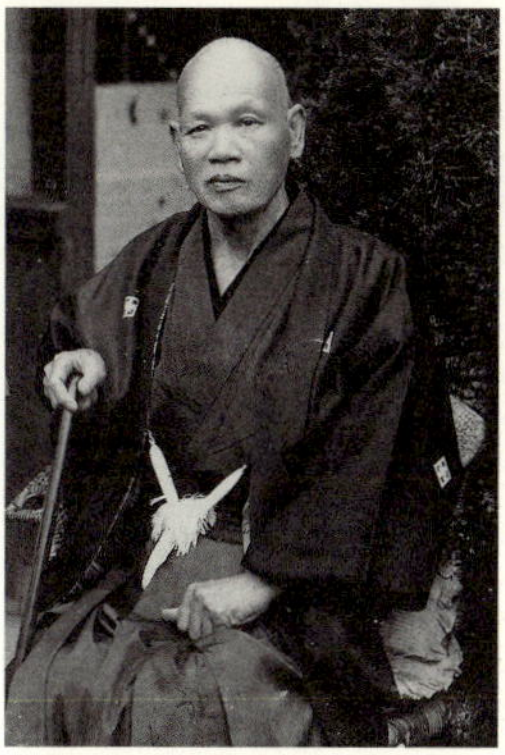

沖田家七代目　沖田光治

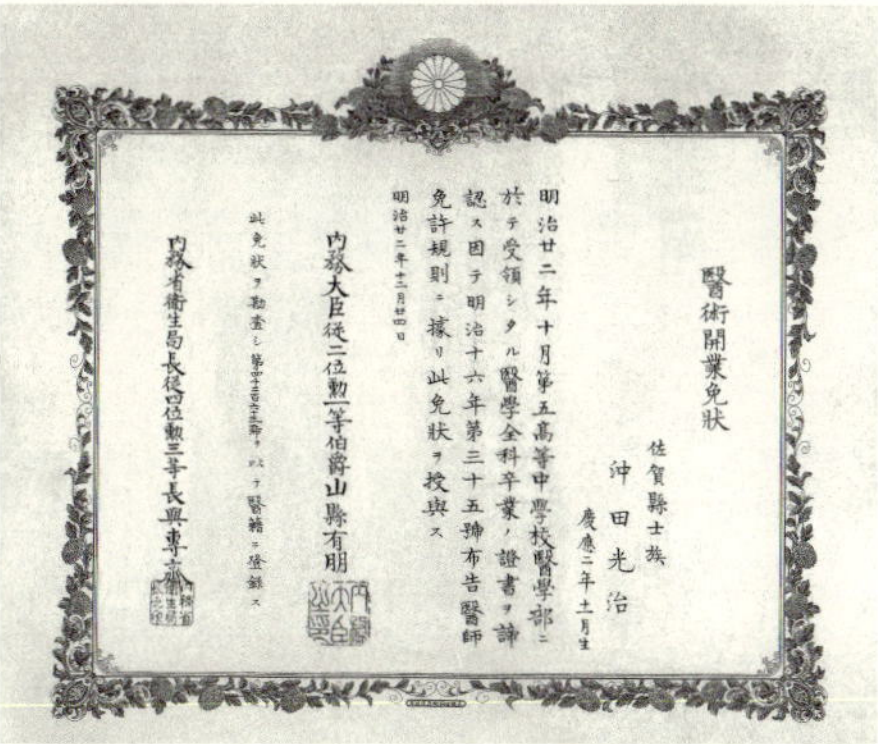
醫術開業免狀

佐賀縣士族
沖田光治
慶應二年十一月生

明治廿二年十月第五高等中學校醫學部ニ於テ受領シタル醫學全科卒業ノ證書ヲ諦認ス因テ明治十六年第三十五號布告醫師免許規則ニ據リ此免狀ヲ授與ス

明治廿二年十二月廿四日

内務大臣從二位勲一等伯爵山縣有朋

此免狀ヲ勘査シ第四千三百六十五號ヲ以テ醫籍ニ登録ス

内務省衛生局長從四位勲三等長與專齋

沖田光治の医術開業免状

沖田《おきた》 光治《みつじ》

（慶応二年〜昭和一七年　一八六六〜一九四二）

医師・明治期の「医術開業免状」が現存

沖田家は杵島郡有明町高町に代々伝えた医家であり、沖田光治はその七代目。明治二二年第五高等中学校医学部卒業「医術開業免状」を受く。その後、明治二四年東大眼科に入局。終了後、帰郷し、眼科・内科沖田医院を開業。

医術開業免状は明治七年「医制発布」による。明治新政府は、近代国家建設を目指して、医療衛生制度についてもその大本確立に着手し、太政官より文部省に「医制」について調査研究が命ぜられ、初代医務局長に任ぜられていた佐賀人相良知安は、急ぎその大綱を八五ヶ条の「医制略則」にまとめたが、その成案の前に退任した。二代目医務局長には、岩倉具視使節団に随行していた長與専齋が着いた。長與は知安の原案を基に、欧米視察での知識見分を加味してまとめ直し、全文七六ヶ条からなる「医制」の成案を得て明治七年発布となった。「医制」は衛生行政全般にわたり、公衆衛生、医事、薬事、医薬学教育まで及ぶ総合的基本法である。その医制の主眼とするところは、一、文部省統括の下に衛生行政機構を整える。二、「学制」と相まって西洋医学に基づく医学教育を確立する。三、その医学教育の上に医師開業免許制度を確立する。四、近代的薬剤師及び薬事制度を確立し、衛生行政の確固たる基礎を築くことにあった。

その後、明治一六年「医師免許規則」が定められ、登録制（医籍）となっているので沖田光治の免状はこの規則に従っている。免状には内務大臣山縣有朋、内務省衛生局長長與専齋の名がある。沖田信光佐賀県医師会前会長は一〇代目当主。

【資料提供】白石共立病院（杵島郡白石町福田）

（鍵山稔明）

エッセイ

織田《おだ》五二七《いふな》—多方面に亘る交流と、趣味の域を超える油絵と執筆活動

大正六年五月二七日、織田簡一の三男として生まれる。誕生日が海軍記念日であったことから五二七（イフナ）と命名される。

昭和一六年、日本大学医学部卒業と同時に慶應義塾大学医学部助手となる。昭和一七年、海軍軍医中尉に任官し、昭和一八年海軍軍医大尉に任官し、軍艦常磐軍医長に任ぜられる（軍艦常磐は英国アームストロング社製一〇〇〇〇トン級高速巡洋艦で、日露海戦に活躍し、大東亜戦争中、第十八機雷部隊旗艦として、八〇〇キログラム五〇〇個の機雷を搭載した）。終戦間近の昭和二〇年八月九日、軍艦常磐は大湊にて空襲を受け座礁、本人も一七ヶ所、頭蓋骨骨折等を受けつつも奇跡的に生きのび任務を全うする。

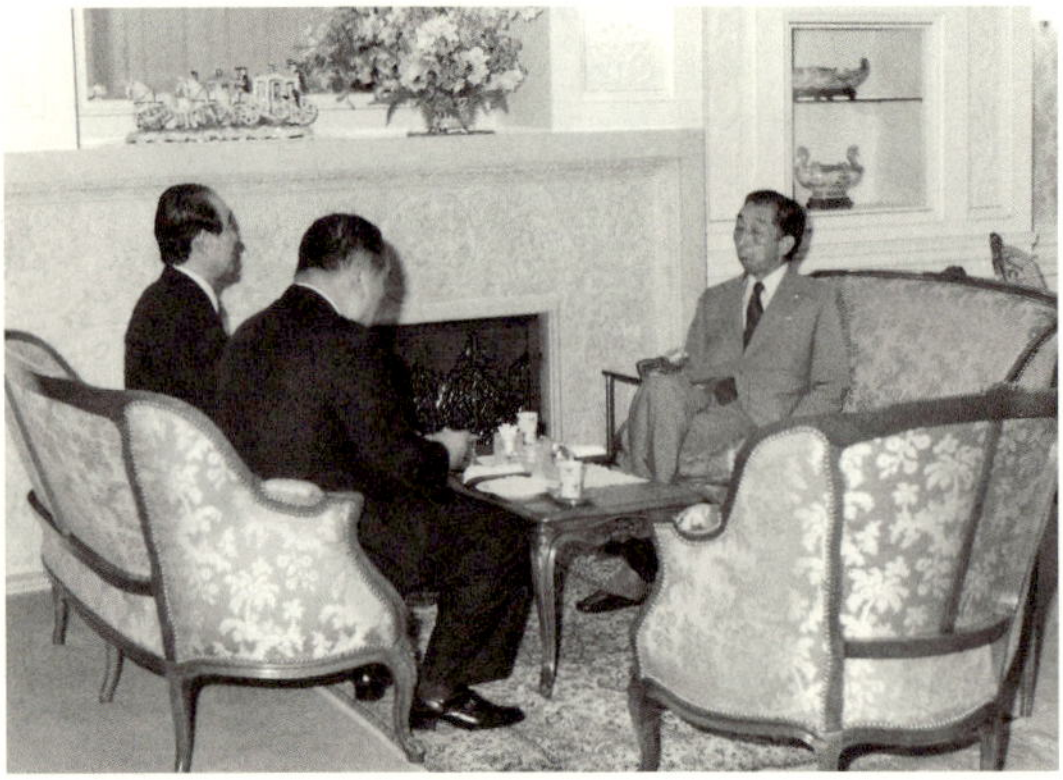

写真1　高松宮殿下との懐旧談光景

写真1は、昭和六〇年、軍艦常磐に乗艦されたことがある当時海軍大佐であられた高松宮殿下と懐旧談の光景。正面が高松宮殿下で背左が織田五二七本人、右が甥にあたる愛野興一郎代議士である。この時のことを後に、殿下に「軍医長、貴官の考課表は各配置、抜群だった」とお褒めの言葉を頂戴し光栄であると共に、心底恐縮したと述べていた。また、海軍時代を共に過ごした中曽根康弘元首相、海軍軍医学校同期であった山村雄一元阪大総長との交流は生涯続いた。

昭和二〇年復員後、父簡一と共に織田病院にて地域医療に挺身、傍ら九州大学研究生として勉学に励み、学位を授与された。

昭和三〇年、鹿島藤津地区医師会理事に就任以来、地元医会の発展に尽力した。

昭和三五年、佐賀県医師会代議員（六期）、佐賀県病院部会会長（三期）を務め、佐

賀県厚生年金基金設立に尽力した。この間、学校医（鹿島中学校、鹿島実業高校）として県学校保健協会の表彰を受けている。警察医として一〇年、鉄道医として三〇年、また、鹿島市内主企業九社の産業医を務めるなど地道な医療活動を続けた。また、国保運営委員、審査委員を始め、佐賀県公害審査委員、県立図書館審議委員として尽力した。

昭和四九年、全日本病院協会の常任理事となり国際交流委員長として韓国医学会との交流、中国などからの医学研修の受け入れ、南方ミクロネシアへの医療救助活動に尽力。ミクロネシア共和国よりベスト・デコレーション・オブ・フレンドシップを授与された。

■趣味の域をこえる油絵と著述

納富進画伯の門下生として早くから油絵に親しみ、一水会入選一〇回を数えた。特に第五〇回（一九八八）の入選作「有明海の日の出」は日本医師会館に寄贈した。

また、「海の戦士の物語」、「大正ノスタルジア」、「ウイルスは神の使いか」ほか、著書も多数あり、執筆活動は晩年も衰えず、七〇歳を超えて一二冊の著書を全国出版した。佐賀県では数少ない日本ペンクラブの正会員であった。平成二一年五月五日に没した。

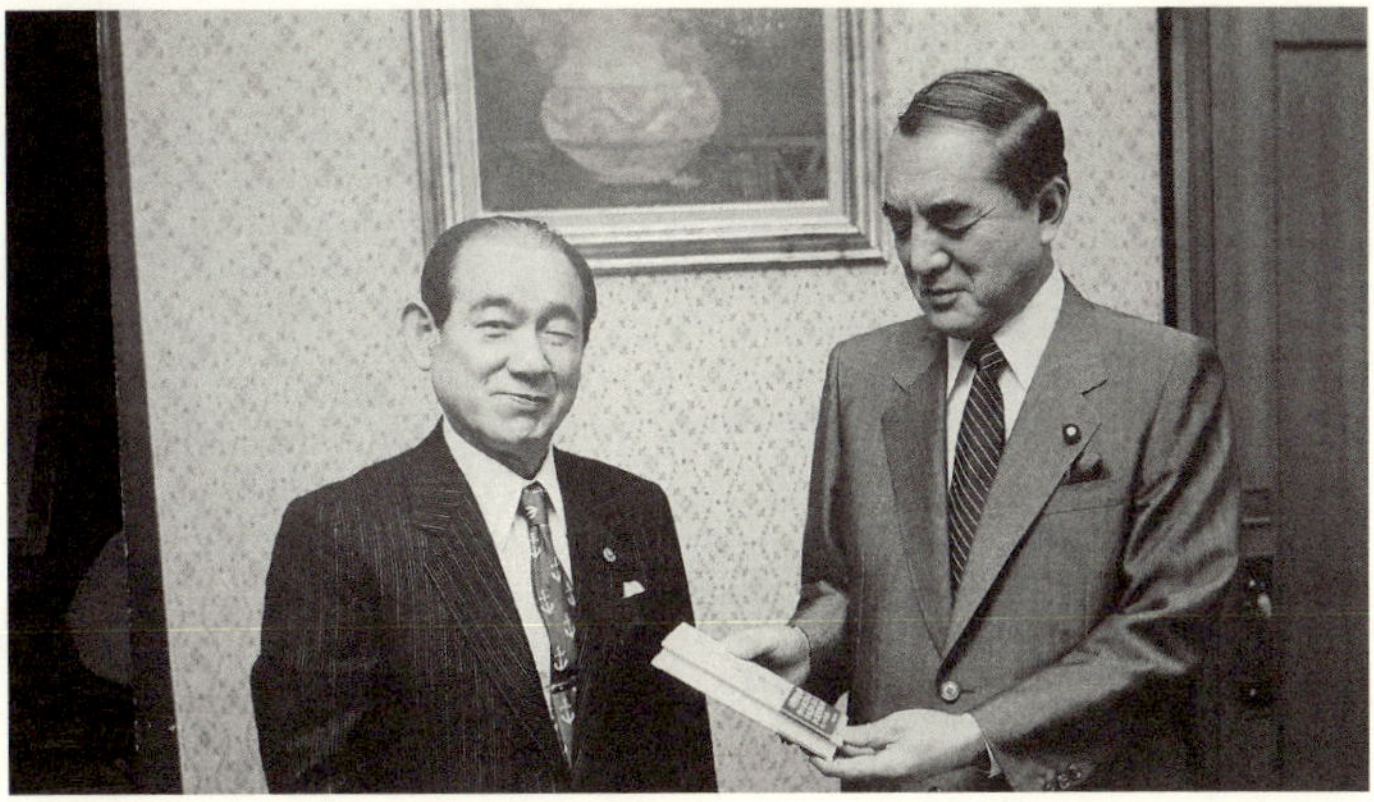

写真2　中曽根総理（当時）と総理公室にて

写真2は、昭和五九年、『海の戦士の物語』の全国出版に際し、当時の中曽根康弘総理に本を持参。月刊『文藝春秋』七月号グラビアに、「織田五二七さんと中曽根総理は同じ五月二七日生まれ」と二頁一面にわたり大きく取り上げられた時の写真（総理公室にて）である。

（織田正道）

沿　革

1897 年 7 月	伝染病研究所発足
1916 年 5 月	財団法人鹿島済貧会設立
1953 年 8 月	財団法人鹿島済生会と改名
1981 年 9 月	財団法人鹿島済生会に改組
1996 年 3 月	解散して社団法人鹿島藤津地区医師会に吸収
1996 年 3 月	建立

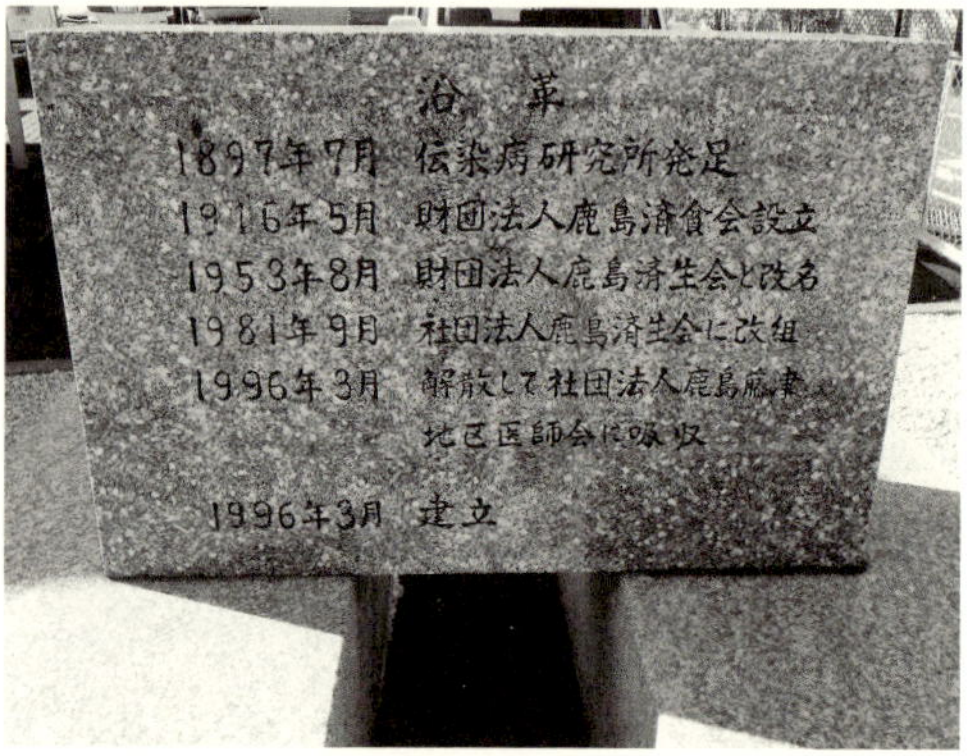

織田《おだ》 良益《りょうえき》

（弘化四年〜昭和一二年　一八四七〜一九三七）

鹿島藩医師・鹿島共同養生所設立・佐賀県医師会会長

織田良益は、弘化四年（一八四七）三月二四日、鹿島藩医織田巨庵の二男として生まれ、代々医家としての織田家の一一代目を継いだ。巨庵は、江戸の山田玄民に医を学び、帰郷後、安政二年（一八五五）の四八歳のときに、佐賀藩医学寮から医業免札を受けている。織田良益は、幼名を文明といい、漢学を鹿島藩校弘文館や多久の草場佩川塾に学び、一九歳の慶応二年（一八六六）に、佐賀本藩の蘭方医である渋谷良次の塾で西洋医学を学んだ。渋谷良次は、緒方洪庵門人で幕末の佐賀藩好生館の指南役にもなった医師である。二年一ヶ月におよぶ内外科修業ののち、戊辰戦争に従軍し江戸上野に出陣。帰郷後、明治二年（一八六九）から再び好生館で渋谷良次に学んだ。

その後、父巨庵の跡を継ぎ、明治四年北鹿島中村（現鹿島市中村）に開業したが、明治一二年（一八七九）に沖縄県発足にあたり、旧鹿島藩主鍋島直彬が初代県令として赴任すると、医官として沖縄に移り、コレラ流行の際には、秋永鄰雨らと共に船隔離などの治療防疫につとめた。翌年、帰郷し、北鹿島中村自宅で医業を続けた。

明治前期の鹿島医会は、漢方医と蘭方医との対立がつづいていたが、明治一二年（一八七九）に政府は、内務省に中央衛生会を、各府県に地方衛生会を設置し、市町村にいたるまで衛生委員をおくことを義務づけ、行政組織を整え始めた。一方、明治一六年（一八八三）には、大日本私立衛生会が、長与専斎、石黒忠悳、佐野常民らによって創始され、両者の和解の機運が高まった。明治一七年（一八八四）になって、藤津郡内医師による藤津郡医会が設立され、鹿島医会もその中心的な役割を果たした。

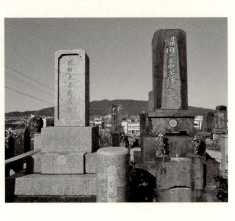

織田家累代之墓と織田良益寿碑
（鹿島市高津原・浄林寺）

鹿島医会では、基礎医学研究のための伝染病研究所とその付属病院として鹿島共同養生所を設立した。良益もその中心になって私財を担保に借入金を調達するなどの活動をした。明治三四年（一九〇一）に共同保養所が設立されると初代所長となって地域医療に尽くした。一九九六年に、鹿島藤津地区医師会敷地に、伝染病研究所発足からの沿革を記した記念碑が建てられた。

良益の病院は、跡を継いだ長男簡一の時代に明治四三年（一九一〇）に、北鹿島から、現在地の鹿島中牟田に病院を移転した。当時としては佐賀県でも個人経営の病院は珍しかった。

昭和一三年九月一六日、九六歳の天寿を全うした。生前の昭和六年（一九三一）に鹿島医会は、その業績を讃えた寿碑を米寿の祝いとして贈っている。

良益のあとは、長男簡一が継いだ。簡一は明治一〇年（一八七七）八月二八日に、良益の長男として生まれ、有田の儒学者谷口藍田に学んだあと、第一高等学校医学部に学び、東大耳鼻科において研究し、日露戦争に従軍して、陸軍二等軍医となる。明治四一年（一九〇八）に、父を継ぎ開業し、のち中牟田で開業。戦前戦後を通じて、地域医療と医師会の発展に尽力した。日本医師会参与、県医師会長、郡医師会長、旧鹿島中学校医、済生会病院院長などを歴任。昭和三五年四月二九日、八四歳で逝去。嗣子五二七が跡を継いだ。

なお、巨庵の長男新一は別名を、玄仙、巨仙といい、漢学を草場船山に、医を佐賀本藩の藩医松隈元南に学び、医師となったが、明治になると、明治政府に仕え、海軍大軍医として名をなした。大正初期に東京にて没し、青山墓地に葬られた。

【参考】『鹿島の人物誌』（一九八七）、『鹿島藤津医会史』（一九八八）

（青木歳幸）

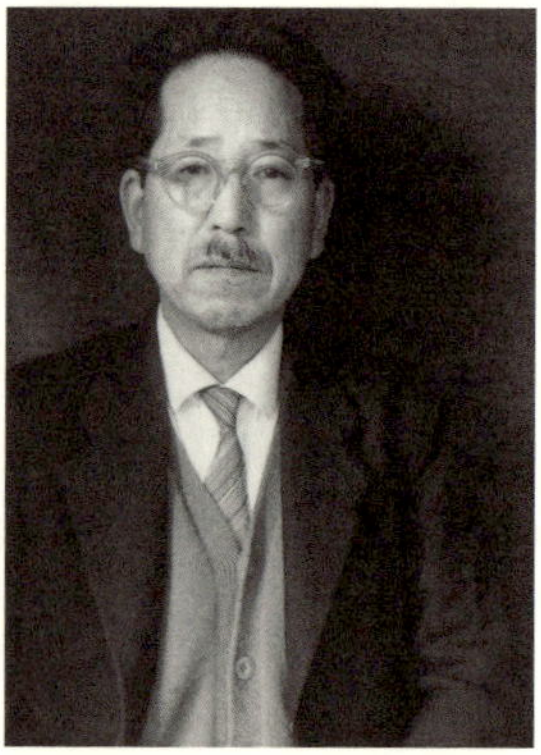

鍵山榮博士

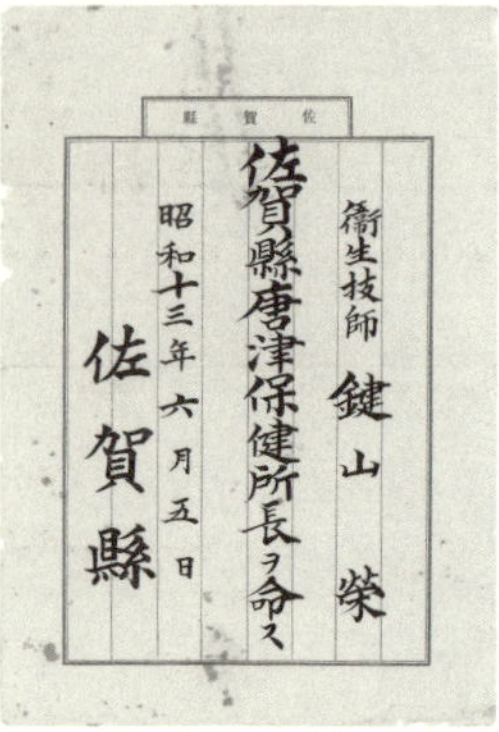

佐賀縣

衛生技師　鍵山　榮

佐賀縣唐津保健所長ヲ命ス

昭和十三年六月五日

佐賀縣

鍵山《かぎやま》　榮《さかえ》

（明治三八年〜昭和六三年　一九〇五〜一九八八）

医師・医学史研究家

明治三八年（一九〇五）四月一日、佐賀郡久保田村新田に生まれる。父俊八は明治初期、好生館に学び、お雇いドイツ人医師デーニッツに師事し、後年久保田村にて開業。

榮は久保田村から旧制佐賀高校を経て、長崎医科大学に入学、昭和五年（一九三〇）同大学卒業。昭和一〇年医学博士号取得（長崎医科大学）。唐津保健所、佐賀保健所の初代所長を歴任。昭和一三年からの唐津保健所所長時代には、唐津の地理的条件の中、管轄の離島や山間地の農漁村を巡回し、劣悪な医療衛生環境にあった住民の保健衛生・治療・予防等々の指導に精力的に尽瘁し、唐津をはじめ、県内外から高く評価された。終戦後の昭和二六年、地域住民に請われて、佐賀市鍋島町森田に内科医として開業。診療の傍ら、小中学校校医、公民館館長などを務めて、水道事業、公民館建設、学校給食、鍋島町史をはじめ郷土史誌の編纂、成富兵庫茂安公記念碑の建立等々の地域事業に尽力す。また、日本医史学会に所属して、特に幕末維新期の佐賀藩医学の近代化に注目し、研究・執筆を重ね、佐賀における医学史研究の先駆をなす。主な著書に『相良知安』（日本古医学資料センター　昭和四八年）、『佐賀の蘭学者たち』（佐賀新聞社　昭和五一年）、『佐賀医療百年』（佐賀県医師会　昭和五四年）、『種痘物語』（佐賀市医師会　昭和五六年）、『鍋島町史』（佐賀市立鍋島公民館・共著　昭和五六年）などがある。

昭和五六年、日本医師会最高優功賞（武見太郎会長）、昭和五七年、栗原荒野賞（夕刊新佐賀新聞社）を受賞。昭和六三年三月一二日、八三歳で病没。葬儀は公民館葬として営まれた。鍵山家の墓所は佐賀市嘉瀬町正休寺。

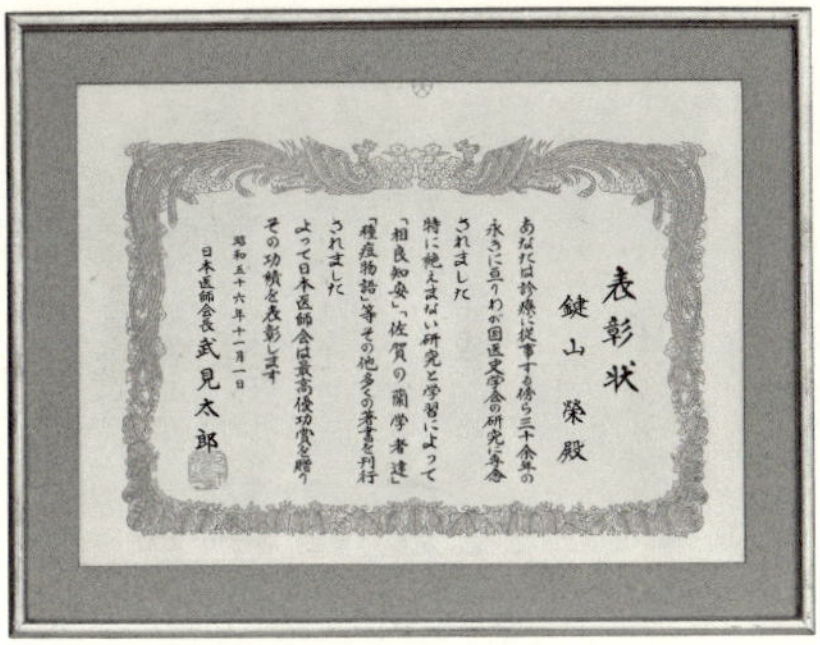

表彰状

鍵山 榮殿

あなたは診療に従事する傍ら三十余年の永きに亘りわが国医史学会の研究に専念されました
特に絶えまない研究と学習によって「相良知安」「佐賀の蘭学者達」「種痘物語」等その他多くの著書を刊行されました
よって日本医師会は最高優功賞を贈りその功績を表彰します

昭和五十六年十一月一日

日本医師会長 武見太郎

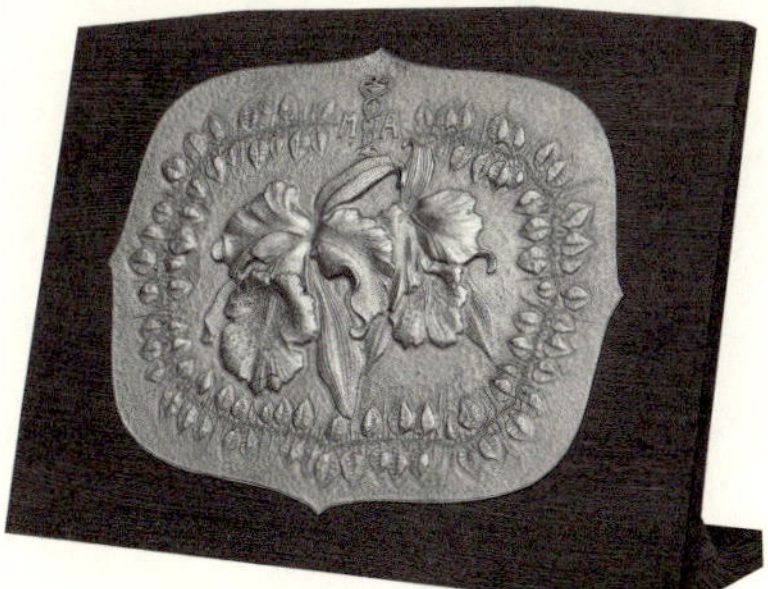

昭和五六年日本医師会最高優功賞受賞

父の遺産（鍵山榮を偲ぶ）

沈丁の匂ふ　くらがりばかりかな　　石原八束

今年も沈丁の花が咲いている。その甘い香りの中に、憂いを嗅いでしまうのは、父を亡くした夜に見た白い沈丁の香りのせいか。父が逝ったのは、春未来の三月半ばであった。その夜、細雨の薄闇の彼方から沈丁のほの香が流れてきたのである。

あれからもう二十数年が経っている。しかし、目縁にある父の姿はまだ鮮明である。

当時、朝方は診療所を訪ねて来る患者を診て、午后は患家への往診が父の日課であった。今の健康保険制度が整う前からの医師であるから、いわゆる診療報酬が確実に得られることもなかった様である。薬料は、時に大根であったり、鶏であったりすることもあった。父はそんな経済性には余り頓着することはなかった。だから今でも、かつての患家の人達が「助けてもらった」と言われるのは真に正直な心情からかも知れない。

診療のない時間は、よく机に向かっていた。特に専用の書窓があった訳ではなく、居間のコタツででも、診療机でも、場所を選ぶことはなかった。少しの時間を見付けてはすぐに机に向かい、本を読み、或はものを書いていた。それがいつの間にか大成して一冊の書となっていた。また、父はよく村の仕事をしていた。村に水道を引く時も、公民館建設にあたっても、町史編纂の時も、父は診療以外の全精力を傾注している様子であった。だから父が為した幾つかの仕事は、我々自身や村人の気持の中に今も残っている。

時々それを想い起こして、懐しく話をされる。しかしそれらが、格別の使命感のもとに行われた仕事という風ではなかった。ただ淡々とした日常の流れの中にある様に見えた。そこが昔の人が普通に持っていた床しさや徳風なのかも知れない。今はもう春風さやく、沈丁の香も少しく枯れてきている。父が自ら著して残してくれた書物を読み、その事業のことを思えば、そこに確かに父の生命が見えてくる。

（鍵山稔明）

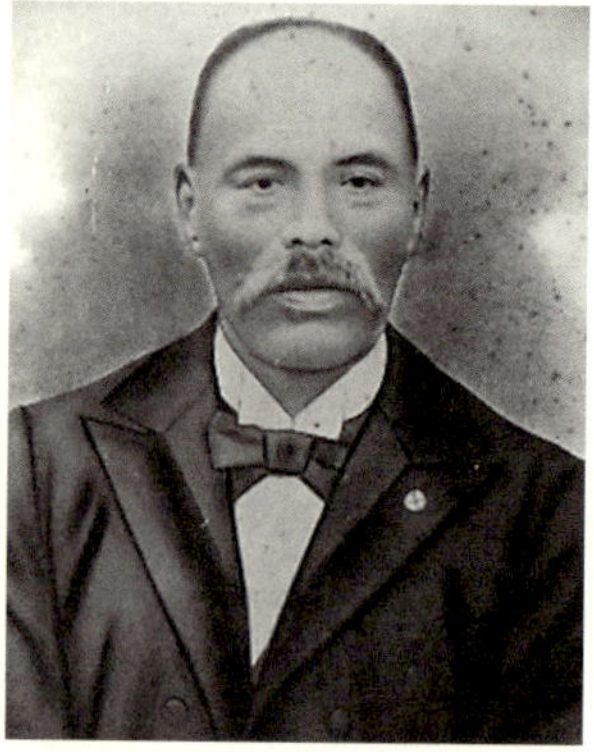

鹿毛良鼎（鹿毛明義氏提供）

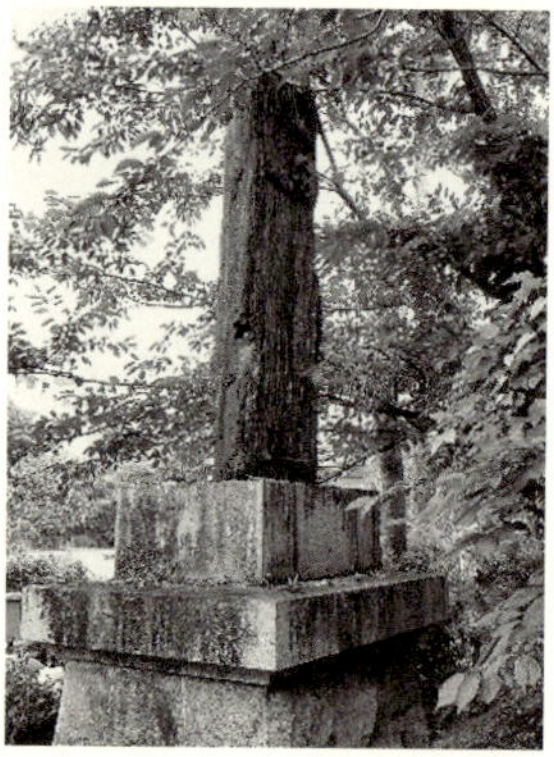

「徳頌　鹿毛先生碑」
（基山町園部　鹿毛明義氏宅地内）

鹿毛《かげ》 良鼎《りょうてい》

（安政二年～大正一二年　一八五五～一九二三）

江戸前期からの医家、西洋医、初代三養基郡医師会長

江戸時代、現在の基山町全域と鳥栖市の北東半分を「基肄養父《きやぶ》」と称した。肥前《ひぜん》国基《き》肄《の》郡《こおり》と養父《やぶの》郡の北半分は、表高一万三四〇〇石の対馬藩宗家の小さな飛地、「対馬藩田《た》代《じろ》代領であった。

鹿毛藤藏（寛文一〇年・一六七〇没）を始祖とする鹿毛家は、累代医をもって業とする家系である。対馬藩は基肄郡園部《そのべ》村（現・基山町園部）に土地と屋敷を与え、藩医として鹿毛家を招聘する。招聘に応じて、鹿毛家が園部村に移り住んだ時期、それに移り住む前の住所は、定かでない。一説によると前住所は、筑後国（現在の福岡県南部）とも言われている。

園部村に移り住んだ後の鹿毛家先代の中には、長崎で学んだオランダの医療技術を駆使して、眼病患者の開眼手術に成功したほか、鹿毛先生の名声を聞きつけ、京都・大坂などから訪れた患者たちが、近くの民家に寝泊まりして治療を受けた、との話が伝わる。

文久元年（一八六一）、診療所として建てられた茅葺屋根の屋敷は近年、修復ができなくなり平成一〇年（一九九八）一〇月一二日、やむなく取り壊した。

明治維新の前夜とも言える安政二年（一八五五）一〇月一七日、鹿毛家第一二代の鹿毛良鼎は、鹿毛晋哉・カメ夫妻の子として園部村に生まれた。良鼎は、対馬藩の藩校「東明館」に学び、多久、草場佩川《はいせん》の長子、草場船山（一八一九～一八八七）のもとで漢学を修める。同窓には同じ園部村の大興善寺、第九五代住職玉岡誓恩師らがいた。やがて良鼎は、京都の医学校に進み、卒業後は父祖の医業を継いだ。

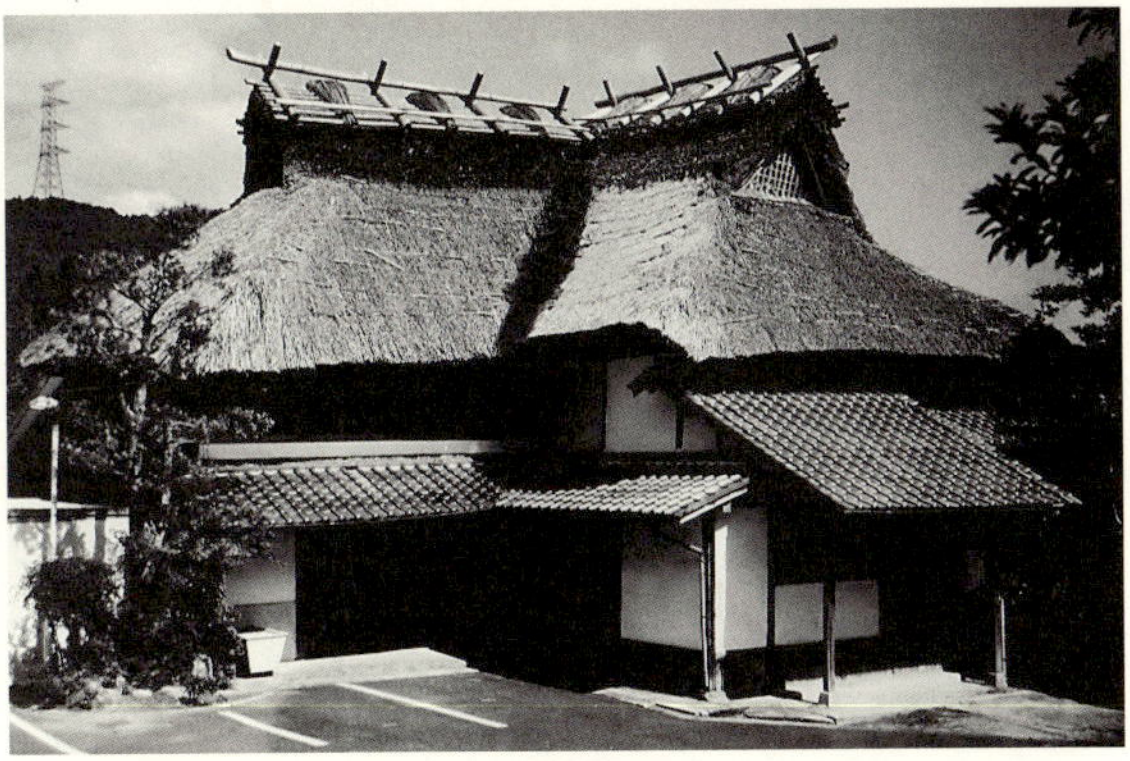

文久元年（一八六一）築造の診療所

明治初年、廃仏毀釈の嵐で衰退した大興善寺の再建に尽力する玉岡誓恩師へ檀家として物心ともに支援と協力を惜しまなかった。

資性温良な良鼎は、この地における西洋医の先達として人望を集め、明治三二年（一八九九）九月二二日の新府県制に基づく佐賀県会議員選挙、さらには明治三八年（一九〇五）三月の同選挙に当選したほか、明治三九年（一九〇六）には推されて初代の三養基郡医師会長を務め、佐賀の好生館改築事業にも関わった。

明治の一時期、肥料としての石灰使用が県令によって禁止され、違反の場合は公表するなどの厳しい措置が執られていた。このため農作物の収量が減り、農業者の生活は困窮を極めた。良鼎は農会技師に依頼して、石灰の性質、使用する場合の適正分量などを科学的に算出させたうえで、石灰使用禁令を解くよう県に対して強く主張した。この結果、ようやく石灰使用禁令が解除され、農業者は大いに救われたという。

家業を第一三代の鹿毛茂樹に譲った後も、県道の整備、橋の改修など郷里のために数々の貢献をした良鼎は大正一二年（一九二三）九月五日、六九歳で没した。

「徳頌　鹿毛先生碑」と刻まれた碑は大正九年（一九二〇）一月、良鼎先生を慕う人々によって建立された。

【参考】基山町史編さん委員会『基山町史下巻』基山町教育委員会（二〇〇九）、基山町史編さん委員会『基山町史　資料編』基山町教育委員会（二〇一〇）、邦珠夫『玉岡誓恩師を讃う』天本龍之助（一九六三）、『佐賀新聞』一八九九・九・一七、一九〇五・三・二一、一九〇六・六・二三、二〇〇七・九・一四記事、『佐賀県大百科事典』平凡社（一九八四）

（久保山正和）

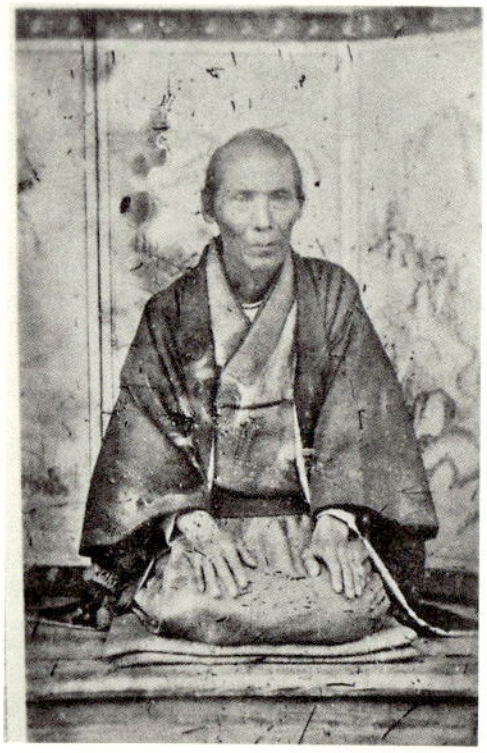

金武良哲写真（佐賀県立博物館寄託金武良哲資料）

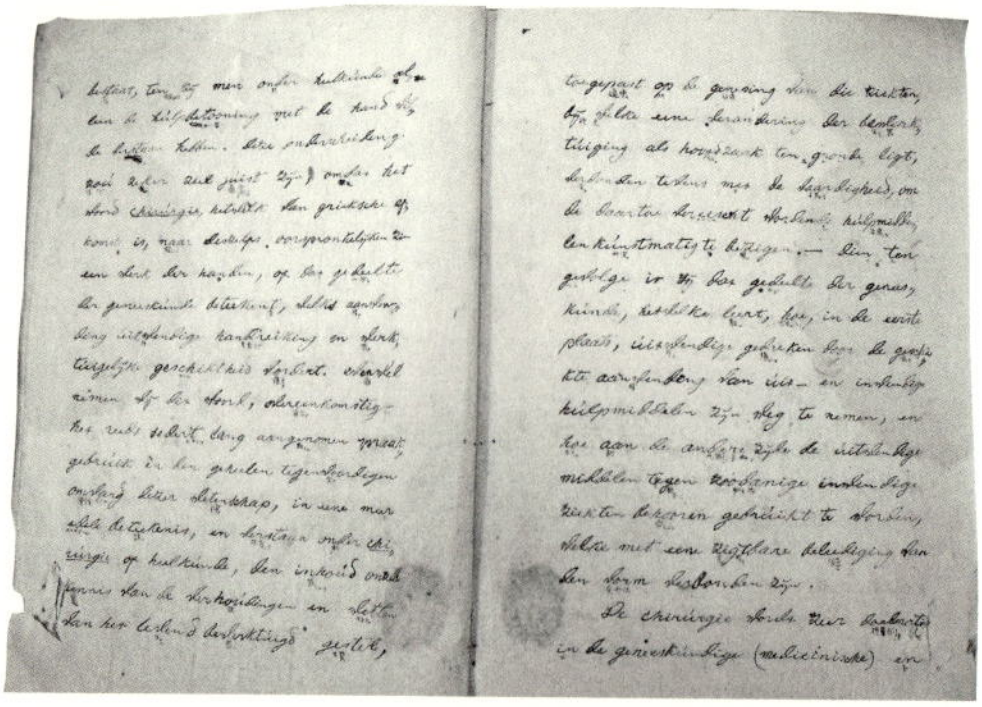

島本良順門下時代の写本（外科書）（佐賀県立博物館寄託金武良哲資料）

金武《かなたけ》 良哲《りょうてつ》

（文化八年～明治一七年　一八一一～一八八四）

医師・蘭学者

文化八年（一八一一）、佐賀城下六座町の銅職人の息子として生まれたと伝わる。一念発起して漢学を学ぶも蘭学に乗り換え、佐賀藩蘭学の鼻祖と言われる島本良順の門人となる。島本の門人であった天保八年頃は山村良哲と名乗っていた。それ以前は蔵書に野口定吉郎、野口良鐵などの署名があるため、野口姓であったと思われる。号は観養堂。

天保一〇年八月、金武は出府して伊東玄朴・象先堂の門人となる。代診を行いながら会読、写本に励んだ。当時の日記が現存し修業の様子を知ることができる。それによると代診した患者には松平内記を初め商家の大店、日本画家の菊地容齋などがいる。象先堂ではビュルメンバックの生理学書を会読し、近隣に住む玄朴の友人で後にお玉が池種痘所の長となる大槻俊斎のもとでもウェイランドの文法書を学んでいる。蕃書和解御用勤務となったばかりの津山藩士箕作阮甫に当時入手困難であったヅーフ辞書やオランダ語文法書ガランマチカ等を借り受け写本も行った。玄朴の鳴滝塾時代の友人で外科医の戸塚静海の手術を見学するなど象先堂での修業は充実したものであり、金武の蘭方医としての基礎はこの時期に作られたと言えよう。

天保一二年一二月に帰藩、城下伊勢屋町、のち中町に居住して町医を開業しつつ、藩主鍋島直正の庶兄であり請役（家老）であった鍋島安房（茂真）の家臣となった。金武の弘化・嘉永期の日記も遺っている。その中に弘化四年、当時蘭学頭取であった大石良英が藩主直正の参勤に付いて出府することになったため、代わりに金武が推挙された記載がある。象先堂に遊学した永松薫橋（玄洋）や大坂（阪）の適塾に遊学中の坂本徳之

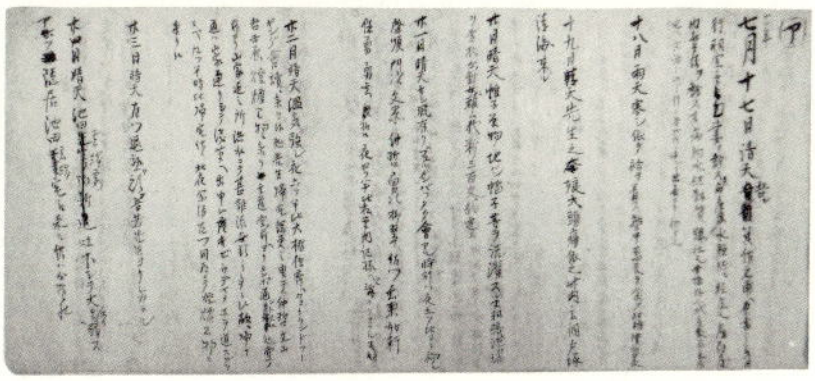

象先堂修業時代の日記
（天保一〇〜一二年）
（佐賀県立博物館寄託金武良哲資料）

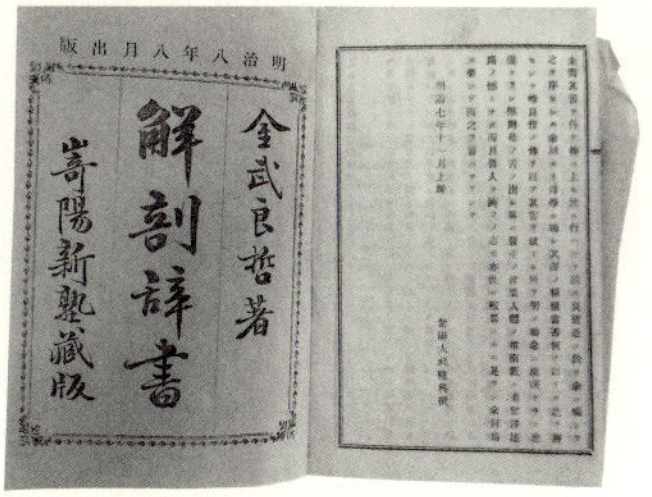

金武良哲唯一の刊行本『解剖辞書』

助に藩からの補助を願う書状なども日記に写されている。これら二通の文面は弘化から嘉永初期にかけて金武が蘭学頭取を務めていたことを裏付けると共に彼の若き蘭学者に対する真摯な向き合いを感じさせるものとなっている。

佐賀藩では一〇代藩主鍋島直正のもと蘭方医学が奨励され、在村医と民間人にもそれを広めるために種痘が大いに行われた。金武も嘉永二年（一八四九）、引痘方懸合に任じられ種痘普及の一翼を担っている。嘉永七年（一八五四）の竈帳の中町の項には安房殿家来として医師金武良琢と記載されている。絶家となった須古の金武家を継いだと考えられ、この時期には良琢と名乗っていたことがわかる。『日記　須古鍋島家編』によると金武は安政三年（一八五六）五月に改名を願い出て、以降金武良哲と名乗るようになる。同日記によると当時の金武は御刺絡方として鍋島安房に仕えていた。

安政五年（一八五八）、医学校が片田江へ移され好生館と改称された。同六年に金武は同校指南役となる。文久二年（一八六二）には安房家来として三人扶持を賜わる。元治元年（一八六四）、五四歳にして佐賀本藩に召し出され一代侍として五人扶持を賜った。慶応二年（一八六六）には好生館教導方差次、翌三年に教導方本役を命ぜられる。維新後の明治二年（一八六九）三月に好生館教導方、一〇月には中病院長に任ぜられた。明治三年には算術小師範を兼任し明治四年、精煉所仕組方に出仕する。明治一二年には息子である池田専助が郡立佐賀病院となった好生館病院の院長心得を命ぜられている。同一五年、精煉所を引退。その後、癰を患い好生館病院のドイツ人医師デーニッツの手術・治療を受けるも明治一七年二月二八日に七四歳で逝去。

現在も佐賀県立博物館に医学・物理学・化学・兵学・数学と多岐分野に亘る金武の蔵書類・訳稿・手作りの顕微鏡等が遺されており、彼の蘭学知識の幅広さを物語る。明治八年刊行の『解剖辞書』は実際に発刊された唯一の著作であるが、解剖に関する単語を

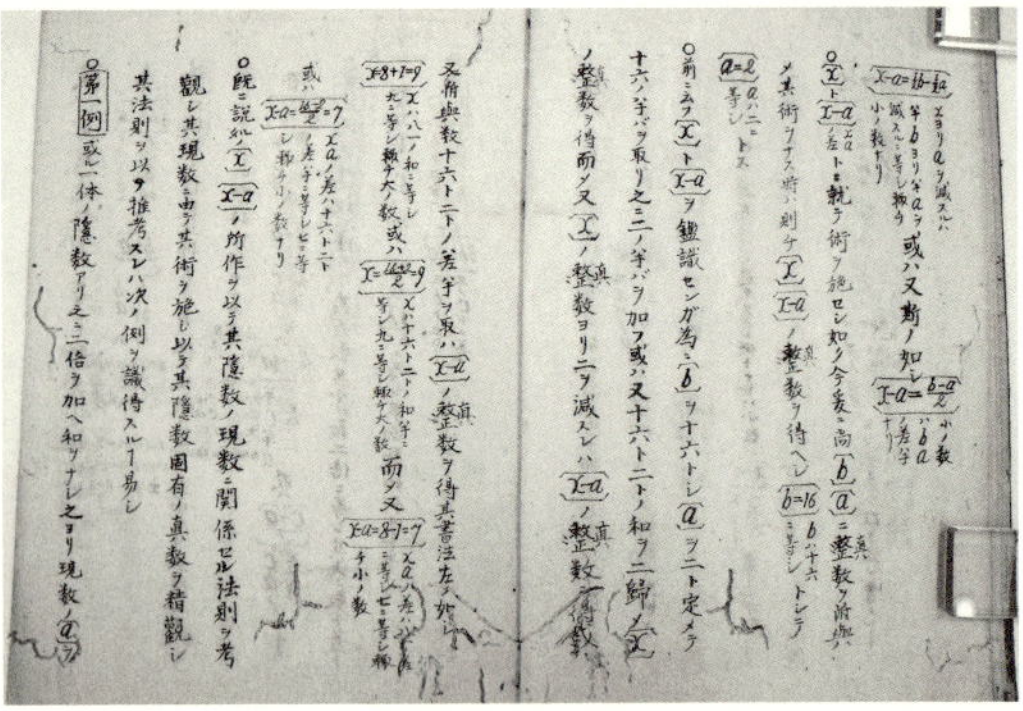

金武の数学の訳書『阿爾熱巴拉』（佐賀県立博物館寄託金武良哲資料）

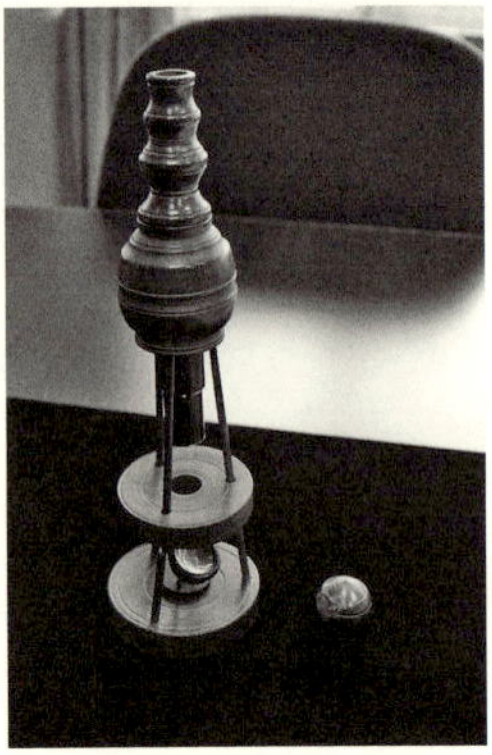

金武手製の顕微鏡（佐賀県立博物館寄託金武良哲資料）

ラテン語とオランダ語と日本語の三ヶ国語で記した労作である。ファンデンブルグの物理学書を訳した『増補再版格物致知略説』は教科書として使用した後、交流のあった久米邦武に推敲して出版してほしいと依頼、久米も快諾して着手したが残念ながら刊行には至っていない。金武は蘭学の中でも特に数学に秀でていた。和算が主流であった当時、西洋の数学を得意とする蘭学者はごく少数であった。『阿爾熱巴拉《アルゼブラ》』（algebra）は金武が訳した代数の教科書で彼の卓越した数学の能力が見て取れる。これら刊行物・訳稿はいずれも後進の者の学習に役立つことを意図して執筆されており、金武が医者・蘭学者としてのみならず教育者としての資質を兼ね備えていたことがよくわかる。

蘭学寮で金武に学んだと言う大隈重信は『早稲田清話』の中で金武を評して「良哲は如何にも仙骨が有つて、先づ、羅漢見た様な人、変人であつたが、人格が良く、欲張らず、ポツトリ〳〵少しも倦まずに、我輩等を相手にして何時迄も面白い話をして聞かせてくれた」と述べている。同書では久米邦武も「私の理学の智識を得たのも読書に依つてでは無く、大抵は彼の男（金武・筆者註）との談話の賜であります」と述懐している。

金武は滋養があるからと当時食べる者が少なかった牛肉を率先して食べる先覚者であり、蚊に自分の身体を刺させて睡魔を払い、地面に数式を書いて数学に熱中する奇人でもあった。その一方で大変な母親孝行であり、孫たちには自分も得意とした琴を教え、毎日焼芋を買い与えるよき家庭人であった。近所の綿屋にはコレラの妙薬の製法を教え、染屋には染物の化学変化について教授した。桶屋に木材の経済的な切り方を伝授し、家僕には数学を教えるなど地域に密着した心優しい蘭学者でもあった。死去に際して鍋島直大から祭祀料金百円がおくられている。墓所は佐賀市紺屋町安樂寺である。その碑文を左に記す。

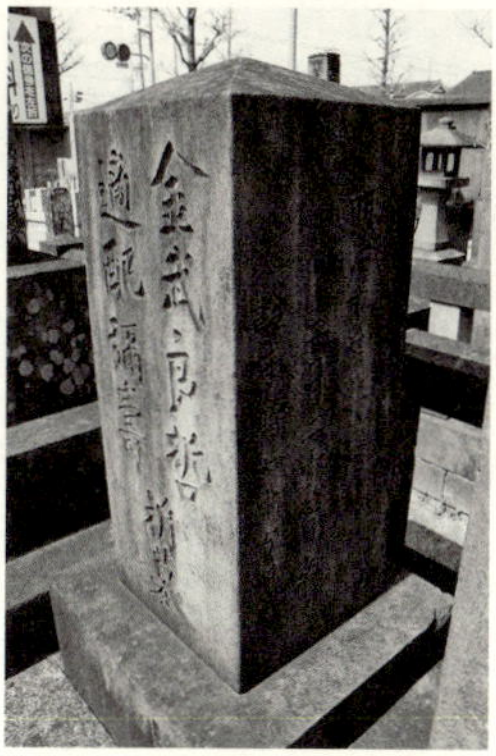

金武良哲の墓
（佐賀市紺屋町・安樂寺・二〇一二年三月撮影）

先生諱良哲、氏金武、号観養、家世事鍋島須古大夫、弱冠而学和蘭医術於島本龍嘯、龍嘯死及如江戸、従伊東玄朴、玄朴亦龍嘯門人也、厚遇先生、先生繇是広交賢俊、学大進、弘化元年帰開業於佐賀中町、當此之時、先君贈正二位鍋島直正公将興泰西学、辟為蘭学寮教導兼医学寮教導、令子弟就学、子弟或溺奮習、不喜泰西、而学事不振、先生循循雅飾誘導具至為、居無幾、嚢之所謂不喜者、皆曰、某過矣、改行自新、日夜奮励而受業者亦日加多、安政四年公乃新建設好生館、掃蕩奮習、理定医制、而医道大備為、而先生及大石良英等専任教学之責、元治元年擢士籍、別賜禄若干石、後藩廳置軍事病院於好生館、如先生中病院長、尋進小教諭兼数学小師範、旁以員外四等出仕、督精錬所事務、多所稗益為、卒曰従二位鍋島直大侯賻以金百円、先生為人、沈静慎密、学富才優、気力過人、曾語人曰、余少也、貧困、欲購一巻冊力不敢富、况泰西書不易得乎、字書余手自写、他難得書亦然、凡先生読泰西書、不訳則不已、其書今充棟、所著羅甸人身諸器名字書、物理学篇、化学篇、行于世、先生以明治十七年二月二十八日卒、享年七十有四、葬于佐賀市紺屋町安楽寺先塋之次、配江里口氏生一男四女、男曰専助、有縁故出嗣池田氏、而嗣家以専助長男良夫、専助今為病院長、一女夭、三女皆適人、頃門人若干名謀建碑不朽之、請余文、嗚呼先生之功徳豈俟文而顕乎、然非如此則不足以安門人之心、因敍其梗概、銘曰、泰西伝学、医術通紳、秘訣存心、医国医民　不阿長桑　不畏越人　其孰伝之令子令孫　明治二十九年十月

勵齋相良頼善撰并書

【参考】佐賀県立博物館寄託金武良哲資料、池田正亮『金武良哲』（一九八四）、『鍋島直正公傳第一編』（一九二〇）、『佐賀市史第二巻』（一九七七）、『日記　須古鍋島家編』、高田誠二「久米邦武と金武良哲の物理学手稿」（一九九六）、大隈重信『早稲田清話』（一九二二）、西留いずみ「佐賀藩蘭学者金武良哲の知識形成に関する史料学的研究」（二〇一五）

（金武良弘・西留いずみ）

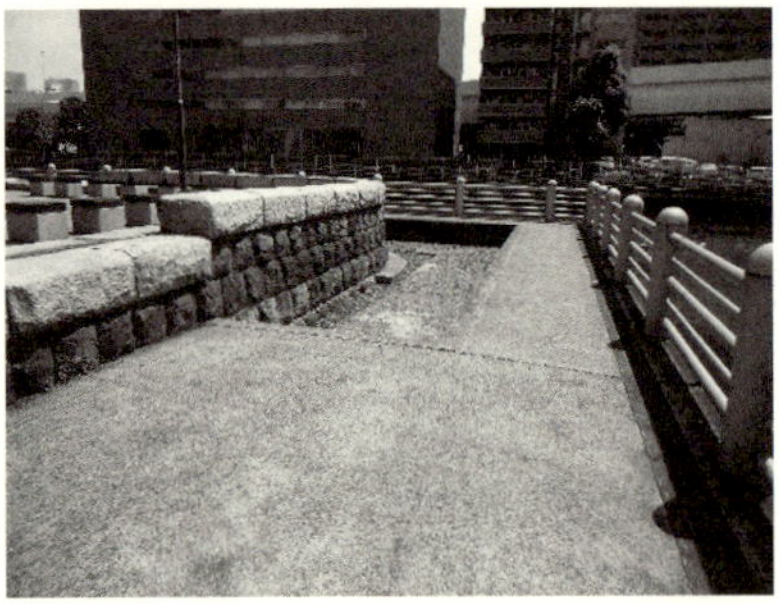

海水浴場の遺構
（現東京都港区芝浦一丁目付近）

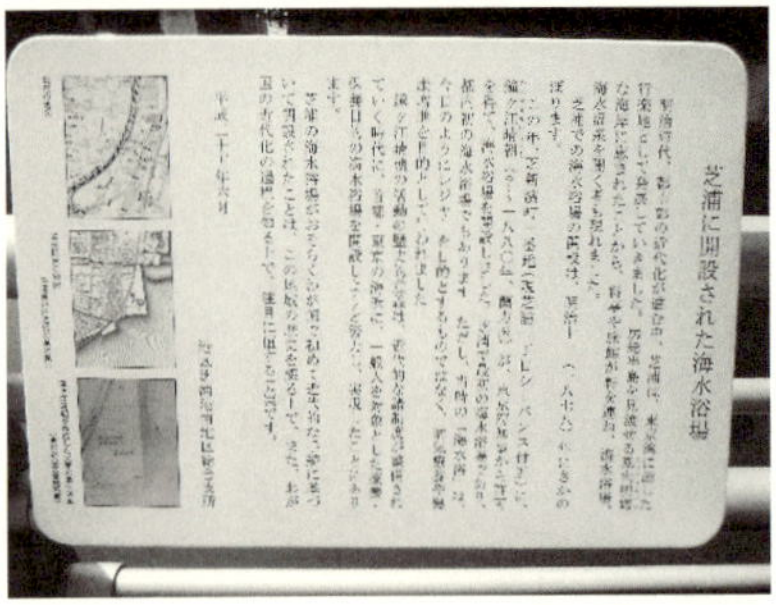

海水浴場の遺構看板

鐘ヶ江《かねがえ》 晴朝《はるとも》

（?～明治一四年　?～一八八一）

日本初の海水温浴場開設者

鐘ヶ江晴朝の出生年月日及び出生地は定かではないが、東京都公文書館に残る、明治一〇年一二月一九日付「芝浦海水浴」開設のための「地所拝借願」の申請者は、現住所第一大区九小区宗十郎町（現銀座七丁目）五番地の長崎県士族鐘ヶ江晴朝で原籍は長崎県四拾大区弐小区佐賀郡点屋町五拾番地となっている。明治一一年五月二四日付の読売新聞によると、その広さは一万一八〇〇坪ほどとある。この申請は受理され、明治一一年九月一五日、芝新濱町弐番地（現東京都港区芝浦一丁目）に日本初の海水浴場である芝浦海水浴場が開業した。

当時の海水浴は海水温浴の「塩湯治」「塩湯」であり、特にリウマチ治療として医学的効果を期待されていた。ポンペに師事し、後に初代陸軍軍医総監となった松本順が明治一八年に開設した大磯照ヶ崎海岸海水浴場（神奈川県）が日本初の海水浴場といわれることがあるが、芝浦海水浴場の開業はそれより早い。また、鐘ヶ江晴朝は、明治一三年発行の「東京商人録」で、神田区神田佐久間町にも診療所を持っていたことが確認できる。

墓碑文には、明治二年に東京で医術を学び、明治七年に宗十郎町で開業。貧困にあえぐ患者の治療に当たっていたが、明治一四年二月一四日に志半ばで世を去ったとある。撰と書は友人相良頼善とある。

一方、佐賀での足跡を辿ると、明治五年に大木文部卿あてに提出された「県立病院好生館」の「医学校生徒正則其外御届出案」には小教諭鐘ヶ江晴朝、月給一三円五〇銭とある。また県立病院好生館が月給五〇〇円で雇入れたアメリカ人医師ヨングハンスが明

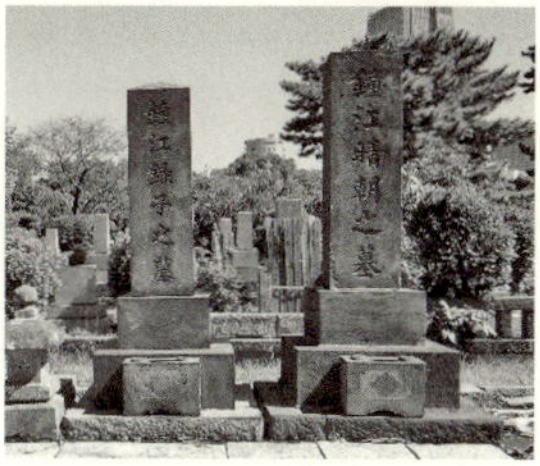

鐘ヶ江晴朝・録子の墓
（東京・青山霊園）

鐘江晴朝長崎県士族也小有気慨好医術
明治二年遂抛家資学東京大学其七年開業
於宗十郎町人或貧困患病者為恤而療之年
率不下千人曽日医銭非吾志也将天有所為
焉明治十四年二月十四日罹病不起嗚呼
友人相良頼善　撰并書

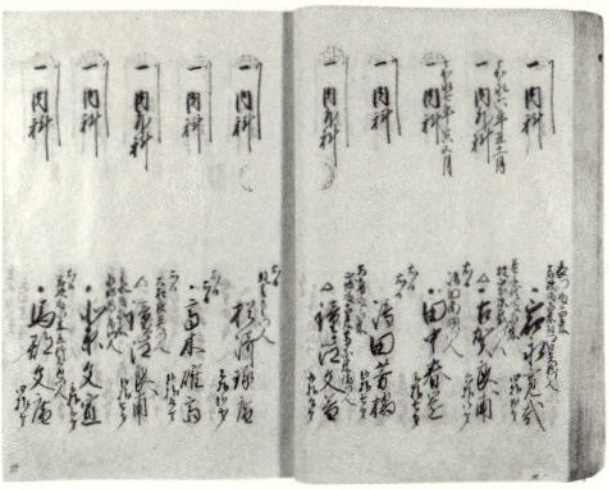

『医業免札姓名簿』にみる鐘ヶ江文益、鐘ヶ江良甫。

治六年任期満了となった時、後任にカナダ人医師スローンを見つけ出し、スローンの「医学校外国教師雇入願」を提出したのも鐘ヶ江晴朝である。佐賀藩の医学校「好生館」の教導方を務めた松隈元南の碑（明治一一年六月建立、佐賀市中の館町光圓寺）にも東京寄留者として相良知安などと並んで鐘ヶ江晴朝の名が刻まれている。これらより、鐘ヶ江晴朝は、少なくとも明治四年から六年まで好生館の医師として活躍していたことがわかる。『医業免札姓名簿』で幕末の佐賀藩には須古鍋島家に仕える鐘ヶ江文益（五九歳）と鐘ヶ江良甫（二七歳）がいるが晴朝との関係は今のところ不明である。

芝浦海水浴場は、妻の鐘ヶ江録子に引継がれ、繁盛した。明治二〇年一月二一日付の佐賀新聞には、寡婦にして富有の佐賀県士族鐘ヶ江録子が東京麹町区下六番町に仏語女学校を設立したとの記事がある。この学校はカトリック系のサン・モール修道会が開いたミッションスクール、仏語女学校のことで、現在の学校法人雙葉学園の前身である。東京府庁に提出された開設願の名義人は、校長鐘ヶ江録子で、費用のいっさいを録子が負担したようだ。また、詩人の蒲原有明は幼少の頃、病に苦しんでいたところ、鐘ヶ江録子が経営する塩湯で養生し、録子自らの親切な介護を受け良くなったことを自伝的小説『夢は呼び交わす』の中に書いている。

明治時代には房総半島を見渡せる風光明媚な海岸であった芝浦一帯は、今は埋立地と運河が交錯し、保養地としての面影はないが、現在、この地に鐘ヶ江晴朝が開いた海水浴場があったことを知らせる港区の説明板が設置されている。

鐘ヶ江晴朝と鐘ヶ江録子夫妻の墓は東京の青山霊園に並んで建っている。

【参考】鈴木伸治「日本初の海水浴場は芝浦海岸で開設」（『医譚』、二〇一二）、『佐賀新聞にみる佐賀近代史年表　明治編』（二〇一二）、『東京商人録』（一八八〇）、『信仰と教育とサン・モール修道会　東京百年の歩み』（一九八二）他

（末岡暁美）

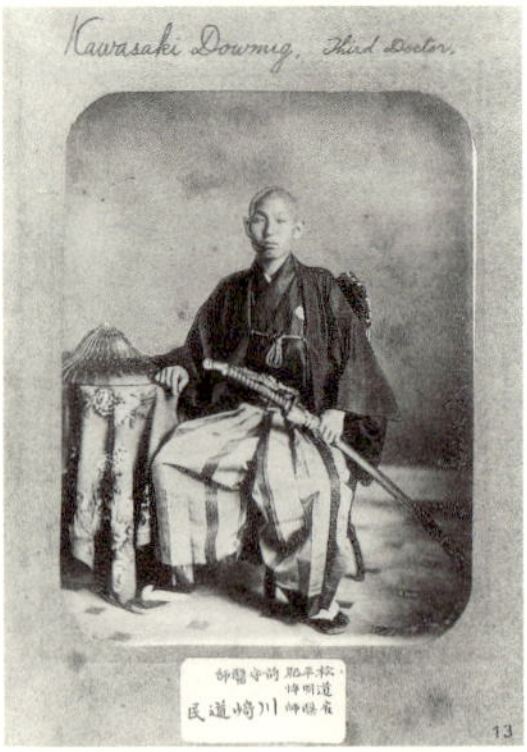

遣米使節一行肖像写真帖
川﨑道民
（東京大学史料編纂所所蔵）

川﨑《かわさき》 道民《どうみん》

（天保二年～明治一四年　一八三一～一八八一）

佐賀藩蘭方医・写真家・ジャーナリスト

佐賀藩医にして写真術、新聞事業と日本に於けるジャーナリストの先駆者である川﨑道民は、名を勤といい道民は通称。佐賀蓮池藩医松隈甫庵（内科・眼科）の四男に生まれ、須古（現杵島郡白石町）鍋島家侍医川﨑道明の養継子となる。領主鍋島安房、一〇代佐賀藩主鍋島直正の奨励により長崎にて蘭医学を修め、更に儒学者・西洋砲術家の大槻磐渓の家塾に学び佐賀藩医となる。

万延元年（一八六〇）幕府は日米修好通商条約批准書交換の為、正使・新見豊前守正興他七六名の使節団をアメリカへ派遣した。道民は御雇医師として、他村山伯元（表御番外科）、宮崎立元（寄合医師）と共に医師三名として随行した。一行を乗せたアメリカの軍艦ポーハタン号（約二四五〇ｔ）の随伴艦、咸臨丸（六二〇ｔ）には勝海舟、福沢諭吉、ジョン万次郎他一〇四名が乗船し操艦技術訓練に基づく護衛であった。派遣団はハワイを経由しサンフランシスコに上陸。咸臨丸は一行を見届け帰国した。ワシントンで条約を結び使節団一行は各地、各施設の見学で大歓迎を受けた。

道民他二人の医師はアメリカ人医師達との交歓で日本人医師が西洋医学に精通している印象を与えた。特筆すべきはフィラデルフィアのジェファーソン医科大学で膀胱結石の摘出手術を見学した事である。麻酔はエーテルによる吸入麻酔でエーテルの液体を手にした道民は「cold」と、感想を述べた。土産には外科の教科書と手術道具を贈られ、これが日本の医学、近代外科の発展へと繋がった。また、骨相を観てもらうべく日本から持参した頭蓋骨を骨相学的に調査依頼する。骨相学者の所見では、日本人の頭の大き

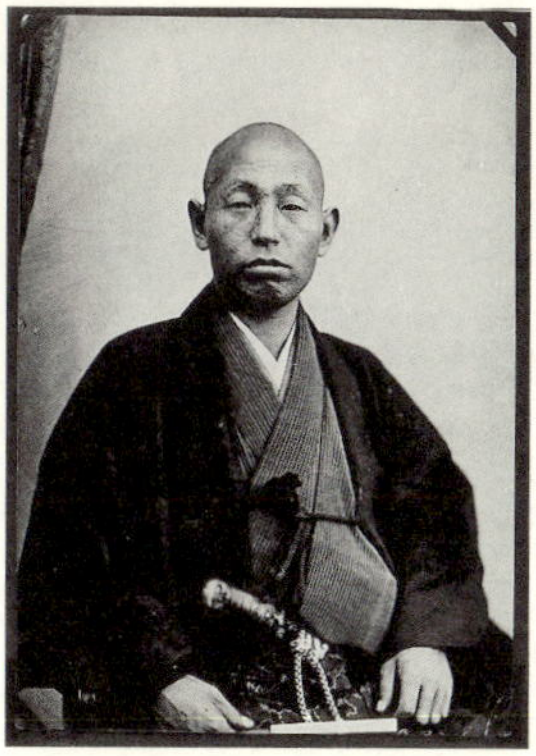

文久二年遣欧使節
竹内下野守一行
随員ノ写真
（東京大学史料編纂所所蔵）

さは中以下であるが、良くバランスがとれており知覚及び反射的能力に優れている事を示しているとの報告を受けた。ニューヨークでのショッピング中に案内されたブレイディ写真館で道民は銀板写真術を学び、写真機を日本へ持ち帰る事となり写真活動の始まりとなった。

およそ三百余日の異文化体験は道民の知識見解生活を広げるものとなった。万延元年九月二七日神奈川着。道民他、佐賀からの随行員は江戸櫻田邸に帰国報告後宿泊。佐賀藩からの特命であった教育、風俗地理、文化の調査を記した海外帰国報告の道民自筆本「航米実記・上、中、下」は東京国立博物館に残されている。川﨑道民勤、三〇歳。一身を懸けた洋行であった。

文久二年（一八六二）、幕府は開市開港延期交渉の為、竹内下野守保徳を正使とした三五名の遣欧使節団派遣を決定し前年遣米使節に随行した道民を再び御雇医師として起用した。出発前日、鍋島閑叟（直正）に拝謁し情報収集の命を帯びる。滞欧中、意欲的に医療、文化施設や博覧会など視察見学を行った。行動を共にした中津藩の福沢諭吉や薩摩藩の松木弘安等と藩同志の交流も深めていった。そして遣米同様に先々で使節団の行動が迅速に伝えられる新聞の効益性を認め帰朝後は互いに相提携して我が国に伝えんと地域での新聞発行へ思いを馳せた。また、幕府全権大使と近い関係にあった道民はフランス、イギリス、オランダ、ロシアなどで行われた会談に同行しヨーロッパでの外交の役割も務めた。イギリス領アデンから父宛に書簡を出して様子を伝えている。遣欧使節の約一年に渡る一九世紀欧州文化の実見と先進六ヵ国との外交交渉は日本近代化の礎となった。道民の二度に渡る幕府遣外使節随行には、師である大槻磐渓の推挙があったものと思われる。大槻磐渓は大槻玄沢の二男で蘭学の他に西洋砲術を極め幕府とも近い存在であった。洋行にあたり門弟の道民に激励の漢詩を贈っている。また、時の人、勝

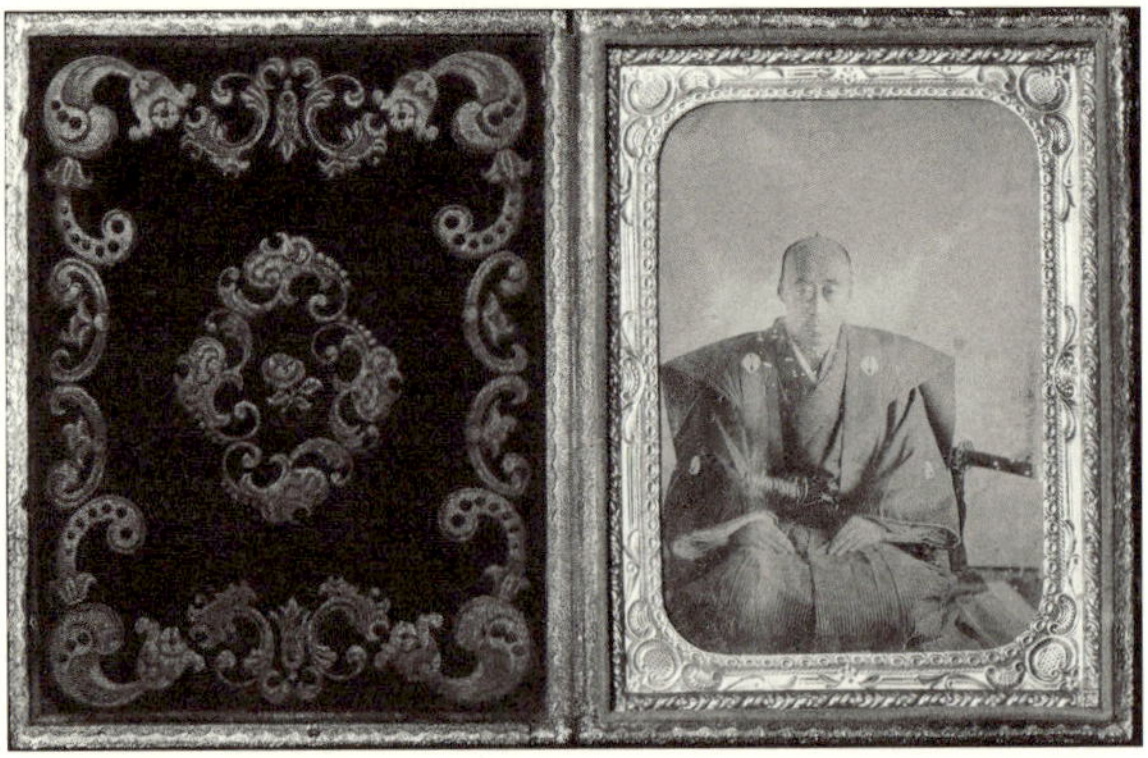

鍋島直正肖像写真
藩医川崎道民撮影
（鍋島報効会所蔵）

海舟、福沢諭吉、大隈重信など幅広い人脈も交友の広さを思わせる。

道民と写真術については、初期写真として安政六年（一八五九）、佐賀藩主鍋島直正を江戸藩邸にて撮影した六点の湿板写真があり、佐賀藩での湿板カメラ研究との繋がりが窺える。遣米時に得た実践技術とその折入手した写真機で帰朝後、文久元年（一八六一）五月に師である大槻磐渓の六一歳還暦祝いと二男の大槻修二（如電、一七歳）を撮影し、同年一二月に鍋島直大が直正から家督を継いだとき佐賀藩主としての撮影を行い、いずれも湿板写真を西洋式ケースに収めて献上している。文久二年前後には開明派の大名として知られている松前藩一三代藩主の松前崇廣《たかひろ》や幕末に活躍した宇田川興斎（翻訳家・漢学者）に写真技術の指導も行っている。その後の道民は宇田川興斎の仲介により岐阜、大垣藩の戸田瓊ノ助にカメラ機材を売渡し写真活動から次第に遠退いている。道民の撮影した写真と遣米、遣欧時に写真館で道民自身を撮影された記念写真は現在でも数々残されている。

新聞事業に関しては維新後の明治五年（一八七二）、佐賀県庁宛てに「御布告并新聞活版所奉願候事」を願い出し佐賀柳町にて「佐賀縣新聞」を発刊。長崎より活版印刷機、文字版などを購入し、内容は政府や縣の布告等を一般に伝える佐賀県最初の日刊新聞であった。日本で最初の日刊新聞は明治三年（一八七〇）横浜で発行された横浜毎日新聞であり、道民の佐賀縣新聞はその二年後という早さであった。

地域での啓蒙活動の軸と成るべく尽力するも、発行部数、価格等うまくいかず二カ月で廃刊となった。その後も活版事業は継続し明治七年に活版（文字、機械）購入を願い出ている。その折の借金願届などから資金繰りに困窮していた様子が窺える。道民の出した新聞は現代のものとは違い、記事の内容は政府や県の布告を一般に伝える内容であり、当時の肥前の人々の認識も浅く、面目と熱き魂を傾け邁進するも新聞事業は失敗に

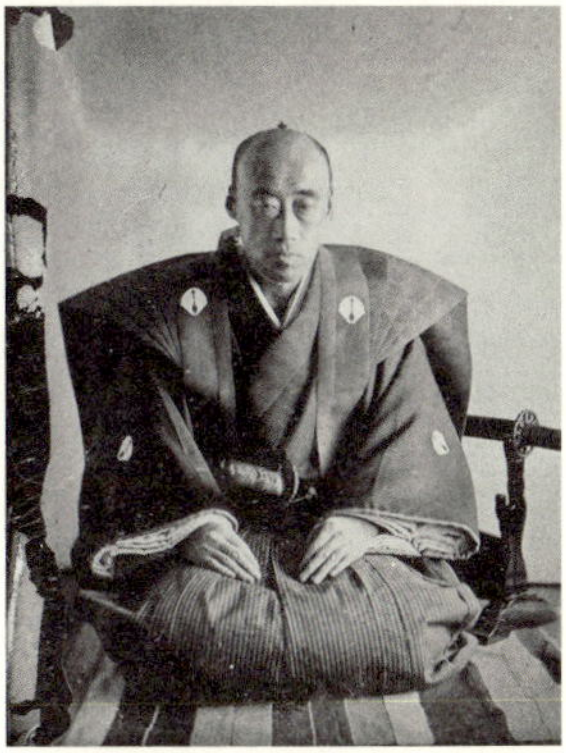

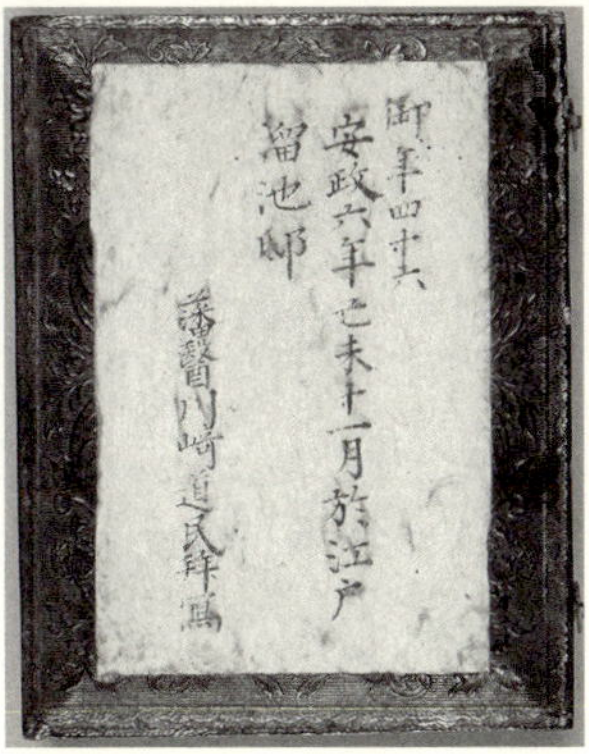

鍋島直正肖像写真
藩医川﨑道民撮影
（鍋島報效会所蔵）

終わったが道民のもとで多くの人材が育っていった。

新聞事業の傍ら、同柳町での「芝居興業願」を出し明治五年六月七月に上方より一座を招き興行する。明治六年（一八七三）には学資献金寄付（金五拾圓）や単語篇出版願出しなどから学校教育での重要性を伝える。

幕末の動乱期に欧米諸国へ使命をもって巡り諸国の文明を実見、体感した川﨑道民はその驚嘆と感慨を写真、新聞という迅速なる情報伝達で地域社会に全力を傾け明治一四年（一八八二）一二月二〇日に歿した。五一歳。法名・鐵翁道眠居士。

墓所は鍋島藩菩提寺、賢崇寺（東京都港区元麻布一－二一－一二）にある。賢崇寺は、佐賀藩初代藩主鍋島勝茂の嫡子忠直の早世を悼み建立された。歴代藩主の五輪塔はじめ、リコー創始者の市村清、画家の久米桂一郎他、佐賀ゆかりの墓所である。平成一一年には一〇代藩主鍋島直正の墓所（遺骨、副葬品）が国元佐賀へ改葬された。

道民兄は佐賀藩侍医で漢方医の大家、松隈元南（好生館初代院長）明治一一年没。六四歳。二女、吉村ヨシは小倉に勝山女学館（現美萩野女子高校）を設立。良妻賢母の女子育成に尽力した。道民の意志を継ぎ大正九年六月に欧米視察旅を志す。昭和一三年没。六八歳。

【参考】宮永孝『万延元年のアメリカ報告』（一九九〇）、『文久二年のヨーロッパ報告』（一九八九）、江川文庫『日本近代化へのまなざし・解説2』（二〇一六）、『土佐史談宇田川家勤書』（津山洋学資料館）、『函館写真のはじまり』（北海道立図書館）、アンドリュー・コビング『幕末佐賀藩の対外関係の研究』（一九九四）、青木歳幸『海外交流と小城の洋学』、勝山女学館創立誌『勝山女学館の誕生』、『詩集 日本漢詩 第一七巻』（一九八九）、大槻如電『磐渓先生事略』、加我君孝『東大病院だより・医学歴史ミュージアムの紹介』（二〇一四）

（貞松和余）

河浪《かわなみ》　自安《じあん》

（寛永一二年～享保四年　一六三五～一七一九）

多久領藩校東原庠舎初代教授

河浪自安は、寛永一二年（一六三五）一月六日に佐賀の八戸《やえ》に生まれた。諱を道忠、字は信甫、通称を忠兵衛という。儒学を佐賀城下町の慶誾《けいぎん》寺和尚輪安に、医術を佐賀藩医松永宗雲に学ぶ。慶誾寺は、戦国武将龍造寺隆信の母である慶誾尼を葬った曹洞宗寺院。松永宗雲は、佐賀藩初代鍋島勝茂に召し抱えられ、一七世紀中頃に一五〇石取りの藩医。

自安は、さらに江戸にでて修業を積んで帰郷。多久領の三代邑主多久《たく》茂矩《しげのり》に召し抱えられ、茂矩の隠居後、四代多久茂文に儒学と医学で仕えた。茂文が元禄一二年（一六九九）に東原庠舎《とうげんしょうしゃ》を設立すると、初代教授となり禄高一〇〇石を給わった。茂文の命を受けて儒者武富咸亮《たけとみかんりょう》と共に宝永五年（一七〇八）、孔子聖廟を創建した。以来、東原庠舎において儒書のうち「小学」を基本として、武士も庶民も教導した。茂文と自安の目指すところは、この地で学問を盛んにして多久を丹邱《たんきゅう》の里（理想郷）にしたいというものであった。享保三年（一七一八）に病に罹り、翌四年三月一三日没。八五歳。墓は、現在多久聖廟隣の聖光寺《しょうこうじ》墓地にある。

自安には子がなく、野田家からの養子の河浪質斎《しっさい》が跡を継いだ。質斎は、寛文一二年（一六七二）五月三日生まれ。名は道義、字は路甫、通称は所兵衛。元禄四年（一六九一）に、自安に入門し、同九年に養子となった。のち京都に学び、帰郷して東原庠舎教授をつとめた。三〇有余年の間、疾病以外は一日も休まず講筵《こうえん》を続けた。享保一九年（一七三四）八月一五日死去。六三歳。聖光寺墓地に葬る。養父自安の墓誌を記したほか、著作に『一元気説』など。

【参考】『多久の歴史』資料編（一九六四）、『旧多久邑《むら》人物小誌』（一九三一）、尾形善郎『肥前様式論叢』（一九九一）

（青木歳幸）

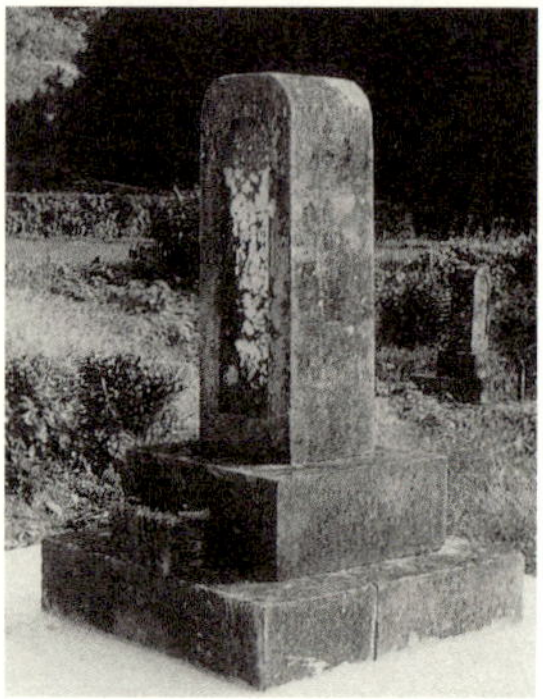

東原庠舎初代教授河浪自安の墓
（多久市多久町・聖光寺墓地）

最初、聖廟北の松山墓地に葬られたが、のち聖光寺墓地へ改葬された。そのおり、棺の下から質斎の記した「先家君自安先生墓誌」が出てきた。この墓誌は近世墓誌として貴重であり、左に『肥前様式論叢』掲載の墓誌写真と全文を掲げる。

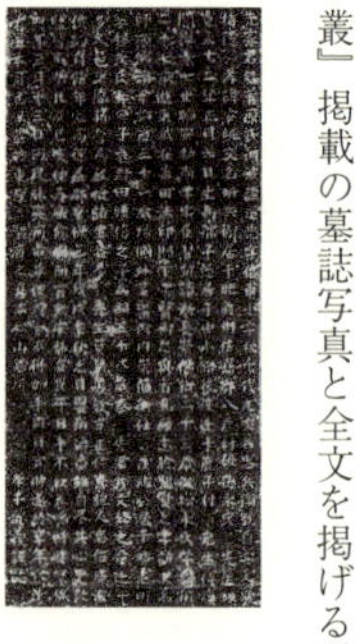

先家君姓菅原氏河波諱道忠字信甫小字松千代丸交名忠兵衛號自安又號
梅隠　考諱安純交名所兵衛居于肥前州佐嘉郡八戸村妣徳永氏　先生以
寛永十二年正月六日生為孺子迁居于中小路後複迁于鹿子村　先生侍慶
誾禅寺七世輪安和尚学字書習句読漸長崇儒術二十三歳従松永氏学醫術
二十七歳遊東武在吉田法印門下学醫術之奥旨且励志於聖賢之学訪求名
師碩儒講学論道三十一歳帰國外業醫術内崇儒術仕　茂矩公居于勢屯町
娶賀茂氏女無子養野田順信之子為嗣五十八歳奉　先君茂文公之命迁于
多久邑東原精舎為教授諸生益多　先生資尊厳毅方正仁恵施人忠信廉潔
倹約自脩年益高徳益卲享保三年戊戌季秋之日嬰病治療雖自尽其心更数
醫皆不験此及己亥仲春疾愈学而言動安静無異平日手不釈巻嗚呼時享保
四年三月十三日丙戌昧爽病最革使婦女不得加手同日亥時遂終享年八十
有五本月己丑葬於東原　聖廟之艮隅松山墓所　　孝子道義謹誌

川原《かわはら》 元逸《げんいつ》

（天保六年～明治三五年　一八三五～一九〇二）

明治期鹿島の漢蘭折衷医・藤津伝染病研究所初代所長

川原元逸は、天保六年（一八三五）一一月に蓮池（現佐賀市蓮池町）に生まれ、川原家を継いだ。川原家は代々鹿島藩医家で、藩主の参勤交代に随従した。父川原竜斎は安政二年（一八五五）に、織田巨庵（ママ）（もと川原家）、千々石哲斎と共に佐賀藩から開業免許を得た。元逸は「明治十年九月佐賀県ニ於テ下付シタル」医術開業許可を、明治一七年には内務卿山縣有朋より、免許状の追認を得ている。明治前期の鹿島医会では、久布白兼徳や織田良益ら西洋医が、毎月研究会を開催し、西洋医学の研究と研鑽に努め、一方、川原ら漢方医らも別の研究会を開いて対抗した。川原らは、漢方医の浅田宗伯らによって明治一二年に創設された結社温知社の一員となり、明治一五年（一八八二）、政府に対して、東京神田に皇漢医学講究所の設立を求める建白書を提出した。

明治一六年に鹿島医会の創立期の初代医会長となり、漢蘭両派を融和せしめる役割を果たした。藤津伝染病研究所設立に尽力し、初代所長となった。臨床研究のための鹿島共同養生所創立にあたっては、織田良益らと私財を提供し、落成させた。一方で、元逸は、漢方医存続運動を続け、明治二四年（一八九一）に、全国の漢方医によって結成された「帝国医会」に出席すべく、鹿島での準備会を開いた。準備会に参加したのは大道寺平馬、鵜池春策、村田美矩、立花淳一、納富鼎、木下新、納富文策、愛川伯斎、矢川謙堂、相浦格一、松本亦一、川原元逸であった。漢蘭の融和と漢方医の存続のために尽力した元逸は、明治三五年、六八歳でこの世を去った。

【参考】『鹿島藤津医会史』（一九八八）

（青木歳幸）

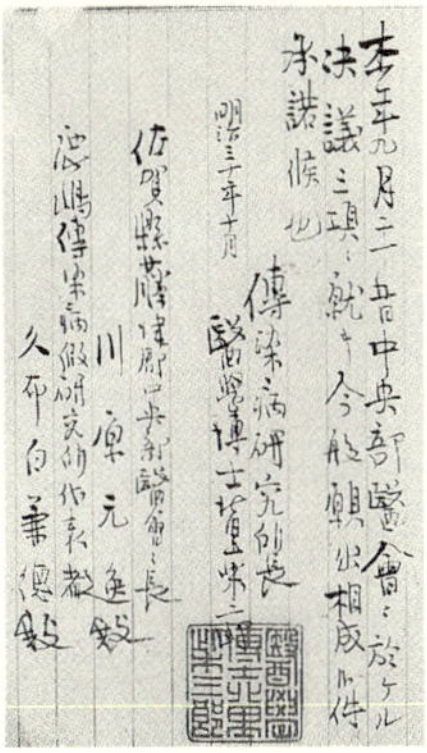

北里柴三郎博士の藤津伝染病研究所設立指導承諾書（『鹿島藤津医会史』所収）

請書

内科医術開業免状

佐賀県士族

川原元逸

天保六年十一月生

明治十年九月佐賀県ニ於テ下付シタル内科医術開業許可ノ證を諦認シ此免状ヲ授与ス

明治十七年四月二十八日

内務卿正四位勲一等山縣有朋

此免状を勘査シ第二三七八二号ヲ以テ医籍ニ登録ス

衛生局長

内務省三等出仕正五位勲四等

長与専斎

川原元逸の開業許可証（『鹿島藤津医会史』所収）

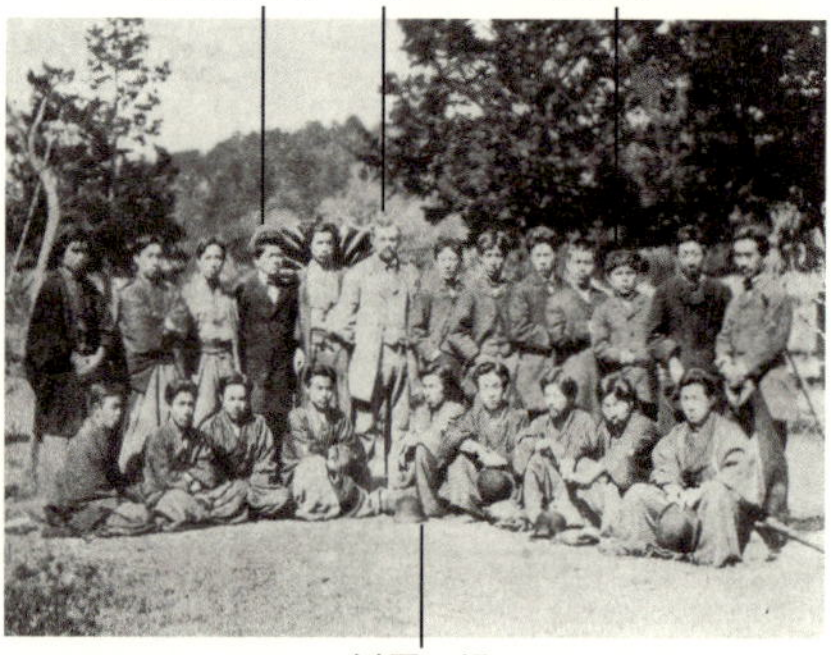

明治一六年東京大学医学部卒業写真

川原《かわはら》　汎《ひろし》

（安政五年〜大正七年　一八五八〜一九一八）

本邦神経内科学の開拓者

川原汎は安政五年（一八五八）二月二二日、肥前大村木場郷（現長崎県大村市木場一丁目一一五）で川原忠徳の長男として生まれた。

曾祖父は忠良（俳号悠々）、祖父は中正。忠徳の先妻は長与俊達（専斎の祖父）の娘であったが離縁。忠徳は明治五年文部省等外二等出仕を命ぜられ長崎医学校に勤務したが明治七年長崎医学校廃止後非役となる。汎は大村藩の藩校であった五教館で幼児教育を受けた。曾祖父の悠々も五教館に学び、のち舎長、表会頭の所役に任ぜられた。五教館は長与専斎、長岡半太郎ら多くの明治の逸材を輩出した藩校である。明治六年に二〇〇年の歴史を閉じた。

汎は明治四年（一八七一）一三歳の若さで藩費生として長崎医学校へ入学した。長崎医学校は安政四年（一八五七）オランダの海軍軍医ポンペ（Pompe van Meerdervoort）によりヨーロッパ医学を教えるため長崎奉行所西役所内に「医学伝習所」として設けられ、慶応四年（一八六八）六月長与専斎が学頭教師となり、明治四年（一八七一）文部省所管となり長崎医学校と改称されたものである。長崎医学校は明治七年一〇月一二日廃校となり、学生は蔵書や器具と共に東京医学校へ移管された。

汎は明治八年（一八七五）東京医学校予科に編入学。同期生は一八四名であった。東京医学校は明治一〇年（一八七七）四月一二日、東京開成学校と合併し、東京大学として開校した。

汎は明治一六年（一八八三）、東京大学医学部を卒業。在学中は、明治九年ドイツか

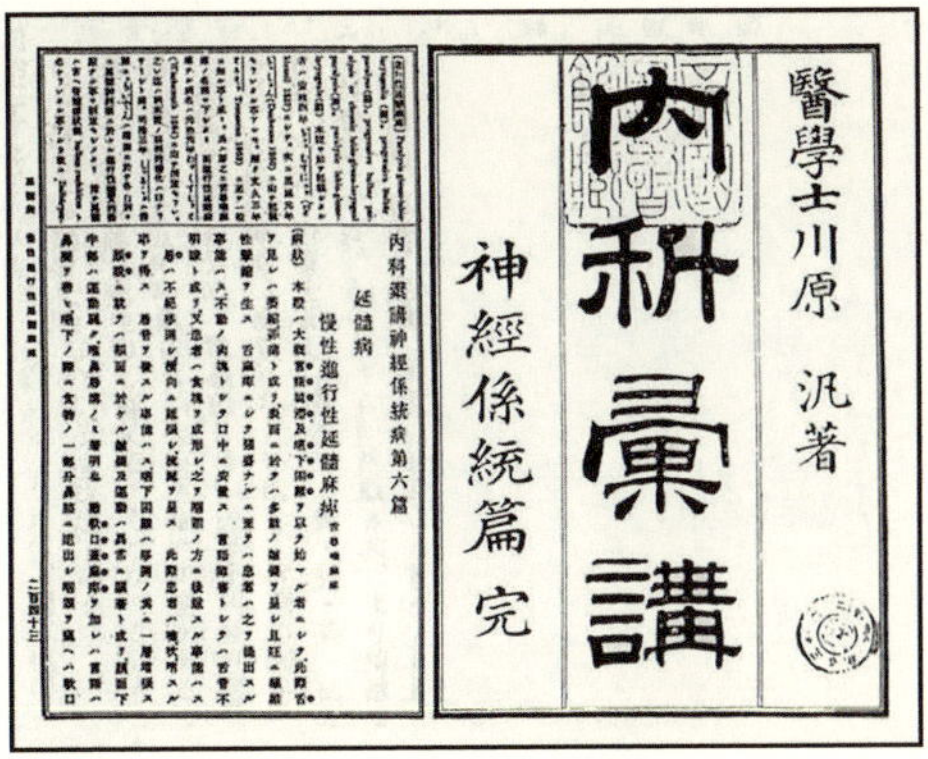
醫學士川原 汎著
内科彙講
神經係統篇 完
内科彙講神經係統病第六篇
延髓病
慢性進行性延髓麻痺

『内科彙講―神経係統編』
四六四頁
明治三〇年六月一四日刊行

ら派遣された内科学のベルツ（Erwin von Baelz）や、外科学のスクリバ（Julius Scriba）の教えを受けた。予科（三年間）入学生一八四名中、本科（五年間）を卒業できた者は、僅か二六名に過ぎなかった。同級生には熊本の北里柴三郎、佐賀の池田陽一らがいる。卒業席次は川原汎が六位、北里は八位、池田は九位であった。

明治一六年七月、汎は佐賀医学校好生館に着任。好生館は明治一二年八月から着任していたデーニッツ（Friedrich Karl Wilhelm Dönitz）や池田陽一と共に、三名教授による甲種医学校としての資格を得た。

明治一六年一〇月一五日、汎は好生館在任三ヶ月にして、愛知医学校（現名古屋大学医学部）一等教諭兼愛知病院内科医長として転任した。愛知医学校では、内科学、病理学、衛生学、精神病学の講義を担当した。明治二九年一二月、勲六等瑞宝章を受章。

明治三〇年（一八九七）一月には愛知医学会雑誌に「進行性延髄麻痺の血族的発生の一例」を報告。これは今日Kennedy–Alter–Sung Syndrome（一九六八）、特定疾患「球脊髄性筋萎縮症」として知られるものである。二月七日健康上の理由で愛知医学校を退職、名古屋市内で川原療院を開業した。六月一四日、本邦初の神経内科学書とされる『内科彙講―神経係統編』を刊行。

大正七年（一九一八）一月一三日肺結核で逝去。享年六一。遺体は剖検に付された。墓碑は出生地の長崎県大村市須田ノ木町にある。

【参考】高橋昭・川原哲夫『明治時代日本医学の泰斗　川原汎先生』（一九九一）、東京大学医学部・医学部附属病院創立一五〇周年記念アルバム編集委員会『医学生とその時代　東京大学医学部卒業アルバムにみる日本近代医学の歩み』（二〇〇八）、好生館改築記念誌編纂委員会『好生館史・好生館改築記念誌』（一九七九）

（前山隆太郎）

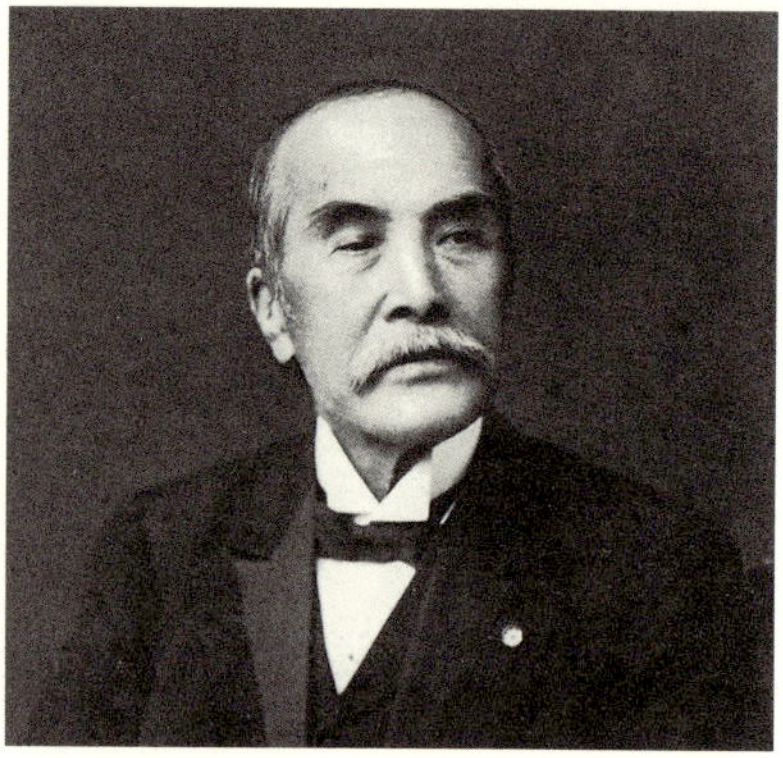

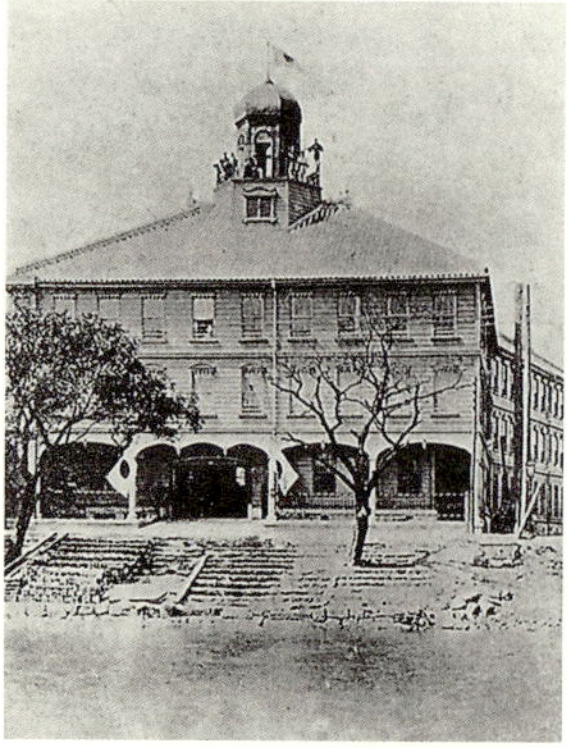

明治三三年創立当時の大阪回生病院
設計　大阪師団　中村宗則・芳賀静雄
建坪　二二〇・八七坪三階建
六角形の高さ五〇尺七寸の「天心閣」という眺望閣がそびえていた。
「天心閣」は頼山陽の浪華納涼の一節「月到天心露気多」からとった。

菊池《きくち》 篤忠《あつただ》

（弘化二年〜大正一三年　一八四五〜一九二四）

陸軍軍医・大阪回生病院長

小城藩藩医菊池宗垣の二男として弘化二年九月二五日に生まれた。宗垣は『医業免札姓名簿』の安政二年二月に、大坂三上大助門人・加賀守殿家来・内科・五一歳とあり、『小城藩日記』（安政六年二月）には、五五歳の内科医・小城中町在住・引痘方手伝医師とある。菊池家の源流は、肥後の菊池氏で三六代武長のとき、その子武利が佐賀城下伊勢町に初めて医業を開業し菊池荒庵（後に櫛山）と称した。元禄一二年（一六九九）菊池家三八代武治は、鍋島元武に小城藩医として召し抱えられ、菊池長庵（号、宗円）と称し、小城新小路に屋敷を賜った。三九代武寛（玄春）、四〇代武美（宗円）、四一代玄達、四二代篤敬が篤忠の父親で宗垣と号した。宗垣は四歳で父を失い、小城藩医川久保俊泰に養われ、苦学して一五歳のとき大坂三上氏に入門し、勉学二〇年後小城に帰り中町に開業、明治四年六七歳で没した。宗垣の長男は性格温厚で学才あったが、大庭雪斎に入門中の二二歳のとき、当時流行したコレラに罹患して没した。そこで菊池家四三代は篤忠が継いだ。

篤忠は文久二年四月、好生館入門者菊池宗庵として『小城藩日記』に現れている。好生館時代の友人峯源次郎の『日暦』（慶応四年七月七日）には、菊池・峯・城島元長（陳善）の交友が書かれ、明治一五年一〇月一五日には大蔵省勤務の峯が菊池を訪ねている。峯は、明治三七年一〇月二七日、大阪市絹笠町旧小城藩蔵屋敷跡を購入し大阪回生病院を創立した菊池篤忠を訪ね、病院最高所「天心閣」に導かれ「俯瞰大阪。時方秋高気朗。三百九十橋露出双眸之下。更無陰蔽。此外山之蟠居。川之浩蕩者。目之所及。無観不達。

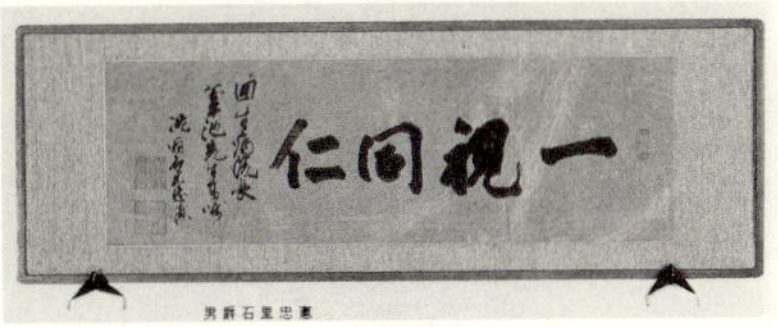

石黒忠悳（第四代日本赤十字社社長）が大正８年 10 月 25 日来院の際、篤忠のために揮毫した。

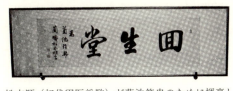

松本順（初代軍医総監）が菊池篤忠のために揮毫した書「回生堂」。

可称快実」と大阪一望の様子を記した。

好生館卒業後の篤忠は、明治二年大学東校に入り、明治三年大阪府医学校が大学管轄移行の際、岩佐純・林洞海に同伴、下阪した。一緒に大阪へ行った佐賀県出身者は相良元貞・永松東海・副島仲謙であった。篤忠は、舎長となりエルメンスやボードインに師事した。明治五年東校に復帰しミュレルの助手となった。同五年の『官員全書・文部省』には「文部省十一等出仕菊池篤忠・肥前佐賀県人・明治壬申五月拝」と記載され、間もなく米沢の置賜県病院長に招聘された。翌七年、佐賀の乱勃発の報に辞職して大阪まで来たとき、動乱は終息していた。とりあえず北区堂島の船大工町に開業したが、意を決して陸軍軍医となる。熊本・豊橋・広島と歴任し、累進して陸軍軍医監第四師団（大阪）軍医部長となったとき大阪を第二の故郷と決め、明治三二年北区絹笠町の旧小城藩藩邸跡に「回生病院」を建て、退職後の翌三三年七月二五日、天神祭の吉日を選び創立記念式典を挙行した。こうして「大阪回生病院」は始まった。回生は菊池家の屋号「回生堂」に由来し、院是を「一視同仁、博愛慈善」と掲げた。一七歳からオランダ医学を学んだ篤忠は「官位の上下・貴賎・男女の区別なく人は皆同じ」と思っていた。

郷里小城町発展のため生業奨励資金として一万円を寄付、千葉公園を寄贈、小城中学校・桜岡小学校・小城高等女学校に高額金品の寄付を繰り返した。

大正一三年九月二二日没、享年八〇、墓所は大阪市設南霊園（阿倍野霊園）、戒名は徳厚院仁哉篤忠居士。

【参考】『回生』（一九八七）、『佐賀県教育五拾年史』（一九二七）、『小城郡誌』（一九三三）、『緒方惟準伝』（二〇一二）、『（峯源次郎）日暦』（二〇一五）

（多久島澄子）

菊池《きくち》 常三郎《つねざぶろう》

（安政二年〜大正一〇年　一八五五〜一九二一）

陸軍軍医総監・西宮回生病院長

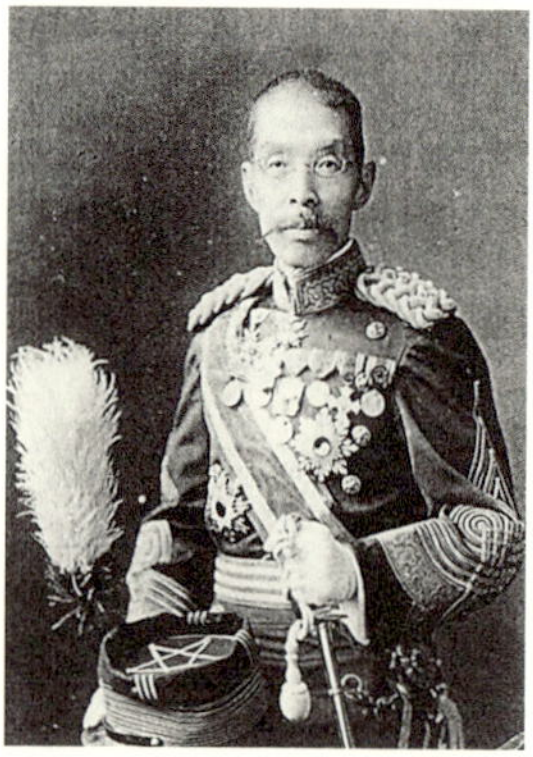

小城藩藩医菊池宗垣の子として安政二年八月一五日小城に生まれた。幼くして両親を失い、兄菊池篤忠に養育された。明治四年兄に随い大阪で英語数学を学び、翌年京都のドイツ学校に入ったが、兄が東校勤務となったので外務省付属独逸学校に転じた。明治六年一〇月第一大学区医学校（東校）に入学、明治一三年一一月医学全科を卒業（森林太郎と同期）し、翌年春期卒業試験に及第し医学士の学位を受け、陸軍省に入り陸軍軍医副に任官。兄篤忠の支援で、明治一九年一一月、軍の承諾を得て私費でドイツに留学し、外科学・産婦人科学を学んだ。同二一年三月ベルリンにおけるドイツ外科学会に参加。同二二年四月再度テュービンゲン大学に転じ、このとき官費留学生扱いとなる。ベルリン・パリを経て同二三年五月に帰国した。陸軍軍医学校の教官となり、「藁灰繃帯論」・「村田銃創論」により医学博士の学位を取得。傍ら壮年の軍人男子のみ診療しては医術の進歩に後れをとると、自宅麹町で「回生堂医院」を開業。陸軍軍医総監に登りつめ、辞職後は大阪回生病院外科部長となる。喘息のために空気の良い西宮香櫨園浜に明治四〇年西宮回生病院を創設。明治四二年大韓病院長のとき刺客に襲われ重傷の李完用内閣総理大臣の一命を救った。大正七年小城中学校に千円を寄付。大正一〇年五月四日逝去、享年六七。墓所は西宮市森具町。

【参考】『回生』（一九八七）、『日本博士全傳』（一八九二）、『小城町史』（一九七四）、『幕末明治海外渡航者総覧』（一九九二）

（多久島澄子）

ドイツ留学

一八八六（明治一九）年、ストラスブルグ大学においてアレキサントル・リュッケ教授に就き外科学を学ぶ傍ら氏の私立病院で助手となる。又フオンレツソクングハウゼン教授に外科的病変組織学を学ぶ。

一八八七（明治二〇）年九月、独乙万有別会の外科学会に出席。同年一〇月、テュービンゲン大学に転じバオル・ブルンス教授に外科学を学び、同大学外科部の無給助手となる。

一八八八（明治二一）年三月、ベルリンのドイツ外科別会に参加、ウィーン大学ビルロード教授に外科学を、フライスキー・ノイマン・カボレーノの各教授に産科・婦人科・皮膚病・黴毒等を学ぶ。

一八八九（明治二二）年四月、再びテュービンゲン大学に戻り助手となり修学、ベルリンに転じ、ベルクマン教授・バルデレーベン教授に就き外科学をヲオルスハオガンに就き婦人科産科を研究し、次にパリにペアンチ教授・メウエルニユール教授・トレルウ教授等仏国派の外科的学術を見聞して、明治二三年五月、帰国した。

北島《きたじま》 泰順《たいじゅん》（純）

（天明五年〜万延元年　一七八五〜一八六〇）

国手と評された産科名医

北島泰順は婦人科医師として国手の名が残されている。天明五年（一七八五）生まれで、名を常喬、泰道、貞純、泰純などという。祖父慶意、兄慶益も医師で、泰順は農業の傍ら医者の志を起こし多久出身の医師鶴田元逸に読み書きを、後に佐賀藩医古賀仲安の医塾で学んだ。九代藩主夫人浄諦（一〇代直正母）と世子の侍医として仲安に従い、佐賀藩で未発達な産科術を学ぶため、京都の賀川玄悦に学んだ奥道逸より秘術を知るが難しく、神埼の土器山《かわらけやま》八天祠（現神埼市神埼町城原）で修業などをして、医師として名声を上げた。嘉永四年（一八五一）医学寮の教職につき、のち江戸邸に侍医として尋ねている。安政五年（一八五八）、藩主より銀を賜る。『医業免札姓名簿』によれば、門人に、北島元碩、北島三益、三浦清庵、小代泰亮、山本三省などがいる。

嘉永七年（一八五四）の『佐嘉城下町竈帳』に「一　表口三間五尺六寸　裏三間六尺三寸　入拾六間五尺四寸、一　表口三間弐尺六寸　裏三間　入拾六間五尺四寸、一　禅宗　坂井村慈眼寺　勘解由殿与　六十六才北島泰道、四十三才同女房、一　同寺　山城殿家来　三十一才北島泰仙、五才同娘ちり、二十一才同妹のふ、十才同弟捨四郎、〆男女六人」とあり、泰順は泰道の名前で、子泰仙（三一歳）と共に高木町北（願正寺と正雲寺の間）にそれぞれ住んでいた。向かいには佐賀藩医高宗栄倫が住んでいた。帰依寺は曹洞宗慈眼寺（佐賀市川副町）とあるが、現在、関係する史料は見当たらない。墓碑銘によれば、万延元年（一八六〇）七月二九日没、享年七六とあり、天明五年（一七八五）生まれとなるが、『佐嘉城下町竈帳』の記載では天明九年生まれとなり、一致しな

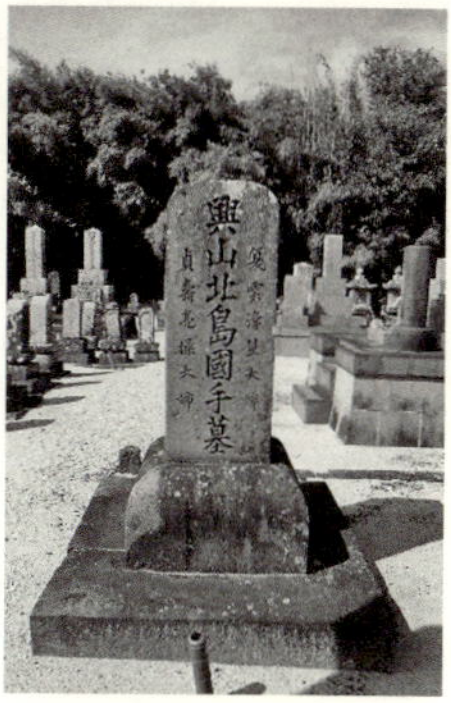

北島泰順の墓
（佐賀市八戸町・龍雲寺）

泰順墓碑銘

（正面）

夏雲浄翠大姉
興山北島國手墓
貞壽亮操大姉

（向かって左）

国手北島氏諱常喬字坤甫以泰道行幼名卯金太中稱貞純、又泰純、祖父稱慶意為成富隊長家奴在東鄙業醫石井隊長請為家奴子貞運承業兄慶益亦以醫業為片田公孫臣国手自幻服農而不屑之一且發志従郷先生鶴田但見讀書及成童入古賀仲安醫塾不厭汲炊之勞居亡何自悔學植月浅去抵中原驛就深堀丹作肄文業有年所而再従古賀氏及其為　世子及浄諦夫人侍醫従行在江府之邸者六年仲安轉職京邸侍　微晟二翁主従在京邸時京醫奥道逸以産科大行産科為郷藩所未精究以故師資胥議専

（後面）

力於此科既而仲安謝病帰藩而国手保孕之術未能諳塾遂自企再遊單身空嚢久甞辛苦終

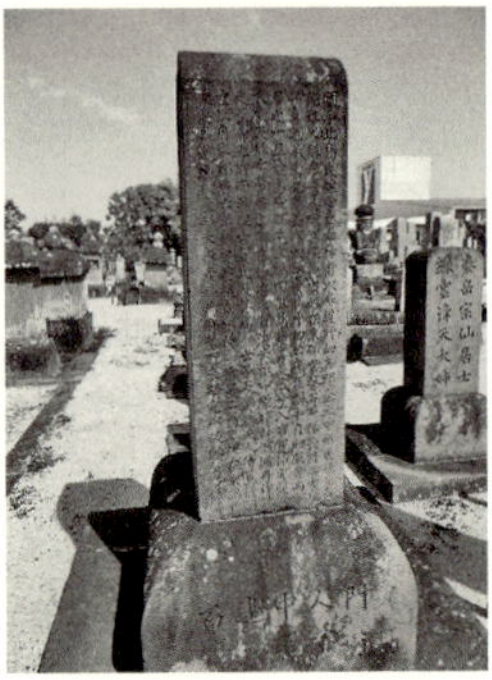

得窮奥家家之秘其術蓋係賀川氏之傳云文
政庚辰夏諸士器山八天祠断食七日夜以禱
無誤其治乃板治下開業聲名籍甚遍奏治効
九年　命為後宮産科天保四年正月始謁
公十一年秋為片田公孫臣弘化三年臘月抜
擢就士列限身嘉永四年為醫学寮教職五年
春為　君夫人有娠　命赴江府之邸尋為員
外侍醫居五月而帰安政五年賞功賜銀萬延
元年庚申七月疾篤辞員外侍醫至月之廿九
日竟不起享年七十有六、葬于治丁龍雲寺
境内娶大城氏有四男二女長子義武昌中隈
氏次子泰仙遊學京師従道逸弟子水原三折
得其所發明探頷術以
(向かって右)
稗益家業二女適西牟田玄才及鐘ヶ江強作
餘皆先没継室向井氏亦有四男二女一男夭
次稱道仙承家業其次一男一女亦要夭餘尚
幼冲在家門人相謀未其墓為之請誄誄日精
神一到何事不成世間胎孕亥不育又有臨産
誤其生國手憫之苦辛研精以克輔好生之徳
實維國之禎
　國学守抹草場韡撰　國学指南哀子
中隈義武謹書
　夏天保七年丙申六月十一日
貞

いが、墓碑銘に従っておく。

墓は龍雲寺（佐賀市八戸一丁目）にあり、草場佩川韡《さかえ》が撰文した墓碑が、葉隠で有名な山本常朝の碑のすぐ傍にある。しかし、現在、子孫は東京方面に行かれ数十年前より音信なしと、寺庭様よりうかがう。

『鍋島直正公傳』に、「内科医四名、外科町医納富春入、産科には町医北島泰順、納富と北島の二人は公より士籍の医者として召し出さる。」と書かれ、『公傳』には「市は高橋、荷は牛津、産は泰順、詩は安道、碁は但馬、禄は諫早、質は成富、鉢は皿山、句は十方庵」という数え歌の三番目に、産科の北島泰順を挙げているほど著名であった。

子供は中隈義武（長子）、北島泰仙（二男）、道仙。娘は西牟田玄才と鐘ヶ江強作に嫁いでいる。先妻が大城氏で後妻が向井氏出身。子の泰仙は、京都の奥道逸の弟子で、探《たん》頷《がん》術（鯨の髭で作った鉗子を使い胎児を出す方法）を発明した産科医水原三折に学んでいる。泰順の碑の傍に北島泰仙常美が建てた兄中隈氏の墓がある。水原三折著『産育全書』の「醇生庵試験」に謹誌したのは北島常美で泰仙である。道仙は、『褒賞録』によれば、慶応元年（一八六五）六月一二日、一代侍、五人扶持を拝領している。

北島泰順は佐賀藩における産婦人科の先駆者であり、同家は代々産科医を営んでいる。他に国手の名を持つ医師は松隈家がある。

同じく龍雲寺にある泰仙墓碑には、「安政三丙辰十月七日　北島泰仙常美　泰岳宗仙居士　緑雲浄天大姉、中隈氏」とあり、泰仙が安政三年（一八五六）一〇月七日に亡くなったこと、妻は中隈氏の出であることがわかる。

【参考】『佐嘉城下町竈帳』（一九九〇）、『鍋島直正公傳』第二編（一九七三）

（南里早智子）

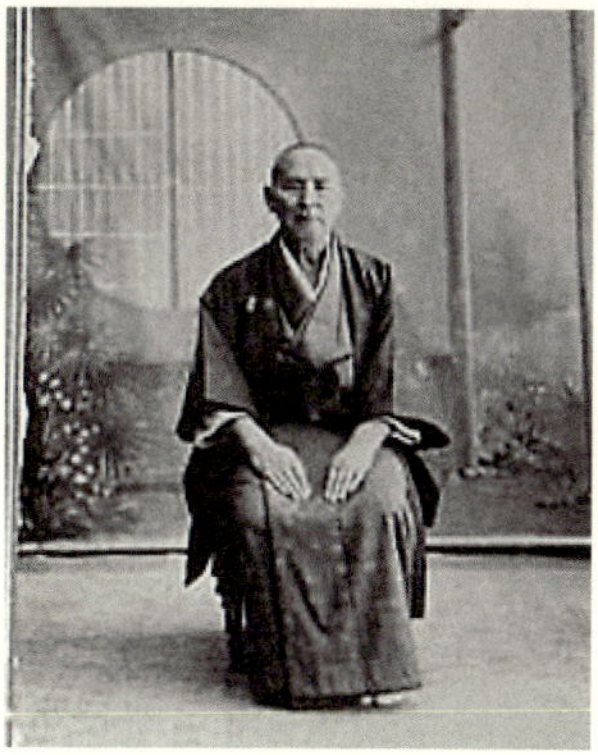

木下元俊七〇歳
（宮下昌子氏写真提供）

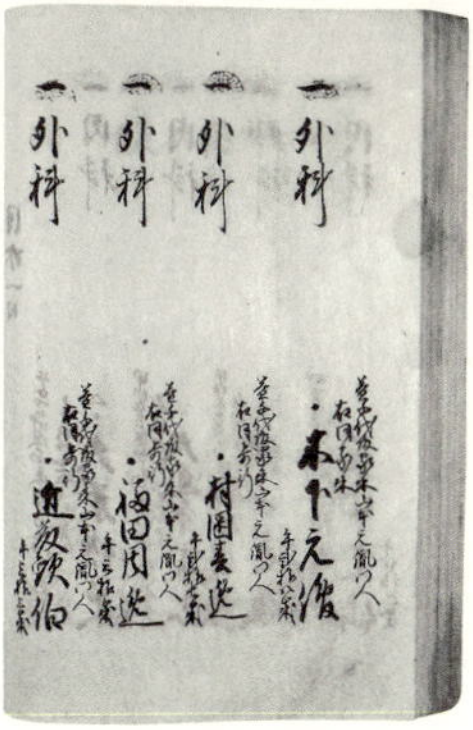

『医業免札姓名簿』に安政五年四月二一日に木下元俊が免札を受けた事が記されている。
（佐賀県医療センター好生館蔵）

木下《きのした》 元俊《げんしゅん》

（天保六年～明治三九年　一八三五～一九〇六）

幕末・明治期の諫早蘭方医

木下元俊は、代々医家の四代目木下元俊の子として、天保六年（一八三五）に長田村（現諫早市）に生まれた。清可軒という華道の雅号もある。幼時に漢学を好み、近くの医師山本元胤に内科・外科を学んだあと、佐賀藩医学寮に入り、西洋内科・外科・眼科学を学び、安政五年（一八五八）四月二一日に、二八歳の外科医として医業免札（開業免許）を得ている。墓碑銘によれば、ポンペの後任として長崎に来日したオランダ陸軍一等軍医のボードイン（第一次在日期間、文久二年・一八六二～慶応二年・一八六六）とその後任のオランダ海軍予備軍医のマンスフェルト（在日期間、慶応二年・一八六六～明治一二・一八七九）に西洋医学を学んだとある。しかし、元俊は慶応二年に帰郷しているので、慶応二年に来日したマンスフェルトに学ぶ機会はほとんどなかったとみられる。

慶応二年に帰郷し、郷里の白濱村（現諫早市）で木下医家五代目として外科医を開業した。元俊は誠実で実直な人柄であり、西洋医学を修めたことが評判となって、遠近より患者が多数来診し、また旧領主諫早家の侍医を二〇年もつとめることができた。

元俊は、明治二五年（一八九二）に安永家に養子に入り、以後は安永元俊として医療を続けた。明治三九年（一九〇六）一月一〇日没。七二歳。安永院徳圭元俊居士。墓は、はじめ安永家菩提寺である諫早市の徳養寺にあったが、現在は、諫早市白浜町の安永家墓地にある。なお元俊の生年は、墓碑銘によれば天保六年、『医業免札姓名簿』によれば天保二年となるが、墓碑銘に従う。

元俊の残した諸記録や外科道具類は、のちに子孫の安永俊夫氏により、長崎歴史文化

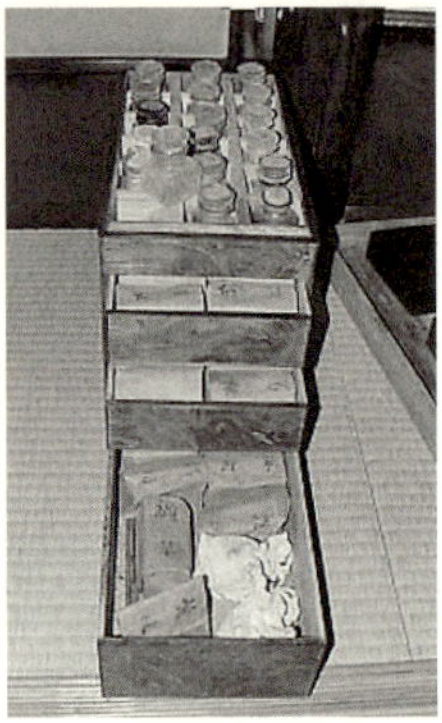

明治初期の往診用薬箱
（宮下昌子氏写真提供）

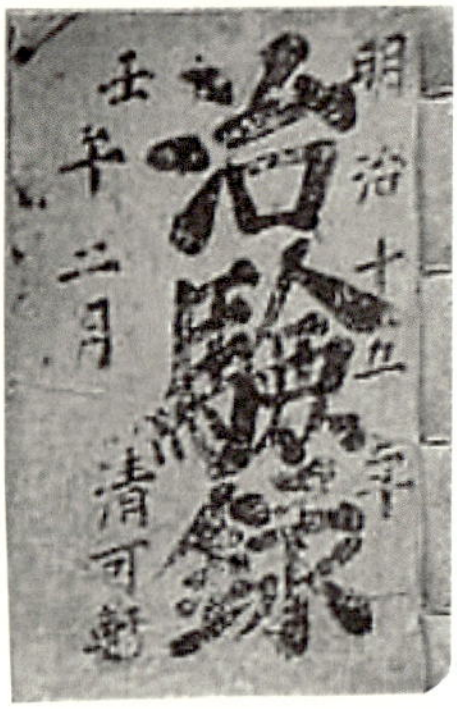

明治一五年の『治験録』
（宮下昌子氏写真提供）

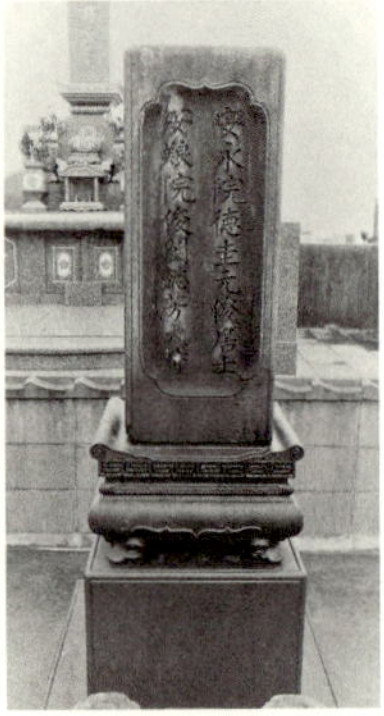

木下元俊墓
（白浜町・安永家墓地）

博物館に寄贈された。元俊が長崎から持ち帰った医学史料の内、（一）甫氏薬性論巻之四、（二）抱氏病理内科各論、（三）抱氏病理内科各論の三冊は、筆写者は不明であるが、甫氏（ポンペ）と抱氏（ボードイン）のそれぞれの講義録である。（三）の「心臓肥大、ヒープルトロピー、ファンヘット、ハルト」の項目には「病論、心臓之真症肥大ハ筋繊維ノ増息シテ豊厚ナル者也、假性ノ肥大ハ組織間ニ異物アリテ肥大スル者アリ」などと記されている。このほかに心臓病についての記述がある。元俊が使用した往診用薬箱は、四段の引き出しがあり、苦丁《くうてい》、吐根《とこん》酒、酒酸（酒石酸カ）、磠砂《ろしゃ》などの薬品が残っている。

明治一五年（一八八二）二月の『治験録』には、茯苓、芍薬、葛根、六方酒、老水、モルヒネなどの、漢方薬と西洋薬をそれぞれの病気と症状に応じて調合していた。『治験録』には総計四五七人の患者の名前と出身地も記されている。地元の白浜・長田地区（いずれも現諫早市）からが最も多く、旧諫早領や現在の佐賀県太良町、塩田町などからも元俊のもとに通う者もいた。

元俊は社会奉仕活動も積極的に行った。元俊屋敷東側にある八幡神社への石灯籠寄進や明治二四年に北高来郡（現諫早市）の郡会議事堂を建設寄付のほか、明治三五年には長田尋常小学校増築費として三〇円を寄付した。元俊は、池坊流の生け花を嗜み、京都の六角堂頂法寺住職専正から免状を得ている。

木下医家は初代元俊雅丈が、宝暦五年（一七五五）に家伝薬極秘丸散之秘法を主膳なる人物から授けられたのが始まりで、二代木下元俊は戒名が即翁元俊信士という医者で、三代木下元宿は安永家から養子に入り、天保四年（一八三三）七月一四日に没。戒名は即心元宿居士。四代元俊は、安政六年（一八五九）に六〇歳で白濱村に住んで内科の医者をしていた。四代元俊の子が五代元俊であった。

（青木歳幸）

【参考】光冨博「蘭方医木下元俊の研究」（『諫早史談』四二号、二〇一〇）

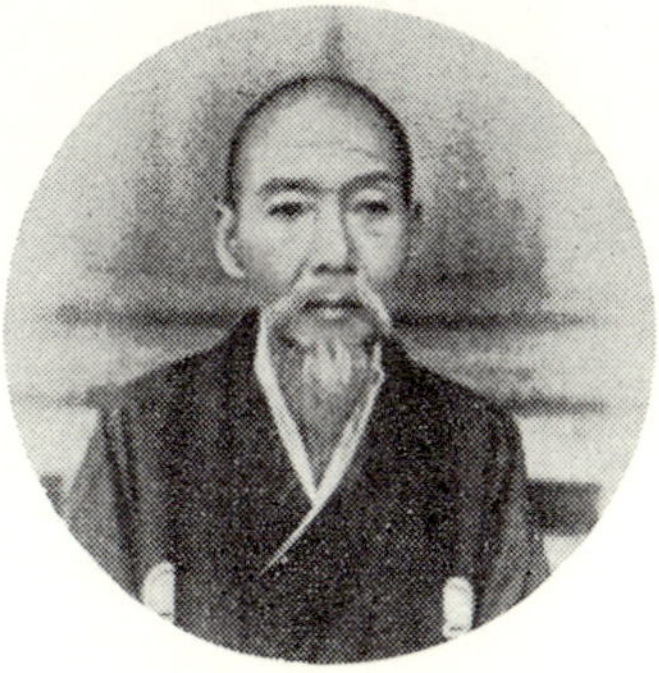

草場見節翁（『末盧國』三九号所収）

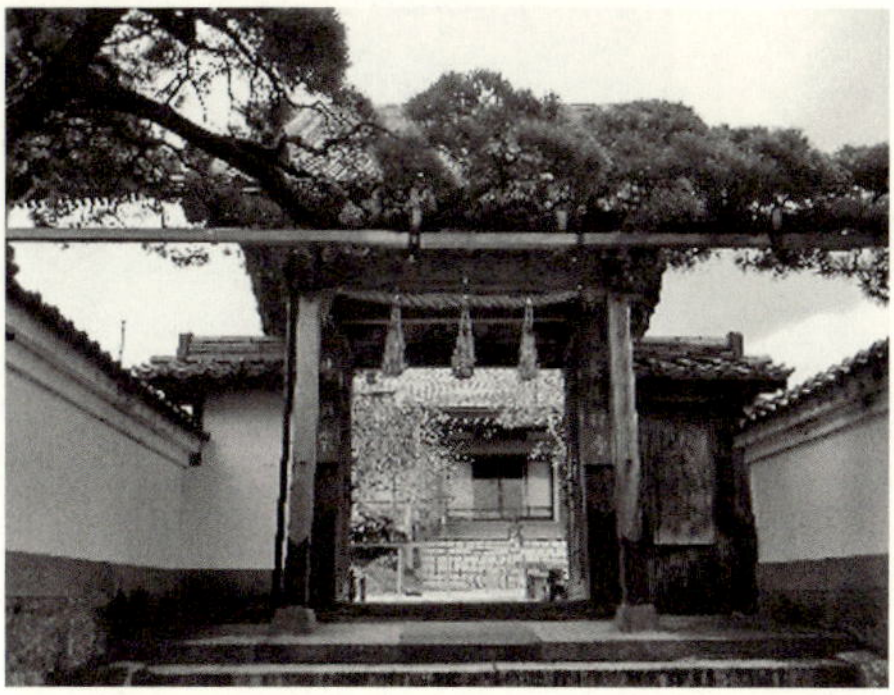

見節の遺骨が納骨されている。（唐津市西寺町・曹洞宗長得寺）

草場《くさば》 見節《けんせつ》

（弘化元年～明治三九年　一八四四～一九〇六）

唐津の水原流産科医

草場見節は、弘化元年（一八四四）二月九日、唐津で代々医業を営む草場宗益の長男として生まれた。文久元年（一八六一）、一七歳で、熊本の儒医深水玄門に入門した。七カ年間、漢方医学を学んで帰郷し、明治元年（一八六八）に京町（現唐津市）で開業した。医家として六代目である。明治三年一〇月には、唐津藩医学校である橘葉医学館の世話方教師に任ぜられた。翌四年七月には、唐津藩の命により、肥後玉名郡立花村（現玉名市天水町）の産科医である田尻宗彦のもとで約一年間産科学を学び、田尻の師匠である京都の産科医水原三折が編み出した探頷《たんがん》術の免許皆伝を受けて帰郷した。探頷術とは、難産のとき鯨の髭紐を使って胎児の顎に引っかけて引き出す術で、母子共に救える画期的な発明であった。水原流による産前産後の家伝薬も創案し、明治八年ごろには、産科医としての名声が近隣に広がった。

見節は、明治二五年（一八九二）に、漢方医術で有名な熊本の春雨社病院の唐津支社を設置し、和漢医学講究会などを開き漢方医術の復権に動いた。その一方で、西洋の医薬書を渉猟し、西洋医学への大勢にも順応していった。

見節は茶人としても高名で、六二歳で隠居し、唐津の西の浜に別荘を構えて茶室をつくり、唐津焼の復興にも尽力した。明治三九年九月二八日死去。六三歳。西寺町長得寺に葬り、法名を洪徳院実翁笑山居士という。長男橘雄は、明治三年（一八七〇）生まれで、医学を志したが二一歳の若さで病没し。医家の草場家は絶えた。

【参考】坂本智生「唐津の草場一族」（『末盧國』三九号、一九七一）

（青木歳幸）

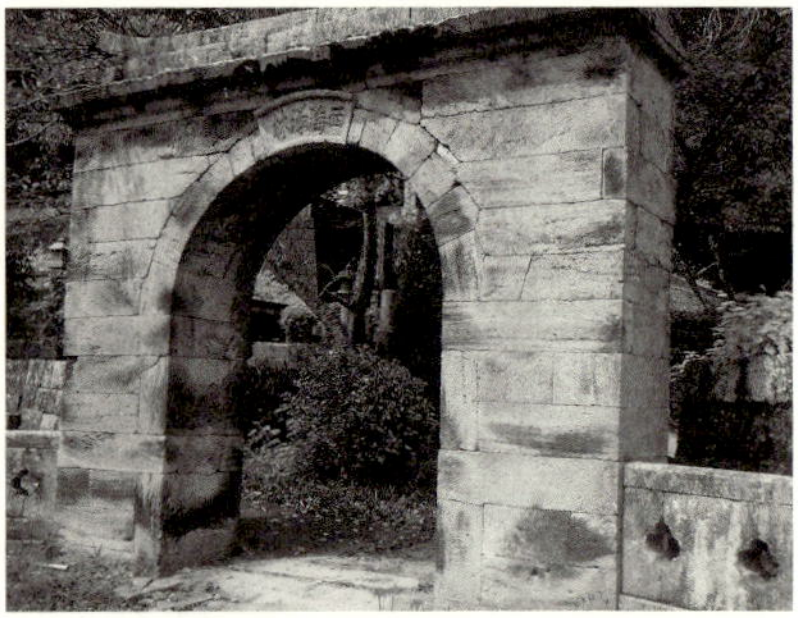

久池井家墓所・円応寺
（武雄市・後藤鍋島家菩提寺）

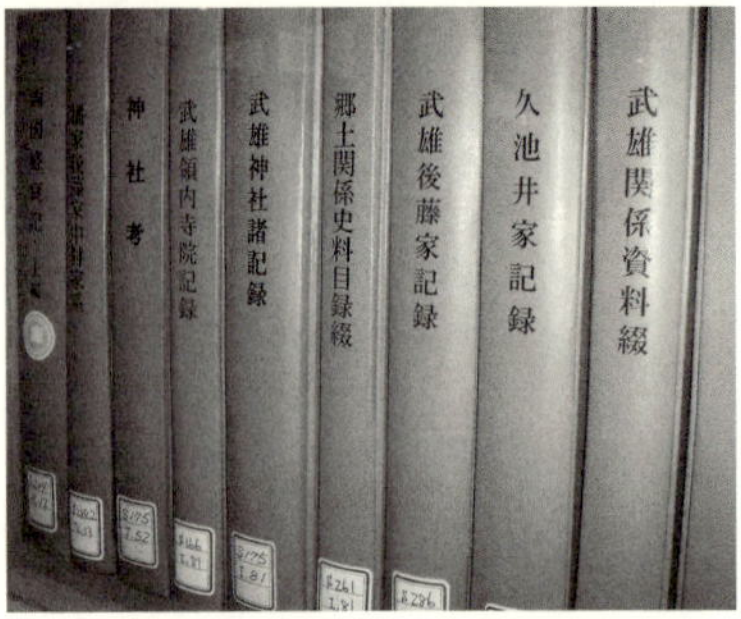

久池井家記録
（佐賀県立図書館蔵）

久池井《くちい》 辰吉《たつきち》

（?～嘉永四年　?～一八五一）

伊東玄朴門人・武雄鍋島家侍医

久池井家は、下野国より下向し佐賀蓮池城を築城し国人領主になった肥前小田氏の家人であり、佐賀郡の久池井・春日・野口を所領し久池井を姓とした。その後、龍造寺隆信の家臣となり、隆信の三男家信の五十人士として初代久池井弥五左右衛門が塚崎（武雄）城へ入り、以後、同家は、偕老（家老格）として代々武雄領主に仕えた。

久池井辰吉は、武雄の常善小路の武家屋敷にて生を受け、天保一五年（一八四四）に領主鍋島茂昌《しげはる》に初めて御目見えし、御物成二〇石を拝領し、相続を認められた（『武雄領着到』）。辰吉は医を志し、嘉永二年（一八四九）四月に、江戸の蘭方医伊東玄朴の私塾象先堂に入門した（『伊東玄朴傳』）。嘉永三年四月、佐渡出身の柴田収蔵の入門時には、辰吉や塾頭の池田洞雲、助教伊東玄圭など二〇人が勉強していた（『柴田収蔵日記』）。

時は幕末、領主鍋島茂昌は、辰吉をオランダに派遣しようと帰領命令を出した。が、辰吉は病を患っており、帰領の途中、大坂にて全身脚気の症状で夭折した（『近世武雄史談』）。柴田収蔵の嘉永三年日記には、辰吉は同年一二月中には在塾していたことが記され、翌嘉永四年一二月からの佐賀藩『医業免札姓名簿』には、記載がまったくないので辰吉の没年は嘉永四年（一八五一）と推される。帰領して万民を近代医学にて治療すべく象先堂にて勉学に励み、志半ばで逝った辰吉は、さぞ無念だったろうと思う。その分、辰吉の従兄になる中村涼庵が、好生館にて医療に尽力した。

【参考】『近世武雄史談』（二〇〇七）、石井良一『武雄史』（一九五六）、『柴田収蔵日記』下巻（一九七一）、『武雄領着到』（二〇一二）、『伊東玄朴傳』（一九一六）

（副島富士男）

久布白《くぶしろ》　兼徳《けんとく》

明治期鹿島を代表する西洋医

（安政四年～昭和一九年　一八五七～一九四四）

　佐賀本藩石井家に安政四年（一八五七）一月一日に生まれ、幼くして鹿島の医師久布白庚斎の養子となった。幼名を良作、長じて勝太、兼徳、号を桜外という。養父庚斎は、京都の賀川流産科を学び、幕末における鹿島の唯一の産婦人科医であった。彼は、郷医と呼ばれる村医者で、産婦人科医として地域の医療などに従事した。また、藩財政に協力してたびたび莫大な金額を寄付したので、士分に取り立てられた。

　兼徳は、はじめ江戸に出て医術を学び、さらに京都・長崎などで医学を修め、当時、広がってきた西洋医学を学んだ。正義感あふれる気骨の人で、社会的地位や栄達を求めず、終生、市井の産婦人科医として地域の医療体制の確立と研究治療に精進した。

　明治一〇年代になっても鹿島地方では、漢方医と蘭方医（西洋医）の対立がとけず、研修会も治療も別々にやるというありさまであったが、兼徳は、公衆衛生の向上、医師の医療技術の向上、そのための基礎病理研究機関の設立、付属の臨床病院の設置を求めて、対立の解消と一本化のために奔走した。こうして、明治一七年（一八八四）に藤津郡私立衛生会が設立され、衛生思想の普及、伝染病対策、種痘などを行政機関、医師、民間有識者が一体となって推進する組織ができ、それが母体となって、翌明治一八年に、藤津郡医会が創立されることとなった。明治二四年（一八九一）に久布白らは、南鹿島村長を通じ、佐賀県、内務大臣にあてて、コッホの結核治療液使用許可申請を出したが、母体となる組織・施設がないため、認可されなかった。そこで久布白は、伝染病研究のため、北里柴三郎の主宰する伝染病研究所へ二回にわたって留学し、鹿島からも数人の

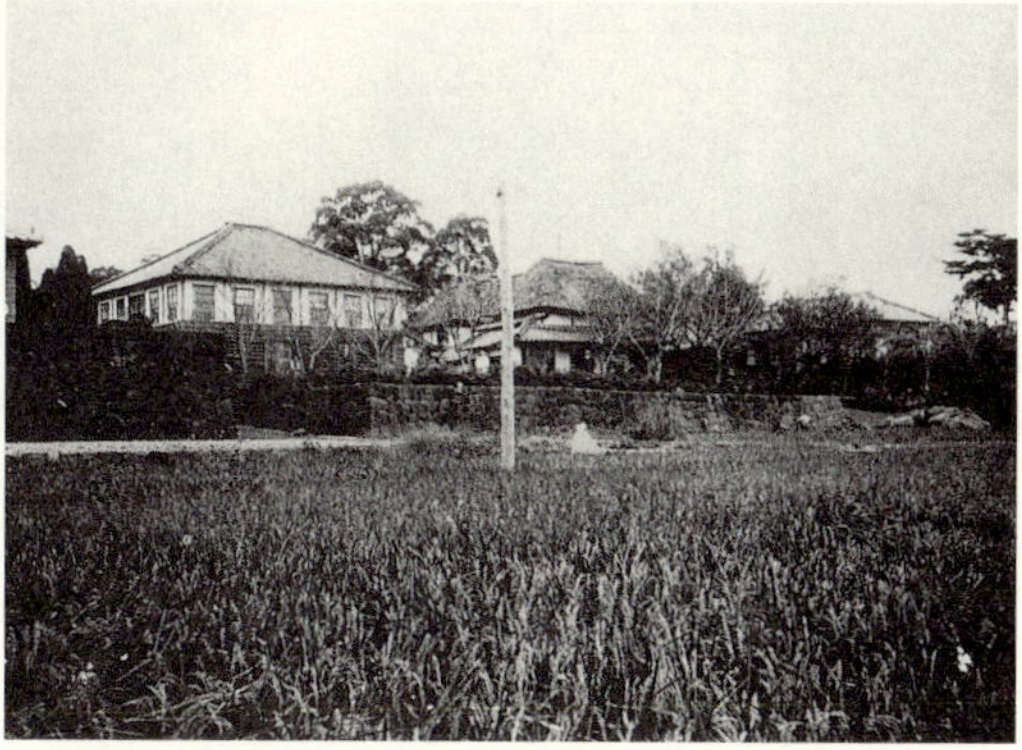

写真左が養生所と伝染病研究所、右は伝染病病院。
（『鹿島藤津医会史』所収）

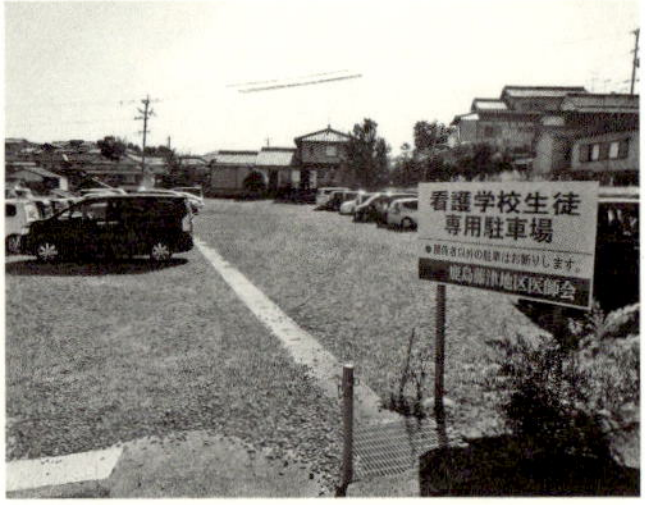

鹿島藤津医師会隣の元久布白医院のあった場所。現在は駐車場。

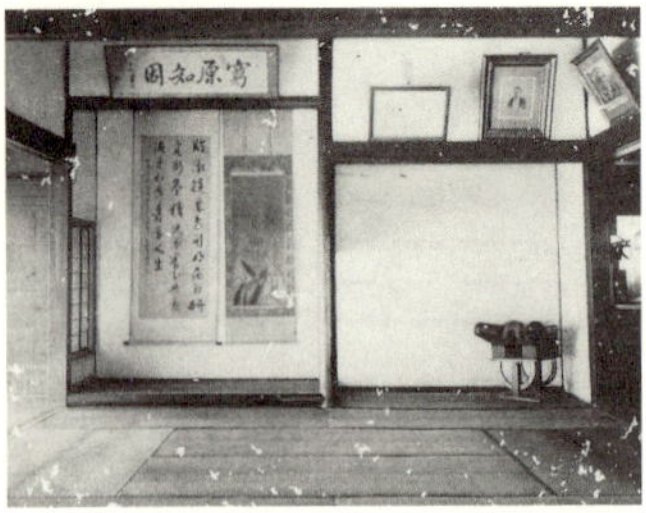

藤津伝染病研究所の居間の様子。明治三〇年に旧藩主鍋島直彬より拝領した「窮原知因」の額が見え、右上に北里柴三郎博士の写真もある。（『鹿島藤津医会史』所収）

若い医師たちを送り出し、北里柴三郎など中央の研究者の指導協力を受けながら、設置のための寄付を募り、明治三〇年（一八九七）七月に、鹿島に藤津伝染病研究所を設立するにいたった。所長川原元逸、幹事織田良益、評議員江口常福、梅崎春洞、下河辺行綽、研究委員久布白兼徳、江口壮三、吉田彦策という組織体制であった。ここでは、伝染病の研究だけでなく、基礎病理の研究もすすめられた。

　藤津伝染病研究所は基礎医学研究を中心とするものであったが、さらに臨床上の研究を推進し、公衆衛生向上に資するための病院建設が望まれた。そこで鹿島医会は明治三一年（一八九八）に、病院としての養生所設立を決議し、久布白兼徳にその事業推進を一任した。久布白は財源確保のため、医師の個人収入であった種痘料を医会へ寄付させ、講組織をつかって資金調達を図るなどの苦労をしながら、明治三三年（一九〇〇）九月には、念願の病院である鹿島共同養生所の落成にこぎつけた。落成式に招かれた旧鹿島藩主鍋島直彬は、翌一〇月に貧民施療のためにと金一封を寄付したので、養生所内に鹿島済貧会という別会計の組織もつくり、貧民医療にあてることとした。この当時の医会役員は、藤津伝染病研究所所長川原元逸、鹿島共同養生所所長織田良益、鹿島医会会長下河辺行綽、済貧会仮頭取久布白兼徳という布陣だった。

　これらの組織は久布白個人の強烈な個性と指導力があってこそ出来たのであり、鹿島医会と地域医療体制の基礎を確立した彼の業績はまことに大きなものがあった。兼徳は、その後も伝染病研究所所長、養生所所長、郡医師会会長、済貧会会長、あるいは県や九州医学会におけるさまざまな役職に従事したが、医界以外には、求められても栄達も望むものではなかった。それらの功績により、昭和一五年（一九四〇）に、藍綬褒章を受章した。昭和一九年四月二日没。八七歳。

（青木歳幸）

【参考】『鹿島の人物誌』（一九八七）、『鹿島藤津医会史』（一九八八）

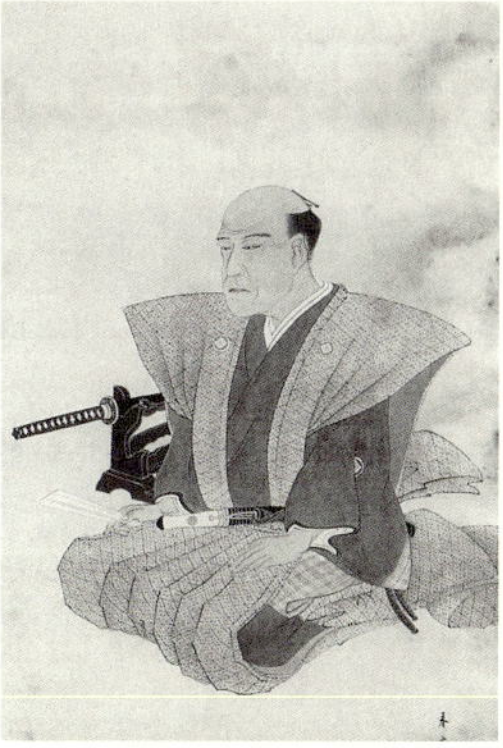

古賀穀堂肖像
（佐賀県立博物館蔵）

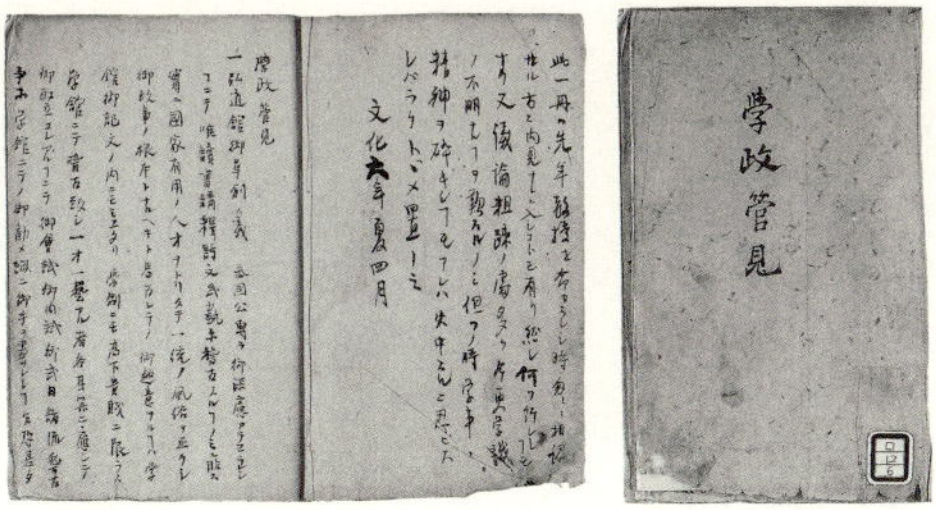

『学政管見』古賀穀堂著
（公益財団法人鍋島報效会蔵　佐賀県立図書館寄託）

古賀《こが》　穀堂《こくどう》

（安永六年～天保七年　一七七七～一八三六）

儒学者・一〇代藩主鍋島直正御側頭・年寄相談役筆頭

安永六年（一七七七）佐賀精小路に生まれる。名は燾《カサシ》、穀堂は号。通称藤馬。古賀一家は素より学者の家系である。父精里は幕府の昌平黌教授にして、寛政三博士の一人。穀堂は長男。次弟は洪普城、末弟は侗庵。いずれもその学は天下に崇高され、古賀家三鳳と称せられていた。

文化二年（一八〇五）、九代藩主齊直は、穀堂を藩校弘道館教授に抜擢し学館の再興を図った。頃の佐賀藩の気運は、弘道館の衰微、財政の貧窮、さらに士風の沈滞と、頗る低調であった。穀堂はその因はひたすらに学問の欠如にありとして、藩主齊直に『学政管見』を上呈した。前文と本文二七ヶ条からなる詳細な「学政論」である。

その本意は「政治ハ人ナリ。実ニ国家有用ノ人ヲトリタテ」人材登用、人材育成を政治の根本とし、「学館教育コレ学政・藩政ノ根幹ナリ」とする「学政論」である。加えて佐賀藩に特有の学問として蘭学の必要性を説く。曰く「近来蘭学大ニ啓ケテ、ソノ学フトコロハ、曽テ和蘭陀ノ学問ト云フコトニアラズ。世界一統ノコトヲキワメシルコトナリ」。さらに医学館設置にも及び、「医者ハ匙ノ先ニテ相スムト云フ者アルモ学問無クシテ名医ニナル事覚束無キ儀ナリ」と論じ、「マズ学館ノ内ニ医学館ヲ持込ニシテソノ稽古寮ヲ立ベシ」と具体化して示している。

当時、すでに洋学の振興と医学館設立を提言した穀堂の識見と先見性は真に卓越していたのだが、齊直の代にそれが採択されることはなく、一〇代藩主直正との関係の中で、鮮麗に発動されていく。

九代藩主齊直は、世子貞丸（後の直正）の教育に当たり、「藩中にこの人をおいて人なし」として穀堂を世子の御側頭に任じ、その教育を託すこととした。これより穀堂は、

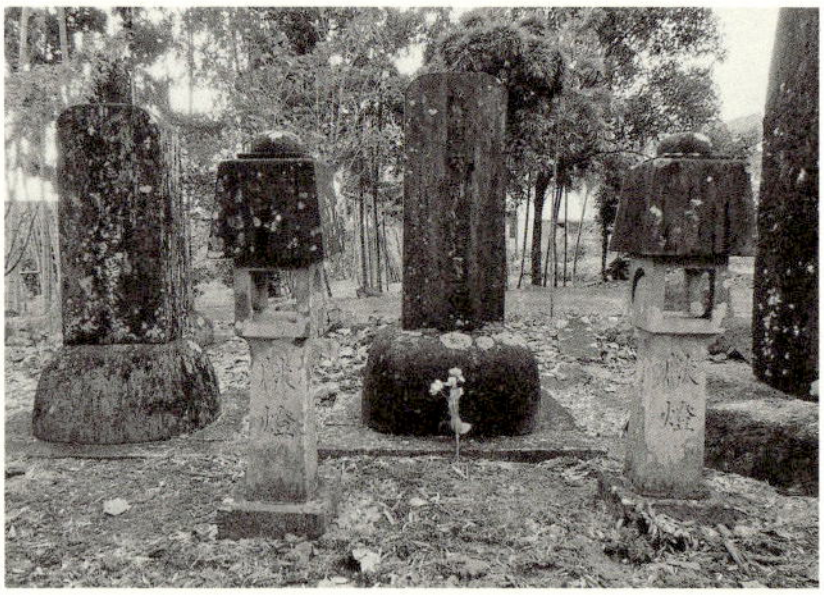

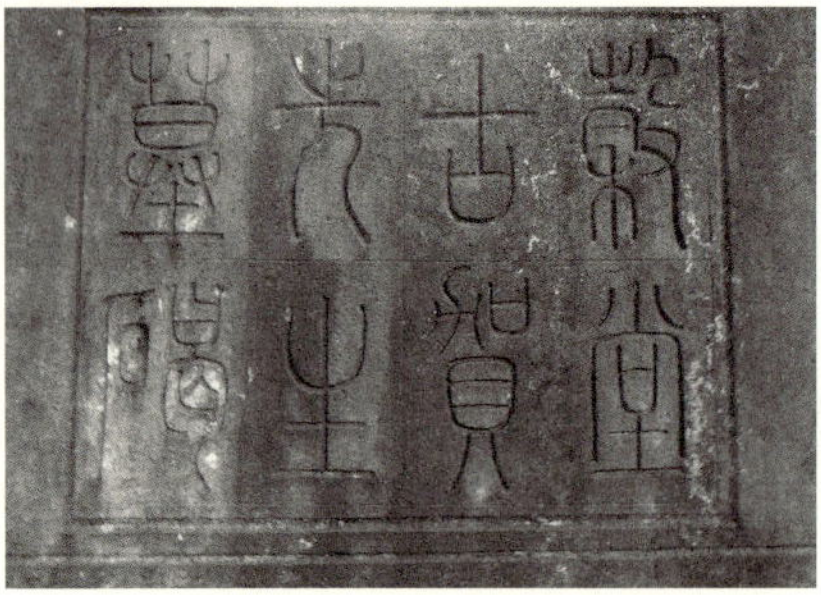

古賀穀堂墓碑（佐賀市金立町大門）

常に直正の側にあり、佐賀藩世子の傅育に、全心力を傾注していくことになる。

文政六年（一八二三）には、「明善堂」を設置し、江戸詰藩士の子弟と世子貞丸の文武稽古所とした。穀堂はここで自ら人物育成の任に当たり、貞丸に対しては特に、過年のフェートン号事件と佐賀藩の受けた恥辱と無念さと共に、藩財政の貧窮、更には士風の低調を説き、その名誉挽回及び王道政治の肝要を、幾度となく感化激励した。

天保元年（一八三〇）一七歳で藩主になった直正入部に当たり、穀堂は年寄相談役筆頭を任ぜられ、青年藩主直正の藩政を輔相輔導していく。

翌天保二年、穀堂は直正に『済急封事』を上呈し、今日の急務をまとめ意見封事した。それは「人材登用、勤倹節約、士風刷新、財政再建、殖産興業」であり、『学政管見』の具現的方策である。さらに「藩ニ、三病アリ。一、妬忌ノ風甚シ、一、決断ノ風乏シ、一、負ケ惜シミノ風大ナリ。コノ三病ヲ除カズシテハ大事業ハナリカタシ」と。それが為に「学問ヲ興シ、人材ヲ育成シ、真実有用ナ人材ヲ選抜シ、登庸スルコト」と論じる。ここに穀堂の学問・教育への絶対信頼があった。こうして穀堂が示した意見封事の政治上の展開は、直正の藩政改革を追うことで詳かに成っていくが、穀堂は直正政治の結実を見ることなく、志半ばにして天保七年九月一六日病没した。行年五九歳であった。

穀堂の一生は、先ず儒学者として佐賀藩教学の総督の任、次に直正生誕の後は、世子直正の傅育、そして一〇代藩主直正入部の後は藩政の輔相輔導に一意専心した生涯であった。

『古賀穀堂先生小傳』には「穀堂の人格思想と学問とが、公の雄大なる資性と融合し、公の政治となって実現せり」とある。直正と穀堂との関係は両人の間に真に美しく、佐賀藩には真実幸甚な出会いであったといえる。直正は穀堂の死を悼み、墓田と名した土地を下し、手厚く葬った。墓所は佐賀市金立町大門。

【参考】『鍋島直正公傳』（一九七三）、西村謙三編『古賀穀堂先生小傳』（一九三五）、生馬寛信『古賀穀堂』（佐賀偉人伝15　二〇一五）

（鍵山稔明）

This life-loving virtue has
penetrated the minds of the people.

書経（尚書）
虞書　大禹謨

皐陶曰
帝徳罔愆　臨下以簡
御衆以寛　罰弗及嗣
賞延于世
宥過無大　刑故無小
罪疑惟輕　功疑惟重
與其殺不辜　寧失不經
好生之徳　洽于民心
茲用不犯于有司

「好生館」の名前の由来となった『書経』の一節とその英語訳。

古賀《こが》　朝陽《ちょうよう》

（安永二年～天保八年　一七七三～一八三七）

好生館の黎明期に尽力した儒医

古賀朝陽は安永二年（一七七三）、養父郡轟木村（現佐賀県鳥栖市）で生まれた。名は能遷、字は仲安・健道、通称安道。朝日山近くに居を構えていたので朝陽と号した。佐賀藩の儒医で、医術だけでなく詩歌や書にも優れていた。

はじめ医学を侍医の重鎮である牧仲禮に学んでいたが、仲禮没後に国学生となり、古賀精里に師事した。程なくして京都および大坂に遊学して医学を研鑽し、帰郷して施薬局を任された。文化六年（一八〇九）七月に「八幡小路南一四番」に居（「賜金堂」と称す）を構え、藩から若干の援助を受けて私塾的な医学館を起こした。当時知名の文人墨客は朝陽の「賜金堂」に集まっていた。しかし文政二年（一八一九）八月に故あって河上（現佐賀市大和町にある川上峡）に謫居《たっきょ》させられ、医業に励む傍ら、水石の間に吟行し、詩作に耽っていた。この時に作られたのが当時一世を風靡した『河上謫居詩巻』である。文政六年（一八二三）藩から復帰を命ぜられ八幡小路の旧宅を賜り、侍医兼弘道館書学教導となった。

その後天保五年（一八三四）、朝陽は私財を投じて向かいの土地（八幡小路北一七番）に医学館を建て、これを藩に献上した。その際佐賀藩主鍋島直正は館名を『書経』の一節「好生の徳、民心に洽《あまね》し」から「好生館」と名付け、「好生館」の扁額を揮毫して与え、藩校弘道館の直轄とした。医学校「好生館」の黎明である。天保八年（一八三七）の冬に出版された『朝陽詩集鈔』の一節に「冬至好生館清集分得冬韻　医学黌成属仲冬　適隹朝拝神農春光」と医学黌（医学校）としてすでに「好生館」の名が出ている。天保

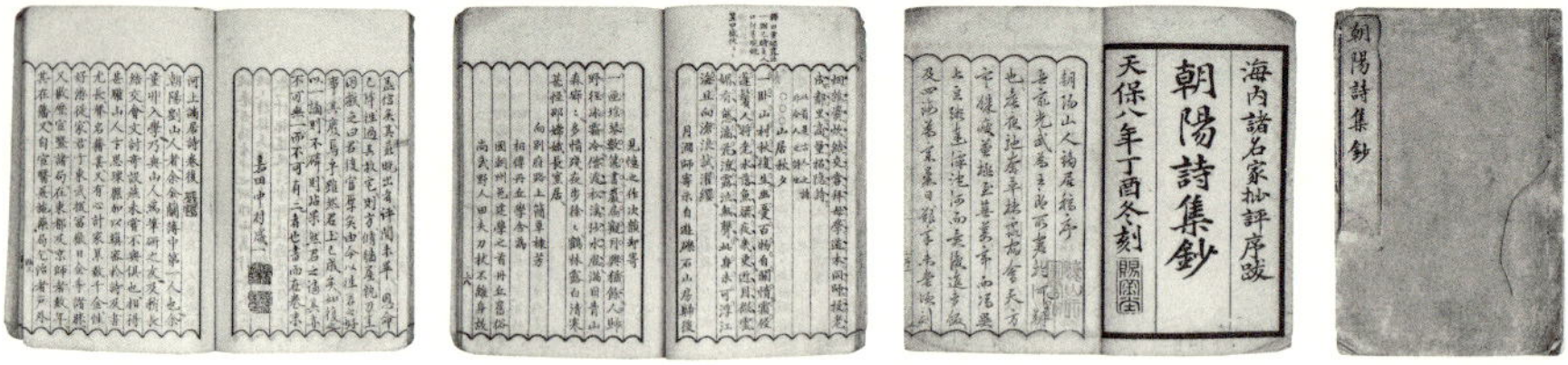

『朝陽詩集鈔』（佐藤英俊所蔵）

八年二月没。享年六五。『佐賀先哲叢話』によると永山二水撰による朝陽碑文があったが、現在は墓碑とも所在不明である。

当時巷に広く知れ渡っていた『河上謫居詩巻』の一節「山居秋夕の詩」を紹介する。

「一臥山村秋復生。幽憂百物自關情。霜侵蓬鬢人将老。水落魚梁夜幾更。近月微雲媚有態。滴花涼露泣無聲。此身未可浮江海。且向滄浪試濯纓。」

以前朝陽が京都で頼山陽を訪ねた際に、山陽は己の才学を自負して、朝陽を冷遇したことがあった。その後文政年間に山陽が佐賀を訪れた時に学者たちが山陽を朝陽の居宅である「賜金堂」に招待した。この時山陽は草場佩川や中村嘉田ら諸氏と談笑していたが、朝陽には一言の挨拶もなかった。そこで朝陽は『河上謫居詩巻』を山陽に見せて評価を乞うたところ、山陽は一読して朝陽の技量に感服し、はじめから朝陽と言葉を交わさなかったことを後悔し、また昔日の京都での無礼を謝したという。

朝陽没後旧宅には、武富圯南が借居し、私塾「天燭舎」を興して藩の文教に大いに貢献した。その後、嘉永四年（一八五一）朝陽の旧宅には大石良英および大庭雪斎を中心に「医学寮」・「蘭学寮」が設立され、近代的な医学校として徐々に組織化されて行った。そして安政五年（一八五八）医学寮は弘道館から独立して水ヶ江において医学校「好生館」として発展した。

【参考】伊東祐穀『佐賀先哲叢話』（一九一三）、「相良知安翁懐旧譚（三）」『医海時報』（一九〇四）、侯爵鍋島家編纂所『鍋島直正公傳第三篇』（一九二〇）、財団法人鍋島報效会『明和八年佐賀城下屋鋪御帳扣』（二〇一二）、『朝陽詩集鈔』（一八三七）、『花竹堂詩文抄坤』（一八九二）

（佐藤英俊）

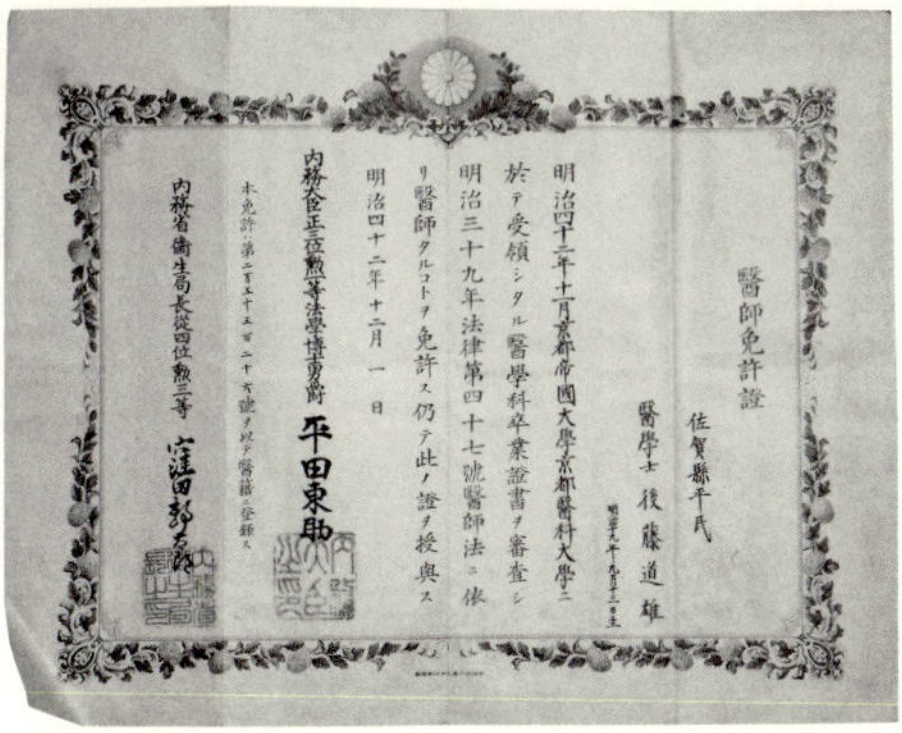
醫師免許證

佐賀縣平民

醫學士 後藤道雄

明治十九年九月十三日生

明治四十二年十一月京都帝國大學京都醫科大學ニ於テ受領シタル醫學科卒業證書ヲ審査シ明治三十九年法律第四十七號醫師法ニ依リ醫師タルコトヲ免許ス仍テ此ノ證ヲ授與ス

明治四十二年十二月一日

内務大臣正三位勲一等法學博士男爵 平田東助

本免許ハ第二万五千五百二十六號ヲ以テ醫籍ニ登録ス

内務省衛生局長従四位勲三等 窪田静太郎

後藤道雄の医師免許証
二万五五二六号で登録された。ときの内務大臣は旧米沢藩出身の平田東助。

後藤《ごとう》 道雄《みちお》

（明治一九年～昭和三五年　一八八六～一九六〇）

神埼出身・小倉記念病院副院長・開業医・作家

後藤道雄は、明治一九年（一八八六）九月一三日、神埼町（現神埼市）の浄光寺住職後藤智水の三男として生まれた。明治二七年三月三一日、神埼町神埼尋常小学校を卒業。明治三五年佐賀県立第一中学校卒業。明治三八年第五高等学校卒業。同年、京都帝国大学医科大学に入学。同四二年一一月卒業。同年一二月一日、医師免許証を与えられ、二万五五二六号を以て医籍に登録された。同大助手を経て、大正二年（一九一三）、熊本県立熊本病院医員となる。大正四年京都帝国大学助手に復し、同五年長崎医学校の教授となる。大正五年、医学博士となる。同六年九月に小倉記念病院へ勤務。同年一〇月一二日に、小児科部長と副院長に任ぜられた。大正八年八月一日、副院長として月手当八〇円の給与を得る。大正九年七月一五日、退職。同年七月二三日、佐賀市松原町七〇番地で開業。以後、昭和二〇年五月二日に診療所を廃止するまで、同所において診療を続けた。昭和三五年（一九六〇）三月一一日没。七四歳。遺骨は浄光寺の納骨堂に納められている。

医書や郷土史書も多く、『ヘッド氏帯、臨牀的応用ト鍼灸術』（一九一七）、『迷信と医学』（一九二二）、『迷信茶話』（一九二六）、『迷信茶話第三編』（一九二九）、『新佐賀夜話』（一九五四）、『新佐賀夜話』続編（一九五八）などがある。戯曲も好きで、梧桐知秋などのペンネームで『法難』（一九二六）や『非常時はこれから』（一九三三）、『佐賀まんざい　第一輯』（佐賀郷友社、一九三九）などを書いた。

【参考】後藤道雄資料

（青木歳幸）

後藤《ごとう》 祐哲《ゆうてつ》

（享和二年～明治五年　一八〇二～一八七二）

有田郷医

後藤祐哲は、『医業免札姓名簿』一四二番目に、「嘉永六年丑十一月三日、内科、故花房逸庵門人、祐哲、有田郷稗古場山、五拾弐才」と記録され、その子は、緒方洪庵の適々斎塾に万延二年（一八六一）辛酉三月五日に入門した「肥州佐嘉、祐哲悴、後藤祐益」である。祐哲は六代目、祐益は七代目で、その後八代祐一、九代祐春と医業は続いている。祐哲は、「有田十唱」（数え歌）の三番に、「産は祐鐵《ママ》」と歌われた名医で、安政二年（一八五五）四月八日、山代郷久原（現、伊万里市山代町久原）での種痘手伝い医師として、峯静軒らと記録がある。文久三年（一八六三）三月一八日、明善寺（現、伊万里市二里町）では、佐賀藩種痘医楢林蒼樹の手伝い医師を有田郷の中村吾道・峯源次郎と共に務めた。明治二年（一八六九）一一月の峯源次郎日暦に「後藤は管有田郷医務者也」とあり、祐哲は有田郷内医師の代表として好生館医局からの通知を受けている。源次郎への卒業試験通知も祐哲経由だった。明治五年六月一〇・一一日、源次郎は祐哲を訪ね、祐哲は七月一八日死去、戒名は松浄軒壽山祐哲居士。翌六年八月一八日、祐益逝去。戒名は松林軒堅顔祐益居士。墓は有田町稗古場の慈雲山報恩寺（曹洞宗）の高い所にある。明治三三年四月、飯田郡長指導で松浦病院改革中の浅岡副院長が、後藤祐一院主と対立し辞任。翌三四年の五月九日に私立松浦病院は西松浦郡慈善病院となり、祐一は理事長に就任した。十代となるべき祐碩は昭和二〇年八月、長崎医科大学在学中原爆にて死亡、母タダは弔歌を墓石に刻んだ。九代目祐春の三男後藤年男（昭和六年生）の長男後藤祐大が、現在多久市立病院長である。

【参考】後藤家資料、『医業免札姓名簿』、緒方富雄『緒方洪庵傳』、「山本家日記」（山本進氏蔵）、『西松浦郡誌』、中島浩気『肥前陶磁史考』、『伊万里市史近世・近代編』

（多久島澄子）

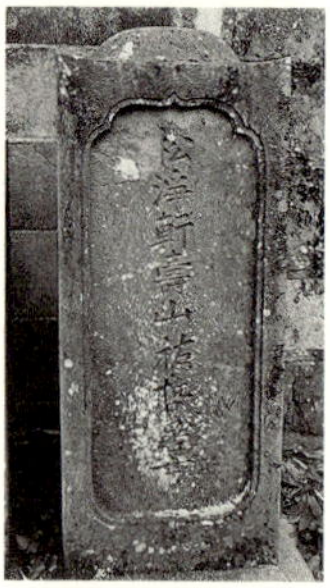

後藤祐哲墓碑

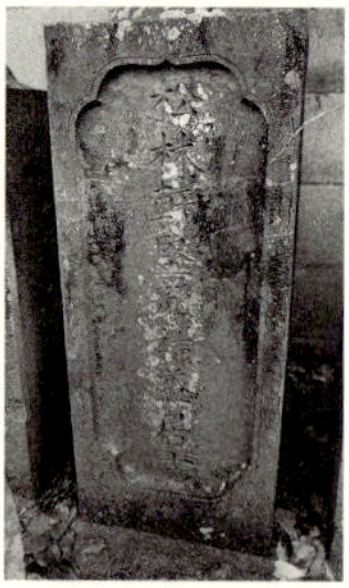

後藤祐益墓碑

一代法橋幽軒覚翁道印居士、元禄八年九月四日
二代松壽軒竺翁道仙居士、後藤祐哲
三代松雲軒金山道剛居士、三月廿六日
四代永松軒白山祐的居士
五代松陽軒渓林祐碩居士
六代松浄軒壽山祐哲居士、明治五申年七月十八日
七代松林軒堅顔祐益居士、明治六酉八月十八日
八代松風軒岳了性居士、大正五年六月十一日、後藤祐一
九代徳照軒泰岳祐春居士、昭和四十一年十月十日、後藤祐春
十代眞学軒謙碩法祐居士、昭和二十年八月十五日、後藤祐碩、長崎医科大学在学中原爆にて死亡、二十二歳
花さかで散りにしわが子しのびつゝいくよの春を待つぞかなしき　母（後藤家墓所調）

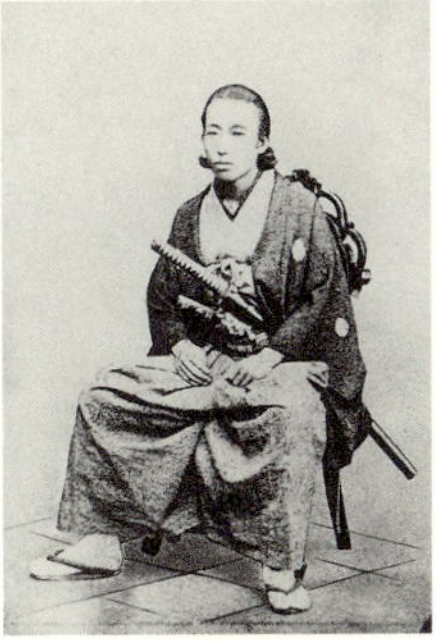

帯刀した相良知安（慶応年間の長崎留学時代）
（相良家蔵）

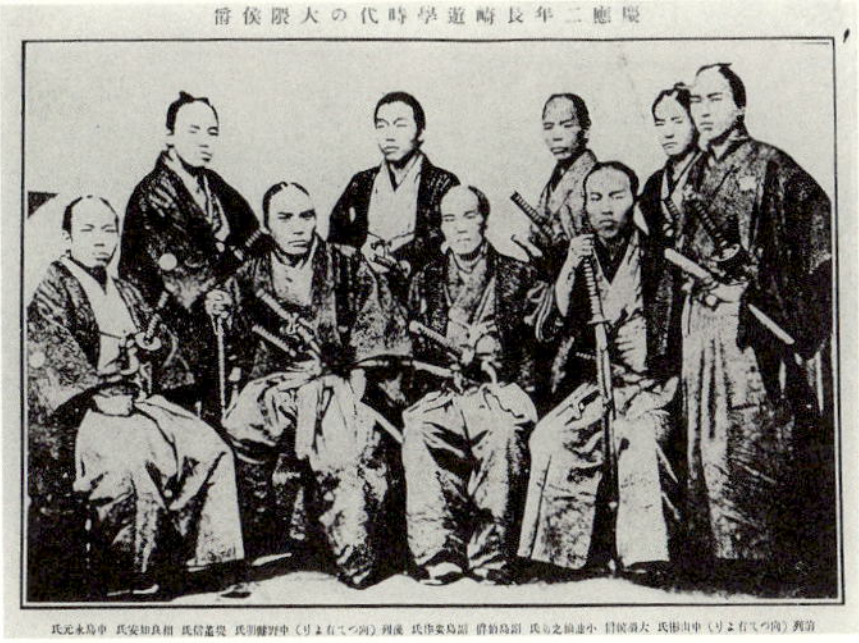

致遠館（長崎）の佐賀藩士
知安は後列中央の人物（慶応二年）
『実業之日本』
（大正一二年二月発行）所収

相良《さがら》 知安《ちあん》

（天保七年～明治三九年　一八三六～一九〇六）

蘭方医・医政家

天保七年（一八三六）佐賀郡八戸村（現佐賀市八戸）で、佐賀藩医相良柳庵の三男として出生。幼名は広三郎と称し長じて弘庵から知安と改める。七歳で天然痘に罹る。近所の江藤又蔵（後の新平）とは竹馬の友。佐賀藩校弘道館から蘭学寮へ進み、教授で蘭学者大庭雪斎から蘭語を学ぶ。この頃佐賀藩主鍋島直正は、藩政改革として藩医の世録を削減する。多感な知安は、父柳庵の減給が腹立たしかった。

知安が明治初期にドイツ医学導入と医科大学創設及び『医制略則』起草に情熱を傾けたのは、この体験（藩医の地位の低さと待遇の悪さ）から、医師の地位向上を図りたかったのである。さらに佐賀藩医学寮（後の好生館）へと進み、生徒長として活躍する。文久元年（一八六一）に江戸留学を命ぜられ、下総佐倉（現千葉県佐倉市）の順天堂塾に入門し、蘭方医の佐藤尚中から蘭医学を学び、塾頭を務め頭角を現した。支家で医師の相良福好（春榮）家の養子となり跡目相続した後、同家のタミ（多美）と結婚する。佐倉から帰藩した後の知安は、文久三年（一八六三）に長崎養生所（後の精得館）での医学伝習を命ぜられ、蘭医ボードインに師事して蘭医学を学び館長を務める。

佐賀藩の伝習生である島田芳橋・江口梅亭・永松東海らの名医を養成した。精得館時代に知安は、蘭医学書のほとんどが、ドイツの医学書をオランダ語に翻訳したものであったことに気付いていた。

慶応元年（一八六五）に佐賀藩が、長崎に開設した英学校致遠館に入学し、大隈重信、副島種臣らの佐賀藩士と共に、宣教師フルベッキから英学を学ぶ。慶応元年に長崎を訪問した直正が、ボードインと面会して病状の診察と治療法を求めた。同伴した知安は、

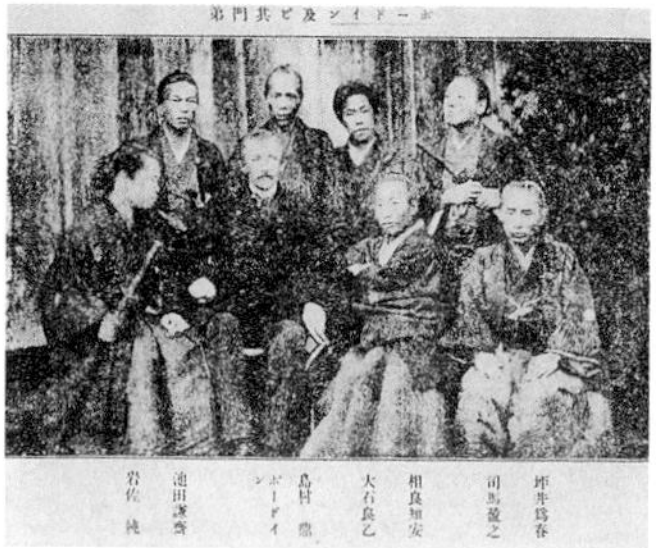

ボードインと門下生
知安は前列のボードインの隣で腕組みをしている人物（明治三年）
（鍵山榮『相良知安』所収）

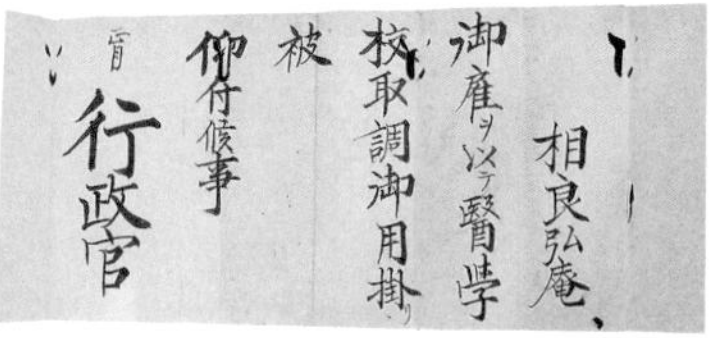
相良弘庵、
御雇ヲ以テ醫學
校取調御用掛
被
仰付候事
行政官

辞令「医学校取調御用掛」（明治二年）
（佐賀県立図書館蔵）

直正の容体書を翻訳して伝え、またボードインから直正への処方書を翻訳した。その後帰藩し、直正の侍医兼藩医学校好生館の教導方差次を命ぜられ、慶応四年（一八六八）直正に従い上洛する。直正の病状を京都の佐賀藩邸で診察したアメリカ人軍医ボイヤーに、知安が二回兵庫を訪問し、直正の病状の経過報告をしている。明治二年（一八六九）新政府から医学校取調御用掛に岩佐純（福井藩医）と共に任命され、医学制度創設を命ぜられる。大学東校（現東京大学医学部）の大学権大丞に就任した知安は、ドイツ医学が世界で最も優れているとの強い信念からドイツ医学導入に奔走する。

長崎時代の恩師ボードインからは、「ドイツ医学が世界に冠絶している。」との証言を得ていた。戊辰戦争で薩長連合軍傷病兵の治療に活躍した、英国人外科医ウイリスへの恩義から新政府内には、イギリス医学導入が大勢を占めていた。当時の文教の責任者で知学事の山内容堂（前土佐藩主）と面会して、知安は「独逸は医学万国秀絶いたし」との自説により、ドイツ医学導入を強く建議する。しかし容堂は、イギリス医学の導入は既定路線であると高圧的に説明し、知安の建議を斥けた。

そこで廟議の席に呼ばれた知安は、「ウイリスを雇用し、日本総医師に取り立てるとの約束が、医学校取調御用掛の下命を受けた自分に何の相談もなく、山内知学事の一存で約定されているのは、正式な廟義の手続を経ない私事である」ことを論破した。この知安の正論と信念に、誰も反論できず激論は知安の勝利に終る。堂々とドイツ医学採用の自説を主張した知安に、同郷の大隈重信・副島種臣ら政府要人も同調し、同年太政官はついにドイツ医学採用を決定した。（一）ドイツと日本は君主政体で、新興国として国情・民族性に類似性があったこと、（二）当時のドイツ医学は基礎医学でコッホ（破傷風菌）やナイセル（淋菌）が相次いで世界的な発見を遂げ、世界の医学界を先導していたことも要因となる。これが契機となり山内容堂は免職となる。その後ウイリスは、知安や西郷隆盛・大久保利通らの尽力により、鹿児島へ招聘され医学校兼病院を創設し

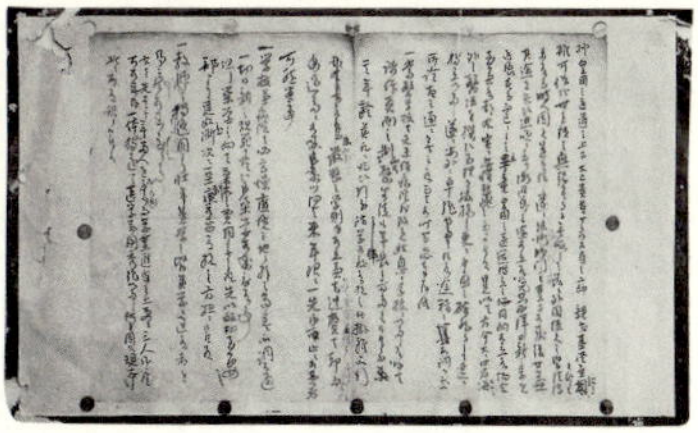
「独医学輸入に関する相良知安自筆覚書」（明治二年）（佐賀県立図書館蔵）

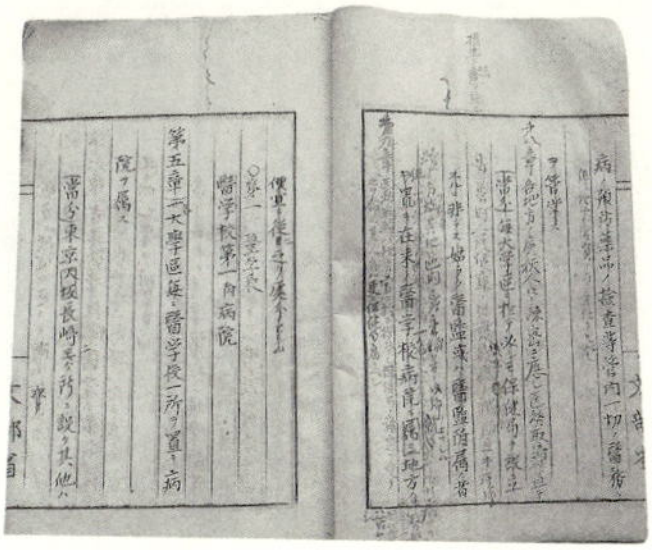
『医制略則』八五箇条（明治六年）知安が起草し『医制』の草案となる。（佐賀県立図書館蔵）

た。明治三年（一八七〇）、鍋島直正の胃腸病が悪化するなか、在京のボードイン・相良知安・伊東玄朴・伊東方成（玄朴の養子）・大石良乙・松隈元南及びアメリカ人医師ボイヤーとフランス人医師マッセらが最大限の治療を尽くしたが、直正は明治四年（一八七二）に逝去する。

知安の部下に不祥事があるとの嫌疑がかかり、突然弾正台（警察）に捕らわれ投獄された。知安はその時、太政官への建白書を持参していた。建白書には、医及び医師の名称を廃止して、医師を「護健使《クスシ》」と称すべきと訴え、健康保護・予防医学を提唱し建議したことでも有名。

その後裁判で冤罪と判明し、一年二ヶ月ぶりに復帰した。明治四年明治政府は、二人のドイツ人医学教師であるミュルレル（外科）とホフマン（内科）を大学東校に招聘し、ここにドイツ医学教育がスタートした。文部卿は佐賀藩出身の大木喬任。復帰した知安は明治五年（一八七二）に、第一大学区医学校長（現東京大学医学部）に就任し、明治六年（一八七三）の文部省初代医務局長兼築造局長時代に、オランダやドイツの医学制度を参考に、『医制略則』（八五箇条）を起草する。だが同年知安に突然、第一大学区医学校長及び文部省医務局長兼築造局長罷免の辞令が下る。

『医制』（七六箇条）は、明治七年（一八七四）に公布され、我が国近代医学制度創設の基礎となった。『医制』の大部分は、知安起草の草案どおりだった。罷免され失脚した知安は、文部省御用掛として編輯局勤務を最後に、明治一八年（一八八五）には一切の官職から退いた。妻子を佐賀に残した知安の晩年は、権妻と暮らしながら転々と住居を移し、移転の度に困窮していく。最後は当時の芝区神明町二五番地（現港区浜松町一丁目）の長屋住まいで、易者として生活の糧を得る不遇な晩年を送る。知安の生存中に日本医学は、ドイツ医学導入により北里柴三郎や志賀潔らが、細菌学・免疫学など基礎医学で世界的な業績を挙げた。明治二六年（一八九三）に東京で開催された「第二回日

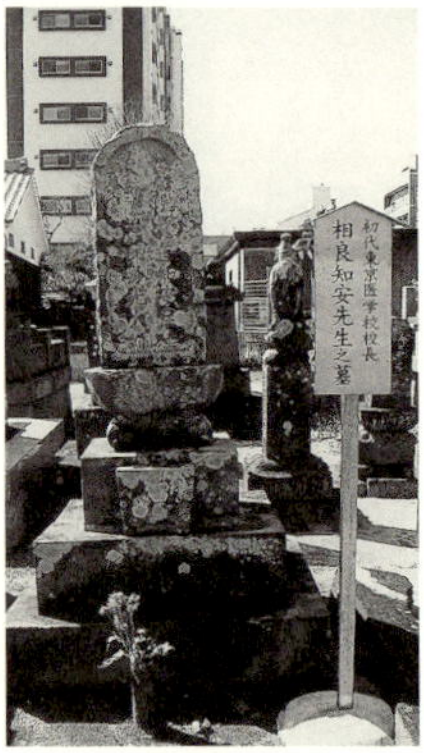

「相良知安墓所」
（佐賀市唐人二丁目・城雲院）

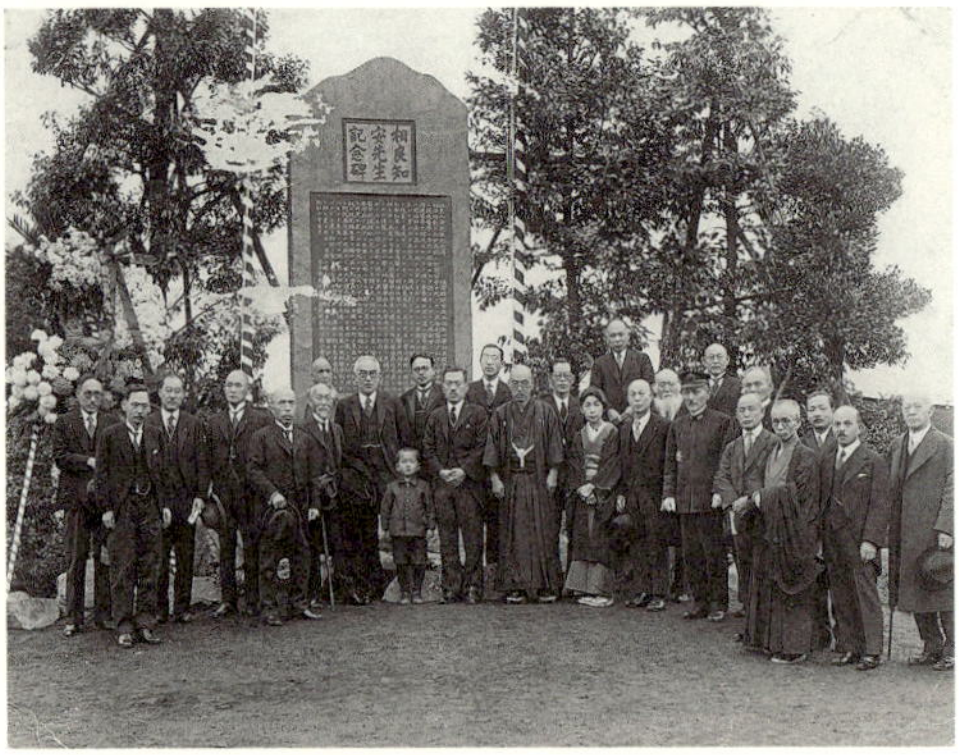

「相良知安先生記念碑」除幕式
（東京大学医学部池之端門側・昭和一〇年）
（相良家蔵）

本医学会」に参画した。明治三三年（一九〇〇）、我が国近代医学制度確立の功績により、勲五等双光旭日章を授与され、石黒忠悳男爵が代理で拝受した。

明治三九年（一九〇六）六月一〇日、インフルエンザにより七一歳の生涯を閉じる。天皇陛下より祭祀料を賜る。墓所は城雲院（佐賀市唐人二丁目）にある。戒名は鐵心院覚道知安居士。昭和一〇年（一九三五）、「相良知安先生記念碑」建立の機運が高まり、発起人の長与東大総長・入沢達吉東大名誉教授・石黒忠悳博士・女医の吉岡彌生及び在京の佐賀県人ら百余名が名を連ね、全国の医師を対象に寄附を募り、東京大学医学部構内の池之端門側に建立された。その後記念碑は平成一九年（二〇〇七）に、東京大学医学部・附属病院創立一五〇周年記念事業の一環として、東大医学部附属病院入院棟Aの玄関前の緑の広場へ移転された。相良知安は、我が国近代医学制度創設の主導的な役割を担った先覚者の一人と言える。

相良知安先生記念碑　枢密顧問官正二位勲一等功三級子爵石黒忠悳題額

明治維新初政府将ニ和蘭医学ニ代フルニ英吉利医学ヲ以テシ医学教育ノ面目ヲ一新セントス時ニ世上頻ニ独逸医学ノ学内ニ傑出セルヲ説クモアリ又来朝中ノ一外人モ亦頗ル之ヲ賛スルアリ茲ニ於テ廟議断然独逸医学ヲ採用スルコトニ決シ普魯西公使ニ嘱シ医学教師ヲ聘セントス適普仏戦争起ルニ会シ其事行ハレス明治四年ニ及ヒテ始メテドクトルミュルレル来朝スルアリ遂ニ其提案ニ拠リ本邦医学教育方針ノ確立ヲ見ルニ至レルカ其制度ハ一独逸ニ則リタルモノナリ子此間ニアリテ斡旋尽力幾多ノ反対論ヲ説服シテ政府ノ規画ヲ達成セシメタルモノヲ相良先生ト為ス先生ハ実ニ独逸医学ヲ輸入シタル恩人ナリ先生名ハ知安弘庵ト号ス佐賀藩医ナリ明治二年一月召サレテ医学校御用掛ヲ命セラレ医政ニ鞅掌ス尋テ大学少丞ニ任セラレ五年十月第一大学区医学校学長ニ遷リ翌年文部省築造局長ニ任シ医務局長ヲ兼又先生ノ医務局長タルヤ建議シテ上野一帯ノ地ニ医学校及

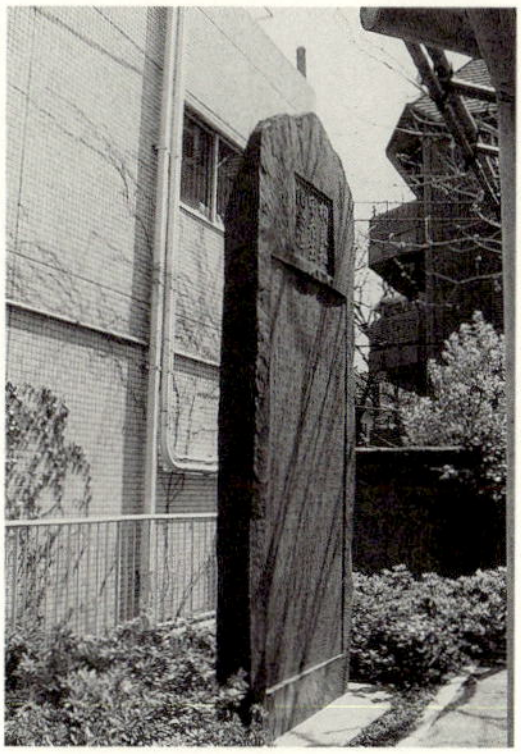

「相良知安先生記念碑」
（東京大学医学部附属病院入院棟Ａ玄関前）

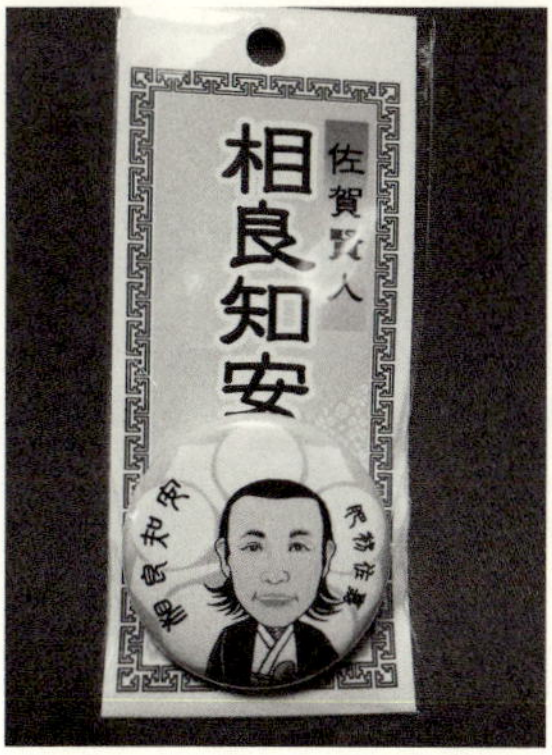

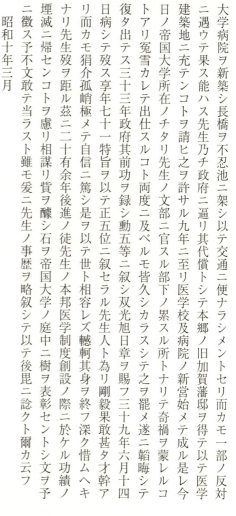

「佐賀一二賢人バッジ」の相良知安バッジ
（佐賀市観光協会発行）

大学病院ヲ新築シ長橋ヲ不忍池ニ架シ以テ交通ニ便ナラシメントセリ而カモ一部ノ反対ニ遇ウテ果ス能ハス先生乃チ政府ニ逼リ其代償トシテ本郷ノ旧加賀藩邸ヲ得テ以テ医学建築地ニ充テンコトヲ請ヒ之ヲ許サル九年ニ至リ医学校及病院ノ新営始メテ成ル是レ今日ノ帝国大学所在ノチタリ先生ノ文部ニ官スル部下ノ累スル所トナリテ奇禍ヲ蒙レルコトアリ寃雪カレテ出仕スルコト両度ニ及ベルモ皆久シカラスシテ之ヲ罷メ遂ニ韜晦シテ復タ出テス三十三年政府其前功ヲ録シ勲五等ニ叙シ双光旭日章ヲ賜フ三十九年六月十四日病シテ歿ス享年七十一特旨ヲ以テ正五位ニ叙セラル先生人ト為リ剛毅果敢甚タ才幹アリ而カモ狷介孤峭極メテ自信ニ篤シ是ヲ以テ世ト相容レズ轗軻其身ヲ終フ深ク惜ムヘキナリ先生歿ヲ距ル茲ニ二十有余年後進ノ徒先生ノ本邦医学制度創設ノ際ニ於ケル功績ノ堙滅ニ帰センコトヲ慮リ相謀リ貲ヲ醵シ石ヲ帝国大学ノ庭中ニ樹ヲ表彰セントシ文ヲ予ニ徴ス予不文敢テ当ラスト雖モ爰ニ先生ノ事歴ヲ略叙シテ以テ後毘ニ諗クト爾カ云フ

昭和十年三月

東京帝国大学名誉教授正三位勲一等　医学博士　入沢達吉　撰

野村保泉刻

【参考】鍵山榮『相良知安』（一九七三）、羽場俊秀『相良知安～医と易～』（二〇一四）、布施田哲也翻訳『アメリカ海軍医ボイヤーの見た明治維新（一八六八―一八六九年の日本）』（二〇一六）、青木歳幸「鍋島直正『御診療日記』」（二〇一五）

相良知安ＨＰのアドレス　http://www.sagarachian.jp/main/

（相良隆弘）

※【参考】に記載の『アメリカ海軍医ボイヤーの見た明治維新』には、肥前藩医相良知安を、「Dr. Saga la Du Dun」（サガラ　デュダン）と記述している。この出典を根拠に「ちあん」と呼称することにした。

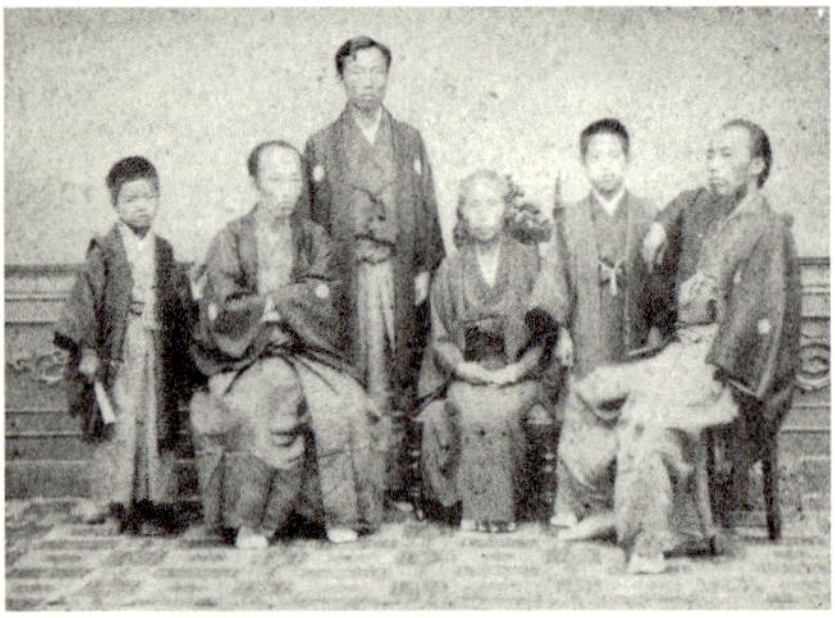

相良一家（明治五年）
相良安定は左より二人目。三男知安は中央に立つ人物。二男武重は右端。中央は母友。父長美は既に死亡。四男元貞はドイツ医学留学中。
（相良家蔵）

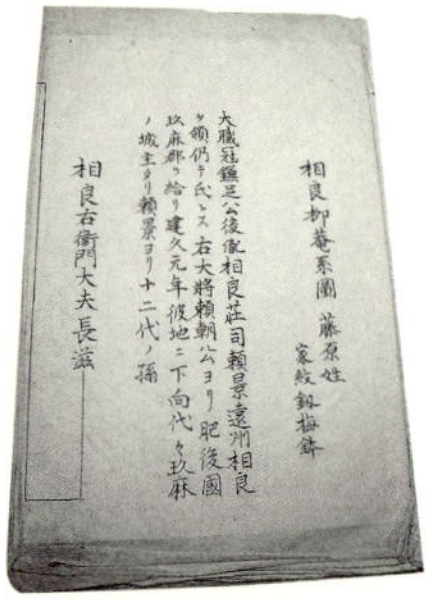

相良柳菴系圖　藤原姓
家紋鋏梅鉢

大職冠鎌足公後裔相良荘司頼景遠州相良ヲ領ス仍テ氏トス右大将頼朝公ヨリ肥後國玖麻郡ヲ給リ建久元年彼地ニ下向代々玖麻ノ城主タリ頼景ヨリ十二代ノ孫

相良右衛門大夫長滋

「相良柳庵系図」
（相良家蔵）

相良《さがら》 長美《ながよし》（六世柳庵《りゅうあん》）

（享和三年～元治元年　一八〇三～一八六四）

蘭方医・藩医

相良一族は、江戸時代から佐賀藩医として歴代の鍋島藩主に仕えてきた。好生館のルーツである佐賀藩の医学館・医学寮や蘭学寮に学び、さらに好生館指南役として西洋医学を教授してきた経歴がある。相良知安の七世祖の相良長安（初代柳庵）は、明暦の末長崎に留学し大通詞西吉兵衛に就いて外科を学び、南蛮流外科（ポルトガル流フェレイラ外科）及び紅毛流外科（オランダ医カスパル流外科）の西洋医学二流を修めた。

鍋島志摩家の家来となり佐賀城下に居住して開業し、以来佐賀藩に藩医として仕え代々柳庵と名乗る。本家（相良柳庵家）の流れとして、（一）相良長安（初代柳庵）・明暦時代―（二）相良伊安（二世柳庵）・元禄時代―（三）相良正安（三世柳庵）・延享時代―（四）相良徳安（四世柳庵）・安永時代―（五）相良安昌（五世柳庵）・文化時代―（六）相良長美（六世柳庵）・天保時代―（七）相良安定（七世柳庵）・慶応時代である。三支家として（ア）相良養伯家、（イ）相良養元家、（ウ）相良柳蔭家がある。禄高は、本支四家を合わせて六四人扶持と四〇石であった。五世相良柳庵（安昌）は、藩命により長崎の紅毛流外科医に西洋医学を学ぶため、長崎医学伝習を命ぜられた。

相良長美（六世柳庵）は、享和三年（一八〇三）一〇月二日に出生し、始め安富と称し長じて宣安・柳庵と名乗る。文政三年（一八二〇）に家督相続。天保元年（一八三〇）佐賀藩御番医を仰せ付かる。天保六年（一八三五）に医学寮指南方を拝命した。家禄は三四人扶持。妻は中野権太夫良明の娘で名は友（後に浅）。四男一女を授かる。この間に現佐賀市の八戸村、材木町、八幡小路などに転居した。天保七年（一八三六）に「勤

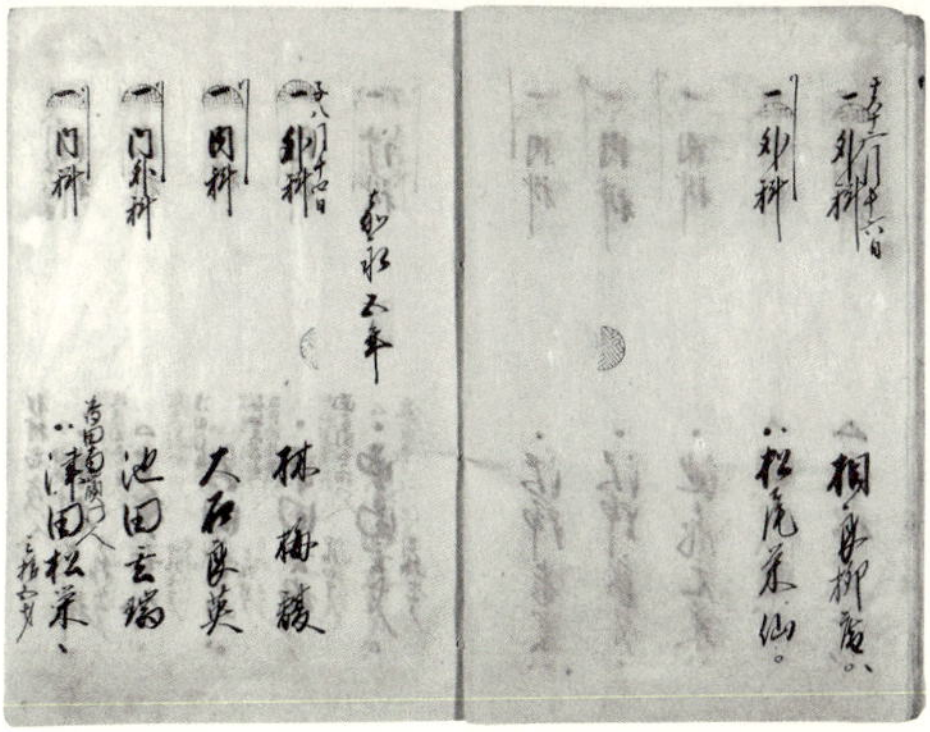

『医業免札姓名簿』（嘉永六年）
「外科相良柳庵」の記載（右端）
（佐賀県医療センター好生館蔵）

役中唐人御取締方ニ付長崎出張」を仰せ付かる。嘉永四年（一八五一）発行の佐賀藩『医業免札姓名簿』には、「外科相良柳庵」と記載があり、六四八名中二五番目に医業免札を受けた。当時佐賀藩は、蘭方医として著名な側医師の二六名に試業を免除して免札を渡し、藩医学校で西洋医学の教師に任用した。嘉永五年より、長男安定と共に五年間伊万里へ転居する。安政三年（一八五六）に藩主鍋島直正お側医に召され、同時に若殿（鍋島直大）の御附医師となる。安政六年には好生館掛合に就任し、恒姫様療養方兼帯を仰せ付かる。万延元年（一八六〇）に若殿の初めての江戸出府に、長美と宮田魯斎・永松玄洋の三人が侍医としてお供する。

　文久二年（一八六二）には若殿にお供し帰藩する。元治元年（一八六四）長美の病気療養中につき、直正より養生料として正銀二四〇目を拝領する。また直大より御筆書を拝領した時は大変感激した。元治元年六月一二日に六二歳で死去。墓所は城雲院（佐賀市）。戒名は槐樹軒一夢常安居士。

　長美の二男相良武重（後に伊東武重）は、天保二年（一八三一）八月二八日に出生。幼名は源蔵や源次源左衛門と称し、長じて祐重・武重と名乗る。嘉永三年（一八五〇）から、佐賀の尊皇家枝吉神陽が結成した義祭同盟に参加。武重は医師の道ではなく、社中の同志であった大隈重信を頼りに上京し官僚となる。明治初期には記録寮五等出仕従六位から、小倉県参事となり大蔵書記官や大蔵省出納局長等を歴任した。明治二〇年（一八八七）四月一三日に五七歳で死去。正五位勲六等を賜る。墓所は青山霊園。

　その長男の伊東祐穀は、文久元年に東京で出生。長じて内閣統計局に奉職し、統計学研究のため渡欧。海軍大学統計学教授を歴任し、我が国統計学の大家の一人となる。大正二年（一九一三）に佐賀図書館初代館長を歴任した。大正一〇年六一歳にて死去。

（相良隆弘）

【参考】「相良知安翁懐旧譚」（『医海時報』一九〇四）

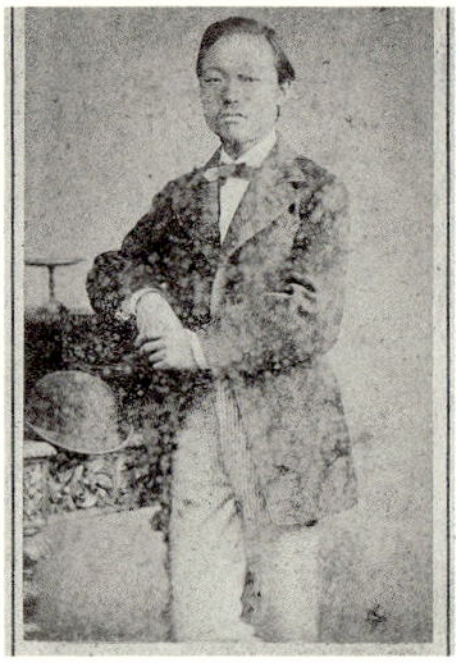
相良元貞。ベルツが初めて診察した日本人留学生。（明治五年頃・於ベルリン）（相良家蔵）

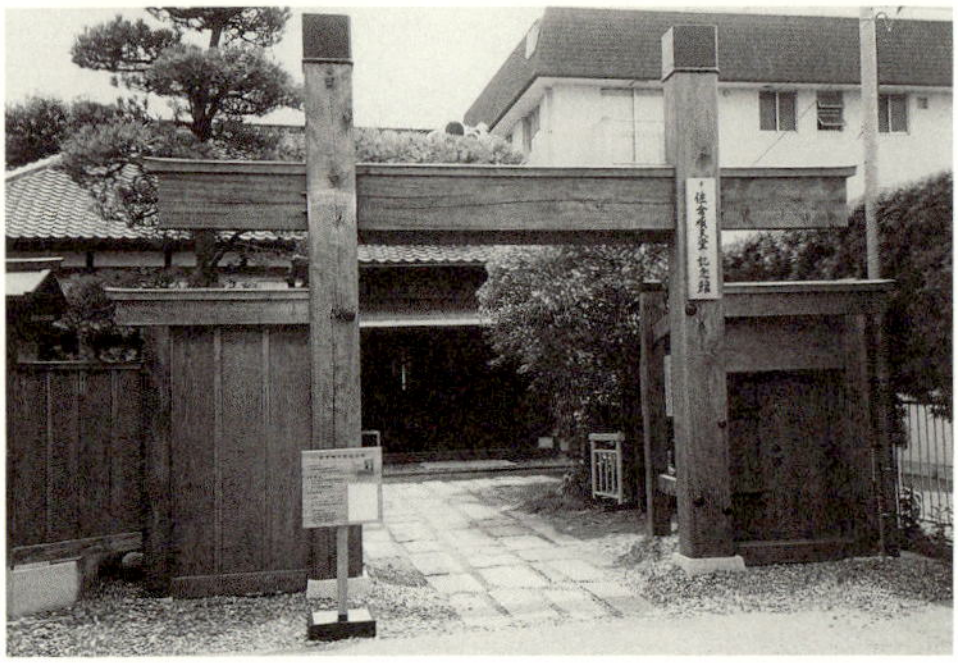
「順天堂塾跡」下総佐倉（現千葉県佐倉市）

相良《さがら》 元貞《もとさだ》《げんてい》

（天保一二年〜明治八年　一八四一〜一八七五）
蘭方医・明治政府派遣第一回ドイツ医学留学生

相良元貞は、天保一二年（一八四一）一〇月一三日、佐賀藩医相良長美の四男として佐賀郡八戸村（現佐賀市八戸）に生まれた。長じて藩校弘道館から医学寮・蘭学寮及び藩医学校で学ぶ。文久二年（一八六二）の医学校好生館時代には、『扶氏経験遺訓』（緒方洪庵が、ドイツの教授フーフェランドの内科書を、翻訳した文献）の会読会に参加した。元治元年（一八六四）に、江戸留学を命ぜられ、同僚で佐賀藩の永松東海と共に、幕府医学所（松本良順頭取）に入門する。同年秋には、兄の知安が学んだ下総佐倉（現千葉県佐倉市）の順天堂塾で、長崎で蘭医ポンペから蘭医学を学んで帰郷した佐藤尚中（塾創設者佐藤泰然の養子）に師事し、蘭医学を学んだ。

『慶応元年閏五月　佐倉順天堂塾社中姓名録』によれば、元貞は永松東海と共に会頭を務めている。元貞は『ヒルトル解剖書』や『ストクハルドト舎密書』の講義を担当し、朝から夕方まで教授した。ポンペが長崎養生所で教授した医学書を、テキストとして使用した。舎密《セイミ》とは化学のことである。明治二年（一八六九）医学校兼病院への勤務を命ぜられ、その後名称が大学東校と変わり、中助教兼大寮長に就任する。

明治政府は明治三年（一八七〇）二月、大阪に病院と医学校を設立し、長崎より蘭医ボードインを招いて、診療と医学伝習に当たらせた。大阪医学校には順天堂塾門下の相良元貞・永松東海らが中助教として転勤を命ぜられた。眼科学の泰斗であるボードインの治療は、特に優れていたので府民に評判となり人気を博した。

同年一〇月に明治政府派遣第一回ドイツ留学生として相良元貞（病理学）・池田謙斎

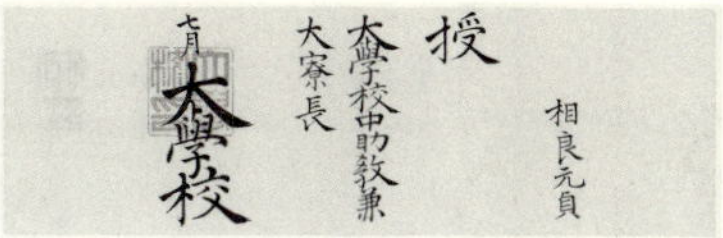

辞令「授　大学校中助教兼大寮長大学校」（明治二年）（相良家蔵）

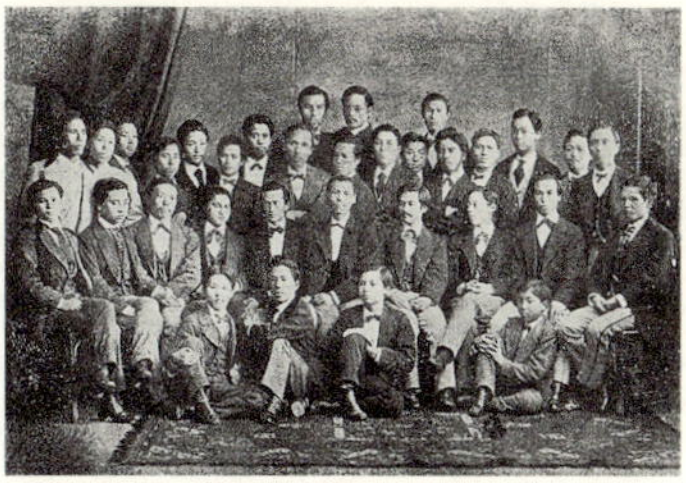
ベルリンの日本人留学生（明治五年頃）相良元貞は最後列の右から二人目（東大生理学同窓会所蔵）

（外科）・大石良乙（化学）・大沢謙二（生理学）・山脇玄（解剖学）・今井（岩佐）巌（生理学）・荒川邦蔵（治療学）・北尾次郎（物理学）・長井長義（薬学）以上九名が選抜されて、プロイセン（ドイツ）のベルリン大学（現フンボルト大学）への医学留学が決まる。元貞の専攻は病理学（当時は原病学）。大石良乙（良二）は同じ佐賀藩出身。政府は主に大学東校の教授スタッフの中から、派遣留学生を選抜した。長井長義は、後年日本薬学の鼻祖となる。

同年一二月派遣留学生一行は、横浜港からアメリカの飛脚船に乗り、プロイセン（ドイツ）へと留学の途についた。太平洋を渡りアメリカ西海岸に上陸後、鉄道でアメリカ大陸を横断する。東海岸から大西洋を航路で、ロンドンを経由してオランダへ上陸した。アムステルダムから鉄道で、やっとプロイセン（ドイツ）の首都ベルリンへ到達する、約二ヶ月に亘る長旅であった。

ベルリンでは、最初に家庭教師に就き、ドイツ語の基礎と会話を学び、その後明治四年（一八七一）の冬学期から、ベルリン大学医学部へ学籍登録し入学した。細胞病理学の大家であるウィルヒョウ教授やレイモン教授（生理学）・ランゲンベック教授（外科学）・ライヘルト教授（解剖学）・フレーリヒス教授・トラウベ教授（内科学）・リープライヒ教授（薬物学）・ドーベ教授（物理学）・ホフマン教授（化学）など当時の世界的な医学者から学ぶ。医学部があるシャリテ病院で、解剖学や病理学及び解剖実習などの臨床を学ぶ。フンボルト大学アーカイブ（文書館）には、留学当時の元貞の履修記録が保存されている。

明治五年（一八七二）当時、ベルリンの日本人留学生数は約三三名であった。政府派遣留学生のほか、各藩派遣の留学生・華族出身者や私費での留学生もいた。ドイツ滞在五年間で勉学に励む。在学四年後の八学期を終了し、いよいよ博士号（ドクトル）を取

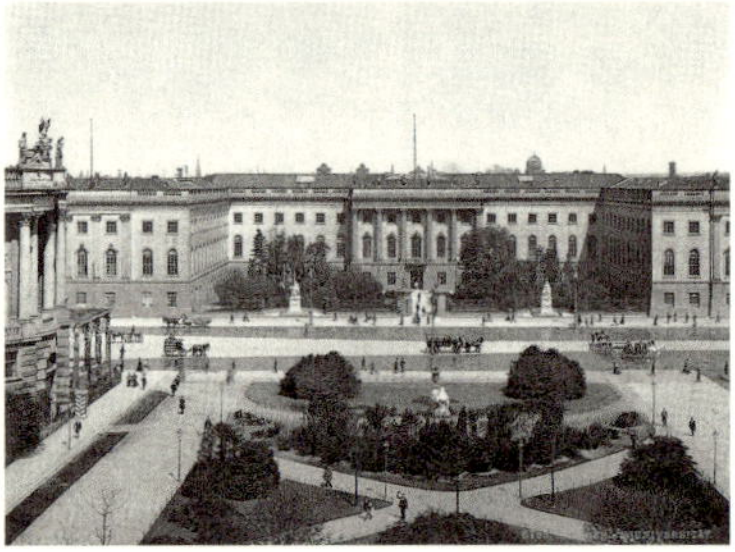

当時のベルリン大学（現フンボルト大学）
（『明治期のドイツ留学生』所収）

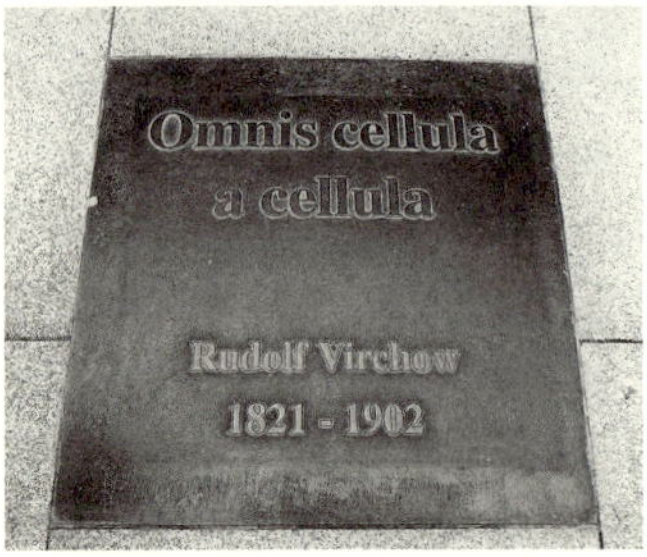

ウィルヒョウ教授の銘板（シャリテ病院内）。「全ての細胞は他の細胞からできる」との名言を遺した。

得しようとする秋の時期に、解剖実習中にメスで誤って自分の手指を傷つけ、そこから感染し肺病を患った。明治七年（一八七四）冬学期から、ライプチヒ大学医学部へ転学し学籍登録した。同大ではドイツ内科学の権威であるヴンダーリッヒ教授・ワーグナー教授（内科臨床）らから学びつつ、治療を続けた。

ベルツ博士との出会いは、その頃にライプチヒ大学病院に入院した元貞を診察した時に始まる。ベルツは、日本からの留学生である元貞を献身的に世話し、次第に母国である極東の日本に対し、強い好奇心と関心を抱き始める。異国の地で病に倒れ心細い思いをしていた元貞は、ベルツの温情にどれほど感謝したかは容易に想像できる。元貞はベルツの評判を、日本の兄知安へ手紙で知らせた。

知安は、早速ベルツをお雇いドイツ人講師として、我が国へ招聘することを明治政府へ働き掛ける。元貞は在独中に留学生仲間の池田謙斎から、独乙銀貨一〇〇ターレル借用していたのを、元貞が帰国後に池田家へ返済した史料（『池田文書』）がある。治療と学業を継続したが病状が好転しない中、明治八年（一八七五）三月に、同大学へ退学届を提出し失意のうち帰国した。同年一〇月一六日、元貞は三五歳の若さで東京にて没し、青山霊園に葬られる。恩人ベルツとの再会が、ついに叶わず死去した。死去に際し学友の永松東海と司馬盈之は、元貞を偲んで「東京日日新聞」に弔辞を寄せている。

「佐賀県士族相良元貞君ハ五年前大学中助教奉職中医学修業ノ朝命ヲ奉シテ普国ニ留学セリ　元来才力非凡ナル上ニ勉強モ亦大ニ人ニ過タリ　彼国大学ニ入テ既ニ第八学期ノ課程ヲ修メ学術大ニ成熟シテ　已ニ「ドクトル」ノ試験ヲ受ケムトスルノ秋ニ至リ　曽テ屍毒ニ中リ体力未タ旧ニ復セサルニ続テ肺疾ニ罹リ志ヲ遂ゲズシテ帰朝ス　未ダ幾千ナラス百治効ナク遂ニ本月十六日東京ニ於テ齢三〇有五ニシテ折ス　嗚呼憾ム可シ造物ノ才人ヲ厄スル何ソ其レ酷ナルヤ　天若シ斯人ニシテ年ヲ仮サバ豈啻ニ癡ヲ起シ骨ニ肉

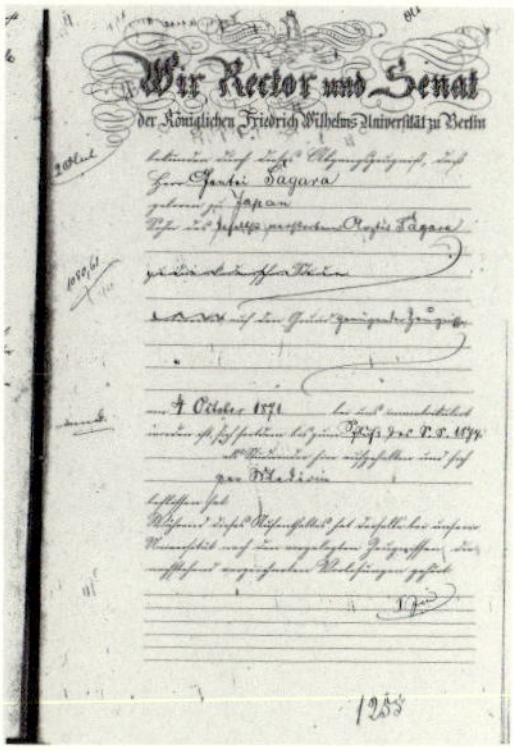
Wir Rector und Senat
der Königlichen Friedrich Wilhelms Universität zu Berlin

相良元貞の「学籍登録者名簿」（ベルリン大学・明治四年一〇月）（フンボルト大学文書館蔵）

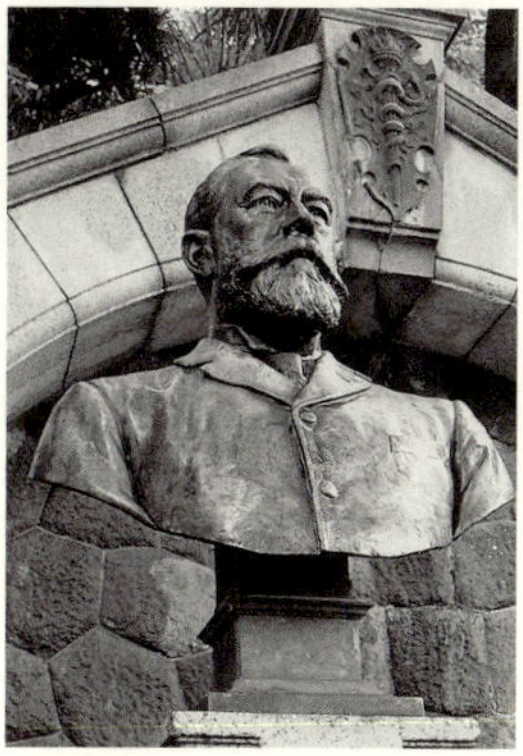

日本近代医学の父
E・ベルツ博士

スルノミナランヤ　後進ノ仰デ以テ泰斗トナスノ期モ亦将ニ爰ニ在ラントス　今ヤ不幸ニシテ其学フ所ノ什一ヲ試ムルコト能ハズシテ没ス　誠ニ惜ムベキナリ吾儕同胞歎惜ノ至ニ堪ヘズ爰ニ新聞ノ余白ヲ仮テ　以テ世ノ曾テ同氏ヲ識ルノ諸君ニ訃ク。学友司馬盈之・永松東海」（東京日日新聞。明治八年一〇月二三日付）。

明治政府は、ベルリン駐在の青木周蔵駐独公使に伝令し、ベルツと招聘交渉を進めた結果、明治九年（一八七六）に正式に契約書を交わし、同年ドイツ医学の指導教師として、東京医学校へ招聘され着任した。内科学を中心に病理学・薬物学と産婦人科学及び精神医学まで担当した。

日本人女性花《ハナ》と結婚し長男トク・ベルツと長女ウタが誕生。明治一三年（一八八〇）明治天皇及び皇太子の侍医となる。ツツガムシ病・肺ジストマ症・脚気の研究で足跡を残し、また温泉療法の効用を発表したので草津温泉には、ベルツの功績を讃えて記念碑が建立された。化粧水である「ベルツ水」を考案したことでも有名。

明治三八年（一九〇五）、勲一等旭日大綬章を授与され、同年、夫人と共にドイツに帰国した。明治四〇年、東京大学医学部構内にベルツ博士とスクリバ博士の胸像が建立された。大正一二年（一九二三）ドイツで死去。享年六四。ベルツはシュツットガルト（ドイツ）郊外の「森の墓地」に眠る。

「日本近代医学の父」として日本近代医学の発展に貢献したベルツは、相良元貞との出会いにより、日独医学交流の懸け橋の役割を果たした。

【参考】『明治期のドイツ留学生』（森川潤・二〇〇八）、『虹の架橋』（長谷川つとむ・二〇〇四）、『ドクトルたちの奮闘記』（石原あえか・二〇一二）

（相良隆弘）

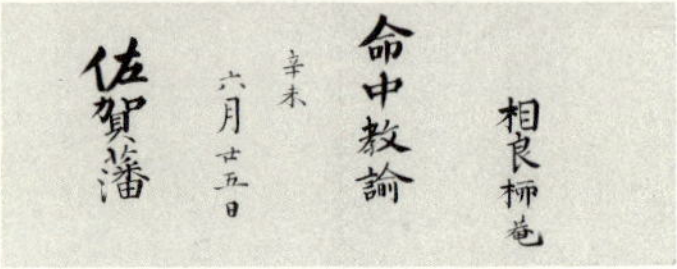
相良柳庵
命中教諭
辛未
六月廿五日
佐賀藩

辞令「相良柳庵　命中教諭　佐賀藩」
（明治四年）
（相良家蔵）

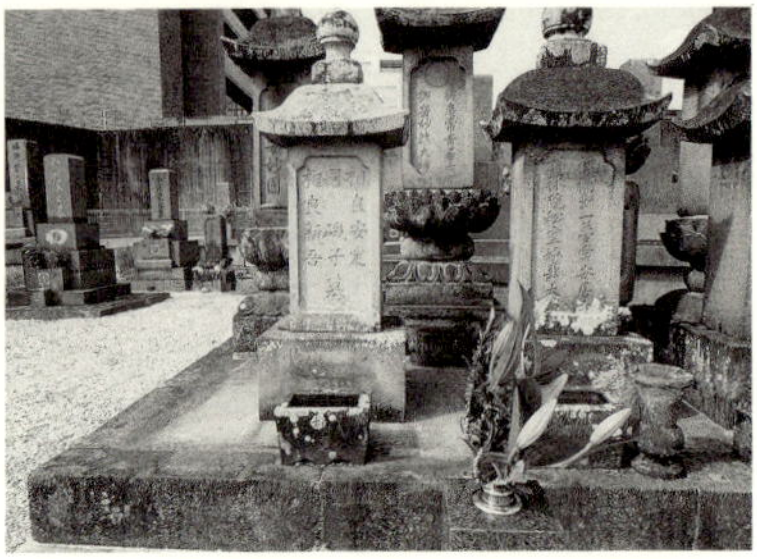

相良家墓所。長美は右基、安定は左基。
（佐賀市唐人二丁目・城雲院）

相良《さがら》　安定《やすさだ》（七世柳庵《りゅうあん》）

（文政一一年～明治七年　一八二八～一八七四）
蘭方医・藩医

相良安定（寛斎・七世柳庵）は、文政一一年（一八二八）九月二五日に藩医相良長美（六世柳庵）の長男として出生し、幼名は信一郎と称し長じて公安・寛斎と名乗る。藩校弘道館から医学寮に学ぶ。嘉永六年（一八五三）に、外科の佐賀藩医業免札を二四八番目に受ける。安政五年（一八五八）から大坂の蘭方医緒方洪庵が主宰する適塾に入門し、蘭医学を三年間学び帰藩する。文久元年（一八六一）に好生館指南役を仰せ付かる。『峯源次郎日暦』には、万延二年頃フーフェランド（ドイツ人教授）の内科書をオランダ語訳したのを、緒方洪庵が翻訳した『扶氏経験遺訓』を教科書として会業（輪読会）し、好生館教師と医学生が学んでいたことが記載され、寛斎も参加していた。文久三年三月には、佐賀医官種痘医として、伊万里領二里村の廣巌寺に派遣され種痘に従事した。

元治元年（一八六四）には、小城藩領の無量寺に二回出張して種痘を実施する。同年父長美の死去により、相良本家を跡目相続し七世相良柳庵を名乗る。慶応元年（一八六五）藩主直正の御付医師となり好生館教導方に就任。慶応二年勤役中につき長崎養生所お雇い蘭医ボードインに就いて、調薬用法・外科術等の医学伝習のため長崎出張を命ぜられる。帰藩後は好生館教導方兼帯を仰せ付かる。

明治元年（一八六八）及び明治二年に直正に同行して上京。明治三年に大御前（筆姫）様大侍医兼務を命ぜられる。明治四年一月に直正逝去に立ち会う。直正の御毛髪にお供して佐賀へ帰藩した。同年七月、好生館中教諭に任命。明治六年八月、宮内省「少侍医」に任命され、同年一一月に正七位を賜る。明治七年二月二四日に四七歳で死去。墓所は城雲院。

【参考】多久島澄子『峯源次郎日暦』（『西南諸藩医学教育の研究』・二〇一五）

（相良隆弘）

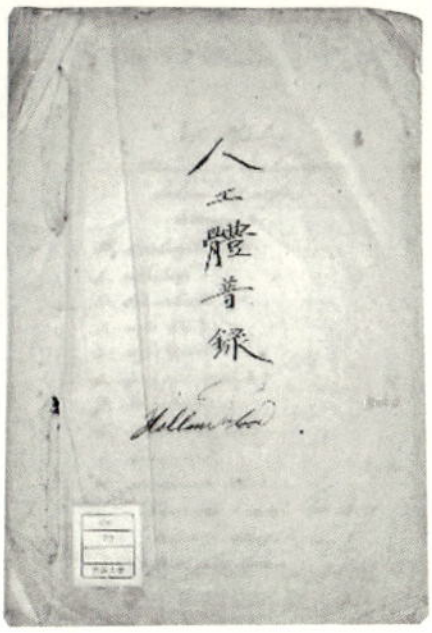

『人工体普録』
（佐賀大学附属図書館小城鍋島文庫蔵）
一冊　幕末に輸入された人体解剖模型「キュンストレーキ」の解説書。オランダ語で書かれたキュンストレーキの解説書はほかに現存しておらず、この一冊のみのきわめて貴重な書。

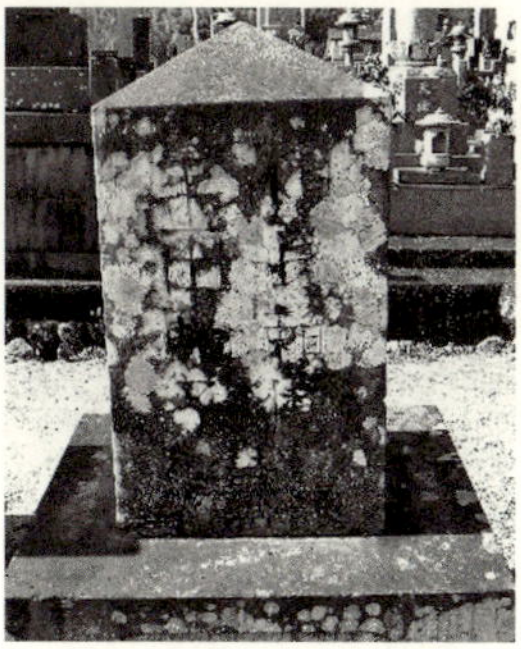

相良柳逸の墓（小城市松尾・天継院）
正面に「相良頼懐　牟田駒子　墓」とあり、頼懐（柳逸）が明治一八年（一八八五）一一月二日、妻駒子が同年一一月五日に亡くなったとある。

相良《さがら》 柳逸《りゅういつ》

（天保一二年〜明治一八年　一八四一〜一八八五）

幕末期蘭方医・『人工体普録』筆写者

相良柳逸は、天保一二年（一八四一）、小城藩医相良柳沢の子として生まれた。頼懐ともいう。父柳沢に医学を学び、安政六年（一八五九）四月九日に、一九歳で医学校好生館に出席した。このとき、小城藩からは、相良柳沢（四六歳）、相良柳逸（一九歳）、菊池玄達（二〇歳）、斉藤玄周（三四歳）、川副仙齢（四四歳）、村田有之（三七歳）、堤養哲（四四歳）、田嶋養順（三〇歳）、牟田有賢（年齢不詳）の九人が出席した。柳逸は好生館に寄宿入学し、藩費で西洋医学研究を続けた。万延二年（一八六一）三月一日、柳沢は、柳逸を江戸の村田蔵六（長州出身緒方洪庵門人、のち大村益次郎）へ入塾させる願いを出した。願いは聞き届けられ、柳逸は江戸に向かった。

慶応元年（一八六五）六月一七日に「松本藍之助、相良柳逸帰着」（『小城藩日記目録』）と記録されているので、柳逸は四年ほどの江戸遊学を終えて帰国した。その後、長崎に遊学し、オランダ医師マンスフェルトのもとで修業し、明治元年（一八六八）から二年にかけて、キュンストレーキ（人体模型）の解説書『人工体普録』（佐賀大学附属図書館小城鍋島文庫蔵）を筆写した。これは現存唯一の解説書である。

維新期以後の足跡は不明である。小城市松尾の天継院に、父柳沢の墓隣に「相良頼懐　牟田駒子　墓」があり、頼懐（柳逸）が明治一八年（一八八五）一一月二日、妻駒子がその三日後の同年同月五日に亡くなったことが刻まれている。

【参考】青木歳幸「小城藩蘭方医研究―宮崎元益・元立、相良柳沢・柳逸」『佐賀大学地域学歴史文化研究センター研究紀要』二号（二〇〇八）

（青木歳幸）

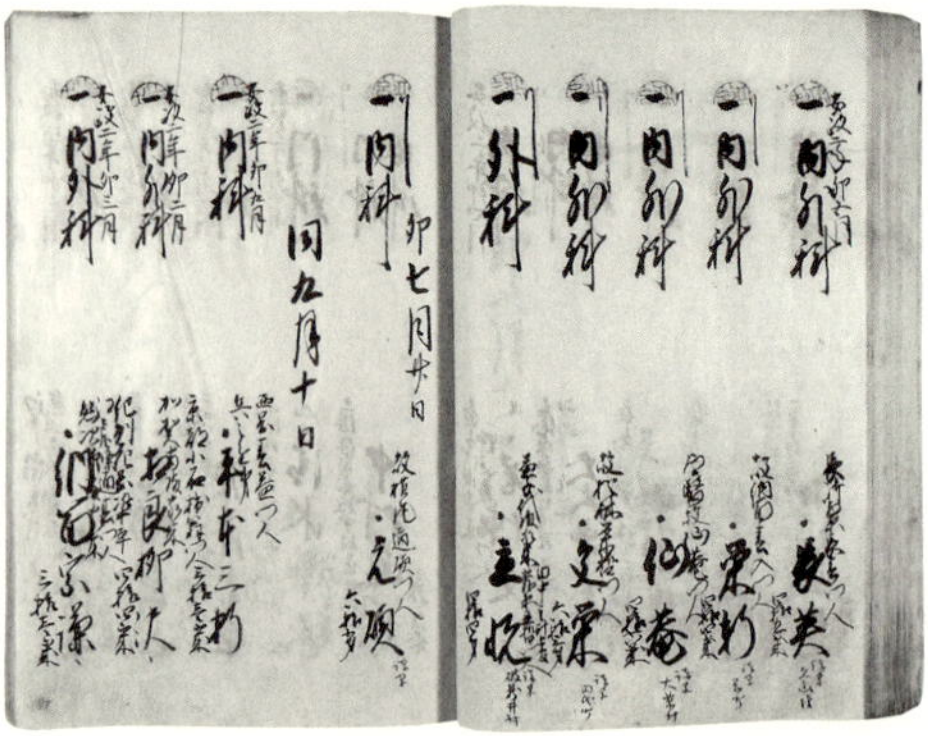

『医業免札姓名簿』（佐賀県医療センター好生館）によれば、安政二年（一八五五）五月の項に、「内外科、相良柳沢、四十四歳、京都小石拙翁（元瑞）門人、加賀守殿家来」とある。加賀守は、小城藩一〇代鍋島直亮。

相良《さがら》 柳沢《りゅうたく》

（文化一一年～明治一九年　一八一四～一八八六）

小城藩蘭方医・仁医

相良柳沢は、永岡小路（現小城市小城町）の藩医相良家に文化一一年（一八一四）に生まれた。柳沢の父祖にあたる相良柳碩は、宝暦八年（一七五八）四月三日の『小城藩日記』に「相良柳碩儀外療為稽古長崎罷越居候処、稽古方相仕廻一昨夜致帰着候也」とあり、四月二日に長崎での外療稽古（外科修業）から戻ってきた記事がある。相良柳碩は小城藩だけでなく、佐賀藩領でも初期の紅毛流外科医であった。

各門人帳によれば、柳沢は京都の漢蘭折衷医小石元瑞に学び、紀伊の外科医華岡青洲に天保一四年（一八四三）八月一七日に入門し、弘化三年（一八四六）夏に、京都の蘭方医広瀬元恭に学んでいる。帰郷後、小城藩の主要な藩医として活躍し、安政四年（一八五七）には、小城藩領内全医師の書き上げをまとめる頭取役となり、安政六年二月、成立直後の佐賀藩医学校好生館に小城藩領内医師名簿を提出した。「四十四歳・内治・小城下町村田道碩、六十歳・内治・畑田小路山田元寿、二十九歳・江戸詰・眼科本道・北小路松隈玄洞、三十四歳・内治・平野村斉藤玄周、十七歳・内外治・畑田小路山田三沢、四十六歳・内外治・永岡小路相良柳沢、十九歳・内外治・同（永岡小路）相良柳逸、四十六歳・内外治・蛭子町佐野文仲、三十三歳・内科・麻那古村北島天民、五十三歳・内治・蛭子町宮崎元益・江戸詰、廿五歳・内治・同（蛭子町）宮崎元立・江戸詰、三十一歳・内治・新小路川久保俊庵、四十四歳・内外治・高原刈布上玄春、五十五歳・内治・小城中町菊池宗垣、二十歳・内治・同（小城中町）菊池元達、四十三歳・内科・新小路原口養節、三十八歳・内科・栗置村吉原宗寿、二十八歳・内治・牛津本町辻元道、

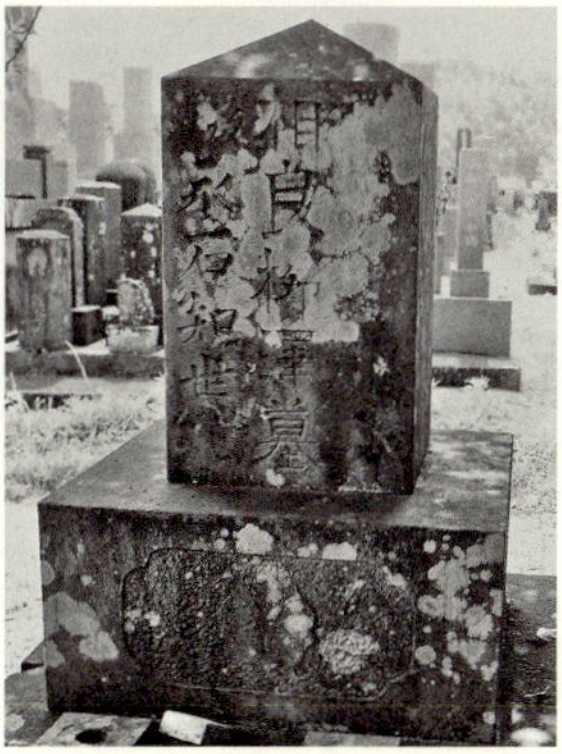

相良柳沢墓（小城市松尾・天継院）
正面に「相良柳澤　後妻永石知世墓」と刻まれている。右側面に柳沢が「明治一九年一二月四卒」、左側面に後妻知世が「明治三〇年一二月一四日卒」と没年が刻まれている。法名は記載されていない。なお、墓石には柳澤とあるが一般には柳沢と書かれているので柳沢で記載した。

二十九歳・内治・牛津新町前田文啓、二十八歳・内治・右同新宿・馬渡仁庵、六十三歳・内外治・大久保村福地良庵、二十二歳・内外科・同（大久保村）福地亭元、（年齢記載なし）・内治・御城下八戸牟田有賢、三十九歳・内外産科・古湯村牟田忠安、五十七歳・内外治・御城下中町林雄民、五十七歳・内外治・小城正徳町中島需安、五十八歳・内外科・小城岡町横田養庵、右同町横田三省、　一代医　三十七歳・内治・柿樋瀬村村田道碩弟村田有之、二十六歳・内治・大願寺村船津権五郎二男船津元仲、六十二歳・内治・東山田立石宿石田道済、五十九歳・外治・岩蔵高場村城嶋徳斎親隠居城嶋分圭、六十二歳・眼科・牛津新町松本春圓、三十八歳・内治・江沢村（前年は牛津本町）堤養哲、四十四歳・内外治・今山村川副仙齢、二十九歳・内治・伊万里石井半治、二十四歳・針治・平原村高間玄策、三十四歳・内治・上織島刈石動次郎兵衛弟石動玄友、三十歳・内治針治・永田村田嶋久右衛門弟田嶋養純、五十四歳・上熊川村藤島良左衛門弟藤島俊斎、四十歳・内科針治・樋口刈田代次郎助・田代松齢、四十四歳・内外科・山代郷脇野村山下三省、四十六歳・内科・同郷久原村之内成瀬北原範治、二十七歳・内治・友田村遊仙、六十二歳・内治・广那古村元柳」（『小城藩日記』）の四五人が書き上げられている。安政六年四月には、好生館の建物が新たに出来、四月九日に頭取の相良柳沢ら九人が好生館に出席した。

安政六年五月八日の記録によれば、小城の城下町に自然痘（天然痘）がはいったので、好生館に引痘（種痘）を願い出ている。佐賀藩が引痘方医師を出し、諸藩が手伝い医師をつけて種痘を実施した。佐野文仲、村田道碩・原口養虎・中島需安・相良柳沢・宮崎元益、菊池宗垣の七人が手伝い医師とされ、以後、相良柳沢らは引痘方手伝いとして、小城藩領内への種痘普及に活躍をした。

【参考】『小城藩日誌』（佐賀大学附属図書館小城鍋島文庫蔵）

（青木歳幸）

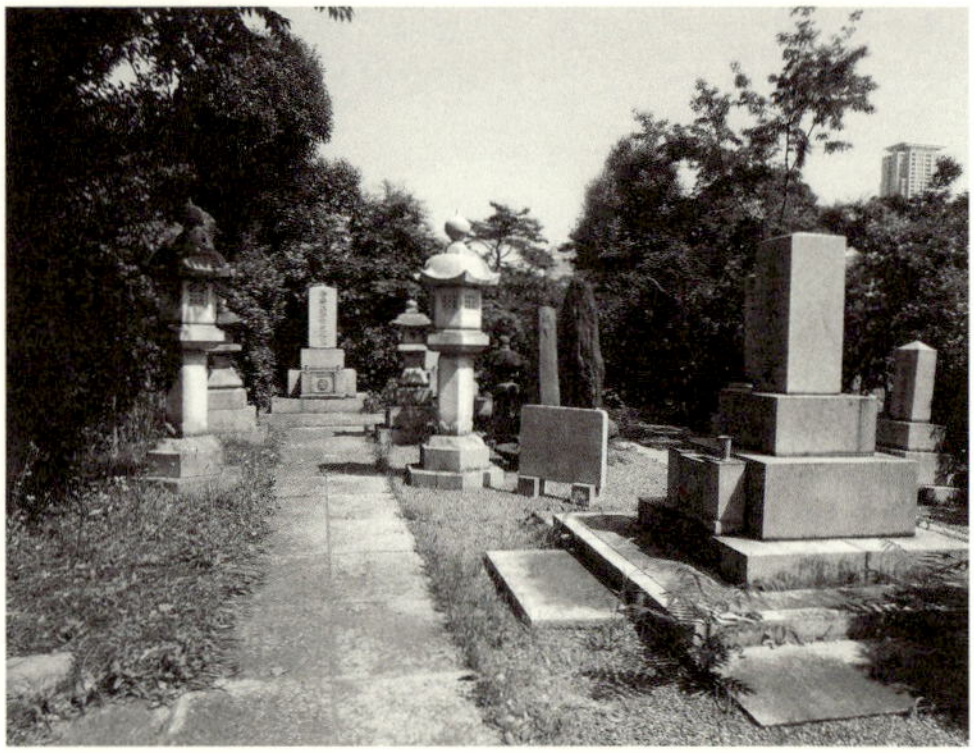

佐野家墓所・全景
（青山霊園）

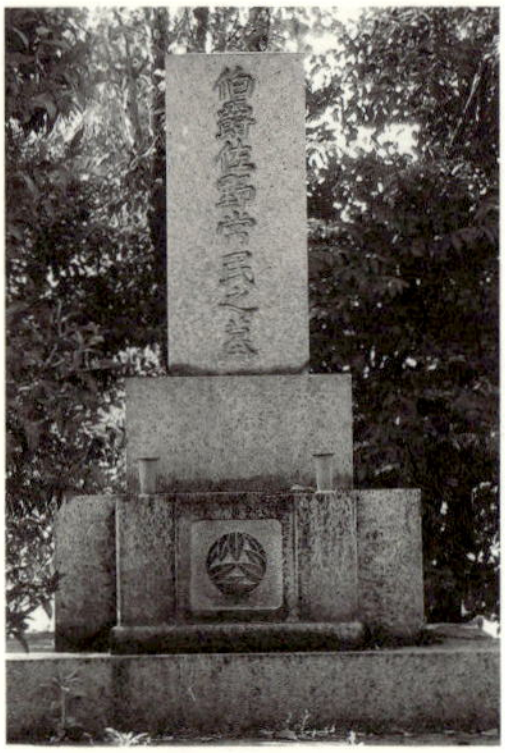

佐野常民の墓
（青山霊園）

佐野《さの》 常民《つねたみ》

（文政五年～明治三五年　一八二二～一九〇二）

佐賀藩精煉方主任・博覧会男・日本赤十字社の創設者

佐野常民は文政五年（一八二二）一二月二八日下村充贇《みつよし》の五男として、佐賀郡早津江津（現佐賀市川副町早津江）で生まれ、鱗三郎と名付けられた。鱗三郎一〇歳のとき、佐賀城下枳《げす》小路（現佐賀市水ヶ江二丁目）に住む藩医佐野常徴《つねみ》孺仙《じゅせん》の養子となり「常民」と改名した。九代佐賀藩主鍋島斉直《なりなお》に初めてお目にかかり、藩主から「榮壽《えいじゅ》」の名前を賜り「榮壽」と名乗った。佐野家は代々藩医で外科を業としていたので、榮壽は藩校弘道館や親戚の松尾栄仙塾に通い外科を学んだ。

その後、江戸の古賀侗庵《とうあん》に西洋事情を学び、京都の広瀬元恭《げんきょう》に海外事情を、大坂の緒方洪庵の適塾で蘭学・医学を、嘉永二年（一八四九）三月紀州（現和歌山県）華岡青洲《はなおかせいしゅう》の春林軒《しゅんりんけん》塾で外科を、江戸（現東京都）で伊東玄朴が開いた象先堂《しょうせんどう》塾や戸塚静海の塾で西洋医学を学んだ。嘉永七年佐賀藩から医業免札を受け、正式に医者となった。

しかし、一〇代藩主鍋島直正は幕府から命じられた長崎防備を強化するため、藩の役所「精煉方《せいれんかた》（理化学研究所）」を設けて、佐野に「医者をやめて武士になれ、名前も榮壽左衛門と名乗れ」と命じ、その主任に抜擢した。佐野は京都の時習堂で共に学んだ西洋器械技師の田中近江《おうみ》・儀右衛門《ぎえもん》父子、医者で蘭学者の石黒貫二、化学者の中村奇輔《きすけ》に「佐賀藩では、自分の持っている技術を活かし、他の藩では出来ない進んだ仕事ができる。」と説明、さらには藩の重役を説得して四人を佐賀に招いた。その後この四人は、目覚しい活躍をして佐賀藩の科学技術の発展に多大な貢献をした。安政二年（一八五五）幕府がオランダ海軍士官を教師として長崎に設けた海軍伝習所に、佐賀藩は佐野を

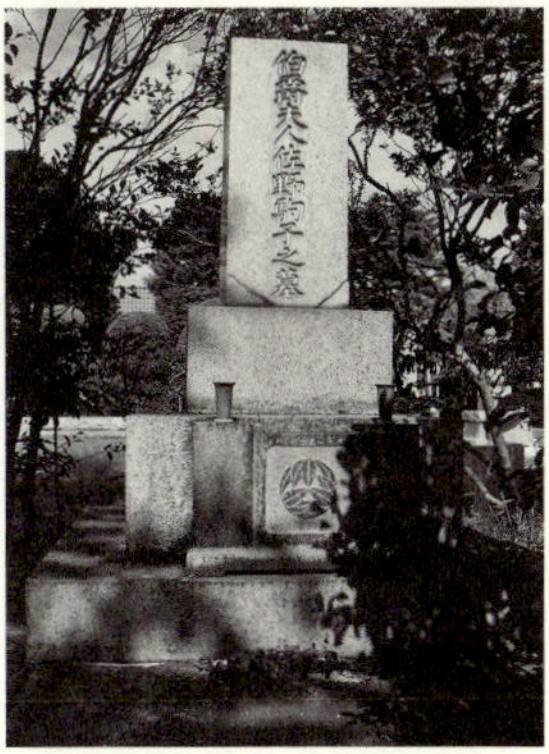

佐野常民夫人駒子之墓
（青山霊園）

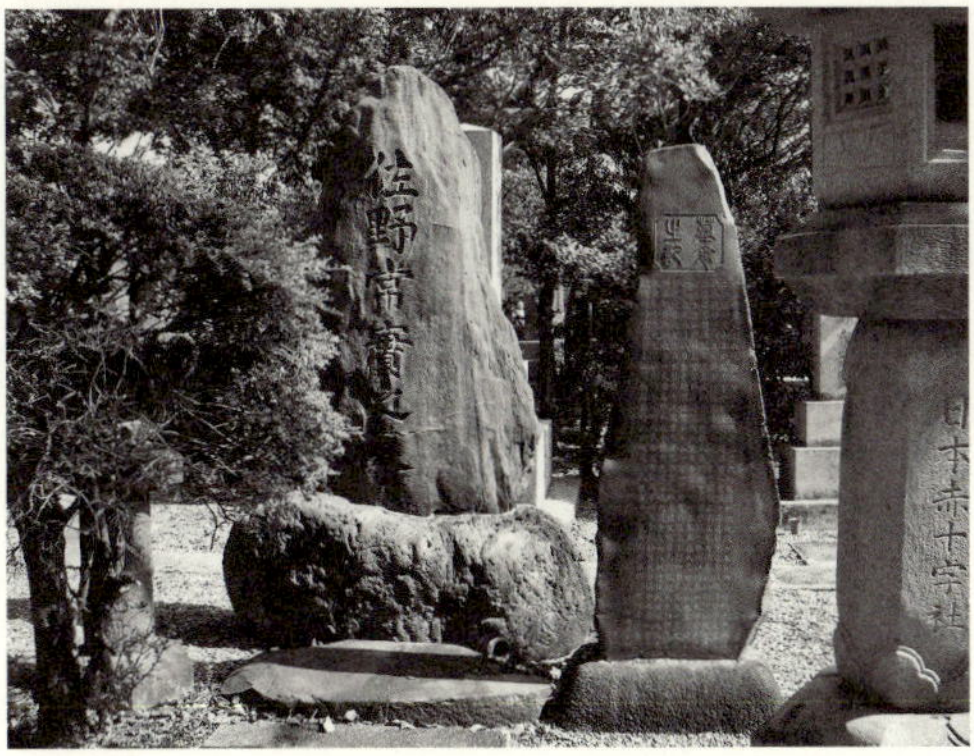

佐野常民長男常實之墓
（青山霊園）

トップに幕府よりも多い伝習生延べ一四四人（実七六人）を派遣し、佐賀藩海軍の中心となる人材の育成を図った。

幕府が各藩に呼びかけた「慶応三年（一八六七）に開催されるパリ万国博覧会への参加」に、佐賀藩は薩摩藩（今の鹿児島県）と共にいち早く参加を決めた。佐野を団長に小出千之助、藤山文一、野中元右衛門、深川長右衛門による代表団を編成し、佐賀藩の特産品の陶磁器、白臘《はくろう》、和紙などの出品物と共に派遣した。二ヶ月以上の長旅で、野中元右衛門がパリ到着の直後に客死《かくし》し、パリのペール・ラシェーズ墓地に埋葬された。万博の会場では佐賀の陶磁器がヨーロッパ貴族に喜ばれ、ジャポニズムの流行に拍車をかけた。イギリスに留学していた石丸虎五郎（後の安世《やすよ》）や馬渡八郎（後の俊邁《としゆき》）が藩の命令で、万博会場での作業を手伝った。佐野はこの時、会場内の赤十字展示館で「国際赤十字の活動」と運命的な出会いをした。医者である佐野の心に「博愛の灯」がともり、後の博愛社創設へとつながった。

佐野にはオランダで軍艦を注文する任務があり、幕府派遣オランダ留学生の赤松大三郎（後の海軍中将赤松則良《のりよし》）の手助けを受け軍艦（後の「日進丸」）注文の任務を終えて、慶応四年（一八六八）六月長崎に帰着した。明治三年（一八七〇）工部省に出仕《しゅっし》した佐野は、政府に日本海軍創設の建議書を提出、工部大丞・灯台頭となり、精密な伊能《いのう》図を活用し、お雇い外国人技師ブラントンの指導を得て、洋式灯台の建設を促進した。明治五年博覧会御用掛・澳国《おうこく》博覧会理事官、明治六年博覧会事務副総裁となり、オーストリアとイタリアの弁理公使を兼ねて政府派遣員・技術伝習員と共にウィーン万博に参加し、明治七年（一八七四）七月に帰国、明治天皇に復命した。この時江藤新平は既に亡く、非常に残念がったという。翌年一六部門にわたる澳国博覧会報告書を刊行して、その成果を公表した。

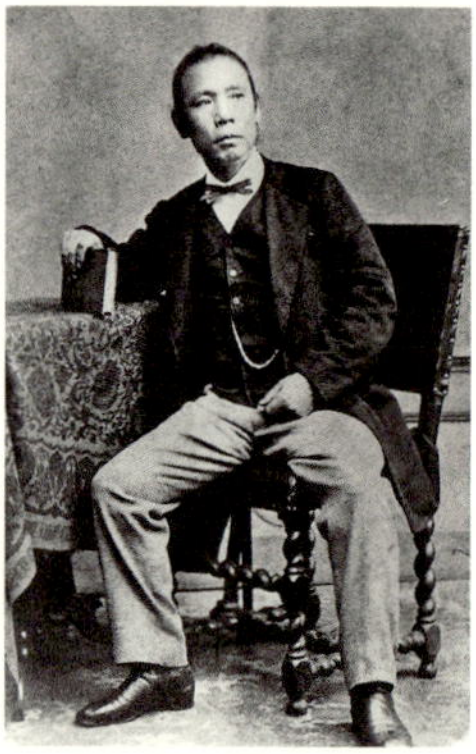

佐野常民
（日本赤十字社提供）

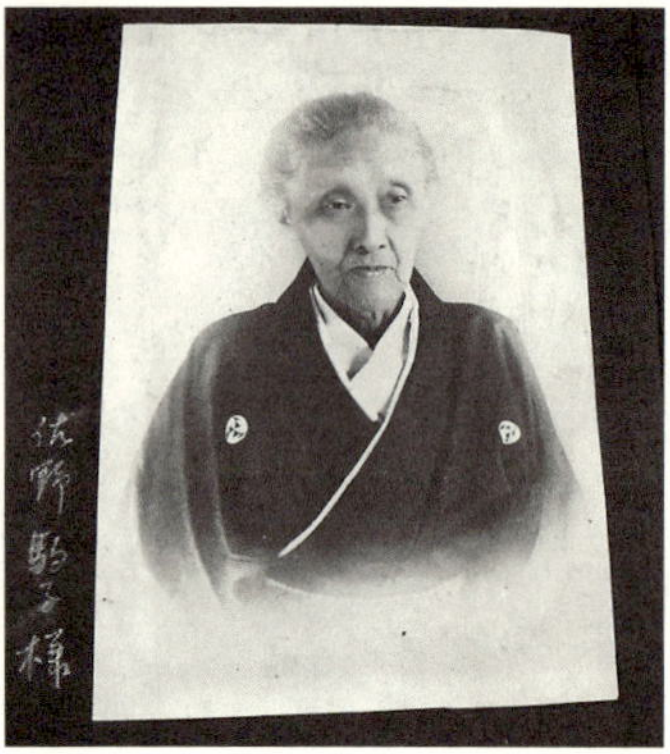

佐野常民夫人駒子
（畑地佳子氏提供）

明治一〇年（一八七七）西南戦争が起こり、おびただしい死傷者が戦場に曝されている情報を受けた佐野は、フーフェランドの医戒やヨーロッパの赤十字活動を思い起こして、「博愛社」創設のために奔走、五月二日熊本の征討総督府《せいとうそうとく》に出向き総督付高級参謀《さんぼう》小澤武雄の助力を得て、翌三日征討総督有栖川宮熾仁親王《ありすがわのみやたるひとしんのう》から直接允許《いんきょ》を得た。佐野は直ぐ佐賀へ行き、公立佐賀病院から小川良益《りょうえき》（光法《みつのり》村・現北川副町）医師を博愛社医員、津田一蔵（小松村・現蓮池町）を医員助、江原益蔵《えきぞう》（赤松町・現中《なか》の館《たて》町）を諸務掛兼看護人取締、町浦富蔵《まちうらとみぞう》（紺屋《こんや》町・現紺屋町）を看護人として雇い上げ、熊本軍団病院へ同行派遣した。これが、博愛社が派遣した最初の救護班である。その後、次々と戦場から傷病者が運ばれる長崎の軍団病院にも救護員を派遣した。長崎の出島に設けられていた第一一副舎（分病舎）の全ての業務を博愛社が担当し、「日本で初めて博愛社による、博愛精神に基づく組織的な救護活動」が展開され、九月に移転した福済寺《ふくさいじ》でも一〇月まで活動は引き継がれた。西南戦争終結後の博愛社の課題である活動資金確保のため、財政的支援をする社員の増強に努め、組織の強化を図った。

明治一二年（一八七九）佐野は日本の伝統的な美術工芸の衰退を憂い、その保護と振興を図る組織「龍池会」を創設し、その会頭に推されて終生その会頭として会の伸展に尽力した。明治一三年（一八八〇）鍋島家の給費生留学生となった長男常實はイエナ市（旧東ドイツ）に派遣されたが、病を得て留学を目前に二〇歳の若さで客死した。この時の佐野の落胆は、察するに余りあるものがあった。明治一六年（一八八三）「健康を増進し、生命の保持を促進する」目的で大日本私立衛生会を設立して会頭を佐野、副会頭を長與專齋《ながよせんさい》が務め、先駆的な予防医学の推進を図った。明治一九年（一八八六）博愛社は、飯田町（現東京都千代田区）に病院を開設した。明治二〇年博愛社を日本赤十字社と改称し、国際赤十字への加盟を果した。明治二一年磐梯山の噴火被災者救護の活動

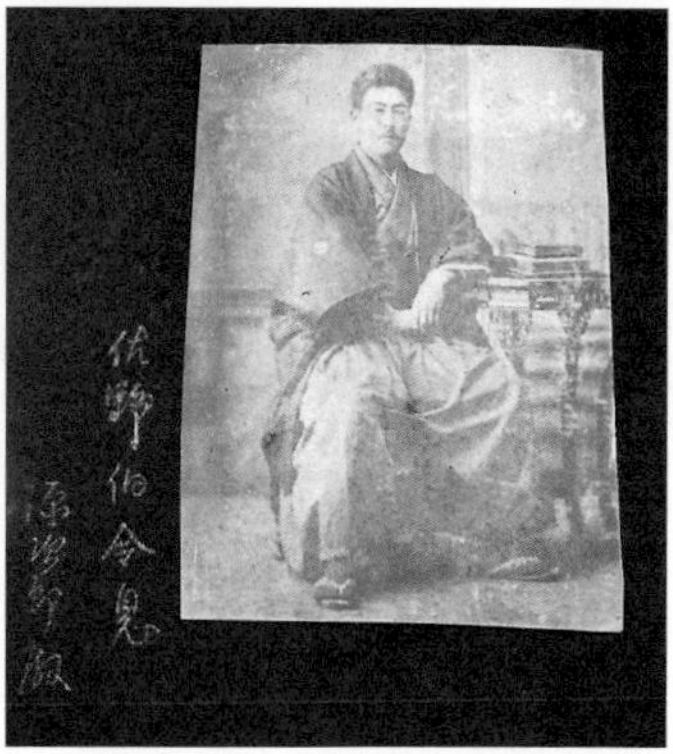

佐野常民長男常實
（畑地佳子氏提供）
※写真に「源次郎」とあるが、旧名「源一郎」が誤記されたもの。

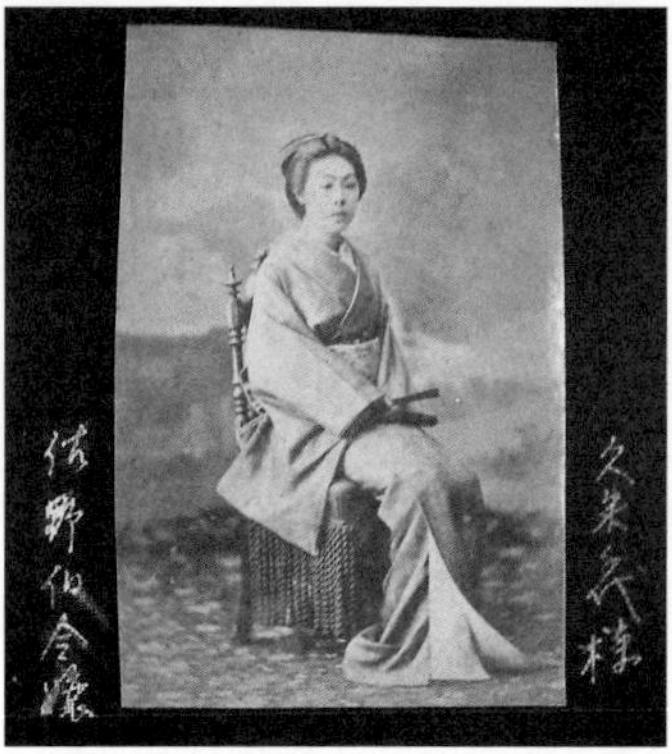

佐野常民二女久米千代
（畑地佳子氏提供）

をきっかけに、戦時救護が中心であった活動を自然災害時の活動にもその範囲を広げて事業活動の拡大を図った。明治二三年（一八九〇）日本赤十字社は独自の看護婦養成制度をつくり、技術や学術に優れた赤十字看護婦の育成を始めた。さらに独自に編纂した看護学教程に基づき「時と所を選ばず、慈愛に満ちた活動が出来る看護婦の養成」に努めた。海外からの傷病者を一時にたくさん輸送し、治療も出来る病院船「博愛丸」「弘《こう》済《さい》丸」を建造し、大いにその効果を発揮した。石黒忠悳《ただのり》の発議で日本赤十字社の前庭に文展審査員で彫刻家大熊氏廣《おおくまうじひろ》による佐野常民の寿像《じゅぞう》が出来、明治三四年（一九〇一）に佐野と駒子夫人同席でその除幕式が挙行された。明治三五年一月佐野が沼津の大木の別荘で病気療養中に駒子夫人が亡くなり、帰京を止められた佐野は自室に祭壇を設けて別れを惜しんだ。同年一〇月上野公園に皇后陛下の行啓を得て「日本赤十字社創立二五周年記念祝典」が盛大に挙行された。病気療養中の佐野は日本美術協会の特別室に控え、皇后陛下から長年の労をねぎらうお言葉を賜った。同年一二月七日麹町区三年町（現千代田区永田町）の自邸で、家族が見守る中で八十有一年の生涯を静かに閉じた。一二月一二日、雨の中自邸から葬儀場まで霊柩の前後に一大隊の儀仗兵が付された。会葬者は約二〇〇〇人を数えた。墓所は、青山霊園（東京都港区南青山）の一種イ5号26・27側1番にある。

【参考】『日本赤十字社史稿第一巻』（一九一一）、『看護学教程　全』初版（一八九六・五版一九〇四）、緒方富雄『緒方洪庵伝』（一九四二）、『赤松則良半生談』（一九七七）、宮永孝『幕末オランダ留学生の研究』（一九九〇）、アンドリュー・コビング『幕末佐賀藩の対外関係の研究』（一九九四）

（樋口浩康）

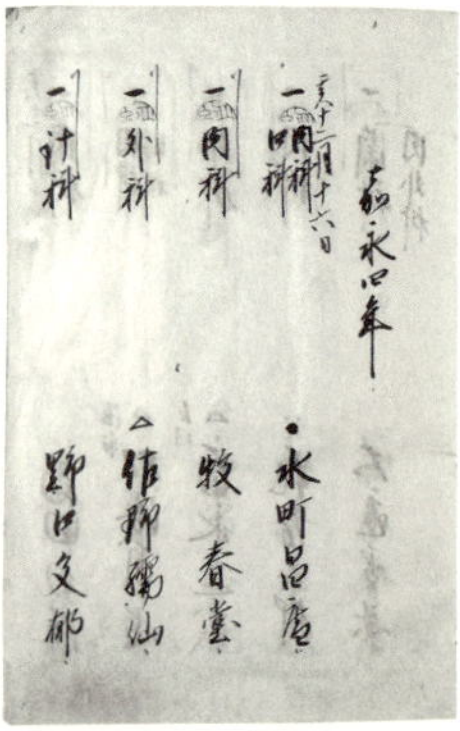

『医業免札姓名簿』に三番目に記載されている佐野常徴儒仙。佐賀藩医として主要な位置にいることがわかる。（佐賀県医療センター好生館蔵）

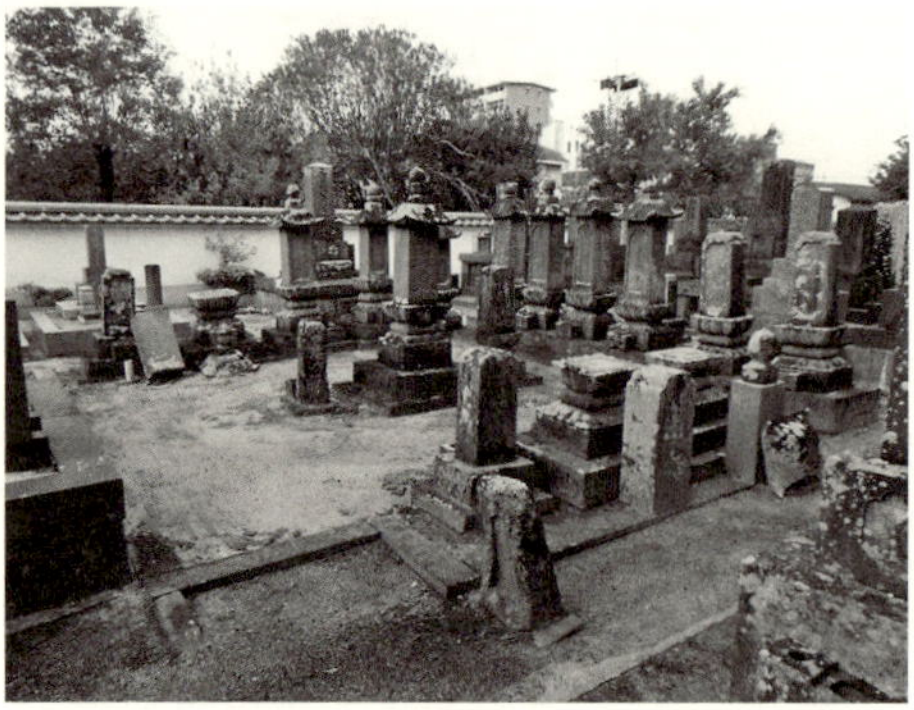

佐野家代々の墓（佐賀市愛敬町・国相寺）

佐野《さの》常徴《つねみ》儒仙《じゅせん》

（寛政九年～安政三年　一七九七～一八五六）

楢林流外科医

二代藩主光茂のときから佐賀藩の外科医を務めた佐野家で、佐野常置仲庵のあと、安永九年（一七八〇）に長男佐野常昭（壽仙のち藩命により儒仙と改む）が家督を相続し藩医となった。常昭儒仙は、長崎で楢林流の蘭方医術を修め、帰郷して佐賀藩で外科医として重きをなした。文政八年（一八二五）八月二七日卒。墓は国相寺にある。常置の二男は早世、三男利昌は山領家の養子となり、山領主馬として佐賀藩の皿山代官を務めた。主馬は江戸の銅版画家司馬江漢との親交も深く、佐賀藩士村島雪川、副島半十郎、増田宗閑、村山藤九郎を江漢のもとへ蘭画修業に斡旋した。四男の榮明は医者となったが松尾友仙の養子となり楢仙を名乗り、常昭の跡継ぎがいなかった。そこで常昭は妹智芳の婿として後の佐野儒仙となる田中兵馬政吉の二男進士左衛門を養子に迎えた。

田中進士左衛門は寛政九年（一七九七）に生まれ、佐野家に入り、佐野常徴儒仙となった。外科医として九代藩主齊直に仕え、天保一〇年（一八三九）一月の齊直没時には、花房元春と共に治療にあたった。嘉永四年（一八五一）からの『医業免札姓名簿』には、水町昌庵、牧春堂の次に記載されているほどの佐賀藩でも重要な藩医であった。儒仙は外科塾を開いて後継者の育成に努め、三田昌仙、川副浄庵、三浦道仙、井上仲民、松井杏仙を育て、藩からの医業免札を得させた。安政三年（一八五六）六月四日卒。佐賀の佐野家代々の墓は、国相寺墓地（現佐賀市愛敬町四－五四）にある。

系図によれば、佐野家は、藤原秀郷氏の末裔という系譜をもち、江戸時代初期に佐野常真寿仙（天和二年三月一四日卒）が佐賀藩二代藩主光茂に切米五〇石で医師として召

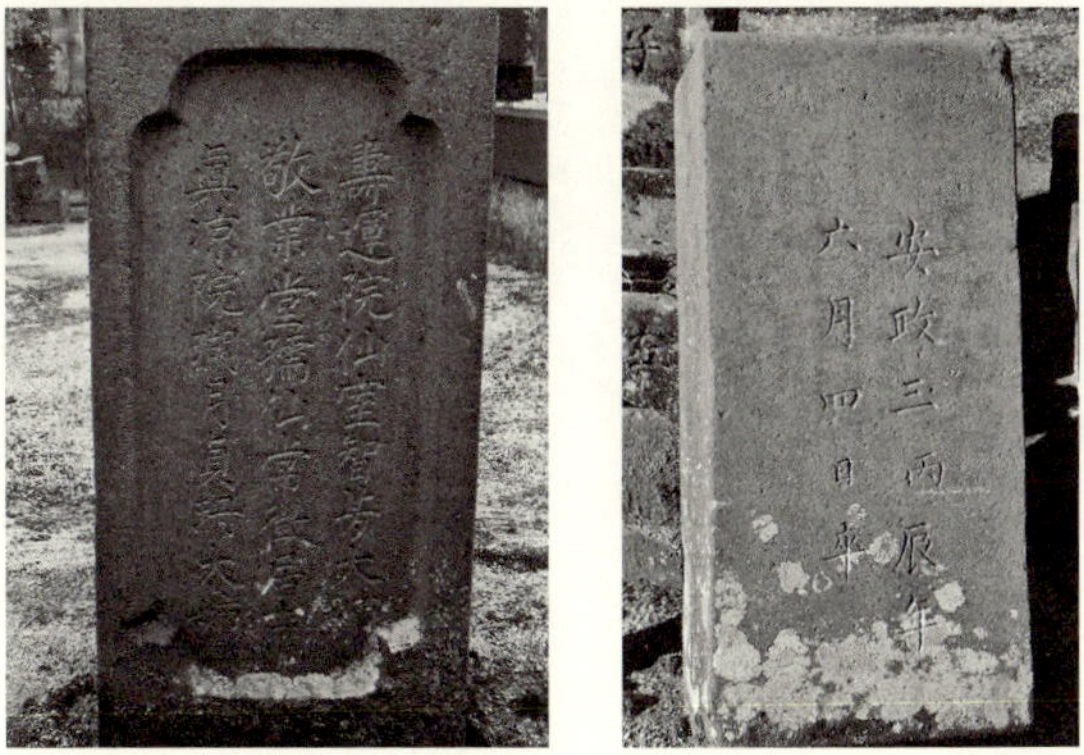

国相寺にある佐野常徴孺仙の墓

「敬業堂孺仙常徴居士」とあり、裏面に「安政三丙辰年六月四日卒」とある。右脇は壽運院仙室智芳大姉（常昭四女で孺仙の初妻、天保一三年三月一四日卒）。左脇は眞凉院瑚月貞珊大姉（孺仙の後妻、明治一七年六月二日卒）とある。

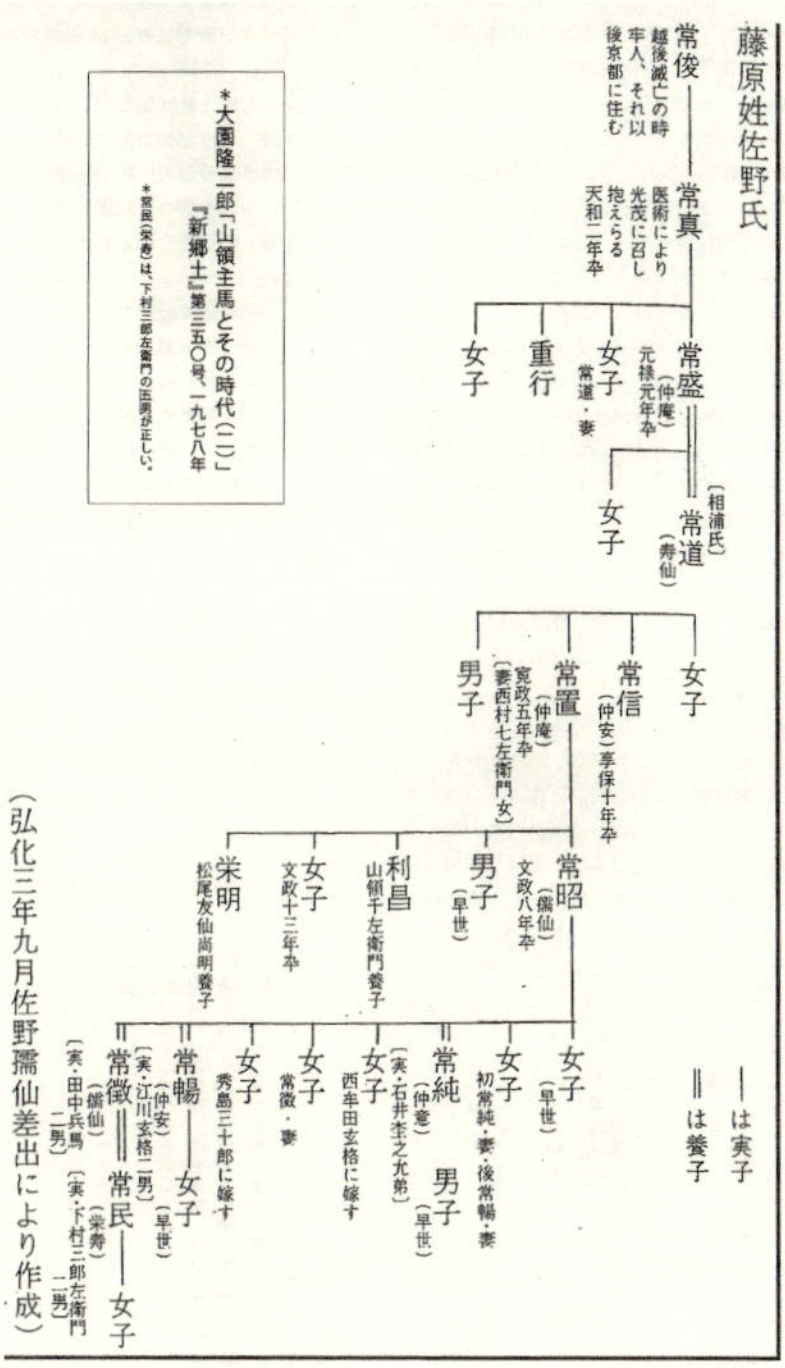

し抱えられた。以後、常盛仲庵は元禄元年（一六八八）六月一八日卒。常道壽仙は、相浦與右衛門三男で、宝永五年（一七〇八）一一月七日一代主従扶持、正徳二年（一七一二）九月二六日一〇人扶持、その後扶持は召し上げられ、切米三〇石下され、享保五年（一七二〇）七月一四日卒。常道壽仙の長男が常信仲安であったが、早世により享保一〇年（一七二五）に二男の常置仲庵が佐野家を継いだ。常置仲庵は初め常恭壽仙といい寛延三年、宝暦四年、同一三年、安永二年とそれぞれ一〇石加増され、安永九年に隠居。寛政五年（一七九三）一月六日卒。常昭孺仙の四女の婿に入ったのが佐野常徴孺仙であり、その養子に入ったのが、佐野常民である。

【参考】大園隆二郎「山領主馬とその時代（二）」（『新郷土』三五〇号、一九七八）、「文化三年佐野孺仙差出」（佐賀県立図書館複製資料）、徴古館『佐賀城下探訪会、医史跡めぐり』（二〇一二）、山士家左傳編『田原族譜一』（一九九五）

（青木歳幸・樋口浩康）

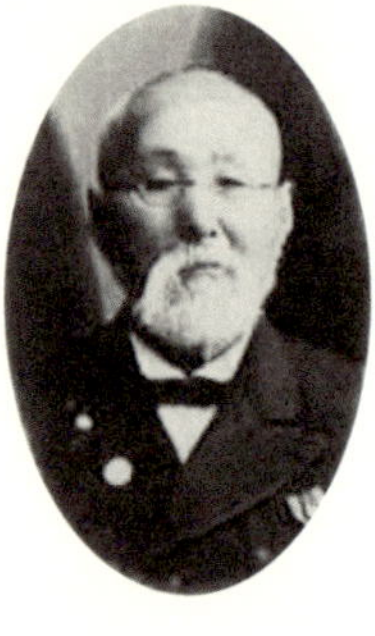

重松裕二『小樽市医師会史』昭和七年より

◆嘉永七年（一八五四）寅四月、
材木町竈帳（西側）、別当清次兵衛
内治、五拾四才、重松豊安、左馬之助殿家来（深堀・鍋島孫六郎茂精）
五拾七才、同　女房、
弐拾五才、同娘なを、
十九才、　同子元雄、〆男女四人
彼杵郡深海、禅宗天初院（梅嶽山）。

◆『医業免札姓名簿』の重松豊庵
嘉永六年丑十月廿七日、左馬助殿家来、故横尾道碩門人、内科、重松豊庵、五拾五才。

◆重松裕二の医術開業免状番号第二二六号、明治一七年五月一五日。
重松元八郎、六一〇二号。
重松保彦、六五九四号（重松保彦、昭和三一年一二月一六日記述『小樽市医師会史』昭和三二年）。

◆重松家住宅表示の変遷
開運町七〇・七一番地（明治四二年）
開運町一丁目四・五（大正九年）
住吉町一四番（昭和四二年）

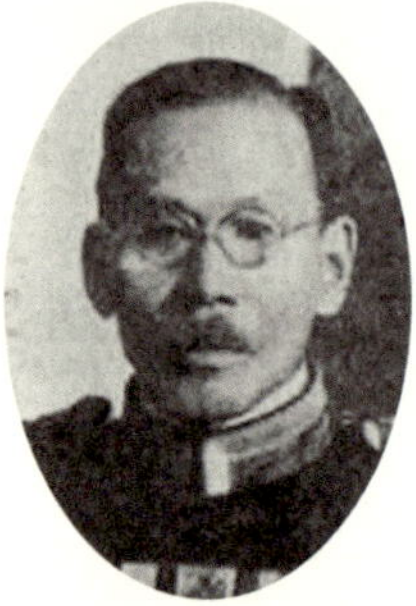

重松保彦『小樽市医師会史』昭和三二年より

重松《しげまつ》 裕二《ゆうじ》

（天保七年〜大正四年　一八三六〜一九一五）

鍋島左馬之助家臣・開拓使病院医師・小樽開業医

重松裕二（元雄）は、佐賀藩深堀領（現、長崎市：物成二四〇〇石）を治める佐賀藩家老鍋島左馬之助（孫六郎茂精）家臣、重松豊庵の子として、天保七年に生まれ、嘉永七年、一九歳頃は佐賀城下材木町に住んでいた。父豊庵は、佐賀藩『医業免札姓名簿』の八八番目に内科医として登録され、その後医師は、裕二、元八郎、保彦（北大昭和二年卒）と続く。裕二は、慶応四年（一八六八）戊辰戦争に深堀領主鍋島孫六郎の下、秋田に従軍した。明治五年一月二六日には、旧主鍋島孫六郎から東京向島での雪見の宴に招待されている。同年一月二八日と二月六日には開拓使権判事西村貞陽（旧佐賀藩士）を訪ね、明治五年八月八日、渋谷良次等と協一丸に乗り札幌に赴任した。その後岩内分院を経て同一二年一〇月、小樽の汐見臺出張所に赴任。同一四年には開運町に開業し、同一九年公立小樽病院廃止の際、医療器械他一切を年賦払下げと建物の無償貸付を得て、小樽病院の名前で経営に当たったが、同二七年二月の火災で廃院。その後は自宅重松医院で産科として名を馳せ、同二八年、女婿元八郎が内科医として継いだ。裕二は晩年まで往診に闊歩し、悠々自適、医界・小樽区政界の元老として尊重され、大正四年一月逝去した。享年八〇。明治二四年六月一七日には来道中の松本順を囲み記念写真（小樽三浦喜八写真館撮影）に納まっている。同四〇年建造の木骨石造二階建て蔵（所有者重松敏宏）は最近まで建っていた。裕二は一度離道を決意したが、室蘭で船を待つうちに気が変わった（保彦夫人澄子談）。明治二〇年の後半に東京で待機中の妻子を日本海廻り航路開始と共に小樽に迎えた（保彦談）。

（多久島澄子）

【参考】開拓使公文録。宮下舜一「松本順と北海道」、『北辰』五〜七号。『小樽市医師会史』。竹内勝治『小樽市における石造建築物残存記録集』（二〇一四年）。多久島澄子『峯源次郎日暦』

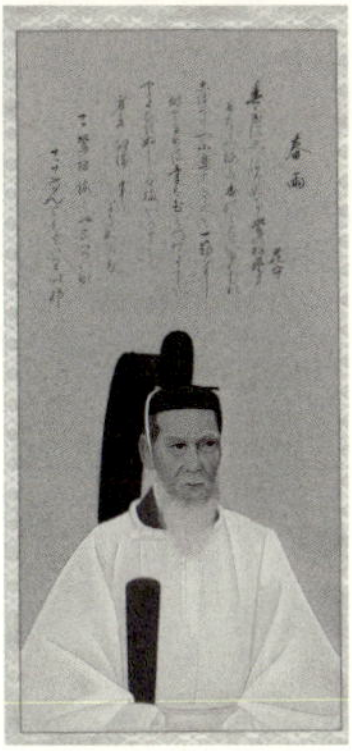

柴田花守画像（『花守と介次郎』展示図録所収）

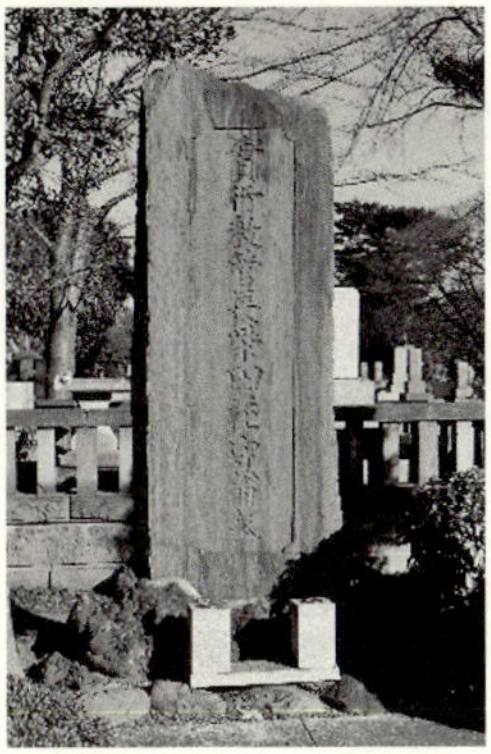

青山霊園一種ロ7号15側にある柴田花守の墓。「実行教管長柴田花守翁墓」とある。

柴田《しばた》 花守《はなもり》

（文化六年～明治二三年　一八〇九～一八九〇）

西洋医学を学んだ明治時代の小城藩出身神道家

柴田花守は、文化六年一月八日に小城藩士家に生まれた。若いとき、蘭方医をめざして長崎に出て、シーボルトの弟子である眼科医の高良斎に師事した。明治六年（一八七三）に刊行された『開化古徴』には、天然痘予防の牛痘についての蘭書を「シイボルトの高弟阿波の高良斉《ママ》と云ものの塾で翻訳して講じましたを、愚老も写しました」とあり、良斎が翻訳した書を、良斎塾で花守が写していた。またシーボルト記念館所蔵の国重要文化財「眼球模型」は、シーボルトが門人の高良斎に譲り、柴田花守に贈ったものという。花守は、その後、医師になることを断念し、神道家への道を歩み始めた。文久三年（一八六三）には、『虎狼利・秡教毒　豫防方』（一八七四刊）を編集して、コレラとキリスト教の毒を予防するには、神の言葉を唱えることが百邪予防の妙薬であるとした。

花守は、明治一五年（一八八二）に、不二信仰にもとづく教派神道である実行教を起こした。和歌・書画にもすぐれ、長崎花柳界で歌いつがれる端唄「春雨」の作者でもある。明治二三年（一八九〇）七月一一日死去。八二歳。

花守の二男が納富介次郎で、明治六年のウィーン万博に政府派遣員として参加し、技術伝習を受けて帰国した。その後、現在の石川県立工業高等学校・富山県立高岡工芸高等学校・香川県立高松工芸高等学校・佐賀県立有田工業高等学校の前身を創立し、工芸教育の父と呼ばれた。大正七年（一九一八）三月九日没。七三歳。

【参考】佐賀大学地域学歴史文化研究センター『花守と介次郎』（二〇一六）、同『小城の医学と地域医療』（二〇一一）

（青木歳幸）

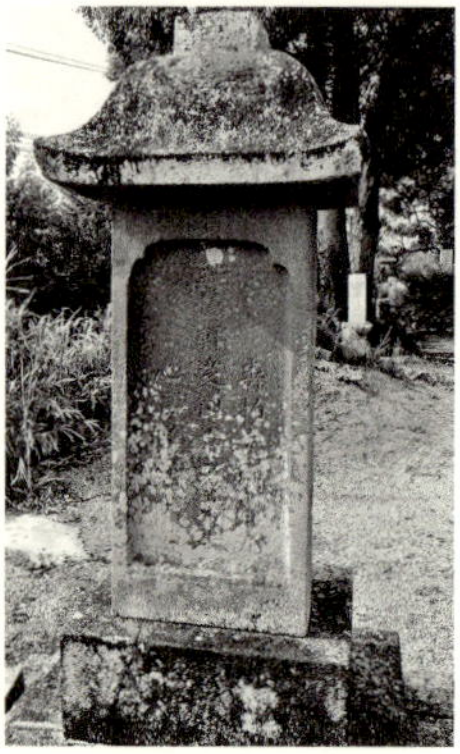

柴山杢之進の墓
無隠軒芝山常名居士
（佐賀市巨勢町・龍津寺境内）

柴山《しばやま》　杢之進《もくのしん》

（寛永七年～天和三年　一六三〇～一六八三）

蓮池藩医師・漢詩人・高遊外売茶翁父

柴山杢之進常名は、江戸時代前期に蓮池藩初代藩主鍋島直澄の侍医として仕えた。号五渓。柴山家の先祖は毛利氏に仕えていたが、一六世紀に柴山次政（杢之進祖父）が毛利家を離れ、伯耆に住んだ。次政の子次忠は伊予松山藩の加藤氏に仕え、加藤氏の寛永四年（一六二七）の会津転封に随行したが、加藤氏の改易により浪人となった。

次忠の長男が五左衛門次綱といい、母方の姓を継ぎ、草川次綱として常陸や磐城の大名の医師となった。二男が杢之進常名で、柴山姓を継ぎ、蓮池藩初代藩主に仕えた。

杢之進は医師としてだけでなく、漢詩、茶の湯などにも秀でており、中国からの渡来僧や医師らとの交友もあった。とくに親しかった黄檗僧化霖《けりん》道龍は、柳川の生まれで、黄檗宗の隠元高弟の木庵性瑫《しょうとう》に学び、また明からの渡来僧独湛性瑩《どくたんしょうけい》にも教えを受けた。蓮池に帰り、鍋島家に仕え、元禄六年（一六九三）、二代藩主鍋島直之の長男直冨が二三歳で亡くなったため、化霖を開山として龍津寺が建立され、菩提を弔った。

杢之進の妻はみやという。延宝三年（一六七五）五月一六日、二人の間に三男菊泉が生まれた。杢之進四四歳、妻みや三四歳であった。菊泉が一一歳のとき、化霖和尚のいる龍津寺に修業に出した。菊泉は得度して月海元昭となり、のち京都に出て高遊外売茶翁として知られるようになる。杢之進は、天和三年（一六八三）一月一二日、江戸本町の蓮池邸で亡くなり、現塩田町五町田柴山権現に葬られ、龍津寺にも「無隠軒芝山常名居士」銘の墓碑がある。

【参照】谷村為海『高遊外売茶翁』（一九八一）、ノーマン・ワデル『売茶翁の生涯』（二〇一六）（青木歳幸）

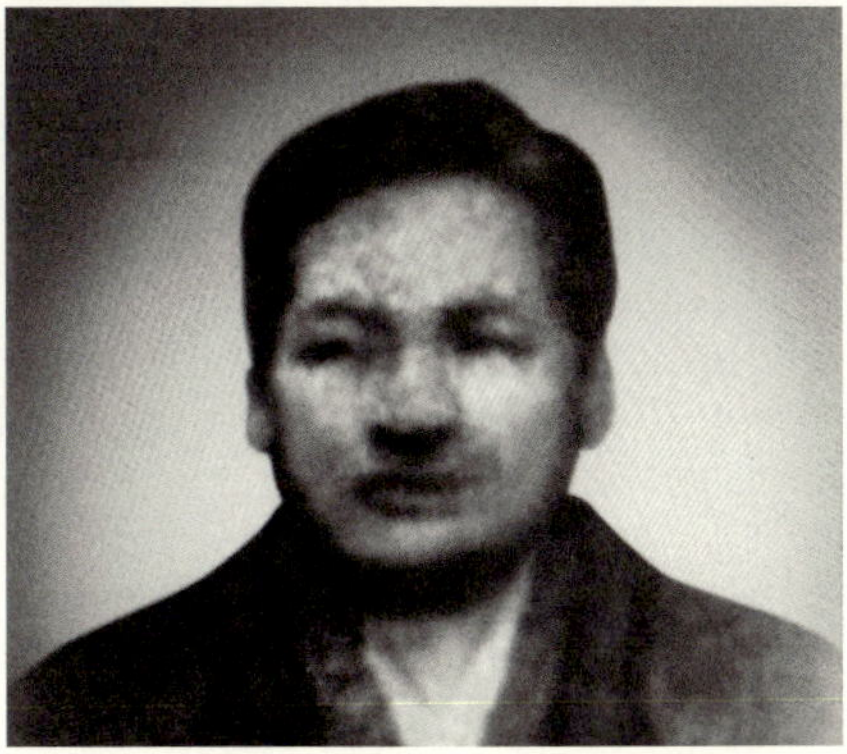

札幌病院初代院長渋谷良次
（市立札幌病院収蔵）

渋谷《しぶや》 良次《りょうじ》

（文政九年〜？　一八二六〜？）

札幌病院初代院長・札幌医学校初代校長

渋谷良次は、名を良耳とも称す。文政九年（一八二六）肥前佐賀に生まれる。出生・生い立ちについては詳細不明な点が多い。嘉永元年（一八四八）大坂の緒方洪庵の適塾に入門。嘉永七年一〇月好生館から医業免札を受けた。安政二年（一八五五）頃には、正丹小路（本行寺小路の東隣）に住んでいた。

佐賀県医療センター好生館に明治二年の渋谷良次について明治政府からの次のような公文書がある。「元伊豆家来候処　蘭学熟達付嘉永　六丑年御雇而蘭学　寮指南方被　仰付其後安政二卯年　一代侍被　召出打追相勤罷在候処　安政五午年好生館　被相建候砌教導方被　仰付教導筋専主与成　万端引請醫生課程　階級等心魂砕如形　夫々規則相立醫生之儀学術昇達之者不少格別　勤労御用相立惣而前断　被召出候後跡切米　預置有之打追之姿而往々家筋連続致兼候　至儀相成其侭難被閣　前断格別之勤功旁付　被下置候御扶持代々　相続被　仰付候事　明治二年　巳十二月廿九日　政府」。これによると、渋谷良次は元伊豆（須古鍋島家一五代茂朝）の家来であったが、蘭学について熟達していたので嘉永六年蘭学寮指南方（教導方差次）に取り立てられ、その後安政二年（一八五五）に一代侍となった。安政五年好生館が水ヶ江に新たに建てられた際に教導方として採用され、医学校としての教育課程や規則などを整備しながら医生教育にあたった。医生教育に多大な尽力をしたことにより明治二年（一八六九）政府より扶持米を代々相続することを許された。

鍋島直正（閑叟公）の病状が悪化した明治四年には、鍋島家本邸付きの医師として松隈元南と共に東京に居住していた。直正薨去の際に古川松根が殉死したが、その検死を

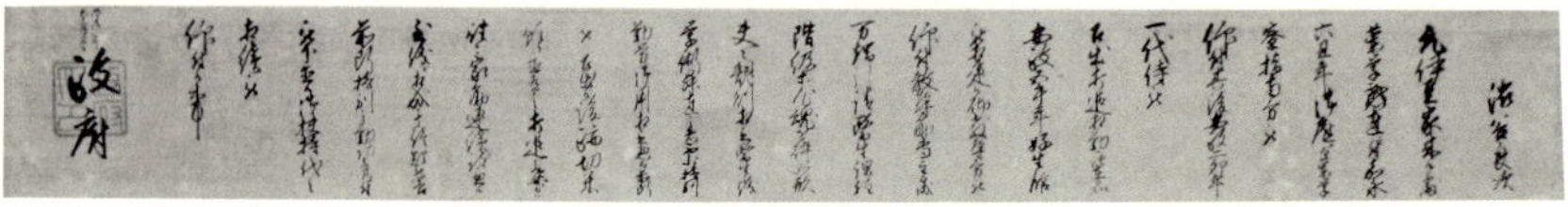

渋谷良次
元伊豆家来候処
蘭学熟達付嘉永
六丑年御雇而蘭学
寮指南方被
仰付其後安政二卯年
一代侍被
召出打追相勤罷在候処
安政五午年好生館
被相建候砌教導方被
仰付教導筋専主与成
万端引請醫生課程
階級等心魂砕如形
夫々規則相立醫生之儀
学術昇達之者不少格別
勤労御用相立惣而前断
被召出候後跡切米
預置有之打追之姿而
往々家筋連続致兼候
至儀相成其偲難被閣
前断格別之勤功旁付
被下置候御扶持代々
相続被
仰付候事

明治二年
巳十二月廿九日

政府

明治政府から渋谷良次宛の公文書
（佐賀県医療センター好生館収蔵）

元南と共に行った。

明治五年七月、良次は東京で開拓使五等出仕（准奏任官）に任じられ札幌病院（現札幌市立病院）詰を拝命し、八月に良次外二〇名の新医官団を伴って札幌に着任した。札幌病院初代院長に就任後、仮医学所を開設し、校長を兼務しながら医生教育体制を整え、病院機能の近代化および管内出張病院の整備など札幌病院の発展の礎を築いた。在任期間は一年二ヶ月と短く、明治六年一〇月辞任して東京に戻った。良次のその後の東京での詳細は資料がなく不明であるが、明治九年六月一〇日に東京千代田区猿楽町で緒方洪庵の命日に開催された「適塾懐旧会」に佐野常民と共に参加し、その時の集合写真に良次が写っていた。現在、市立札幌病院に掲げられている初代院長の写真は、この時の写真を元に作成された。

明治六年当時、札幌病院に在籍していた佐賀県出身者の名前を列挙する。

[医師] 渋谷良次・秀島文圭・峯源次郎・渋谷文次郎・三浦元碩・宮﨑養策・重松裕二・古川融

[医師以外] 大久保幸孝（電信掛）・真崎健（大主典）・福島万象（医局書記）・池田玄恭

市立札幌病院元院長、吉田哲憲先生は良次について次のように述べている。「市立札幌病院に勤める者にとって、当院の基礎を築いた渋谷良次初代院長が、緒方洪庵先生の適塾で学ばれていたということは、当院の由緒、来歴を考える時、誇りに思うことであります。」

【参考】侯爵鍋島家編纂所『鍋島直正公傳第四・六篇』（一九二〇）、宮下舜一「札幌病院初代院長渋谷良次の肖像写真をめぐって」『薬史学雑誌四四（二）』（二〇〇九）、『開拓使公文録原稿職官之部四着発』（簿書五七一七、明治五年）、『明治六年官員及院雇等進退録　札幌病院（簿書六八七）』（一八七三）、『市立札幌病院百三十年史』（一九九九）

（佐藤英俊）

島田《しまだ》 南嶺《なんれい》

（文化四年〜文久元年　一八〇七〜一八六一）

佐賀藩医・好生館教師・種痘推進者

島田南嶺は、佐賀藩医島田魯堂の二男として、文化四年（一八〇七）八月二四日に生まれ、通称恒省、字脩甫、南嶺と号した。島田家は医家としての初代島田元慎が蓮池藩のほか、佐賀本藩、諫早家に侍医として仕え、明和二年（一七六五）に没した。

南嶺父の魯堂は、佐賀藩施薬方医師として活躍し、天保八年（一八三七）一〇月一四日に七二歳で没した。墓は龍津寺（現佐賀市巨勢町）の島田家墓所の一角にある。室は大坪氏で二男三女をもうけた。魯堂長男の淡庵が、父の実家の諫早屋敷を相続し、二男南嶺が佐賀藩医島田家五代目として家督相続をした。

南嶺は、天保五年（一八三四）に医学寮指南役となった。同九年四月より五カ年の他国遊学を命ぜられたが、いったんは老母の病気療養を理由に断ったものの、墓碑銘によると、老母死後、在江戸の伊東玄朴の知り合いの医師らに諸方を学んだとある。

天保一一年（一八四〇）に医学寮の改築にあたり、一五両を献納した。弘化元年（一八四四）正月二八日、香焼島詰めの人びとの間に「時疫流行」したとき、諫早家医師島田淡庵（南嶺兄）が派遣され治療にあたった。南嶺は、弘化二年一一月、三ノ丸御殿御付医師を命ぜられ、同年一二月には、氏姫が諫早屋敷に引っ越すとき、当分の間の療養方を命ぜられた。同四年に御側医を命ぜられ、藩主の側で仕えた。

嘉永二年に藩主の長子淳一郎（のちの直大《なおひろ》）への牛痘接種が成功し、ついで庶弟の皆次郎（のちの文武・倉町鍋島家）へも接種が成功したため、鍋島直正は、島田南嶺に命じて川久保鍋島家領主鍋島弾馬賢在の子織三郎（のちの直賓）一一歳への接種を奨めさ

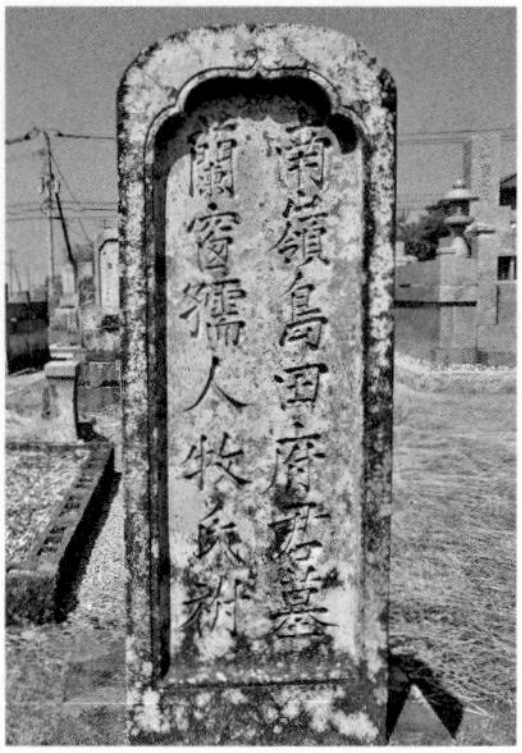

島田南嶺墓
正面に「南嶺島田府君之墓　蘭窗孺人牧氏袝」とある。
（佐賀市巨勢町・龍津寺）

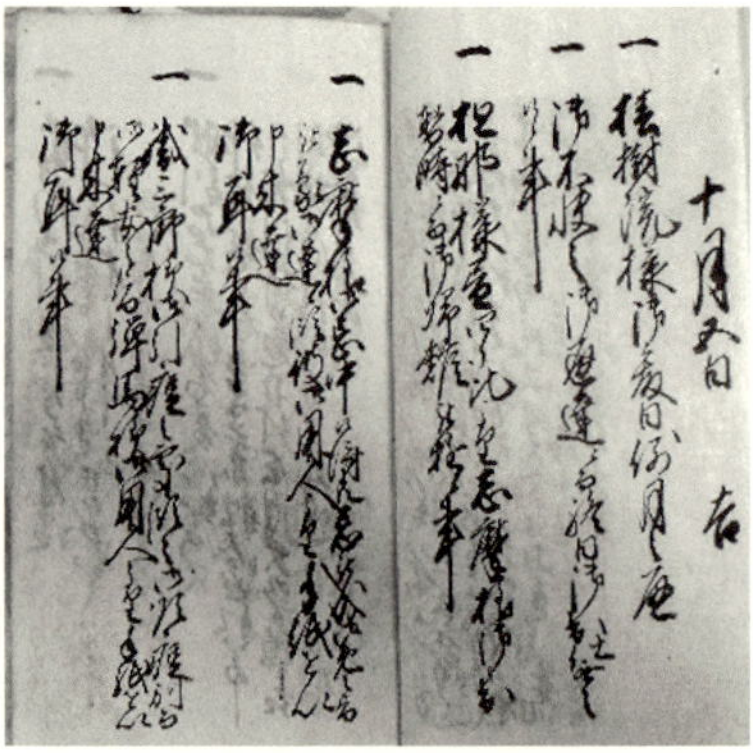

織三郎引痘記事
『（諫早家）日記』
（諫早市立図書館蔵）

せた。最初は断った弾馬だったが、やがて説得を受け、『（諫早家）日記』（嘉永二年一〇月五日記事）に「織三郎様御引痘之所段々御順痘別而御軽安之旨弾馬様御用人より手紙を以て申来達」とあり、九月二五日ごろ織三郎への接種が行われたとみられる。

南嶺は、直正の九月の参府に随行して牛痘種（痘痂と痘漿の両方であろう）を持参し、一〇月二日に江戸藩邸に到着した。伊東玄朴は、その牛痘種を受け取り、自らの娘などに接種して発疹した最もよい種を一一月一一日に貢姫に接種して成功した。

『（諫早家）日記』には、嘉永三年（一八五〇）九月一一日、佐賀藩医の牧春堂（妻の父）と島田南嶺が診察に向かったとある。南嶺は、諫早家への医療も担当していた。

『鍋島直正公傳』によれば、種痘の成功後、佐賀藩内では、大石良英、山村良哲、渋谷良次ら蘭方医が次々と登用されたが、西岡春益、松隈元南ら漢方医は従来の経験を重視し、西洋医術の一部に過ぎない翻訳書に基づいて人命を試験することはしないと漢方の主張を変更しなかった。牧春堂や島田南嶺らは漢方に蘭方の新知識を加える折衷派の立場をとり、三派競争ののち、嘉永四年（一八五一）の医業免札制度の開始と、同年に蘭方医大庭雪斎が初代蘭学寮教導となることで、以後、佐賀藩は西洋医学研修を本格化することになる。

南嶺は文久元年（一八六一）に、五五歳で没した。墓は父と同じく龍津寺に葬られた。墓碑には「南嶺島田府君之墓　蘭窗孺人牧氏祔」と刻まれている。妻は、佐賀藩医牧春堂美親娘である。龍津寺は、空襲などで焼失し、現在お堂と墓地しか残っていない。島田家墓所には、南嶺墓のほか、南嶺父魯堂墓や、古川松根による魯堂と南嶺の顕彰碑もあり、魯堂と南嶺が佐賀藩において重きをなしていたことがわかる。

南嶺は実子がなく、天保一〇年（一八三九）に実兄大恒の長男東洋を嫡子とした。島田家六代目東洋は、号を松坪軒という。嘉永二年（一八四九）に玄朴に入門し、長崎で

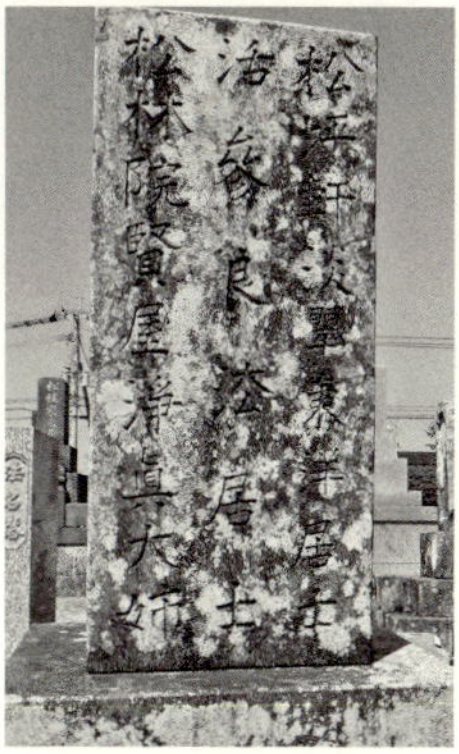

島田東洋家族墓
正面に「松坪軒淡翠東洋居士、活參良法居士、松林院賢屋淨眞大姉」とあり、左側面に「元治元年四月十一日卒、島田東洋」「明治廿年七月廿七日卒、長男悦太郎」「明治壱年三月朔日卒、妻フサ」とある。
（佐賀市巨勢町・龍津寺）

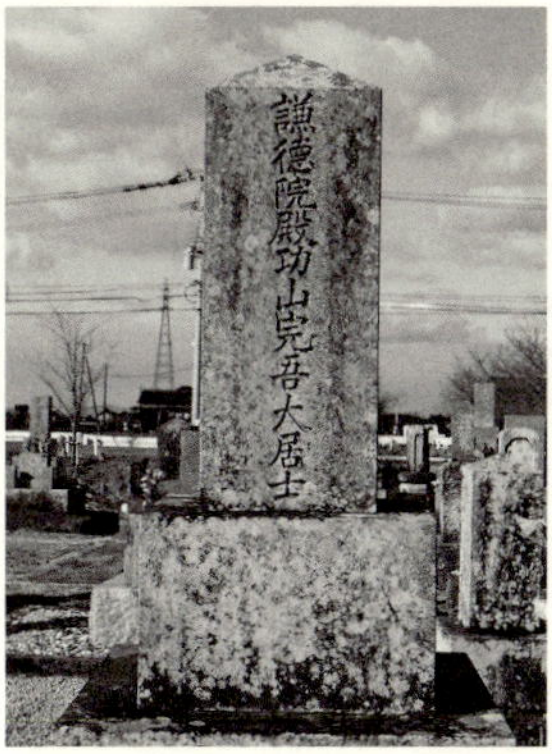

島田完吾の墓碑
「謙徳院殿功山完吾大居士」とあり、河村一郎らが建碑費を寄贈した。
（佐賀市巨勢町・龍津寺）

ポンペが医学講習をはじめると、永松玄洋、宮田魯斎らと共に、長崎でポンペ式西洋医学を学び、安政五年（一八五八）に設立された好生館において教導となり、ポンペ式西洋医学を教授しはじめた。元治元年（一八六四）四月一一日卒。

東洋の実弟芳橋は、ポンペの後任であるボードインや佐賀藩医相良知安に学び、のち好生館の教導方を務めた。芳橋の長男が、島田完吾で、安政五年（一八五八）生まれ。明治六年（一八七三）には第一大学区医学校予科（以下、東大医学部）に入学し、同窓に森林太郎（鷗外）がおり、明治一四年に卒業試問に合格し、同年七月に学位（医学士）を得た。森林太郎は陸軍へ、完吾は同年九月に海軍中軍医となった。明治一六年に、東大医学部同窓の和歌山医学校校長野川二郎に勧誘され、和歌山医学校一等教諭（内科）に就任した。しかし、同医学校が財政難のため、明治二〇年に閉校となり、失職した完吾は、森林太郎らに遅れて陸軍二等軍医となり、東京鎮台に勤務し、同年九月に広島鎮台病院医官心得に転じた。明治二三年に一等軍医となり、以後、高崎、台湾、熊本の陸軍軍医として赴任し、明治三四年に弘前病院長となるも、同年一〇月に辞した。その後、明治三五年に福岡県の三井田川炭鉱医局（現田川病院）医長、明治四一年一月、福岡県大牟田の三井三池炭鉱医局（現三井三池病院）の医長となり、大正元年（一九一二）八月六日没。享年五五。龍津寺にある完吾の墓には「謙徳院殿功山完吾大居士」と刻まれ、河村一郎ら門人が建碑費を寄贈した。完吾直系に医師はなく、実弟の研六の子研一郎以後、東京で医を継いだ。

なお森鷗外の後妻志げは、旧佐賀藩士で大審院判事を務めた荒木博臣の長女で、美人のほまれ高く、安樂寺（佐賀市紺屋町）にある荒木家の墓へ時折墓参りに来た。

【参考】「系図」（佐賀県立図書館）、小関恒雄「鷗外の同級生・島田完吾」（『日本医事新報』三八四〇号、一九九七）、『（諫早家）日記』（諫早市立図書館）

（青木歳幸）

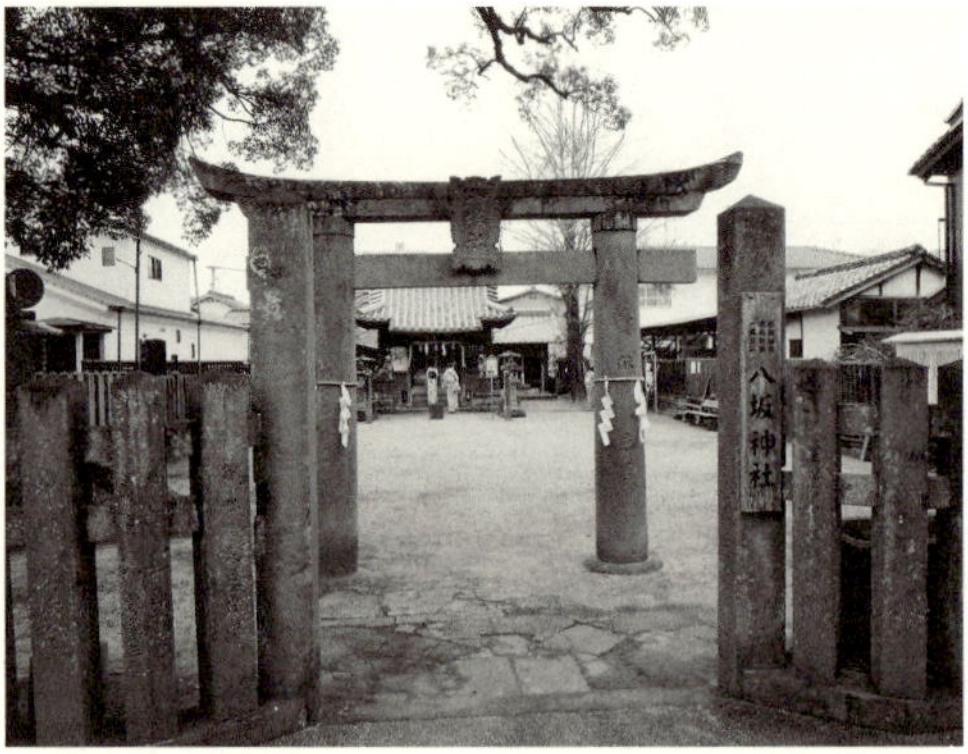

現在の佐賀市柳町にある八坂神社の南に、良順の医学塾を開いた成就院があった。

島本《しまもと》　良順《りょうじゅん》

（?～嘉永元年　?～一八四八）

佐賀藩医学寮寮監・佐賀藩蘭学の先駆者

島本良順の生年は不詳で、蓮池町（現佐賀市柳町）の漢方医島本家に生まれた。号を龍嘯、字を大受、三蔵などという。漢方医の医業を継いでいた良順は、江戸の蘭方医宇田川玄随が記したわが国最初の本格的な西洋内科書である『西説内科撰要』を読み、西洋医学を学ぶことを決意し、長崎のオランダ通詞猪俣伝次右衛門に師事した。『西洋内科撰要』は、寛政五年（一七九三）から刊行されはじめたので、良順の蘭学修業開始も寛政年間のことだったろう。長崎での修業後、良順は佐賀城下の蓮池町で蘭方医として開業した。

この塾に、仁比山村（現神埼市）出身の伊東玄朴が入門してきた。文政五年（一八二二）、玄朴が二三歳のときだった。良順は、玄朴の非凡な才能を見抜き、長崎での本格的な蘭学修業をすすめた。みずからの蘭学の師である長崎の通詞猪俣伝次右衛門に紹介し、良順自身もさらに蘭学を研究するために、同年暮れに大坂へ旅立った。

大坂には著名な漢学者篠崎小竹がいた。小竹は、佐賀藩出身幕府儒者古賀精里の門人でもあったからでもあろう。医学の基礎用語は漢語だったから、良順は、漢学研究を修業の理由にして、大坂で西洋医学を学ぶことにしたとみられる。篠崎小竹の門人帳『輔仁姓名録・麗沢簿』に「島本良順　肥前佐嘉　医員　好蘭学　同（文政五年一一月三〇日）　但馬天民介」とあることから、一一月三〇日に入門の手続きをとったこと、蘭学を好むとあることから、蘭学志向が強かったことがわかる。

紹介者の但馬天民は、本名は田結荘《たゆいのしょう》元長という但馬出身の漢蘭折衷医で、天民の妻の

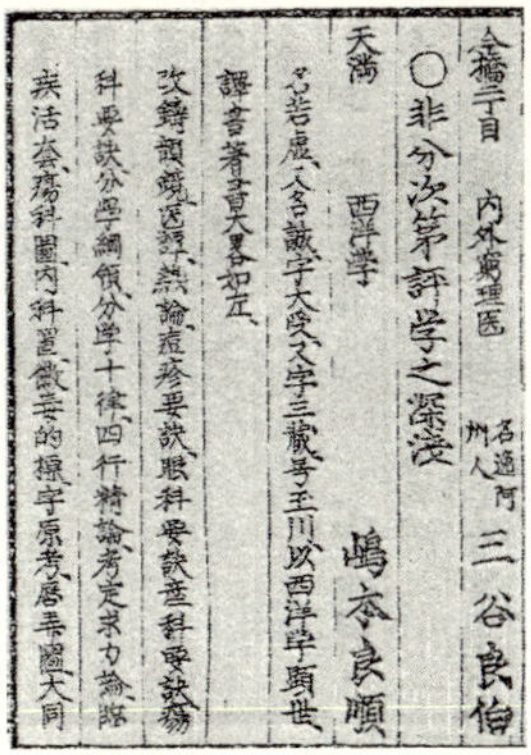
今橋三丁目　内外兼理医　名通阿州人　三谷良伯
○非分次第評学之深浅
天満　西洋学　嶋本良順
名若虚、又名誠、字大受、又字三蔵、号玉川、以西洋学顕世、
譯書著書大略如左、
改鑄韻鏡、医譚、熱論、痘疹要訣、眼科要訣、産科要訣、瘍
科要訣、分学綱領、分学十律、四行精論、考定求力論、臨
疾活套、瘍科図、内科置微、吾的撮字原、考暦寿臨大同

『海内医林伝』にみる嶋本良順は、「名は若虚・誠、字は大受・三蔵、号は玉川、西洋学をもって世に顕われる」と記されている。

父が野呂天然《てんぜん》という蘭方医で、無量居士の名で『生象止観』（一八一五）という解剖書を刊行している。「生象」は解剖の意味である。良順の大坂での蘭学師匠は不明であるが、最も近くに野呂天然がいた。

良順は、大坂で漢学や蘭学を再修業しつつ天満町で開業した。大坂に出て三年後、文政八年九月発行『浪花御医師見立相撲』（大坂医師番付集成一二）に、「頭取　テンマ（天満）　島本良順」と初めて記されるまでになった。さらに翌文政九年の『浪花御医師名所案内記』にも「テンハ（天満）　島本良順」と掲載されている。

良順の名声は日増しに高まり、文政一一年（一八二八）の『海内医林伝』（内題は『本朝方今医林伝二』）には、良順の名は若虚、字は大受・三蔵、号を玉川といい、西洋学で世に知られ、その著書・訳書は、『改鑄韻鏡』・『医譚』・『熱論』・『痘診要訣』・『眼科要訣』・『産科要訣』・『瘍科要訣』・『分学綱領』・『分学十律』・『四行精論』・『考定求力論』・『臨疾活套』・『瘍科図』など全部で一八部にも及ぶと記されている。

文政一二年三月刊の番付『俳優準観朧陽医師才能世評発句選』には、最上段に「解剖中環　糸町端、精緻　島本良順　西天満、窮理　橋本曹（宗）吉　塩町」とある。良順右隣の解剖の得意な中環は緒方洪庵の師でもある中天游のこと。左隣は、窮理（物理学）で著名な我が国電気学の祖ともいわれる橋本宗吉で、解剖と窮理で高名な二人に並んで記載されるほどの「精緻」な蘭方医として評価されていた。「精緻」という評価には、西洋医学だけでなく自然科学にも通じた学者という評価が含まれていよう。事実、良順の学問的志向は、医学だけでなく自然科学にも向けられていた。

文政一二年の次に現存する番付である天保三年の「大坂御医師見立力合」には、すでに良順の名前がなく、以後の大坂医師番付には良順の名前が出てこないので、おそらく文政一二年（一八二九）末から天保三年までには、佐賀城下に戻り、蘭方医として開業

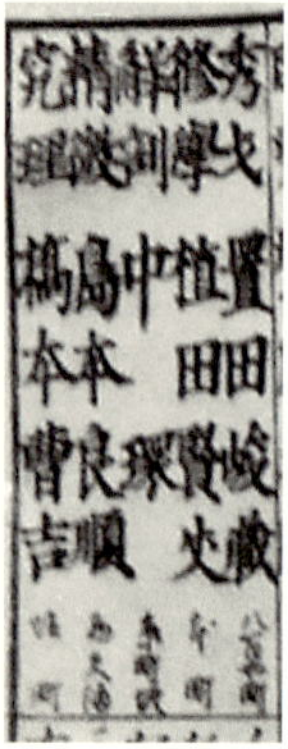

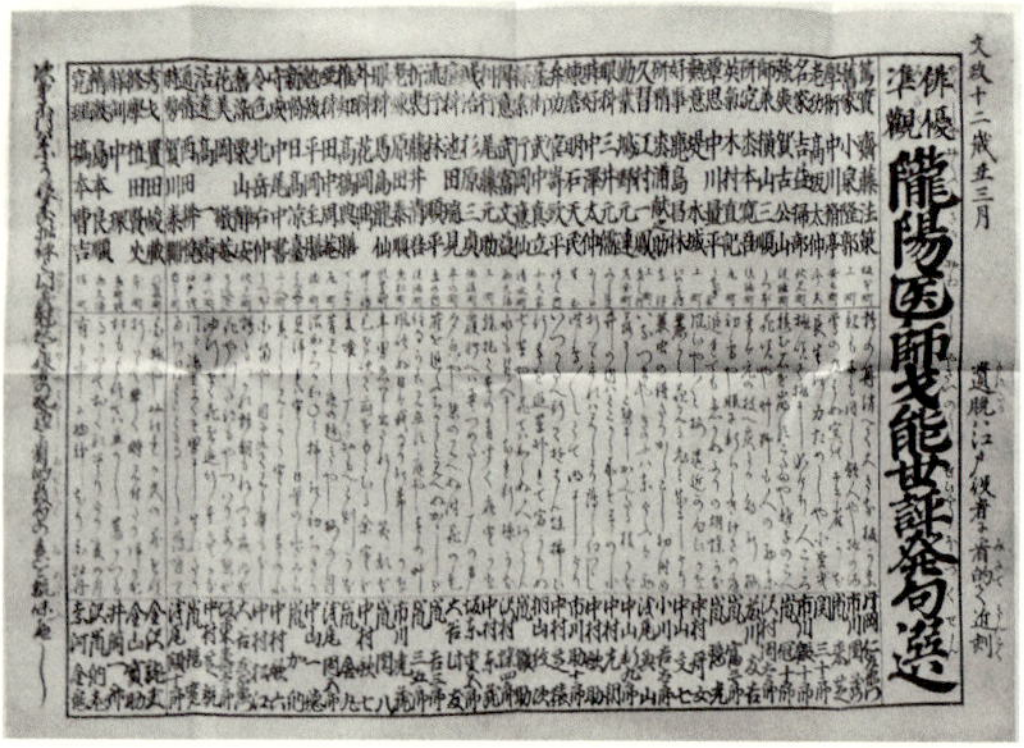

『俳優準観龍陽医師才能世評発句選』（文政一二年）にみえる島本良順（『大坂医師番付集成』所収）

し、塾も開いたとみられる。

佐賀城下に戻ってからの良順の動向の一部は、古賀穀堂の日記に出てくる。古賀穀堂は、古賀精里の長男で、父に劣らぬ優れた儒学者で、文化三年（一八〇六）に、『学政管見』を著し、蘭学学習と藩による医学研修の場としての医学寮の創設を提言した。しかし九代藩主齊直の時代には、財政難でもあり、この提言は実現できなかった。

鍋島直正が天保元年（一八三〇）に一〇代藩主として家督相続すると、穀堂は年寄相談役に任じられ、翌天保二年、直正に、「済急封事」という改革意見書を提出した。

穀堂の日記『琴鶴草堂暦記』（『佐賀県近世史料第八編第四巻』）の天保四年五月七日記事には「成就院文会、島本良順為主、談西洋社中委（萎）茶無至者　因嘆土俗衰颯　絶無意気　不若且止　寄書于大児拙荊及家奴也」とあり、島本良順が、成就院で詩文会を主催したが、西洋社中は萎微して至る者がない状態だったと記している。成就院は現在の佐賀市柳町にある八坂神社南側の成就院橋の西北たもとにあったという。

こうした旧守の風潮を打破すべく、古賀穀堂は天保五年（一八三四）の医学寮の創設にあたって、大坂で名医として知られた島本良順を初代寮監として、西洋医学の風を佐賀藩に吹き込もうとした。

天保五年七月一六日に、学寮取立の方針が示され、医学寮を建てること、医学寮の医師は、本丸と西の丸の藩医のうちから兼業させ、また藩校弘道館より事務の係を出すこと、御遣料（運営経費）は試しに米一〇石を出すことなどの方針が示された。

この三ヶ月後の一〇月二一日に、医学寮が八幡小路（後の水町昌庵宅）に開講し、初代寮監（校長役）に島本良順、内科に西岡長垣、牧春堂、古賀安道、福地道林ら、外科の町医納富春入、産科の町医北島泰順など、当時佐賀で最高のスタッフが選ばれた。

医学寮では、漢方医学を基本としつつも、最新の西洋医学、とくにオランダ語版によ

佐賀藩の西洋医書（オリジナル言語別）

出版年	オランダ語	ドイツ語	フランス語	英　語	ラテン語	合計部数
1800年以前	2	1	0	0	0	3
1801～1810年	0	1	0	0	0	1
1811～1820年	0	0	1	0	0	1
1821～1830年	1	0	1	1	0	3
1831～1835年	0	1	2	0	0	3
1836～1840年	2	4	2	1	1	10
1841～1845年	0	3	1	0	0	4
1846～1850年	0	7	1	2	0	10
1851～1855年	11	7	0	1	0	19
1856～1860年	9	0	0	0	0	9
1861年以降	1	1	0	0	0	2
出版年不明	0	2	1	0	0	3
合　計	26	27	9	5	1	68

小澤健志「佐賀藩が所有していたオランダ語の医学書」（『佐賀大学地域学歴史文化研究センター研究紀要』第8号、15～29頁）

るドイツ医学も導入されていた。小澤健志氏の調査によれば、佐賀藩の所蔵していた西洋医学書は七三二部で、さらに一八三五年ごろから一八四〇年の間に増加した蔵書一二冊のうちオランダ語原著二冊、ドイツ語原著四冊で、医学寮創設を機に、ドイツ系医学書の教科書を使用しはじめたことが判明した。さらに直正は、この医学寮の発足にあたり、『好生館』の篆額を下賜したので、好生館が医学寮の通称となった。

しかし、医学生は、すぐには集まらなかったらしく、同年一二月には、佐賀藩領内へ、医学寮を設立したので、藩医だけでなく町医や郷医（村医者）まで、医学寮で修業することという命令を出した。そこで多久領でも領内医師名と年齢などを調べ、佐賀藩に医師名簿を提出した。こうして医学寮にも医生が集まりだした。

小城藩出身医師で、良順塾で学んでいた堤柳翠は、江戸で開業していた伊東玄朴から、代診のできる良順門人を派遣してほしいとの依頼があったので天保七年（一八三六）から江戸の象先堂で蘭学修業をすることになった（『小城藩日記』）。山村良哲（のちの金武良哲）は天保八年ごろまでに良順の門をたたき、のち天保一〇年に江戸にでて象先堂で代診を務めつつ、最新の蘭学・外科術を学んだ。

良哲のメモによれば、良順は、ドイツ人医師チットマン（Johann August Tittman）の外科教科書のオランダ語訳本『*Leerboek der Heelkunde*』をテキストに、性理学・診察学・検薬学・調剤学・動物学・植物学・地理学・幾何学など医学以外に自然科学の基礎まで教授した。さらに、『琴鶴堂日史』の天保六年（一八三五）八月三〇日の記事をみると、光明寺（現佐賀市呉服元町）にて、古賀穀堂を招き、ほかに弟子の医師一〇人ばかりの前で、解体された人間の骸骨を飾り、人体の構造を解説したことが記されている。

しかし、先進的な西洋医学教育をめざし、佐賀藩領内医師の参加を呼びかけたにも関わらず、医学寮へは思うように医学生が集まらず、推進者の古賀穀堂が、天保七年（一

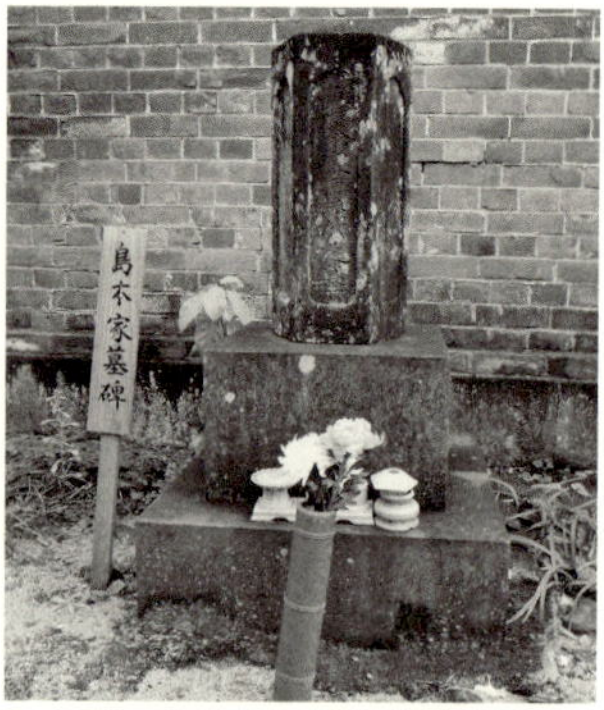

島本家累代之墓（佐賀市柳町・専福寺墓所）

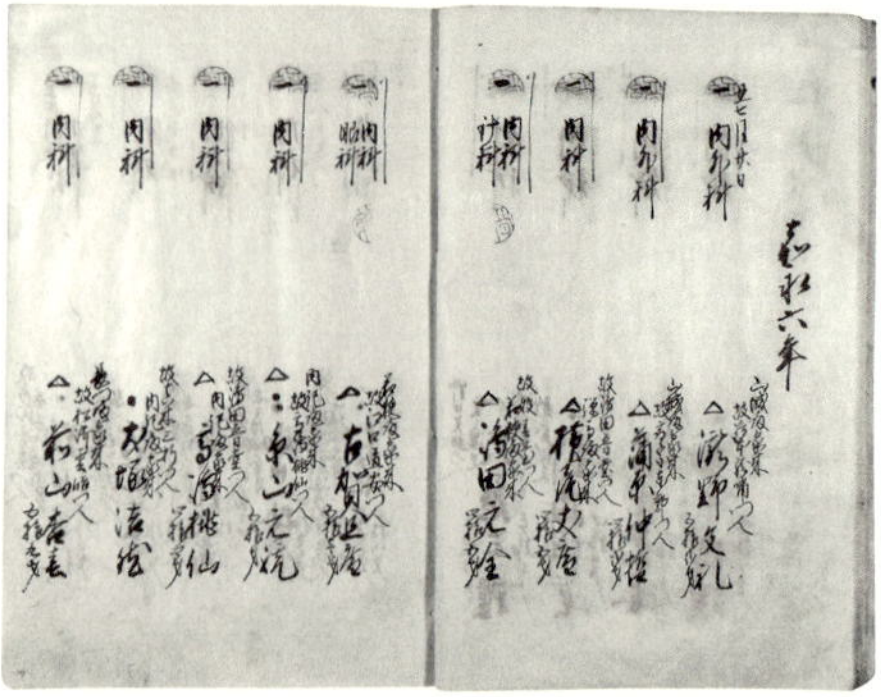
『医業免札姓名簿』にみえる「故嶋本龍嘯門人」の滝野文礼の記事。写真右一番目。

八三六）に亡くなったことも影響して、いつしか衰微した。

その後、佐賀藩が西洋科学技術の導入をすすめるために、嘉永四年（一八五一）に医学寮内に蘭学寮を置き、大庭雪斎がその初代教導になってから、西洋医学が再び推進されはじめた。多くの蘭学者を育てた島本良順は、嘉永元年（一八四八）一一月一三日に没し、当初は光明寺に葬られたが、のち柳町の専福寺に改葬された。

嘉永四年（一八五一）から安政五年（一八五八）までの『医業免札姓名簿』の嘉永六年七月二〇日の項目に「山城殿家来故嶋本龍嘯門人、内・外科　滝野文礼五二歳」とあり、良順（龍嘯）が嘉永六年には故人となっていたことが確認できる。なお、同姓名簿には、良順（龍嘯）門人として、滝野文礼、吉田泰庵、塚原良仙、金武良琢（良哲）、宮嶋長簡、光武龍伯、原健栄、鵜池龍朔、文斎（姓不詳）、良雲（姓不詳）、玄寿（姓不詳）、中島需安ら一二人があげられ、その功績はきわめて大きい。

『島本家過去帳』（島本良治氏蔵）によれば、良順（龍嘯）には、良橘（天保一〇年七月三日没・釈達道良智居士）、ヨシワカ（名不詳、天保六年一一月一〇日、四歳で没）の二人の男子がいた。良橘の子が島本良順で、安政三年（一八五六）四月七日に伊東玄朴の象先堂に入門し、蘭方医として活躍すべきときの、慶応二年（一八六六）一月一八日に没した。良順妻は嘉永七年八月三日に没し、釈眞月明了大姉として専福寺に葬られた。なお縁者として上砥川村（現小城市）に島本謙亮（嘉永六年九月二二日没）、島本祐之助（嘉永六年一一月一〇日没）がいるが、詳細は不明である。

【参考】『伊東玄朴傳』（一九一六）、『伊東玄朴』（二〇一四）、『佐賀県近世史料第八編第四巻』（二〇一三）、『大坂医師番付集成』（一九八五）

（青木歳幸）

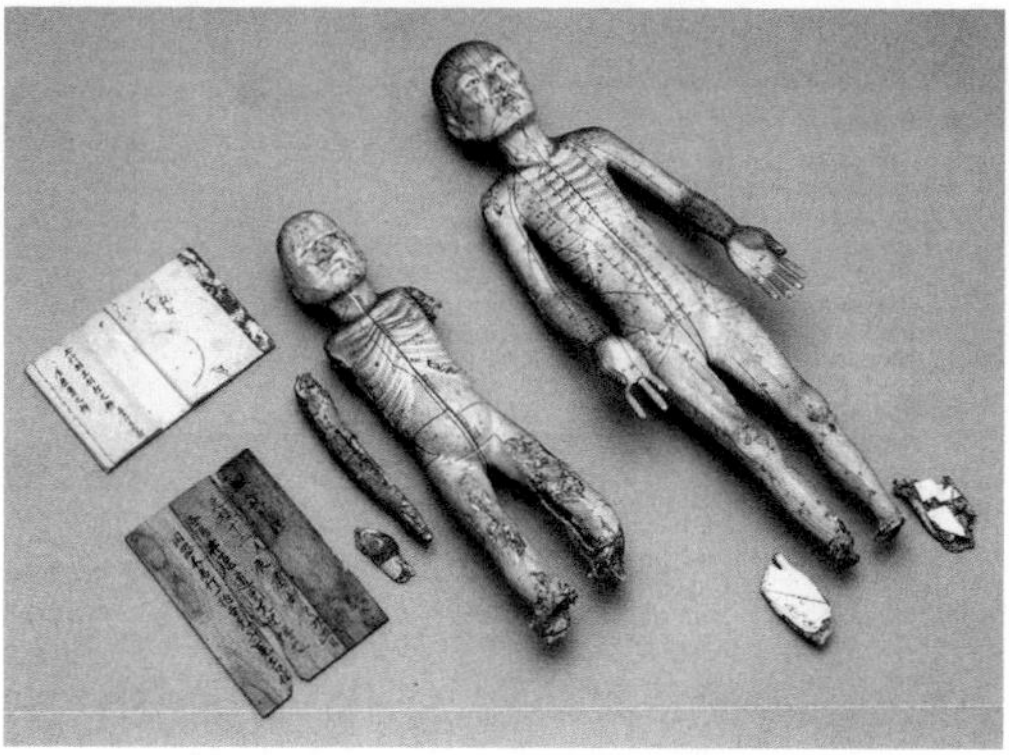

経絡人形
漢方の経絡、経穴（つぼ）を書き記した教育用の人形。京都に留学した清水玄斎が、元禄一三年（一七〇〇）一〇月二五日に、師匠の井原道閲から授けられたもの。
（清水家蔵、武雄市図書館・歴史資料館保管）

清水《しみず》 由順《ゆうじゅん》

（天保一四年～明治二六年　一八四三～一八九三）

武雄鍋島家侍医

清水由順は、江戸後期から明治期にかけての武雄の医師で、清水本家九代目として天保一四年（一八四三）に生まれ、初めは彌三郎を名乗った。多久の儒学者草場船山（佩《はい》川《せん》の子）に、一〇歳のときに儒学者谷口藍田に学び、その後、豊後日田の広瀬淡窓の咸《かん》宜《ぎ》園《えん》、万延元年（一八六〇）から四年間は筑前の漢方医（名不詳）に学び、元治二年（一八六五）に大坂の緒方洪庵塾に赴いたが、父が倒れたため、急ぎ帰郷したという。帰郷後は、医業に従事した。戊辰戦争では武雄領主鍋島茂昌《しげはる》に従い、清水彌三郎の名で出羽方面へ従軍した。明治三年（一八七〇）に好生館で再修業中に、養父宗安が病死したため、医業を継いだ。明治九年（一八七六）に長崎県医学校（現長崎大学医学部）で学び、翌年の西南戦争では、新政府軍の医師として従軍した。一時、長崎病院治療掛として勤務後、明治一五年（一八八二）から、武雄の杵島郡病院（柄崎病院）の副院長となった。やがて私立病院を起こし、精力的に患者の治療にあたり、繁忙を極めたが、明治二六年（一八九三）二月八日に肺病にて病没した。享年五一。

医家清水家の歴史は古く、江戸時代初め、武雄領主後藤（鍋島）茂綱が京都から医師清水玄有を迎え、侍医とした。石井良一『武雄史』によれば、代々武雄領主侍医として仕え、初代玄有―二代玄孝（倫悦）―三代玄興（宗庵）と続き、三代玄興の子由義（原沢）が本家、由義弟有親（江庵）が分家と二家に分かれたが、両家互いに養子などを繰り返し、相続した。本家は、四代由義―五代由道（宗庵）―六代由忠（原沢）―七代由信（宗安・宗庵とも）―八代寛次郎（宗安、分家五代の子）―九代由順（医師、七代の庶

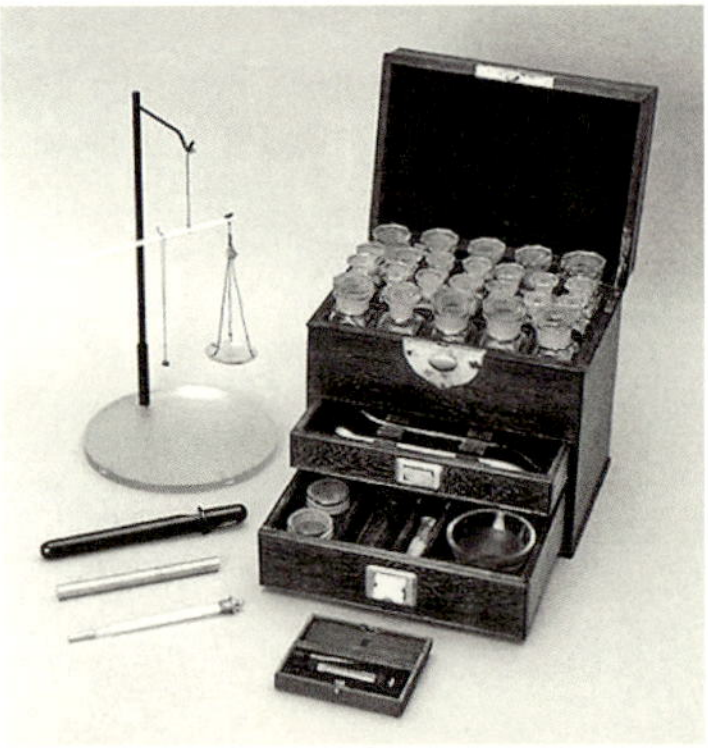

清水家伝来明治初期頃の医療用具
（武雄：清水家資料、武雄市図書館・歴史資料館寄託資料）

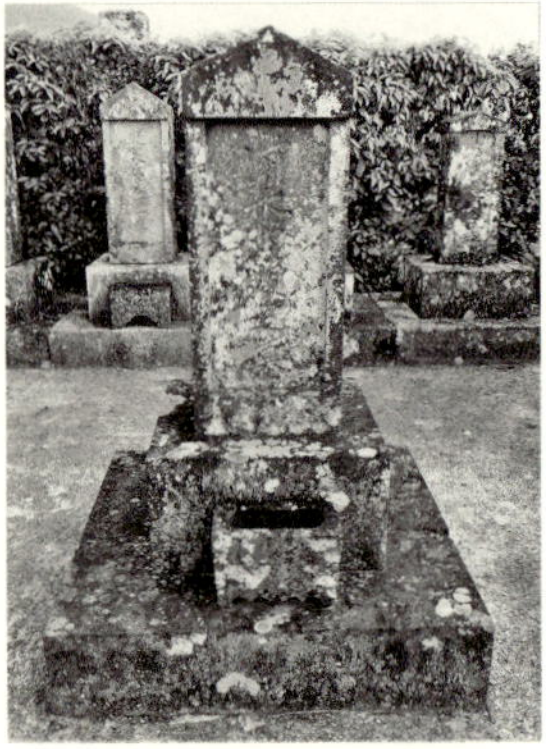

清水由順の墓
右側面に「明治廿六年癸巳二月八日卒享年五十有二」とある。
（武雄市山内町・大野墓地）

子）―一〇代由隆（分家六代の子、医学博士）と続き、分家初代有親（江庵）―二代江庵―三代篤之（松卓、本家四代の子）―四代由名（伯庵、本家五代の子）―五代由孝（大春）―六代晃太郎（由徹）―七代平一郎（生田神社宮司）と継承している。本家六代由忠が原沢といい、寛政六年（一七九四）一一月一九日に年賀の祝詞を、斎藤芸庵（斎藤恕庵とも）、志田友元（杵島郡村医師）らと佐賀藩主に献じている。門人も多く、『医業免札姓名簿』には、子の由信（宗安）のほか、有田岩谷川内山（現有田町）の省安、上総殿（武雄領主鍋島茂昌）家来の香田仲安、岩谷川内山の玄洞、上総殿家来の西岡俊哉、上総殿家来の中村道軒、山城殿被官（現佐賀市高木瀬付近）の大串元治、武雄の清水亭人、蓮池藩家臣山北周英、武雄の濤庵、武雄庭木村武野俊良、嬉野村の文仲など一二人の門人名が挙げられるほどのすぐれた名医であった。

分家五代の由孝が、儒学者として著名な清水龍門（大春）である。龍門は寛政六年（一七九四）一一月二七日生まれで、儒学に志し、筑前の亀井南冥塾に学んだ。住吉村大野（現武雄市）に居住し、黒髪山に近い住居を髭山書院と称した。天保六年（一八三五）から、武雄の身教館の教授となり、天保一四年（一八四三）から、幼い鍋島茂昌に仕えた。勤仕中の嘉永四年（一八五一）正月一九日に没した。五八歳。龍門は、領主の召致には必ず浴し身を清め、師の南冥の命日には、香をたきその徳を称えたという。また龍門が生涯にわたり残した膨大な日記には、寺子屋でのできごと、武雄での大砲鋳造の銘文づくり、びいどろ（ガラス細工）づくりなどが記録され、近世後期から幕末期の変動の様子を浮かび上がらせる。清水医家は、武雄における医家として伝統を継承しつつ最新の医学を修めて、地域医療や文化の向上に尽力した家系であった。

【参考】石井良一『武雄史』（一九五六）、ふるさとの先人たち https://www.city.takeo.lg.jp/rekisi/jinbutu/text/ryuumon.html

（青木歳幸）

下河辺《しもかわべ》　俊益《しゅんえき》

（文政五年～文久三年　一八二二～一八六三）

鹿島藩眼科医・蘭方医

下河辺俊益は、鹿島藩医家下河辺行満《ゆくみつ》の子として文政五年（一八二二）に生まれた。諱は行陽《ゆくはる》、幼名は辰之進、のち順益、三省、俊意、俊益という。父行満は、鹿島藩医秋永友悦の二男に生まれ、下河辺家を継いだ。諱は行満、幼名吉太郎、のち俊意、橘庵と改め、文政八年（一八二五）一二月一六日卒。四二歳。覚譽浄本西順居士という。

俊益は、順益と称していた一九歳の天保二年（一八三一）一月一五日に、豊後日田広瀬淡窓塾への三ヶ年の漢学修業願いを鹿島藩へ申請し、認められたため、日田へ旅立った。淡窓の門人帳には、天保二年一月二七日入門とある。淡窓塾は咸宜園といい、当時、全国に知られた漢学塾であった。鹿島地区から、広瀬淡窓塾へ学んだ者は二〇人ほどいるが、そのうち医家出身者は、佐々木竜眠（一八歳、文政九年三月一六日入門）、下川《ママ》辺順益（一九歳、天保二年一月二七日入門）、道順悴江口鉄蔵（二五歳、天保二年一月二七日入門）、俊意悴下川《ママ》辺俊益（一七歳、慶応元年九月二二日入門）、元逸長男川原始加太郎（二七歳、明治一九年二月二五日入門、藤津郡高津原村）、春洞悴梅崎久一（一九歳、明治二〇年二月二五日入門、藤津郡中村）、伯斎二男（一一歳、明治二二年一月一六日入門、藤津郡八本木村）の七人が知られる。俊益は、四二歳の嘉永七年（＝安政元年、一八五四）に、同じ鹿島藩医迎道碩と共に、佐賀藩医学寮から開業免状を与えられている。安政五年（一八五八）の『鹿島藩着到帳』には、禄高三石六斗とある。

佐賀藩医学校好生館が安政五年に設立され、佐賀藩領内医師への西洋医学研修が進められ、鹿島藩領医師も好生館での医学研修が義務づけられた。文久二年（一八六二）四月二〇日、好生館へ入門を命ぜられた医師らの内、入門願書の不要な医師は、秋永曽英、

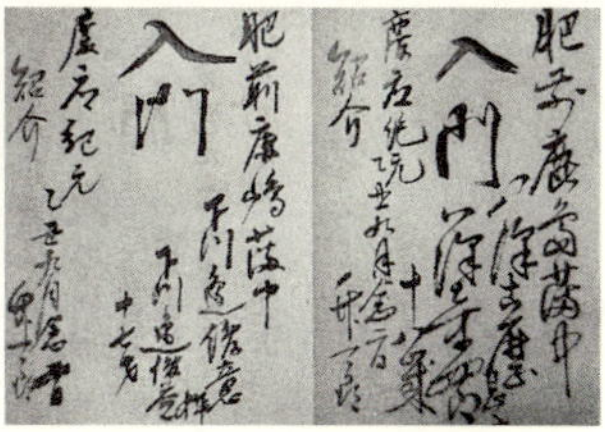

広瀬淡窓の門人帳には「肥前鹿嶋藩中入門　下川邊俊意悴下川邊俊益　十七才慶応紀元乙丑九月念二日」とある（『鹿島藤津医会史』所収）。ただし、この俊益は俊益三男の静一のようである。

江戸草間宗仙門人
熊次郎殿家来
下川邊俊意
四十二才
内科
眼科
醫道開業被
差免候也
嘉永七年寅閏七月
医学寮
（朱印）

嘉永七年（一八五四）閏七月の佐賀藩医学寮からの開業免許状（『鹿島藤津医会史』所収）

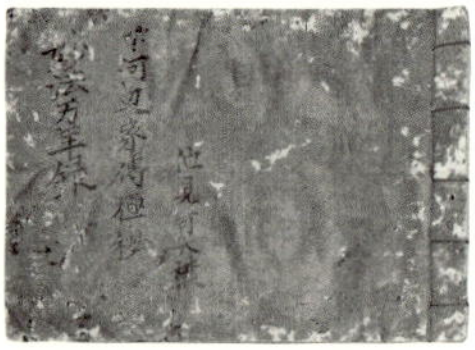

下河辺家蔵書のうち、『妙法万年録』は下河辺三省の筆写本で表紙に「下河辺家伝、極秘、他見可大禁」とある。本書に二代橘庵の記録した『妙法万年録』も合冊され、末尾に五代行綽が、明治三七年に胃がんにかかり、この書を子孫に残すと死の直前に書いた明治四〇年一月三日付の遺文がある。

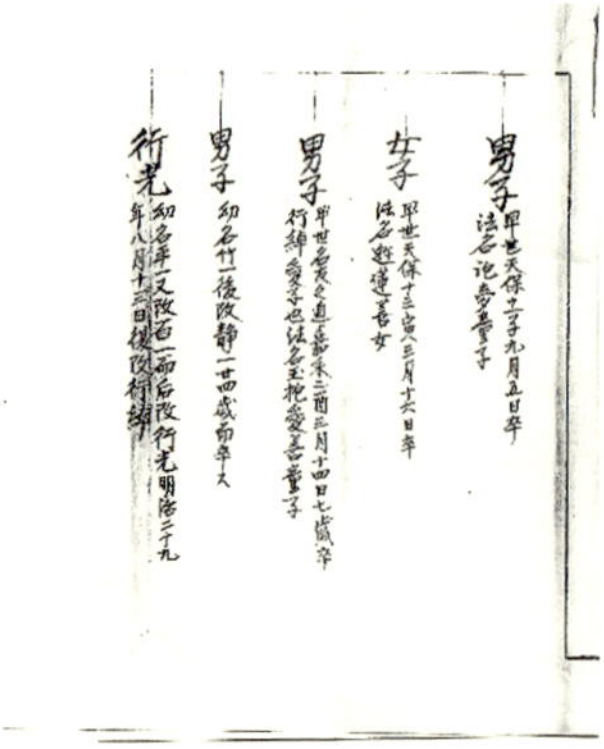

下河辺家系図のうち、俊益の子の部分で、三男静一が早世したため、四男行光が医業を継いだ。

小笠原道達、川原竜斎、八澤元亀、迎仲益、江口道順、佐々木竜眠、今村俊益、愛川春碩、八澤謙泰、下川《ママ》辺俊意、納富宗謙、千々岩哲斎、伊東春斎、郷医仲甫らであった。俊益は、文久三年（一八六三）四月一六日に没したため、四二歳。廓譽道榮俊意という。初妻の木下数馬娘が嘉永元年（一八四八）に没したため、下田瀬兵衛娘を後妻に迎えた。

俊益の子についての系図記載が輻輳し、判然としないところもあるが、医業を継いだのが四男行光《ゆくみつ》で、嘉永五年（一八五二）八月に生まれ、初め平一、百一と称した。のち行光、行綽《ゆくたお》と改称した。明治四年（一八七一）から、大阪府医学校病院で緒方洪庵の二男緒方惟準《おがたこれよし》に、また大阪軍事病院の蘭医ブッケマに学んだ。明治一〇年から一二年まで東京区医として東京府病院に勤務し、明治一六年に開業免状を受けた。同年に帰郷し、医業を継いだ。文才に富み、資性温厚篤実で、旧鹿島藩主鍋島直彬の侍医を長く務め、明治四〇年（一九〇七）二月一一日、五五歳で没した。嗣子操は、明治二五年一月二七日生まれで、大正四年（一九一五）に東京慈恵会医院医学専門学校を卒業し、東京で眼科勤務ののち同八年に帰郷し、家業を継いだ。患者も多く、医家として盛業中の昭和一二年（一九三七）三月一一日、四六歳で死去した。嗣子和春が医業を継ぎ、現在は和人《かずひと》へと医業が続いている。

下河辺家には、家系図のほか『妙法一子傳』（下河辺橘庵筆写）、『眼科秘書　合巻』（下河辺妙法行者筆写）、『本道家伝方伝』（下河辺三省筆写）、『下河辺眼科秘書』（下河辺俊益筆写と推定）、『妙法万年録』（下河辺三省筆写）などの眼科書・医書が残されている。

なお、明治三年頃、大学東校（のちの東京大学医学部）で学んでいた下河辺静一は、俊益三男で、幼名竹一、のちの静一のことで、二四歳で亡くなった。咸宜園入門帳にみえる一七歳の下河辺俊益も年齢から静一と推定できる。

【参考】『下河辺家資料』、『鹿島藤津医会史』（一九八八）

（青木歳幸）

城島《じょうじま》　友竹《ゆうちく》

（天明元年〜天保一二年　一七八一〜一八四一）

佐賀藩医・医学寮教師

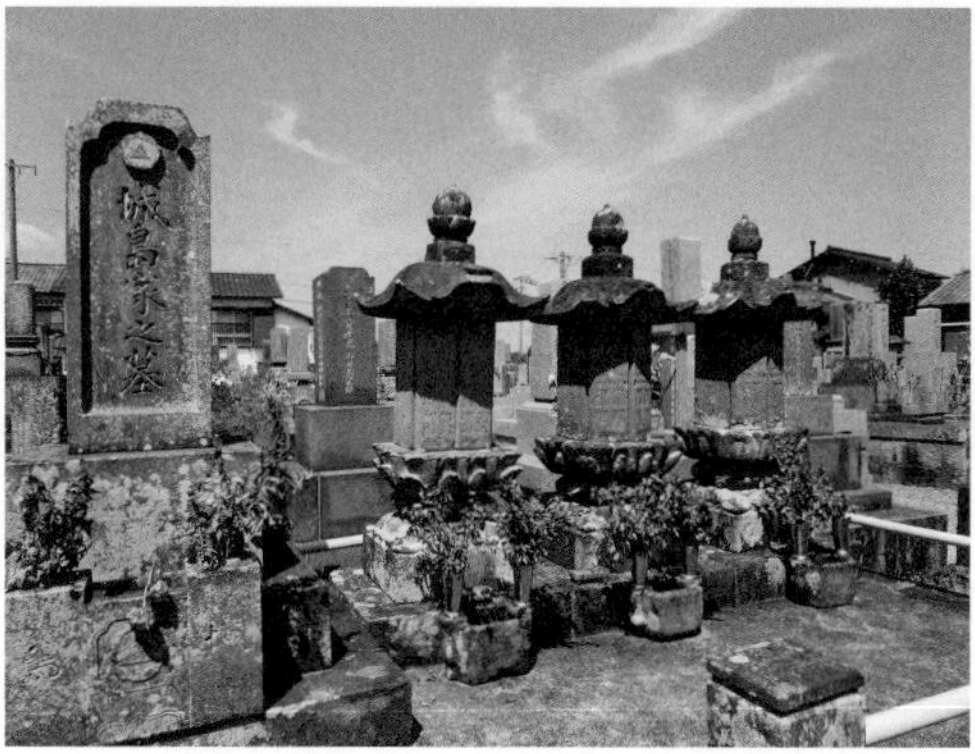

城島家之墓　隣の三基のうち一番左が城島友竹と妻の墓。一番右が友竹父良順の墓。真ん中が良順父時氏（明和九年六月二四日没）の墓。（佐賀市川副町・浄教寺）

城島友竹は、天明元年（一七八一）九月二五日生まれで、陳與、良順などともいう。文化八年に深堀詰を命ぜられ、同一四年京都詰ののち、文政二年（一八一九）に浪人となり、同九年に切米三〇石で帰参が叶い、三の丸療養方や十五茶屋勤ののち、本丸詰と医学寮教師を務めた。天保一二年（一八四一）九月一三日没。享年六一。法名園覚映証居士。浄教寺（現佐賀市川副町）に葬る。友竹門人には、深堀鍋島家の小野柳禎、長門殿（多久家）家来梶原快堂、彈馬殿家来西原良仙、土肥杏庵（嘉永六年に三三歳）、西原文堂（嘉永七年に三一歳）がおり、内科で知られた名医だった。

城島家は、戦国時代は龍造寺家家臣であったが、一七世紀の後半に城島又右衛門尉信連（延宝五年没）のとき医業をもって鍋島家に仕えた。以後、敦陳―俊陳―時氏―良順（陳英、寛政元年・一七八九没）―友竹（陳與）―禎庵―友一郎と続いた。

城島禎庵は文化一〇年（一八一三）一二月一七日生まれで、幼名伸一郎。淡堂ともいう。実父友竹に医学を学び、文政一一年（一八二八）に初お目見えとなり、天保一三年に家督を相続した。弘化元年（一八四四）には長崎御番医となり、同二年に長男友一郎が誕生。嘉永二年（一八四九）に象先堂へ入門。『医業免札姓名簿』には、安政二年（一八五五）、四三歳、内外科とある。没年は『褒賞録』によれば、元治元年（一八六四）か。城島家之墓に累代先祖と共に葬られた。土肥杏庵、林友賢門人ら一一名が城島家之墓を建碑した。禎庵実弟文雅は、井上仲乙元晁の養子となり、井上静軒として好生館外科教師として勤務した。

【参考】『（嘉永五年）系図』（佐賀県立図書館複製資料）

（青木歳幸）

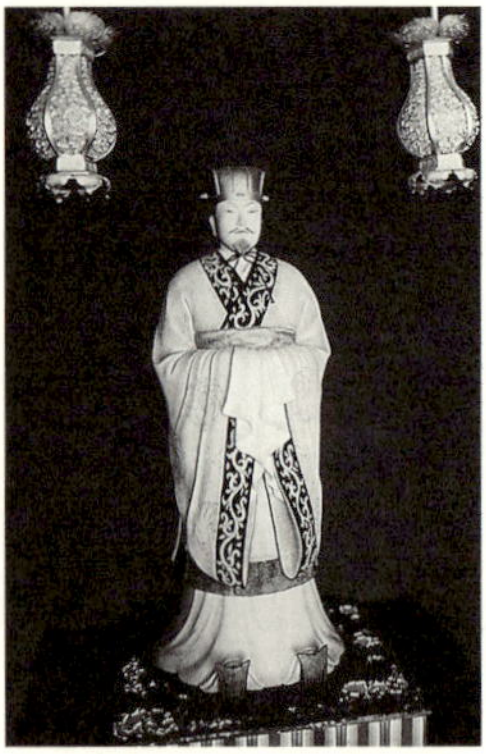
徐福像（佐賀市諸富町）

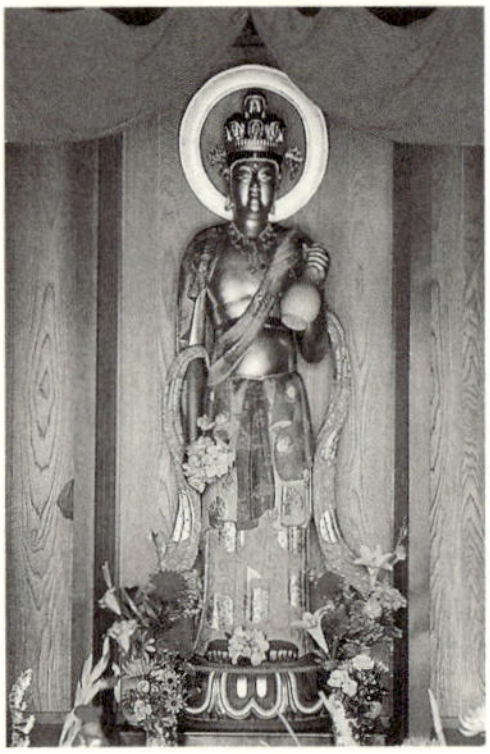
徐福との恋物語で有名な美しいお辰観音像（金立町千布）
恋と安産の願が叶うと参拝される。

徐《じょ》 福《ふく》

（紀元前二七八〜紀元前二〇八推定）
中国渡来の医・薬学に秀でた方士

不老不死の仙薬を求め、秦始皇帝の命により東海の蓬莱、方丈、瀛州の三神山を目指して船団で出航したとされる方士。方士とは、不老長生術を業とする秦時代の学者の称で医・薬学のみならず天文、占星術、祈祷、呪術にも通じていたという。徐福に関する最古の記録は司馬遷の『史記』で、五ケ所に繰り返し記載されている。

徐福船団の東渡は紀元前二一九年（孝霊七二）に始まり紀元前二一〇年まで九年に及ぶ集団移民とされる。司馬遷が、漢武帝の太史令（公式記録官）に任命されたのが、紀元前一〇八年。渾身の歴史書とされる史記であるが、百十一年前の徐福出航の記録であるうえに今、二千年以上の時間的隔たりがあるので模糊としている。『史記』の有名な「徐福は平原廣澤を得て、王として止まり不来」などの記載は佐賀の地形や伝承と不思議なほど一致する。有明海に入り太良竹崎、龍王崎、海童神社、諸富・浮盃の上陸、寺井の古井戸、新北神社、源蔵屋敷、千布のお辰との恋物語、久保泉の徐福（シーフー）屋敷跡という地名、古湯温泉発見、金立神社上宮にそびえる御宝石と御湧水石など、徐福の佐賀渡来は確かと考えさせられる伝承に富む。日本全国に数多く残る徐福伝説の中で佐賀が一番濃密とされるのは地理的条件にも依ろう。

昭和五七年（一九八二）徐福の実在と東渡を中国で証明したのは羅其湘氏である。江蘇省連雲港市に徐阜（福）村を発見し、始皇帝の命で作られた渡海のための造船所跡も発掘されている。徐福の子孫も姓を変え発見された。日本での末裔も秦、羽田、畑、波多と姓を変えたという。

金立神社（上宮）
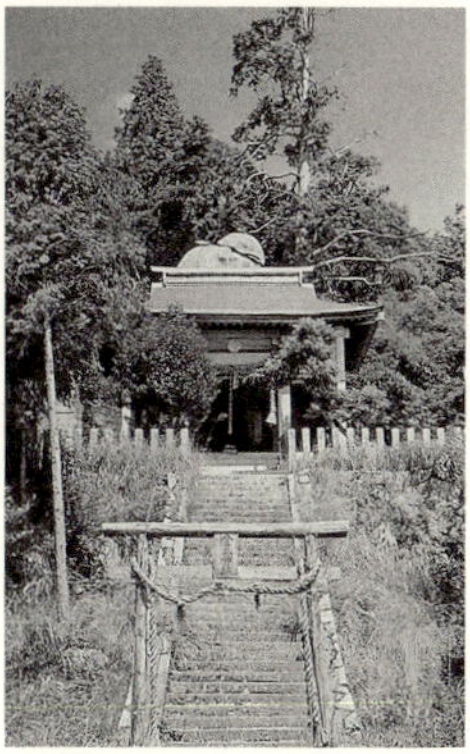

徐福長寿館（佐賀市金立）
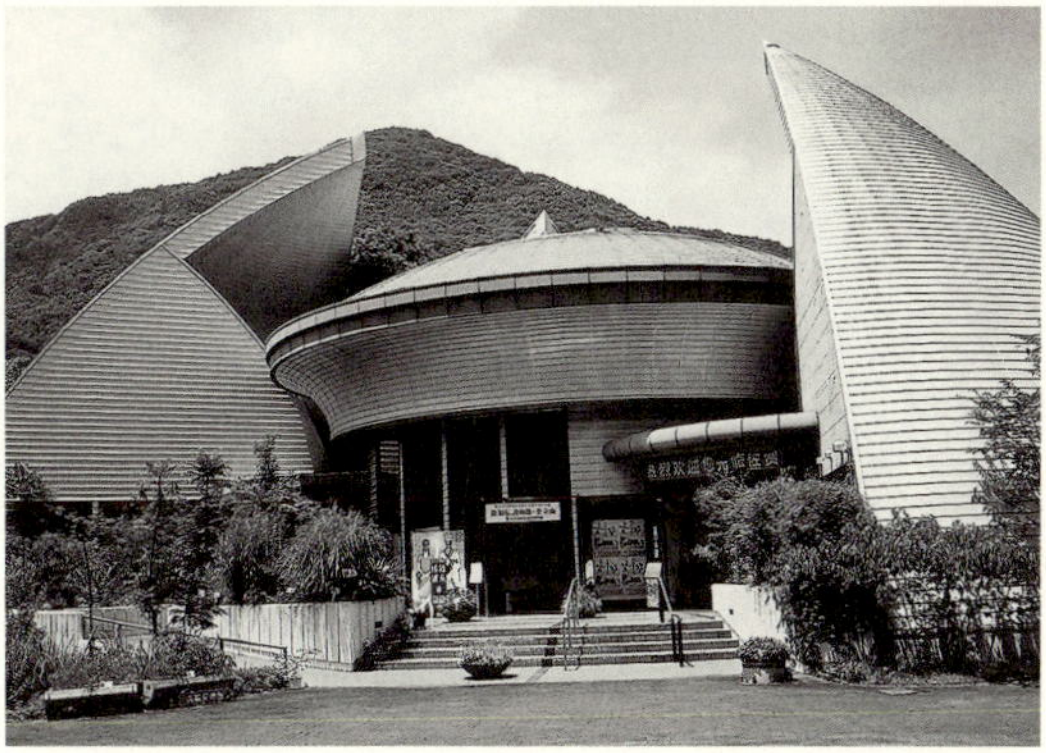

徐福の薬学面での伝承では不老不死の薬草として、佐賀のフロフキ、和歌山の天台烏薬が有名である。「薬石の効」という言葉のように鉱物も薬としてきた。古代中国では金を飲めば不老と信じられ研究されていた。徐福も金などの鉱物探索も試みたと伝えられる。保健、予防医学の未病に関しては、徐福が手を洗い、身を清めたと伝わる寺井の井戸の伝承が興味深い。手洗いがテライに変じたのか、寺井の園田家に古井戸が遺存する。徐福発見と伝わる古湯の鶴霊泉の微温湯泉、金立神社（上宮）の湧水は旱魃にも枯れず飲用に適する。

徐福は、生命の尊厳を重んじた人道的で偉大な指導者と言えよう。始皇帝に進言し殉死を改め、兵馬俑の献納に代えたとされる。始皇帝に滅ぼされた斉の国の王子という説もある。焚書坑儒の始皇帝から家族や領民を守るには、集団移住する渡海を選ぶ以外になかったのであろう。史記の「秦皇帝大説、遣振男女三千人資之五穀種々百工而行」の記載は五穀の種などや多くの優秀な技術者集団を伴っての出航であった事を示す。当時、日本は縄文時代が一万年以上続いていた。小柄で彫の深い顔の縄文人は温和で、徐福の集団を拒まず融和的に受け入れ、片や徐福は友好的に礼を尽くし平和裡に入港して来たと語り継がれている。佐賀市金立の徐福長寿館で顕彰されている。

昭和二八年、吉野ヶ里甕棺内の人骨が長身、瓜実顔で九大医学部解剖学、金関丈夫教授の「渡来系弥生人説」の根拠となる。弥生時代がここに始まる。今、徐福は金立神社に「ミズホメの命」「ウケモチの神」と共に不老長寿と水の神として祀られる。

【参考】『太古のロマン徐福伝説』（一九九四）、『吉野ヶ里と徐福』（二〇〇八）、『佐賀に息づく徐福』（二〇〇二）、『吉野ヶ里はこうして残った』（一九九三）、『佐賀学』（二〇一一）、『徐福伝説考』（一九九一）、『徐福伝説を探る。日中合同シンポジウム』（一九九一）
（写真は『太古のロマン徐福伝説』より引用）

（太田記代子）

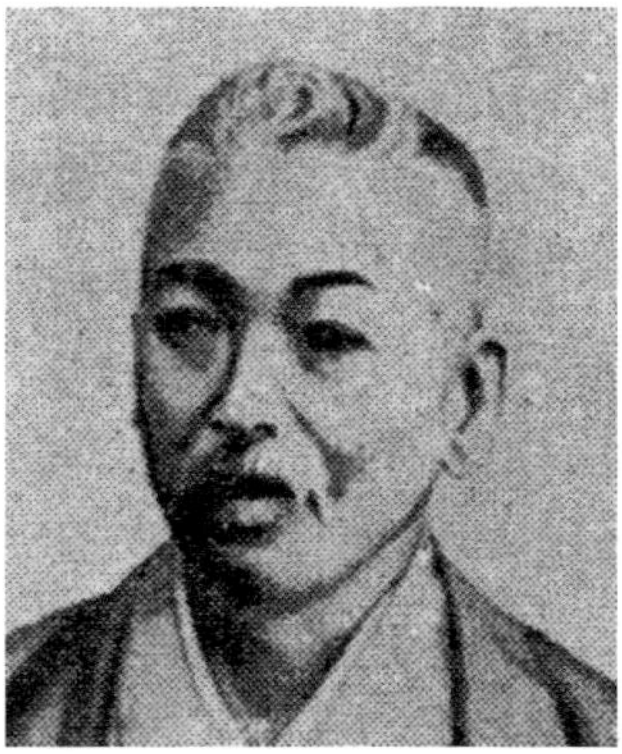

進藤寛策肖像
（『唐津東松浦医師会百年史』より）

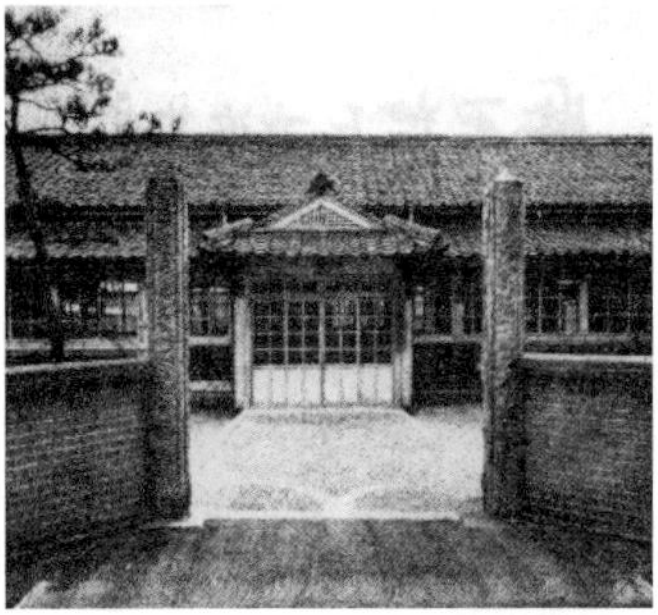

大正初期の唐津幼稚園。寛策夫人の婦美子さん（一八五三～一九二九）は社会事業に熱心で、明治四五年創立の現在の唐津市立幼稚園の生みの親の一人として知られている。

進藤《しんどう》 寛策《かんさく》

（嘉永元年～明治四二年　一八四八～一九〇九）

無医地区の先覚者

東松浦郡久里村原（現唐津市原）の医師進藤文圭の二男に生まれる。寛策の墓碑銘には「性質は正直、温和で人に接して寛大、小さい事にこだわらず。若くして多久の草場船山の塾で学び、遠く五島、平戸にまで出かけ多くの友人を得た。のちに大坂の花岡医師に就いて医学を修め、数年後に森晋三の二女婦美子を娶って帰郷した」とある。兄文郁が大坂で「花岡医師」に学んだが、コレラに罹り明治一九年（一八八六）に四四歳で死亡している。寛策は、兄に続いて大坂で修学したものと思われる。

帰郷後は、無医地区だった鬼塚村和多田（現在の唐津線鬼塚駅前付近）で、医院を開業、大坂帰りとあつて診療を求めて四方から患者が集まり、経営も成り立ち、富を得た。また公共の事にも熱心で貧しい人や老人を扶けた。老年になると悠々自適で、詩吟、囲碁、酒を嗜んだが病魔に冒され、明治四二年一一月一八日、六二歳で死去。法名は積徳院釈法敬居士。和多田の蓮光寺に葬られた。寛策の一男は今朝太郎といい後継者となった。また二男二女を養育し、年長の松尾房治は相知村で、もう一人の遠藤竹之助は鬼塚村でそれぞれ医院を開業した。

寛策が開業した頃の鬼塚村和多田は人家も少なかったが、明治三二年の鉄道開通（唐津線唐津多久間）後は遠方からも患者が多かつた。昭和三二年から進藤医院の建物を引き継いで診療所を開設した北川勇造医師（大正元年生まれ、長崎医大卒）は「私は片草の丘の寛策先生の墓まで毎日散歩することを日課としていたが墓は鬼塚村民の拠出金で造られた石の玉垣で囲まれた立派なものだつた」と回想している。医院と片草の墓地は昭和四七年頃の国道改良工事で移転解体され、当時の面影はない。

【参考】『唐津東松浦医師会百年史』（二〇〇九）、『松浦史談会一七号』（一九六九）、『唐津幼稚園百周年記念誌』（二〇一六）

（古藤　浩）

居石《すえいし》 直多《なおた》

厳木町仁医

（明治一三年～昭和四〇年　一八八〇～一九六五）

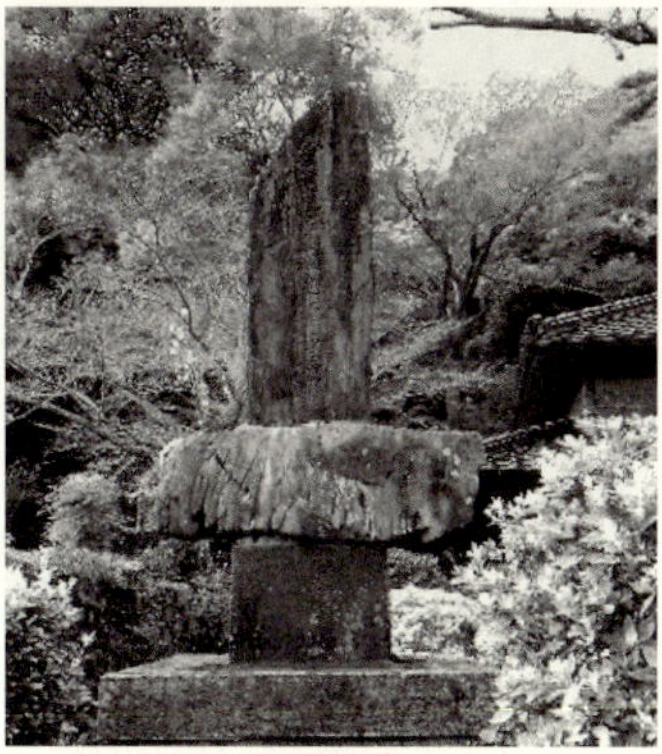

居石直多先生頌徳碑
筆は時の内閣官房長官保利茂
（唐津市厳木町室園）

居石直多は、瀬戸木場（現唐津市厳木町）の旧庄屋居石倹造の二男として、明治一三年（一八八〇）七月一日に生まれた。五歳頃、厳木（現唐津市厳木町）の医者で叔父の居石市次郎の養子となる。明治三九年（一九〇六）に、長崎医学専門学校（現長崎大学医学部）卒業後、各地の病院で研修し、明治四四年、養父市次郎死去により、帰郷して家業を継いだ。遠近から多くの患者が来院した。箞木《うつぼぎ》小学校の校医を長く務め、地域医療に大きく貢献した。昭和四〇年（一九六五）七月一日に死去した。行年八六。

生前に、厳木町民による「居石直多先生頌徳碑」が自宅の庭に建立された。銘文は、「先生ハ居石倹造翁ノ二男トシテ明治十三年七月一日、瀬戸木場ニ生ル　其ノ先祖ハ獅子ケ城主鶴田氏ノ客臣ニシテ後代々瀬戸木場ノ庄屋ヲ為ス　五才ニシテ厳木ノ医家叔父居石市次郎ノ養子ト為ル　東京神田中学校卒業後　長崎医学専門学校ニ進ミ明治三十九年十月卒業ス　尚長崎市小島病院・鹿児島県立病院等ニ於テ研究ヲ重ネ　明治四十四年二月帰郷シ家業ヲ継ギ、開業爾来四十有二年研鑽弥々功ヲ積　遠近ヨリ来リ治ヲ乞ウ者二十五万ト云ウ　コノ間医師会会員方面委員ヲ歴任シ　特ニ大正七年以来箞木小医トシテ今日迄三十有五年或ハ私財ヲ投ジテ小学校奨学賞ヲ設ク　先生資性温厚篤実至誠至仁ニシテ市井人格者ナリ　高邁ナル先生ノ風格接スレバ春風ノ座ニ満ルガ如シ　仁術ニ長ジ町民皆此ノ徳ニ浴シ深思ニ感泣　先生齢七十有三才ナリト錐ドモ尚矍鑠タリ　嗚呼先生ノ偉績ハ百世ニ伝ハリ特化ハ万古誰カ敬慕セサラン哉　茲ニ町民相図テ先生ノ御高徳ヲ頌エ碑ヲ建テ長ク後世ニ伝エントス。」とある。

【参考】『厳木町史』上巻（二〇〇七）。

（青木歳幸）

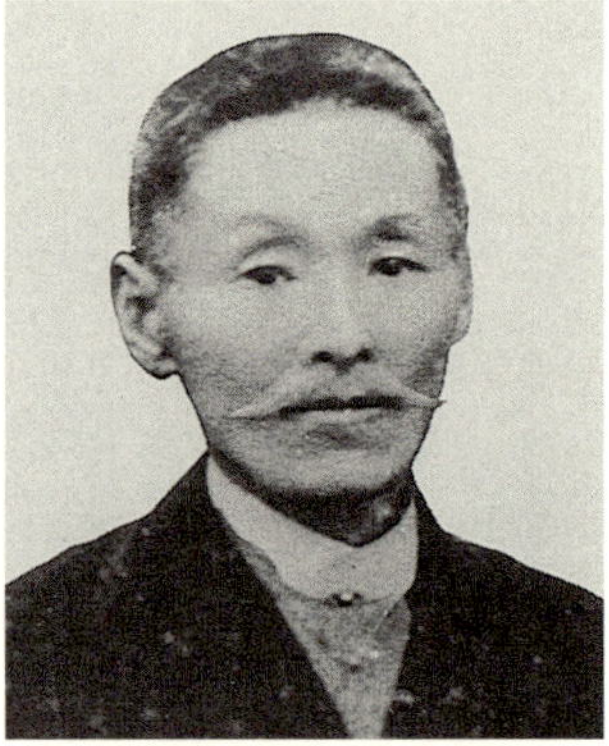

北高来郡医会会長の頃の菅原柳溪
（『諫早医史』所収）

菅原《すがわら》 柳溪《りゅうけい》

（弘化元年~明治四〇年　一八四四~一九〇七）

幕末・明治期諫早医師・北高来郡医会会長

菅原柳溪は、医師菅原立哲の長男として、弘化元年（一八四四）一一月一五日に、諫早村（現諫早市）で生まれた。父立哲は、佐賀藩の医師名簿『医業免札姓名簿』（佐賀県医療センター好生館蔵）では、嘉永七年（安政元年・一八五四）一二月一〇日付記事に、「内外科　菅原立哲　三十六才　亡楢林宗建門人、益千代殿家来田中主計被官」とあり、長崎在住佐賀藩医楢林宗建の門人で、諫早家家臣の田中主計に仕えていた。文政二年（一八一九）生まれと推定できる。立哲は、家塾を芳蘭窟と称し、破籠井《わりごい》村（現諫早市）の馬場立悦や矢上《やがみ》村（現長崎市）の毎熊竜助ら門人を育て、安政五年（一八五八）に没した。

柳溪は一四歳で父を亡くし、医業を継ぐため大変な苦労をした。元治元年（一八六四）に諫早の医師犬尾文郁の塾に学んだ。しかし文久元年（一八六一）、佐賀藩は領内医師すべてに西洋医学研修を命じ、文久三年までに西洋医学に改めない医師は配剤を禁止するとした。しかし菅原柳溪は、まだ一八歳ほどで医師の実績もなく西洋医学研修のための学費もないため、独学で西洋医学を学び、数年後にようやく熊本城下の外科医鳩野氏（八代目鳩野宗巴）のもとで修業し、維新後の明治四年（一八七一）、二六歳になって諫早村で内科・外科医として開業することができた。

その後、地域医療に尽くしているなか、明治一七年（一八八四）に開業医組合設置法が通達され、すべての開業医が各地区医会に加入することが定められたため、同年に諫早を中心とする北高来《きたたかき》郡《ぐん》組合医会が成立し、菅原柳溪は書記を務めた。さらに同年より

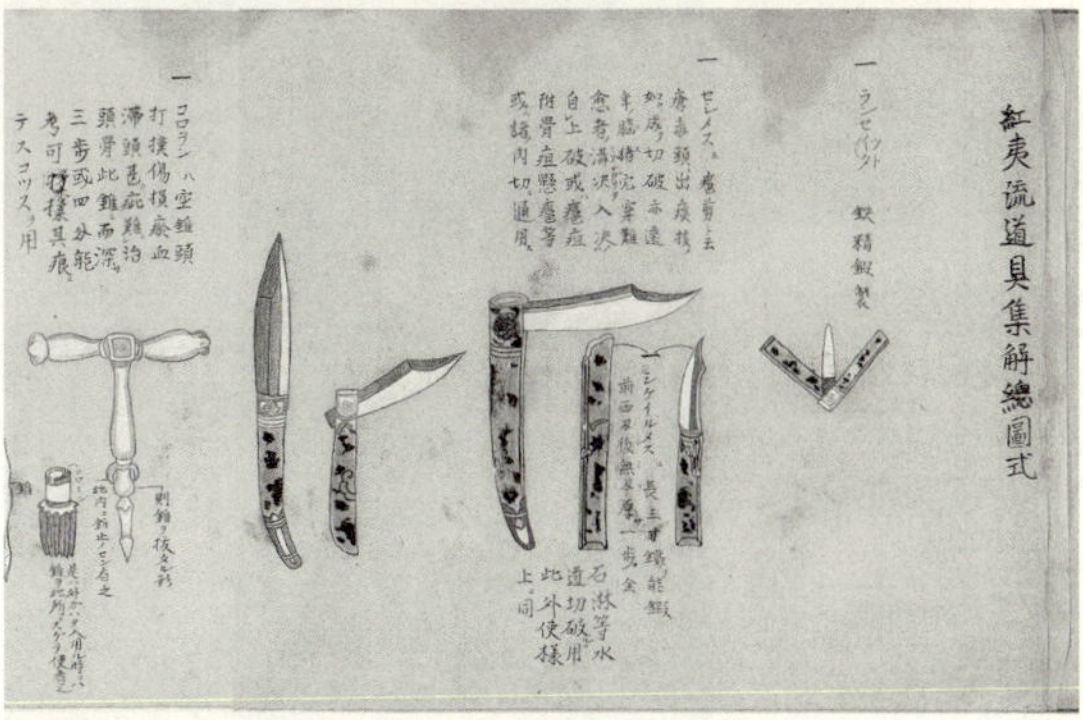

『紅夷流道具集解総図式』最初の部分。「一ランセイタ（ット）鉄精鍛製」「一セシメス三　廱剪ト云、瘡毒頭ニ出、痰核ノ如ク成ヲ切破亦遠年ノ脳猪穴穿雖癒者ノ溝決ヲ入決ノ自上破、或ハ廱疽附骨疽・懸廱等、或ハ諸ノ肉切ニ通用ス」などと絵について用途などを解説している。（『諫早医史』所収口絵による）

諫早村村会議員として村政にも関わりをもった。明治一八年、同一九年と二年続きでコレラが大流行した。柳溪も防疫対策をすすめ、人びとへの衛生管理をよびかけている。

明治一七年一〇月一日に発足した北高来郡組合医会の規則の第一条には、「医師ハ組合規約ヲ定メ其業務ニ関スル法律規則ヲ遵守シ併セテ左ノ目的ヲ達セン事ヲ計ルヘシ　一地方病ノ原因ヲ探究スル事一傳染病ヲ豫防スル事　一公衆ノ健康ヲ保持スル事」とあり、医師相互の研修と連携により、地方病や伝染病予防、公衆の健康維持を達成しようとして結成されたものであった。初代会長は犬尾文友であり、医会は一年後に、四三人ほどが集まって二代会長に小代《しょうだい》東堂を選出した。

明治二五年に第一回九州医学会が開かれ、翌年の第二回九州医学会には、北高来郡からは一六人が参加し、菅原柳溪もそのなかにいた。明治三五年に、北高来郡組合医会は、北高来郡医会となり、組合医会会長であった浦島洞雲が明治三六年に没したため、そのあとを受けて菅原柳溪が北高来郡医会会長に就任した。菅原柳溪は、さらに医師の連携を強めるため、医師会の結成に動いたが、明治四〇年一一月に没した。六三歳。

菅原家には、『内科摘要』（一八七五）、『外科通術』（一八七八）のほか、百箪笥、薬用天秤などの医科道具も残されているが、ひときわ注目されるのが、『紅夷流道具集解総図式』である。本図は、江戸前期のオランダ通詞で外科医の楢林鎮山著『紅夷外科宗伝』とその系列にある西洋外科道具図式で、フランスの外科医パレの『大外科学全集』、ドイツの外科医スクルテタスの『外科の兵器庫』を参考に、オランダ通詞らが模写したものが、楢林流外科医菅原家に伝えられたもので、貴重な絵巻である。

【参考】『諫早医史』（一九九一）、蒲原宏「『紅夷流道具集解総図式』成立へのスクルテタスの外科書とパレ外科全集の影響」（『日本医史学雑誌』三九―一、一九九三）、永松親子「漢方から洋学へ過渡期を生きた一医師―菅原柳溪」（『諫早史談』一七号、一九八五）

（青木歳幸）

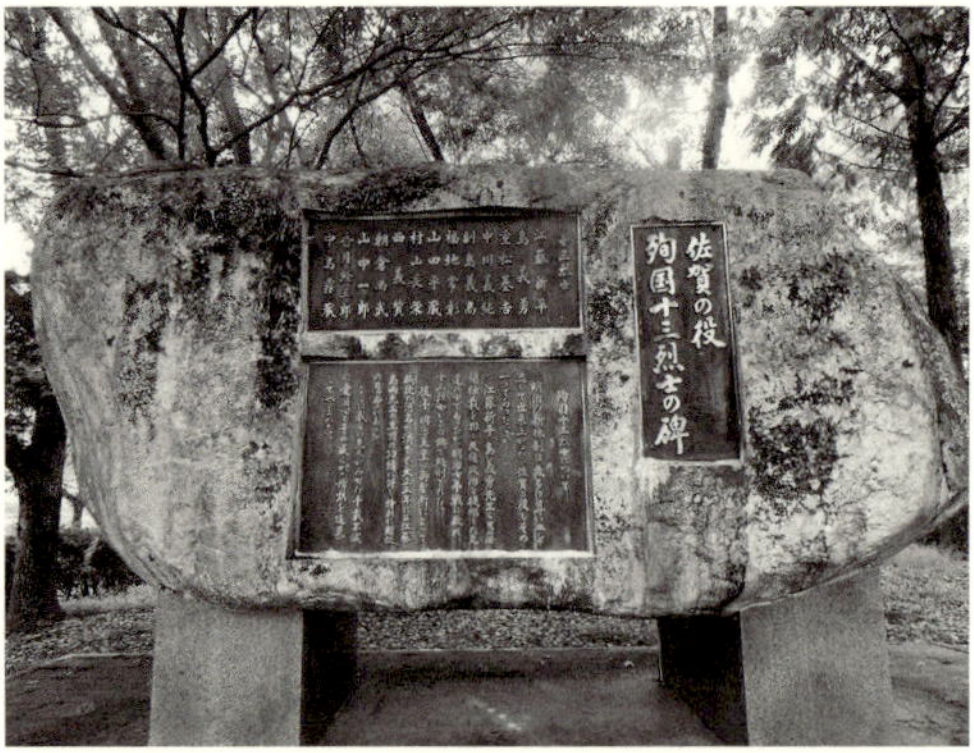

佐賀の役記念碑
（佐賀県立博物館）

スローン

（?～?　佐賀在住：一八七三～一八七六）

Robert J. Sloan

好生館御雇米国人教師

明治六年佐賀県より上野外務少輔に提出された「病院教師雇入願」には次のように記載されている。「当県管下病院江是迄教師トシテ亜国人ヨンクハンス雇入置候処当三月満期ニ付差返シ候爾来教師無之而者庁院可相成管下人民悲歎之至リニ候間是非共供立致シ外国人雇入度段病院ヨリ願出候ニ付篤と取調別紙亜国カナタ人スロンヲ約定面之通雇入差置度候条此段御聞届奉願う候也　明治六年四月二九日　佐賀県参事石井邦猷」

明治六年五月一日に提出された「佐賀県管下私立病院エ亜国カナタ医師スロン氏ヲ教師トシテ雇入約定書」には、次のように記載されている。

第一条　佐賀県私立病院へ医道教師トシテ亜国カナタ人スロン氏ヲ明治六年洋歴一八七三年五月一日ヨリ明治七年洋歴一八七四年四月三〇日迄一ヶ年間雇入候事（第二条省略）

第三条　同氏給料雇入ノ日ヨリ一ヶ月ニ付日本貨幣三七五円ト定ム毎月末ニ相渡へク事（第四条省略）

第五条　諸規則治療及ヒ伝習時限ノ順序等ヲ定ムルノ権ハ病院ノ長ニアルヘシ治療伝習受持ハ一日六時間ト相定候事（以下第一六条まで省略）

明治六年六月一九日、佐賀県宛に次のような願書が提出されており、米国から呼び寄せた妻も一緒に、病院内の官舎で生活したものと思われる。

「我妻此後之蒸気船ニ而米国カレホニアヨリ横浜迄到着仕候砌彼地ヨリ佐賀県迄罷候ニ付従長崎佐賀県迄通行相成候様御取計被下度且又私定約中御県病院江滞在相成候様御

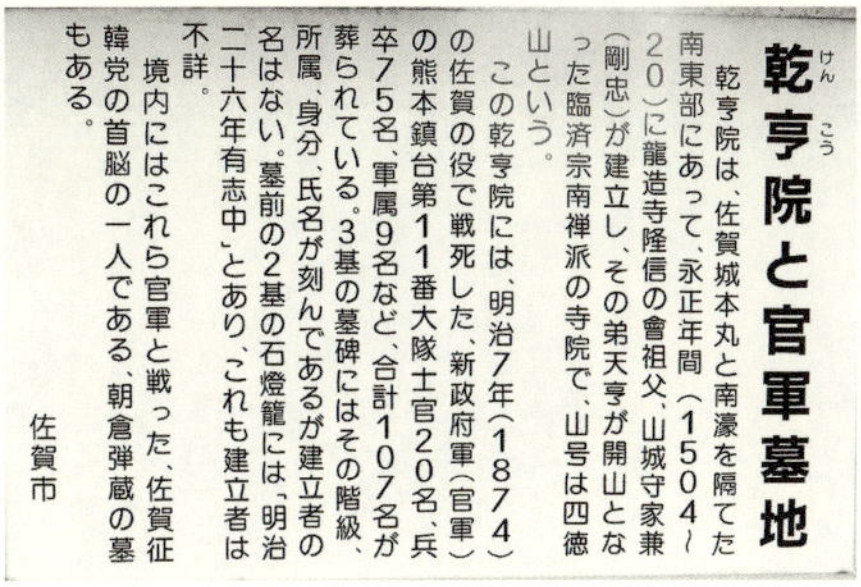
乾《けん》亭《こう》院と官軍墓地
乾亭院は、佐賀城本丸と南濠を隔てた南東部にあって、永正年間（1504～20）に龍造寺隆信の會祖父、山城守家兼（剛忠）が建立し、その弟天亨が開山となった臨済宗南禅派の寺院で、山号は四徳山という。
この乾亭院には、明治7年（1874）の佐賀の役で戦死した、新政府軍（官軍）の熊本鎮台第11番大隊士官20名、兵卒75名、軍属9名など、合計107名が葬られている。3基の墓碑にはその階級、所属、身分、氏名が刻んであるが建立者の名はない。墓前の2基の石燈籠には、「明治二十六年有志中」とあり、これも建立者は不詳。
境内にはこれら官軍と戦った、佐賀征韓党の首脳の一人である、朝倉弾蔵の墓もある。
佐賀市
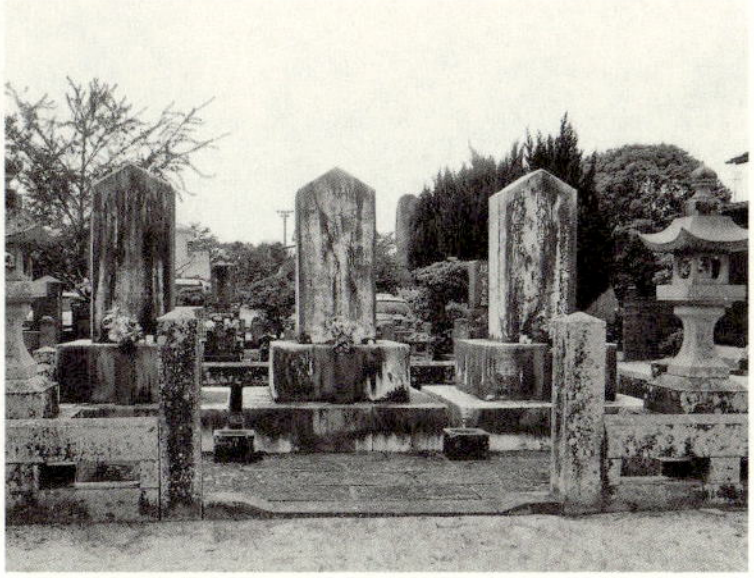
乾亭院
（佐賀市中の館町七－十一）

取計被下度旁奉願い候以上　米国　ロバート・ヂエ・スロン」

明治七年二月に始まった「佐賀の役」は四月一三日、一三名の斬首と江藤新平、島義勇の梟首で終焉した。

明治八年一月二九日、佐賀県令北島秀朝より内務卿大久保利通に上程された「当県病院傭スローン氏並び医員中へ御賞賜之義ニ付上申」によれば、「当県下病院雇米人スローン義ハ昨年春県下騒擾之砌難ヲ長崎ニ避ケ其他之医員モ不残所々散在イタシ病院一時瓦解之姿ニ之有候処官軍入城之時ニ至リ…スローン氏長崎ヨリ呼迎候処…所々在之医員ヲ招集し二百余名之患者ヲ引受昼夜ノ別ナク治術ニ従事致シ…」と褒賞の趣旨が述べられている。

明治八年六月七日、大久保利通より「書面之趣聞届候」とされ、スローン以下好生館職員一六名に月給半額相当が賞与された。賞与金額は、スローン＝一八七円五〇銭、通弁の竹本次郎＝二〇円、一等医：松尾良明＝七円五〇銭、二等医：池田陽雲・山口錬治（練治）＝各六円、三等医：澤野種親・太田精造・山口亮橘＝各五円、四等医：初川仙逸・川﨑文敬・森謙蔵・小川良益・納富六郎・上村春甫・村岡安碩・塩田範一郎・澤野石富＝各四円であった。明治八年三月一三日「外国教師雇継御届」が外務省宛に提出され、スローンは明治九年（一八七六）四月三〇日まで雇継が許可された。この時のスローンの年齢は三八歳、月給は三七五円と記載されている。

明治九年五月以降のスローンについての詳細は不明である。

【参考】『好生館史・創立六十周年新築落成記念』（一九五五）、佐賀県厚生部・佐賀県医師会『佐賀県医事史』（一九五七）、鍵山榮『佐賀医療百年』（一九七九）、佐賀県医師会『佐賀県医学史』（一九七七）

（前山隆太郎）

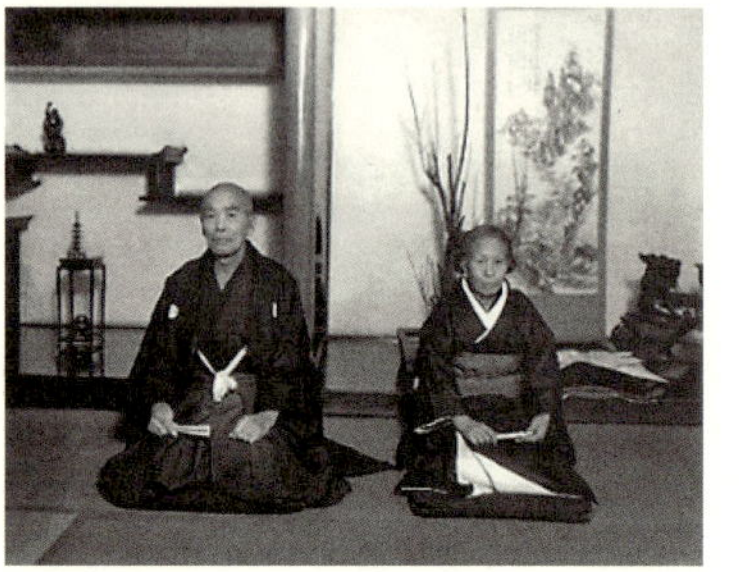

高島熊吉（左）と妻・ハルさん
（高島眞治氏提供）

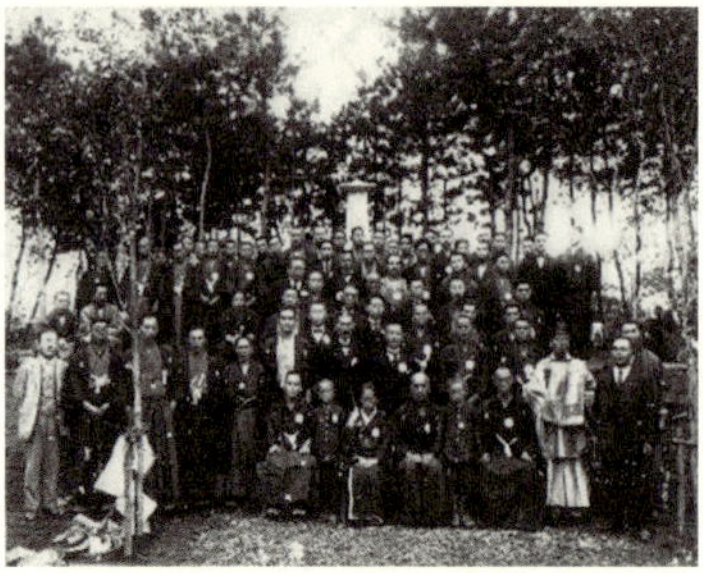

昭和五年、高島熊吉翁頌徳碑建立時の記念写真
（高島眞治氏提供）

高島《たかしま》 熊吉《くまきち》

（明治三年〜昭和二三年　一八七〇〜一九四八）

朝日万金膏開発

藩政期、現在の基山町全域と鳥栖市の北東半分は、明治四年（一八七一）の廃藩置県に至るまで、対馬藩宗家の領地で「対馬藩田代《たじろ》領」と称し、この地は、越中富山（富山県）・近江（滋賀県）・大和（奈良県）と並び、日本四大売薬産地の一つに数えられた。

後に肥前売薬の代表薬として、膏薬全盛時代を築くこととなる「朝日万金膏」を開発した高島熊吉は、明治三年（一八七〇）九月二日、高島粂次・タヲ夫妻の次男として肥前国基肄郡重田村（現・鳥栖市飯田町）に生まれた。一八歳のとき、熊吉は、田代村今町の売薬業権藤順平の店員として働きはじめた。実直に奉公に励む熊吉に店主は明治二六年（一八九三）、得意先の一部を恩賞として分け与えた。明治二七年（一八九四）には即癒膏ほかを出願し、許可を得て販売するなか、紙延べ膏薬の将来性に着目した熊吉は、これまで一枚ずつの手作りだった膏薬製造から大量生産、大量輸送への対応、さらには長期保存に耐えうる品質の確保など、寝食を忘れて研究・研鑽に励み、遂に明治三八年（一九〇五）「朝日万金膏」の開発に成功した。熊吉は、この技術を独り占めすることなく、田代村の中冨三郎（久光兄弟合名会社）、古賀要次郎、基山村の中村一心堂など、地域の同業者に広く公開した。これが、田代売薬の膏薬全盛時代を築く機縁となった。

大正一〇年（一九二一）には、明治二二年に飯田村など四か村が合併して誕生した基里村の村会議員に選ばれたほか、宅地の寄贈、神社への寄進、日本赤十字社事業への寄附など、私費を公共事業に投じた。昭和五年（一九三〇）春には売薬業子弟らにより、基里村曾根崎の高島公園内に「高島熊吉翁頌徳碑」が建立された。昭和二三年（一九四八）二月三日没。享年七七。

【参考】『鳥栖市史』第四巻（二〇〇九）、『基山町史』下巻（二〇〇九）、『対馬領田代売薬発達史』（一九九九）、『栖《すみか》』四七号（二〇〇七・一一）、『佐賀新聞』（二〇〇七・一〇・五）

（久保山正和）

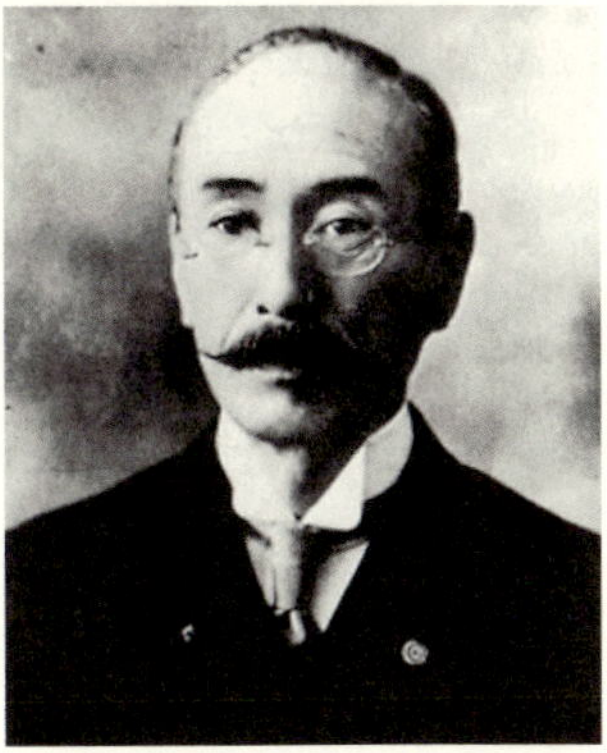

高安右人
（金沢大学眼科学教室蔵）

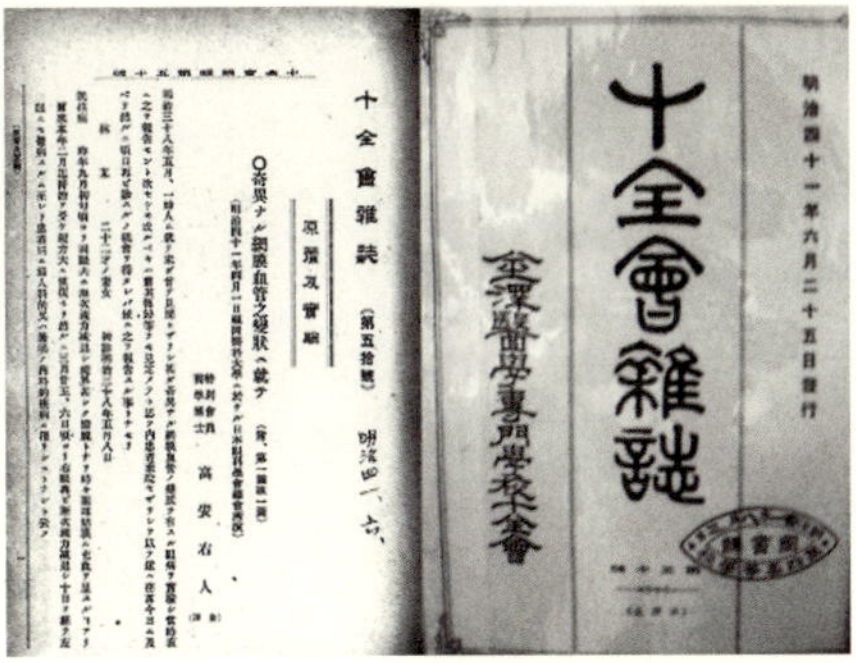

明治四十一年六月二十五日發行

十全會雜誌

金澤醫學專門學校十全會

十全會雜誌　（第五拾號）

原著及實驗

○奇異ナル網膜血管之變状ニ就テ

高安右人

高安病についての講演を掲載した『十全会雑誌五〇号』
（金沢大学図書館蔵）

高安《たかやす》　右人《みきと》

（万延元年～昭和一三年　一八六〇～一九三八）

高安病の発見者・初代金沢医科大学学長

高安右人は、小城郡西多久村板屋（現多久市）の武岡家四男として、万延元年（一八六〇）七月一九日に生まれた。明治九年（一八七六）旧東京外国語学校に入校し、一ヶ年間、ドイツ語、数学などを学んだ。明治二〇年に、帝国医科大学を卒業し、大学院に進学。明治二一年に、金沢の第四高等中学校に開設された医学部の教授に就任した。明治二七年に石川県金沢病院長を兼任。明治三二年より二ヶ年間、ドイツへ眼科学研究に留学し、帰国後、明治三四年、第四高医学部から金沢医学専門学校が分離独立するに伴い、同校校長に就任した。明治三六年、角膜の老人性変性についての論文で医学博士の学位を受けた。

明治四一年（一九〇八）四月一日、福岡での第一二回日本眼科学会で、後に高安病（Takayasu's arteritis）と命名される病を発見した講演「奇異ナル網膜血管之変状ニ就テ」を行った。この講演は、同年六月刊行の『十全会雑誌』五〇号に掲載された。高安病とは、高安動脈炎、脈なし病ともよばれ、大動脈に炎症がおこり、脈がとれない、めまいやたちくらみなどの症状がおこる難病で、若い女性に多く発症するといわれる。ほかにも特発性の角膜脂肪変性の報告など、医学界への貢献が大きい。

大正一二年（一九二三）、金沢医学専門学校が、金沢医科大学（現在の金沢大学医学部の前身）に昇格し、初代学長に就任した。昭和一三年（一九三八）一一月二〇日、直腸癌のため死去。七九歳。お墓は金沢市宝町の宝円寺にある。多久市西多久町板屋の七郎神社の狛犬は、高安右人が寄贈し、郷里に残る遺品である。

【参考】『多久の歴史』資料編（一九六四）

（青木歳幸）

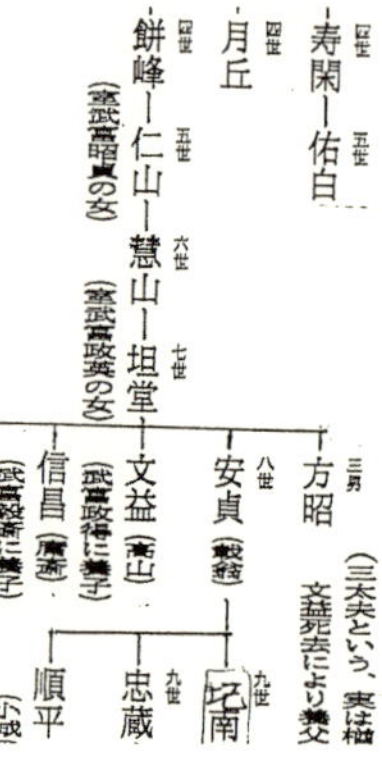

白山武富家系図（井原道継氏作成）

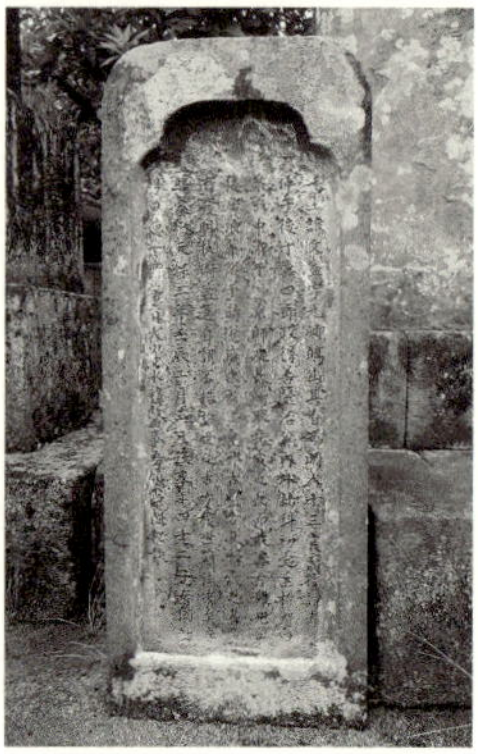
武富文益の墓、表には皜山武富先生之墓と刻まれ、現在、黄檗宗大興寺（佐賀市神野東三—一〇—三）墓地にある。

武富《たけとみ》 文益《ぶんえき》
（寛政三年〜天保三年　一七九一〜一八三二）

浪華で活躍した内科・外科医

武富文益は、寛政三年（一七九一）、白山《しらやま》武富家の儒学者武富坦堂（孝述）の二男として生まれた。幕末の儒学者武富圯南《いなん》（一八〇八〜七五）の叔父である。佐賀市神野の大興寺にそのお墓がある。「皜山武富先生之墓」と刻まれた墓碑の裏に銘文があり、「先生諱文益、字光卿・皜山、其自號明人十三官裔孫諱孝述仲子、後于寿四郎政得。善醫治無内外諸科、初受業於野田泉翁、中游于於京師及長崎、取諸家之長而、最善吉雄兄弟。後居浪華、名于時遂廣。求於　皇邦古醫方釋氏之書。多所発明技術益進。自謂不枯於世之古方後世・蘭法者矣。病帰家。以天保三年壬辰二月三日没。享年四十二。子女猶幼。男曰徳一。所著者大学氷釋、醫事要領、霊蘭秘訣」と読める。

大意は、先生の諱は文益で、字光卿・皜山で、明人十三官の子孫宝山道順の系譜をもつ白山武富家の七世武富孝述の仲子（二男）で、同族の三溝武富家の武富政得寿四郎の養子となり後を嗣ぐ。内科外科の別なく医を業とした。初めは業を野田泉翁に学び、京都に出て、諸家の医術における長所を取り入れ、長崎では、吉雄兄弟から最もよく学んだとある。吉雄兄弟は、オランダ通詞で蘭方医の吉雄耕牛の息子で医師を継いだ吉雄献策（一七七〇〜一八二五）と通詞を継いだ吉雄権之助（一七八五〜一八三一）兄弟と推察される。その後浪華（大坂）に出て、古方派や後世派などの医書や蘭方書のほか釋氏の書（仏教書）なども読み、新たな医学的発見を多くしたという。古方派や後世派は江戸時代の漢方医学の流派のこと。しかし、病を得て家に帰り、天保三年（一八三二）二月三日に四二歳で亡くなったという。

大坂では確かに活躍したようである。文政一二年（一八二九）の大坂医師番付で

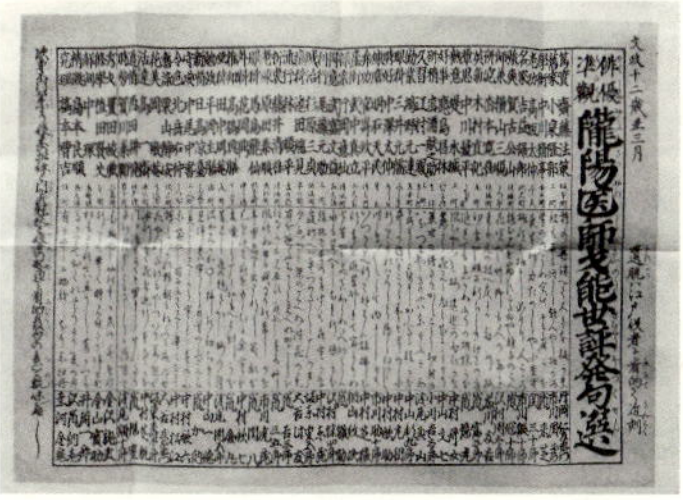

文政一二年大坂医師番付にみる武富文益（左二五番目）島本良順（左二番目）。（『大坂医師番付集成』思文閣出版、一九八五）より。

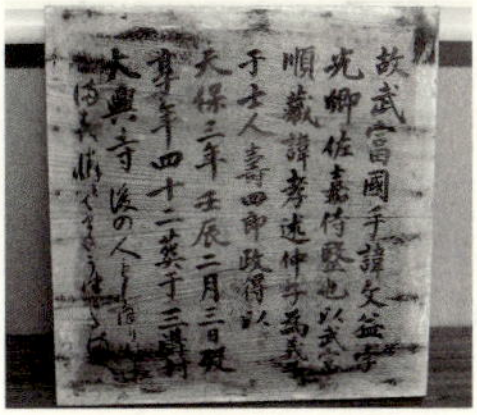

武富文益の四角い棺を覆っていた木の板の裏の墨書（太興寺蔵）

佐賀出身蘭方医島本良順が最上位の左から二番目にいるのだが、その同じ番付の最上位左から二五番目に、武富文益の名前が確かに見える。「得意　武富文益、西天満」、「水も皆人になれ行　涼かな　沢村蝶四郎」と紹介されている。西天満は現在の大阪市北区西天満で、島本良順もそこに居住していた。佐賀出身の島本良順と武富文益が同時に大坂で名医として知られるようになっていたのであった。

井原道継『武富家系図余談』によれば、「母（井原マサ）の祖父、文益は医学を学び、医師となって大坂に出て、花屋という旅館で開業して大変繁盛していたとのことである」とあり、同家の伝承とも一致し、西天満の花屋旅館で開業していたらしい。

平成三〇年（二〇一八）六月、大興寺で白山武富家墓域移築のため、墓碑の下を掘ったところ、武富文益の頭蓋骨など全身の骨が発掘された。その骨を入れた棺桶を覆っていた厚い板の内側に墨書があった。井上敏幸佐賀大学名誉教授とともに解読すると、「故武富国手、諱文益、字光卿、佐嘉侍醫也。以武富順蔵諱孝述仲子、為義子于士人寿四郎政得。以天保三年壬辰二月三日没。享年四十二。葬于三溝村。」と読めた。武富文益は国手（医師）であり、佐賀藩医であった。武富順蔵（諱は孝述）の仲子（次子）で、士人（武士身分）の（武富）寿四郎政得の養子となった。天保三年（一八三二）二月三日に没した。享年四二、三溝村（佐賀の旧村名）に葬ったと読める。最後の二行には「大興寺後の人、もしほり出し給はハ、憐ミてまたうつミたまへ。」と読め、「後の人が掘り出したら、憐れんでまた埋めてください」との御願いが書いてある。この骨は、佐賀大学医学部の川久保善智氏により、科学的に分析される予定である。

（青木歳幸）

【参考】「武富家系図余談」（井原道継氏作成）、『佐賀先哲叢話』（伊東祐穀、一九一三）

立川《たちかわ》　良安《りょうあん》

（?～元禄四年　?～一六九一）

江戸前期鹿島藩医・鹿島浄林寺開基

立川良安は、生年不詳であるが、四代鹿島藩主鍋島直條《なおえだ》時代に藩医として仕えていた。直條は、宝永二年（一七〇五）に亡くなり、その子直堅《なおかた》がまだ一一歳と若かったため、三代藩主直朝《なおとも》が一時政務を執っていた。鹿島市高津原の浄土宗浄林寺に立川良安と浄林寺関係書状が二通残されていた。一通は「覚　浄林寺山屋敷之儀、正統院代立川良安江令宥免置候、弥不相替、永代地料差免候、山絵図之儀、追而申付可指出候、仍有免状如件　宝永三年丙戌九月六日　紹龍（印）　超誉上人　浄林寺当主実誉御房」とあり、紹龍（三代鹿島藩主鍋島直朝）が超誉上人（直朝の弟）と実誉上人（当時の住職）に宛てて、浄林寺の山屋敷は、正統院（四代藩主鍋島直條）時代に、立川良安に宥免していたように、今後も永久に土地代は免除し、宥免の山絵図についてはのちほど差し出すという内容で、直條が亡くなったので権利関係の確認が行われ、浄林寺は従来通りの権利が認められたものであった。もう一通は、浄林寺の運営費としての祠堂米五石四斗を、納富兵蔵の知行の内から寄附するというもの。同寺にある立川良安の位牌に「開基、全挙浄忠居士　霊位」とあるので、良安がこの寺の開基に尽力したこともわかる。位牌の背面に元禄四年（一六九一）八月九日とあり、これが没年月日と推される。直朝は、宝永六年に八八歳で亡くなるが、前年の宝永五年の診療記録である『花頂日記』に、秋永宗寿、古川意仙、立川正怡なる藩医の診療記録がある。この立川正怡は立川良安の子か現時点では判然としない。

（青木歳幸）

【参考】浄林寺資料、『鹿島藤津医会史』（一九八八）

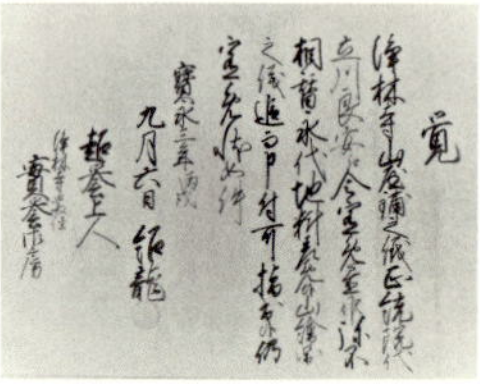

覚
浄林寺山屋敷之儀、正統院代立川良安江令宥免置候、弥不相替、永代地料差免候、山絵図之儀、追而申付可指出候、仍有免状如件　宝永三年丙戌九月六日　紹龍（印）　超誉上人　浄林寺当主実誉御房
（浄林寺所蔵）

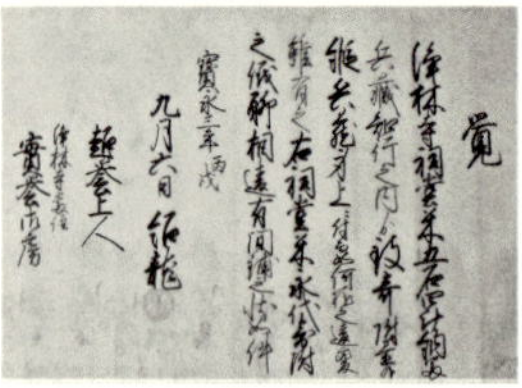

覚
浄林寺祠堂米五石四斗納富兵蔵知行之内より致寄附置候、縦兵蔵身上ニ付而、如何様之違変、雖有之、右祠堂米永代寄附之儀、聊相違有間鋪之状、如件、宝永三年丙戌九月六日　紹龍（印）　超誉上人　浄林寺当住実誉御房
（浄林寺所蔵）

谷口《たにぐち》 藍田《らんでん》

（文政五年～明治三五年　一八二二～一九〇二）

眼科医修業・儒学者・教育者

藍田の諱は中秋、字大明、肥前有田（方言で、あいた）に生まれたところから、藍田と号す。父方三宅氏の先祖は鍋島直茂に従い帰化した韓人という。一七歳の時、馬島文岱（父の友人）に文か武か択一を迫られ学問に志す。『淡窓全集』によれば、「天保十己亥七月十五日、肥前有田村、山口龍蔵、十七歳」（「入門簿続編巻五」）、「龍蔵ハ姓名屡々変ス。我塾ニ在リシ時ハ。多クハ韓介石ト称ス。才気アリ。九級ニ上リ。都講ニ任ス。」（「懐旧楼筆記」巻四十）とある。藍田は天保一〇年に山口龍蔵の名で咸宜園に入門し、同一四年、権都講（塾頭代理）から都講までの間、韓介石の名で七名を廣瀬淡窓に紹介（「入門簿続編巻九・十」）。終生、先祖が韓人との誇りを込め韓中秋と揮毫した。この後江戸羽倉簡堂に入門、佐藤一斎・古賀侗庵・廣瀬旭荘・佐久間象山・頼鴨厓・鈴木春山・伊東玄朴・坪井信道を歴訪。京都の新宮凉庭家塾に学び、弘化三年初夏帰郷。翌四年秋、佐賀弘道館の武富圯南・草場佩川・福田東洛に学びつつ各地歴遊を続け、嘉永四年、三〇歳の時有田で開塾した。父親陶渓（寛平）は、医師三宅省陰の三男で、谷口家（先祖は豊後谷口郷）を継ぎ皿山代官所官吏から後に開塾した。母親は清水伯安の娘縫で、縫の弟龍門は武雄領の名儒。二人は有田外尾《ほかお》村に住み、後に白川に移った。子に恵まれず有田山八幡社（現、陶山神社）に祈願し、文政五年（一八二二）八月十五日、祭礼の日に生まれたのが藍田で、三男廉齋、長女島（嫁山下富三）、三女鶴（嫁清水磐根）と成人した。藍田は一〇歳で叔父清水龍門に師事、天保一〇年、眼科医木下一普（鹿島藩医秋永隣豊三男）に入門、程なく一普の長女益と結婚。亀井少琴に学んだ益（号少蘭）との間に、六男七女をもうけた。長男勇（早世）、二男精一、三男八重次郎、四男彦三（早世）、五男復四郎、六男豊五郎、女の子は、斐、樂、富、妙、蓑、文、瓊が生まれ、妙のみ早世した。

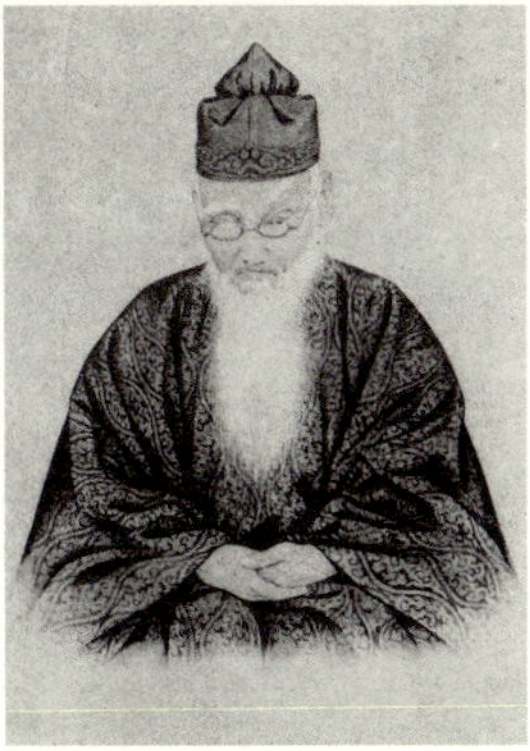

藍田谷口先生肖像『藍田谷口先生全集』巻一より

◆藍田先生年譜

谷口先生諱中秋、字大明、肥前有田産、因号藍田、以邦音相近也。幼名秋之助、又宗平。伝言宗家三宅氏之先韓人、従鍋島直茂帰化、以韓為姓。弱冠遊日田咸宜園、称名六二字介石。及東遊、以是出入諸儒門、与当時名士交。考陶渓、諱惟清、称寛平又源兵衛。本族三宅氏、出嗣外家谷口氏、其先出自豊後谷口郷云。妣清水氏、諱縫、伯安女。住有田外尾村、後居白川里。初夫妻憂無子、禱之有田山八幡社、一夕、妣夢一老翁投懐以桂花一枝、感而有孕、生先生。秖当社祭、人以為奇瑞。先生有二弟三妹、叔實次郎早夭、季延次郎、号廉齋、業医。長女島、嫁山下富三、中女早夭、季女鶴、嫁清水磐根。先生配秋永氏、諱益、学亀井少琴、号少蘭。木下俊二女。有六男七女、長子勇、早殤、次子精一、次子八重次郎、次子彦三、早殤、次子復四郎、季子豊五郎。女斐樂富妙蓑文瓊、妙早殤、余皆存。嫡孫敬吉承家。支孫鐵太郎業医、外孫原田鐵造、姪清、各成家。

文政五年壬午八月十五日夜先生生
天保二年師事母弟清水龍門、同九年父執馬島文岱に文武二者択一を迫られ概然有志于学、同十年眼医木下俊二家学医、同十一年廣瀬淡窓入門。弘化元年東遊羽倉簡堂入門佐藤一齋・古賀侗庵・廣瀬旭荘・佐久間象山・野田笛浦・頼鴨厓・齋藤竹堂・鈴木春山・伊東玄朴・坪井信道と交。弘化二年京師新宮凉庭家塾に入り牧百峰・頼支峰・中島棕隠と交。

弘化三年浪華の藤澤東畡・篠崎小竹・廣瀬旭荘・江木鰐水・阪井虎山・宇都宮龍山を歴訪。初夏帰郷。

弘化四年佐賀弘道館入学武富圯南・草場佩川・福田東洛に師事。

嘉永四年有田白川で薫陶塾（白水書塾）開。安政四年黒髪山麓鬒山書院へ移る。安政六年暮春衡山書樓へ移る。文久元年花房三柳・柴田琴岡と交。慶応元年季雷を連れ長崎へ出てフルベッキ・ウィリアムズと交り、開塾。傍ら高島炭鉱の経営に関る。慶応二年大隈重信・副島種臣・細川潤次郎と交。同四年大隈の東征に同行。明治二年鹿島鍋島直彬の招きで弘文館儒師となる。六年二月長崎瓊林館、同五月時の門人七十余、年末に二百十八人。七年、門人成冨清風・秋永國香台湾に従軍。九年中学校開校式（鹿島）。一七年一二月四男季雷東京で死亡のため翌年三月上京。明治二三年埼玉弟廉齋死去に駆け付けその年東京楽玩廬にて開講。二四年

　嘉永四年（一八五一）、藍田は有田白川に薫陶塾を始め、白水書塾とも称し、川原家の善八（伯詢・桃塢）・謙吾（子益）・忠次郎（朗）兄弟や久富与平昌起などが入門した。二男精一（号渭陽：一八四二～一八六二）が一八歳の時、塾生増加で黒髪山麓の鬒山《しんざん》書院に移った。当塾の英才は成富清風・本野盛亭・白井元孚・磯崎東陽・野中子栄で、本野盛亭は安政四年（一八五七）七月、川原謙吾は同五年一一月、緒方洪庵の適塾に入門した。鬒山書院は火災に遭い、安政六年（一八五九）暮春有田に戻り衡山《こうざん》書樓を開いた。渭陽は才能溢れ塾頭を務めていたが、文久二年（一八六二）八月二日、二一歳の若さで病死した。慶応元年（一八六五）三月、佐賀藩医花房玄淑（花房三柳の息子）の招きに応じて長崎に向かった藍田は、三月二三日、門下生久富与平（佐賀藩御用貿易商で屋号蔵春亭）の長崎出張所に招かれた。イギリス人とアメリカ人も招待されていて、佐賀藩士石丸虎五郎（安世）が英語で応接した。藍田は同席した薩摩藩御用商人河南源兵衛と重野厚之丞（安繹）の詩を話題にした。五月二〇日、『天道遡原』（キリスト教教義漢訳本）を購入。七月二四日岡田嘯雲からアメリカ合衆国の最新情報を聞く、「フルベッキ曰く、わが合衆国、南北合戦四年、今四月に至りて始めて平らぐ…」。慶応二年正月二〇日、枝吉次郎、小出千之助、大隈八太郎…至る（『藍田先生日暦』）。五男復四郎は、明治一二年（一八七九）、旧鹿島藩主鍋島直彬《なおよし》に従い沖縄県に奉職、東京の内務省警保局に移った同一七年一二月、三一歳の若さで病没した。明治二年（一八六九）直彬に聘された藍田は長崎と鹿島を往復し、同二三年、東京に移るまで弘文館教授・大参事を務め、私塾を開き鹿島の人材育成に関わった。藍田は明治二五年（一八九二）八月一二日、北海道札幌に亡き弟谷口廉齋（一八三六～一八九〇）の妻民の父親幡鎌与右衛門を訪ね、一九日には、民・廉齋の遺児長男清（一一歳）・長女辰（一四歳）・二女松（八歳）、幡鎌夫妻・幡鎌千之助と会した。同二七年二月二三日、民の死亡通知が与右衛門から届き、翌二八年六月八日には幡鎌氏の死去を知った。成長した清は、南満州鉄道に就職し、長春から谷口豊五郎の病状を気遣う手紙を出している。

　藍田の六男豊五郎（鹿洞）は、大正三年（一九一四）二月一五日、四八歳で死去。三

麹町に篤信学会、二六年北白川宮能久親王聘。二八年北白川宮邸に在、同年一一月五日薨去、墓誌銘撰。二九年中野村に移る同七月麹町に移転麹坊書院を開。同十月四谷新宿北に家を買い藍田書院を開く。三四年三男王香遺子望月鐵太郎来訪。明治三五年一一月一四日逝去。八一歳。麻布賢崇寺にて葬儀、墓所青山霊園。

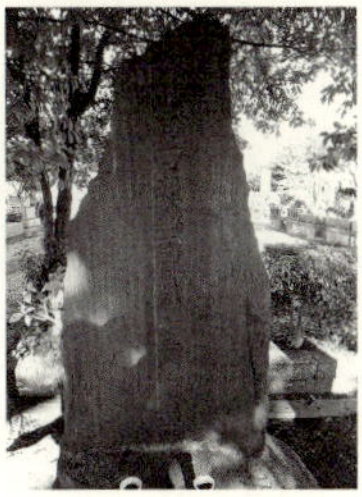

谷口藍田先生之墓。墓所は東京青山霊園一種イ五号六側。

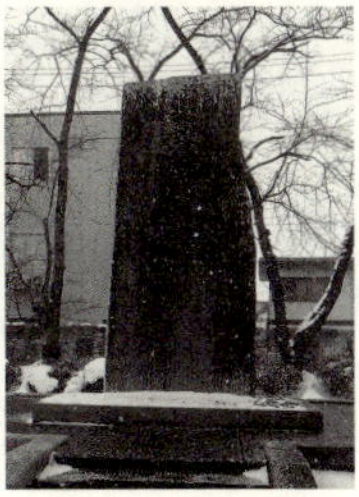

奥州市の高野長英記念館前にある明治三四年（一九〇一）に建てられた記念碑。碑文は谷口藍田が書き、最後に「先生（高野長英）風に聞く、先師淡窓先生、又言す。吾が門下数千、人、一飯之間、憂国を忘れざる者は、それ唯長英のみ」と刻まれている。

男八重次郎（王香）は出奔し不明であったが明治三三年七月一九日、千葉県大原町岩瀬氏の許で死去、享年五二。明治二五年の北海道旅行では、八月五日から二九日までの滞在中、旧佐賀藩出身の西岡逾明（函館控訴院長・号宜軒）・長森敬斐（小樽郡長）・重松裕二（病院長）や旧門人水野義郎・若林卓爾・小西猛夫（警保部長）・藤谷榮太郎・諸石欣三郎に会っている。二一日には清水吾助（清水由順義弟）が妻子を伴い来訪した。清水由順（一八四三〜一八九三）は武雄清水本家九代目で藍田に学んだ。藍田は明治一五年に四男復四郎を沖縄に訪ねたが、その時復四郎の同僚であった添田士教（名は弼、号静淵）は小樽の区長となって藍田と再会している。このように藍田の行く先々には旧知友、旧門人、親戚が来訪している。

明治二四年、藍田は「學規　守皇國之大道　敷忠孝之正教」を掲げ、東京で講義を始め、入門者も増進した。同二六年北白川宮能久親王への進講を縁に二七年には北白川宮王邸に住居して、篤信学会を開講し、北白川・久邇宮の諸王子に教授を続けた。北白川宮薨去後王邸を出て、麹坊書院を経て二九年一〇月、四谷新宿に移り藍田書院を開いた。

藍田は、明治三二年、高野長英（一八〇四〜一八五〇）の千百三十七文字に及ぶ碑銘を書き上げた。それは前年七月、長英先生の功績が認められ正四位を追贈されたことから依頼されたものと思われる。『藍田谷口先生全集』巻一、九四丁ウラに「贈正四位高野先生碑銘」に続き、碑陰記逸事と題し「神崎屋源造水澤仁、設薬舗於日本橋、待先生甚厚。輔翼其志業、終始不渝、時人称之義侠云。中秋記」が載る。これが、奥州市高野長英記念館に今も立つ高野長英の碑建立由縁かも知れない。漢学・洋学を学び、北海道から沖縄まで知己門人の数知れず、縦横無尽に生きた国際人韓中秋は、明治三五年（一九〇二）一一月一四日、八一歳の生涯を終えた。

【参考】谷口豊季章編『藍田谷口先生全集』、大園隆二郎『大隈重信』、『佐賀医学史研究会報』三五号、青木歳幸「高野長英と佐賀」・一一一号同「清水由順について」・一一二号同「谷口藍田と副島良仙」、日田郡教育会『淡窓全集』上・中・下

（多久島澄子）

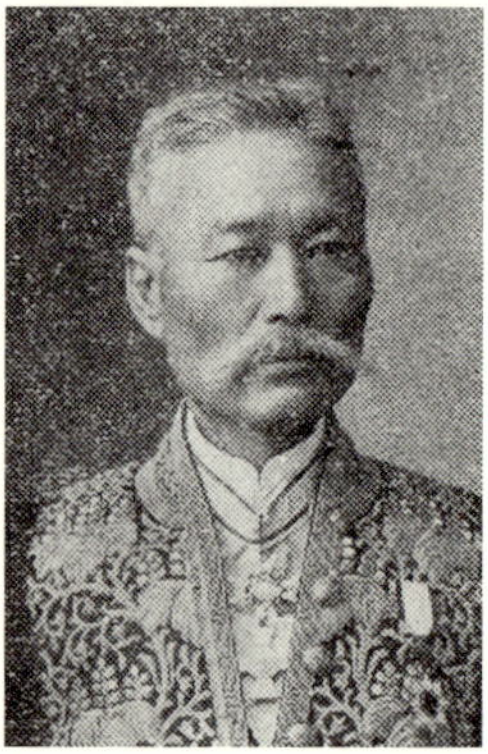
田原良純博士

田原《たはら》 良純《よしずみ》

（安政二年〜昭和一〇年　一八五五〜一九三五）

薬学者・フグ毒（テトロドトキシン）の発見者
日本最初の薬学博士

田原は安政二年佐賀藩士、田原卯源次の長男として生まれる。明治三年（一八七〇）、明治新政府の要請により、佐賀藩の貢進生の一人として、大学南校・ドイツ語科に入学。後、鉱山学部を卒業して、工部省鉱山寮に勤めたが、明治九年辞職し、東京大学医学部製薬学科に入学。明治一五年卒業、内務省衛生局東京司薬場に勤める。司薬場は現在の国立衛生試験所の前身である。当時、「粗悪な輸入薬品の取締りと薬品試験の必要性」を説いたゲールツの進言に痛感した長與専齋が、明治七年永松東海を場長として東京に開設され、次いで京都及び大阪にも支場が設けられたものである。その主たる業務は、一、薬品試験、二、薬品巡視、三、薬学教育であった。

田原は、そこでオランダ人監督エイクマンや、所長の長井長義の指導の下に試験及び研究を続けてゆく中で、動物成分、特にフグ毒に着目し、フグ毒の研究を始める。明治二〇年には、東京衛生試験所所長に就任。そして明治二三年から三年間ドイツに留学。ミュンヘン大学並びにフライブルク大学で化学・薬学の研究をなして、明治二六年帰国して、改めてフグ毒研究を再開する。そして田原は、明治二九年、日本薬学会に於いて「河豚ノ有毒成分ニ就テ」を発表した。これが、わが国におけるフグ毒（テトロドトキシン）研究の草分けとなったのである。

明治三二年に、田原は日本での薬学博士第一号となった。その後も所長を続けながら、さらにフグ毒研究も継続して、明治四〇年、初めてフグ卵巣から抽出・分離に成功したフグ毒を「テトロドトキシン」と命名した。その後、鎮痛効果を実証し、医薬品として

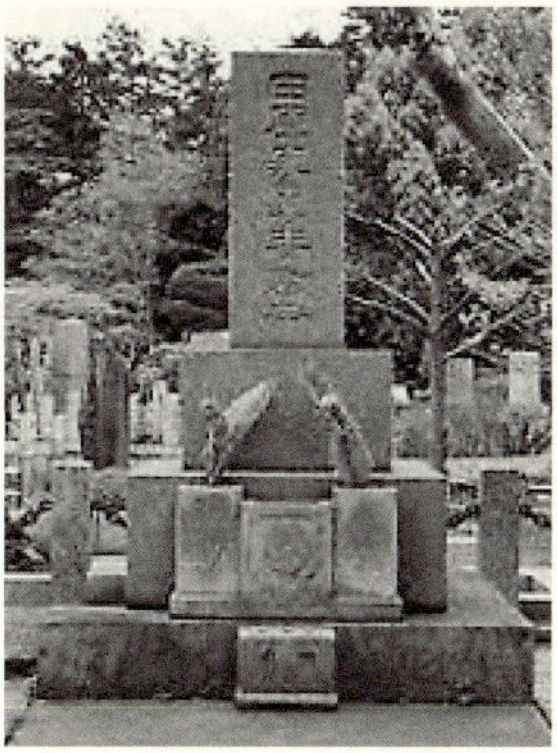

多磨霊園（東京都府中市）

治療に応用されることとなった。こうした田原の薬学、特に薬品化学での大きな業績が認められて、大正一〇年（一九二一）学士院賞が授与された。田原の業績については、『薬史学雑誌』創立四〇周年記念号（続）Vol. 29, No. 3（一九九四）に、薬史学部会シンポジウム「薬学の建設者・田原良純のふぐ毒発見より百年『ふぐ毒研究の薬史学的考察』（津田恭介、末廣雅也、酒井浄、中山仁）に詳しく述べられている。その中の末廣雅也「ふぐ毒研究の薬史学的考察」と題して以下のように論じている。（抜粋）によると、はじめに「テトロドトキシン研究の源は、丁度百年前（一九九四より）に田原良純が日本薬学会で発表した『河豚ノ有毒成分ニ就テ』に遡ることができる」として、田原のプロフィールを寄せて、「ふぐ毒研究の薬史学的考察」で田原の後年記を紹介して、こう述べている。「明治一七年頃よりふぐ毒の試験にはしばしば従事したけれども『毒物ノ検索ノ、至難ノ業』であったとも述べているが、十年間に蓄積した実力と旺盛な意欲で、ドイツ留学より帰国した翌年より研究を再開して、七月五日の日本薬学会例会で、講演及び動物実験を供覧した」。そして「現在の研究環境からは想像できない困難な時代に田原はふぐ毒素の本体をつきとめ、テトロドトキシンと命名し、医薬品として応用すべく製造法を確立した」と田原の研究への熱意とその業績を称賛して、最後に「今後、生物界の神秘の一つであるふぐ毒について更に新しい研究が進められることと思うが、その原点である田原良純は薬学の建設者の一人として科学史に名を留めることであろう」と結んでいる。田原良純は、旧佐賀藩の貢進生の一人として、大学南校から、薬学の道に進み、近代薬学の黎明期に大きな業績を残し、日本薬学の建設者とまで称されるに至ったのである。昭和一〇年（一九三五）六月三日没。墓所は東京府中多磨霊園。

【参考】『日本薬剤師会史』（一九九四）、『薬史学雑誌』創立四〇周年記念号（続）（一九九四、Vol. 29, No. 3）

（鍵山稔明）

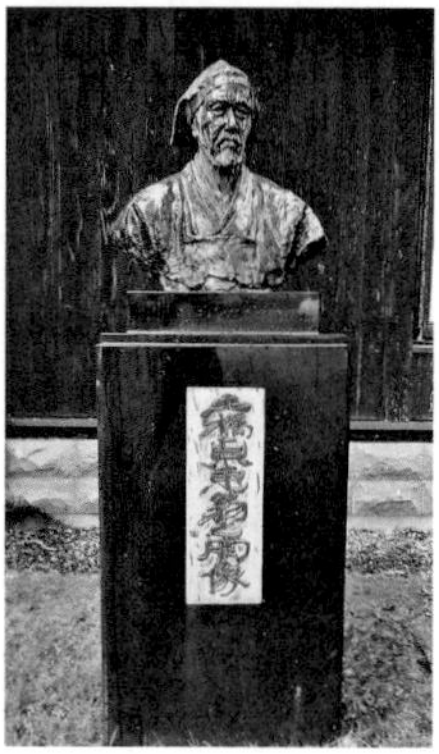

土橋貞恵翁之胸像
（諫早市健康保険センター森山分館前）

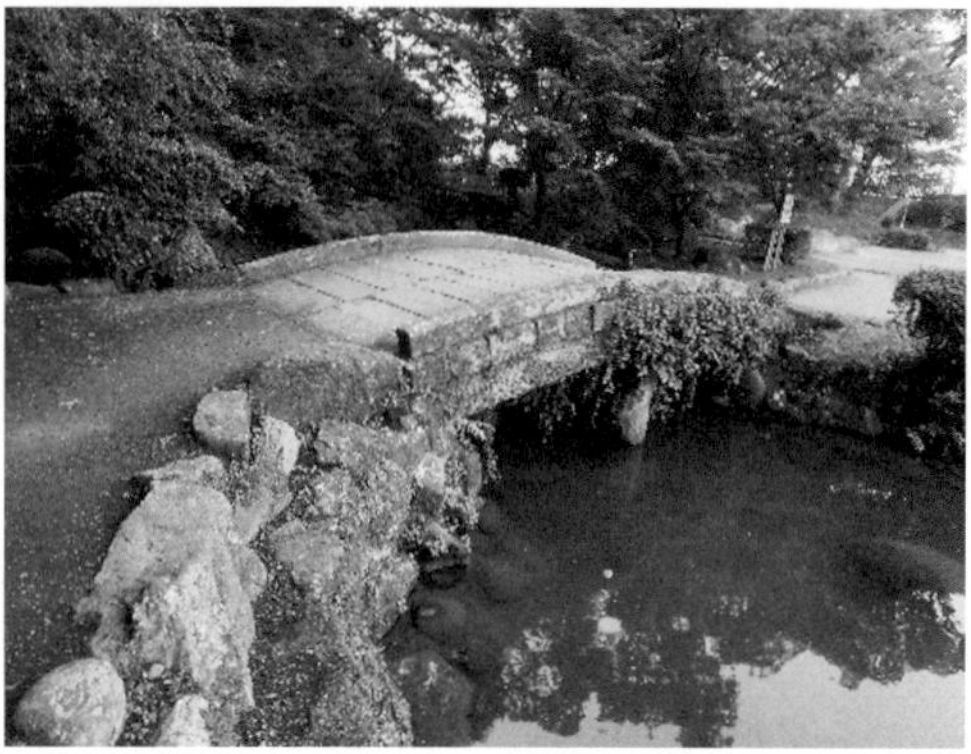

諫早市諫早公園の眼鏡橋の奥にある土橋
多助の作った鯨橋。

土橋《つちはし》　多助《たすけ》

（安永五年～慶応元年　一七七六～一八六五）

架橋や溜池整備など社会奉仕に尽力した諫早領仁医

土橋多助は、安永五年（一七七六）八月、多良岳の南麓、長田村（現諫早市長田町）の土橋家に生まれた。土橋家の先祖は、朝鮮の名将李舜臣と伝えられ、代々高柳《たかやなぎ》姓を名乗っていたが、多助の父儀兵衛の代に土橋と改姓した。多助は、幼時に父や母を亡くし、多良岳にある真言宗金泉寺に預けられ、読書、習字を学んだ。天明七年（一七八七）、一二歳のときに佐賀へ奉公にでた。佐賀の諫早屋敷や佐賀の原謙斎に仕えているうちに医学に志し、寛政四年（一七九二）、一六歳で、長崎の医師吉松道碩（蘭方医といわれる）に入門し、医術を学んだ。文化二年（一八〇五）に免許皆伝となり、先生より土橋永春の号をもらい、森山村杉谷（現諫早市森山町杉谷）で開業した。

多助は、貧しい患者には、薬のほかに米を与えて治療するなどの思いやりのある医者であった。この評判はすぐに近隣に広がり、遠くからも診察を受けにくる患者で家はあふれるほどになり、豊かになった。

富豪になった多助は、みずからは質素倹約をして知足庵と号した。天保年間に諫早家が財政難に陥っているとき金三〇〇両を献金した。嘉永年間には、天祐寺（現諫早市）へ水田七町五反（七・五ヘクタール）、慶巌寺（同前）に三町一反（三・一ヘクタール）、性空寺（同前）に一反（〇・一ヘクタール）を寄付し、嘉永三年（一八五〇）には、諫早藩校好古館に田畑一〇町（一〇ヘクタール）作徳米四〇石を寄付した。

多助は、さらに道路改修や石橋架橋などにも尽力し、社会奉仕活動を続けた。多助は、半造川に半造橋、倉屋敷川に田代橋、現市役所裏に鯨橋などを架けた。鯨橋は、のち諫早公園に移され、眼鏡橋移築に際して、眼鏡橋横に移築保存されている。

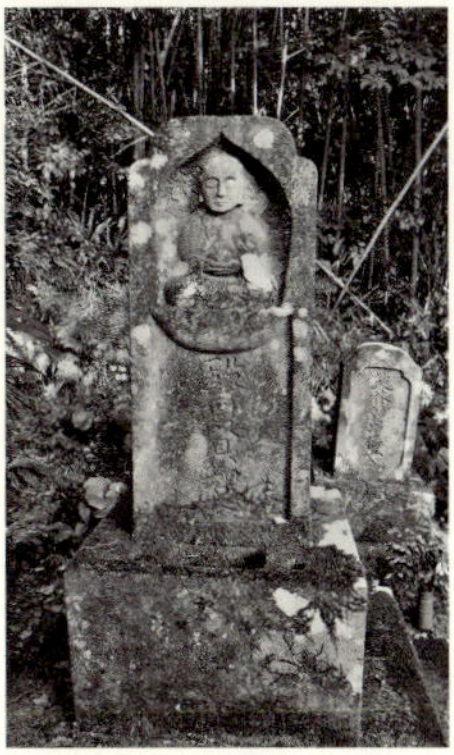

土橋多助の墓
「医賢知足庵主」とある。
（諫早市立森山東小学校の裏手）

こうした社会奉仕活動が認められ、多助は、安政三年（一八五六）に諫早家中に取り立てられた。安政三年四月一三日の『（諫早家）日記』（諫早市立図書館蔵）には、「一、土橋多助江被相渡候書付左之通　其方儀、御家中御取立為補田地四拾石余作徳米之内三拾石六斗永代学館江献米扨又、橋再建方其外、諸人之為奇特之志を尽し、別而殊勝之至ニ被思召候、依之今般居屋並畑地・山林束而五段三畝十四部（歩）九合五勺永々御用除地被仰付候、辰四月」という記事があり、多助は、家中に取り立てられた補い（御礼）として、田地四〇石余、作徳米三〇石六斗を学館（藩校好古館）へ寄付し、また道路改修や架橋の功績により、領主は多助所有の屋敷や畑地、山林を年貢免除地としたという内容記事がある。

その後も溜池をつくり、また寺子屋師匠もして、地域住民の生活と教育を支援した。この功績により万延元年（一八六〇）に一五代領主諫早武春より貞恵の名を賜った。

慶応元年（一八六五）五月九日没、九〇歳。墓は諫早市森山町の森山東小学校裏手の山中の土橋家墓所にある。墓石には「医賢知足庵主」と刻まれており、財貨を求めず医を以て人びとのために尽力した多助の思想を示している。土橋家墓所は、多助みずからが設計したもので、上段が仏の尊像中段が土橋家祖の高柳家と師匠吉松氏の墓、下段が土橋家の墓となっている。

明治維新ののち、好古館が廃止となり、明治六年（一八七三）に諫早学校が設立されると、多助が好古館に寄付した田も移管され、教育費の充実などに活用された。そのため、諫早尋常高等小学校では土橋貞恵翁頌徳祭をずっと続け、戦後の諫早小学校でも昭和三二年（一九五七）の諫早大水害まで続けた。この祭りは、現在森山東小学校などで再開され、その遺徳を偲んでいる。

【参考】光冨博「医者土橋多助の研究」（『諫早史談』四五号、二〇一三）

（青木歳幸）

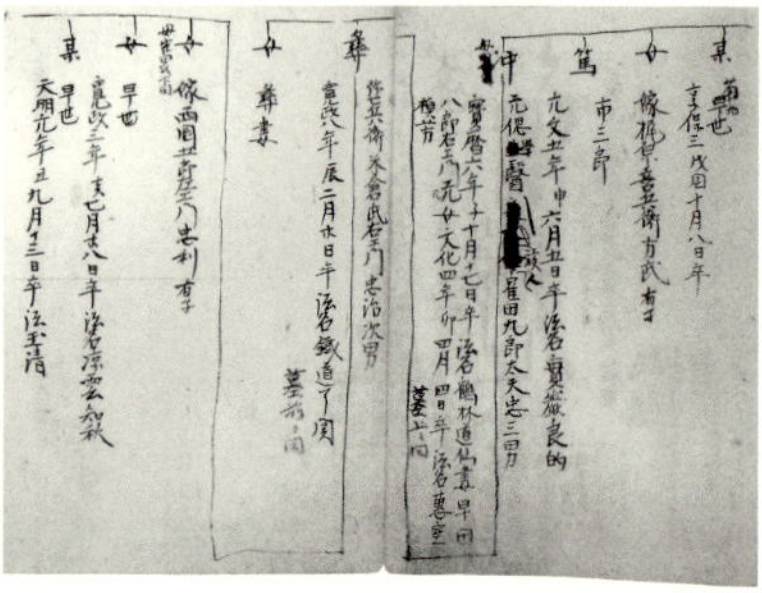

『多久諸家系図巻之四』中の「鶴田家系図」にみる鶴田冲（元偲＝元逸）の記事。（多久市郷土資料館蔵）

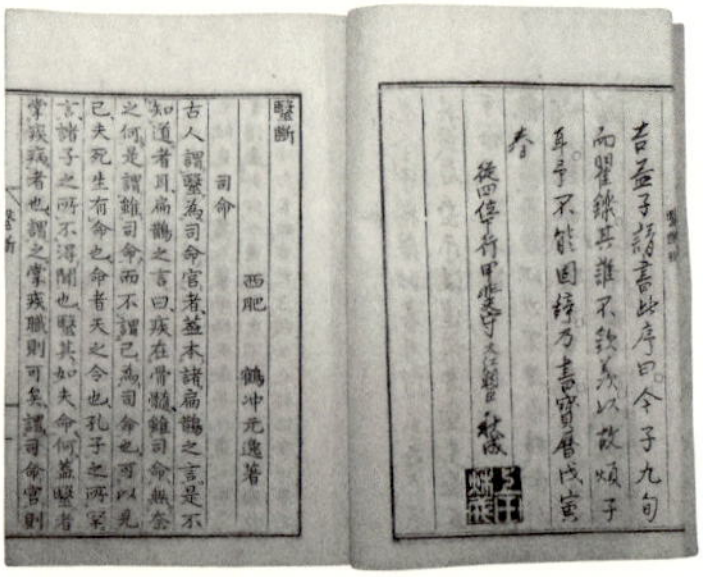

『医断』の本文冒頭の「司命」編の部分。

鶴田《つるた》 元逸《げんいつ》

（享保一二年～宝暦六年　一七二七～一七五六）

多久出身吉益東洞門人医師・『医断』著者

鶴田元逸は、多久家家臣鶴田九郎太夫忠の三男として享保一二年（一七二七）に、多久に生まれた。冲《ちゅう》、元偲《げんし》という。『多久諸家系図巻之四』中の「鶴田家系図」によれば、鶴田四郎太夫近家の長兄は早世し、二男市三郎篤も早くに没したため、一族の冲が跡を継いだ。冲は元逸として医を志し、京都の古方派医師吉益東洞に入門した。古方派とは、中国の古典医書『傷寒論』にもとづく実証的医療をめざす漢方医学派である。

鶴田元逸は、入門後に東洞の医説をまとめるべく『医断』を編集しはじめた。延享四年（一七四七）に序文を書き、編集途中で亡くなったため、同門の中西深斎が虚実編を補足して、宝暦九年（一七五九）に刊行した。長門出身儒医滝鶴台の序文のほか、師の吉益東洞の宝暦二年の序文があり、東洞の医説を正しく述べたものである。内容は、司命、死生、元気、脈候、腹候、臓腑、経絡、鍼灸、栄衛、陰陽、五行、運気、理、医意、毒薬、薬能、薬産、古方、名方、仲景書、病因、治方、産褥、初誕、痘診など三七編からなり、万病一毒説など東洞の医説を明快に紹介している。司命および死生編では東洞の天命説を紹介した。これは、病気は医治の対象であるが、患者の生命は天命であって、医者の関知しえないことであるから、人事をつくして天命を待つ覚悟で、治療に専念せよというものであった。が、京都の古方医家畑黄山らが、この天命説は医者の怠惰と言い逃れを招くものとして激しく反発し、江戸時代最大級の医学論争が巻き起こった。

鶴田元逸は、宝暦六年（一七五六）一〇月一七日に三〇歳で没した。法名鶴林道仙。

【参考】『医断』、『多久諸家系図巻之四』（多久市郷土資料館蔵）

（青木歳幸）

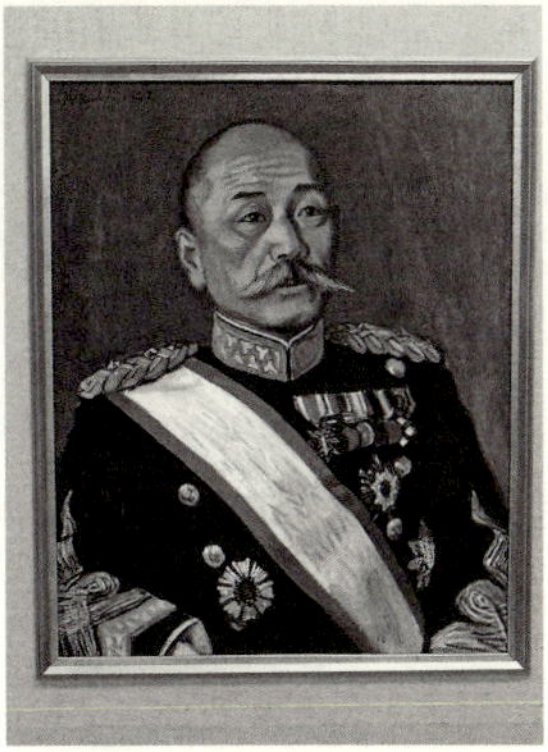

鶴田禎次郎肖像画
（陸上自衛隊衛生学校彰古館蔵）

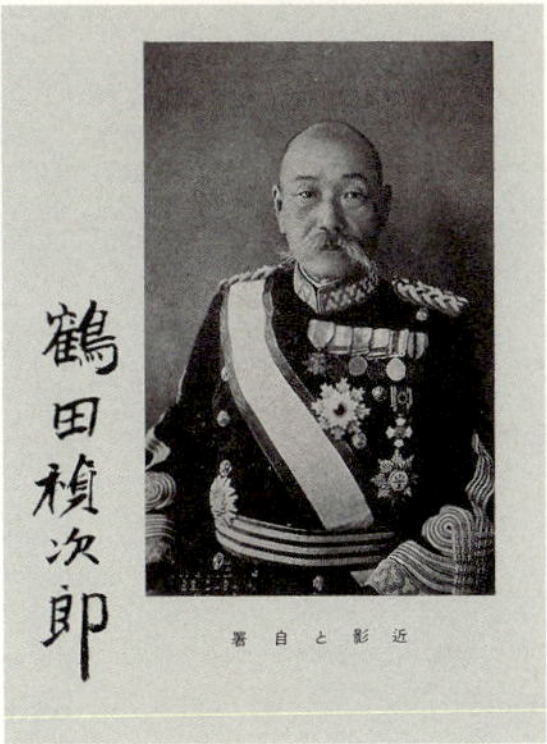

鶴田禎次郎写真・自署
（『日露戦役従軍日誌』所収）

※「軍医総監」は中将相当で軍医最高の「階級名」で、「陸軍省医務局長」は陸軍省で軍医の人事や衛生全般を所管する者の「職名」である。

鶴田《つるた》 禎次郎《ていじろう》

（慶応元年～昭和一四年　一八六五～一九三九）

陸軍軍医総監・陸軍省第九代医務局長

慶応元年（一八六五）九月、蓮池藩（佐賀藩の支藩）藩士の父鶴田有本《ありもと》と母マキの長男として生まれた（出生地不詳）。明治八年（一八七五）に藤津郡久間《くま》村光武《みつたけ》（現嬉野市塩田町久間）に移住して塩田小学校で学んだ。明治一〇年（一八七七）父が旧蓮池藩主鍋島家の家扶となり鍋島直紀《なおただ》に仕えたため一家で東京に移住し、麻布小学校に転校した。同校では常に成績優秀であったため東京府から賞与を受け、明治一三年（一八八〇）六月一六歳で東京大学予備門に入学した。在学中に陸軍軍医生徒に採用され、明治二二年（一八八九）東京帝国大学医学部を卒業して陸軍見習士官となり、大学院に進み外科学を専攻、翌二三年三月大学院を修了し陸軍三等軍医に任ぜられた。

明治二四年（一八九一）一〇月二八日に発生した濃尾《のうび》大地震（愛知県・岐阜県）に際して、陸軍三等軍医・医学士として岐阜県に派遣され、震災罹災者の救護活動に従事した。

明治二六年（一八九三）一二月二等軍医に進み、明治二七年八月日清戦争に際して第二師団第二野戦病院付として従軍、明治二八年五月一等軍医に昇任した。明治三〇年（一八九七）一〇月東京衛戍《えいじゅ》病院付に転じ、同年一二月永楽《えいらく》病院外科医長を嘱託され明治三一年（一八九八）七月に解嘱となった。同年一〇月からドイツ駐在を命ぜられドイツに留学し、ベルリン大学で外科学を学んだ。留学中の明治三二年（一八九九）五月ブリュッセル（ベルギー）で開催の「梅毒その他花柳《かりゅう》病予防に関する万国会議」に政府委員の立場で派遣された。同年一〇月三等軍医正に進み、明治三四年（一九〇一）帰朝の後、陸軍軍医学校教官専任となった。同年九月医術開業試験委員に任命された。同年陸

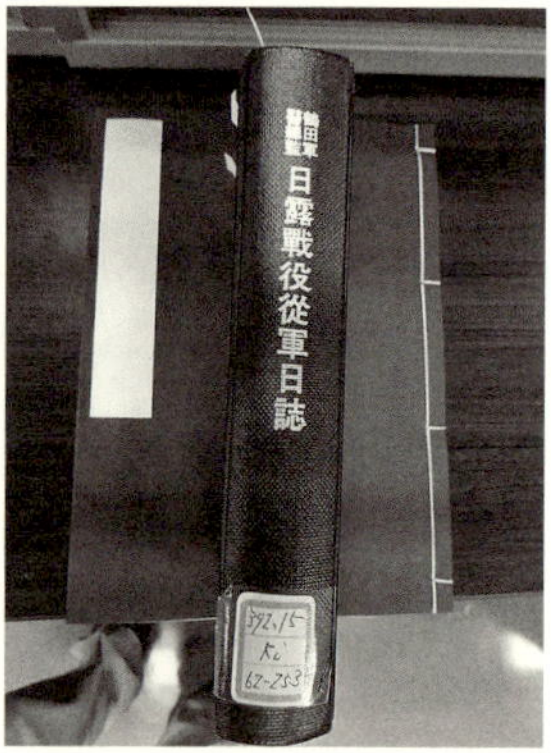

『日露戦役従軍日誌』（陸上自衛隊衛生学校彰古館蔵）

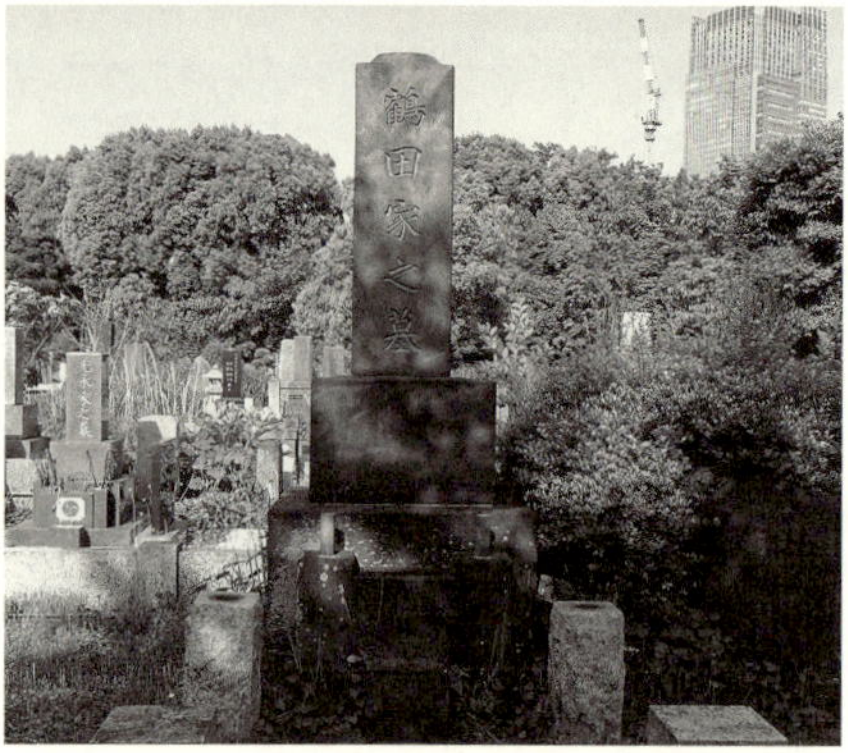

鶴田禎次郎の墓。（青山霊園・東京都港区　一種ロ八号四五側四番）

軍軍医学校教官と東京第一衛戍病院御用掛《ごようがかり》を兼任し、医術開業試験附属病院外科医長を嘱託された。明治三六年一一月陸軍二等軍医正に進み、軍陣外科学担任中の明治三七年二月日露戦争に際しては第二軍所属第一師団軍医部長の重責を担当し従軍して、大いにその手腕を発揮した。上司である森林太郎（鷗外）第二軍軍医部長に対して「軍人の脚《かっ》気《け》病予防のため麦飯の支給」を再三上申したが、無視された。明治三八年（一九〇五）三月一等軍医正に進み、明治三九年五月近衛師団軍医部長、明治四〇年一月東京第一衛戍病院長に転じた。明治四二年七月から大正三年八月まで陸軍軍医学校教官と日本赤十字社病院副院長を兼務した。明治四三年（一九一〇）五月軍医監に、大正五年（一九一六）四月八日付軍医総監、同月一三日付森林太郎（鷗外）第八代陸軍省医務局長の後任医務局長に就任した。同年一二月日本薬局方調査会臨時脚気病調査会委員に就任し、大正六年一一月青島《ちんたお》（現中国）へ出張、大正七年一二月シベリア（現ロシア）及び支那（現中国）へ出張、大正一〇年（一九二一）一〇月支那へ出張を命ぜられた。昭和一一年（一九三六）六月「日露戦役《せんえき》従軍日誌」を著した。昭和一二年依願待命となり、昭和一四年（一九三九）一二月二二日、東京府豊多摩郡千駄ヶ谷村（現東京都渋谷区千駄ヶ谷）の自宅で死去。七四歳。

【参考】『夕刊新佐賀』、『国立公文書館蔵　行政文書』、『陸軍軍医学校五十年史』（一九三六）、『日本赤十字社中央病院八〇年史』（一九六六）、機関紙「日本赤十字」、『佐賀県教育史　第一巻』（一九八九）

（樋口浩康）

エッセイ

鶴丸《つるまる》 廣長《ひろなが》…第七代佐賀県立病院好生館館長（昭和二七～六〇年）

―戦後復興期に整備・充実に努め、佐賀医大誘致に多大の貢献―

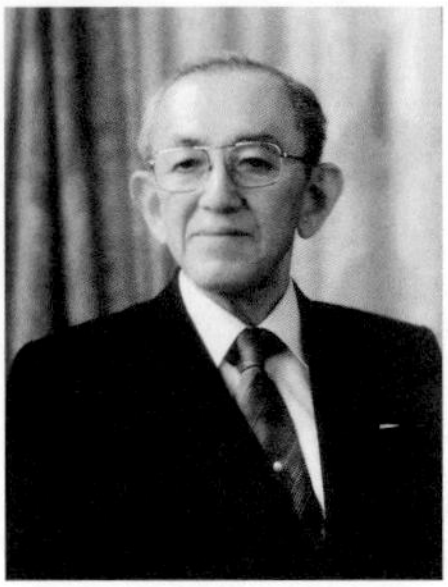

鶴丸廣長館長
昭和六〇年退官時

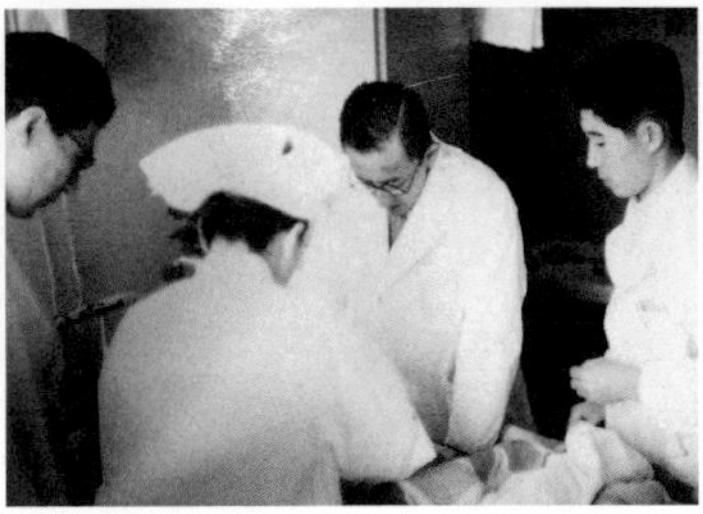

病棟回診中の鶴丸館長

鶴丸廣長は大正三年（一九一四）一二月六日、鶴丸保一とツルの長男として佐賀市久保田町徳万に出生した。父親の保一は産婦人科医師で、佐賀市水ヶ江四丁目で開業した。佐賀大学附属小学校から旧制佐賀中学校へ進学し、飛び級で熊本の第五高等学校に入学した。親元を離れた五高での生活は楽しかったようで、カント、西田幾多郎などの哲学に親しみ、一生を通した人生観が五高で育まれたようである。同級生に美術評論家、河北倫明（東京国立美術館館長）や数学者、魚返正（東京工業大学教授）がいた。昭和一三年に九州大学医学部を卒業し、第二外科教室（後藤七郎教授）に入局した。しかし、その頃から日中戦争の始まりと共に戦時機運が漂い、軍医を志願した。陸軍軍医中尉（終戦時少佐）として久留米、下関、福岡の部隊と陸軍病院を兼務し多忙であった。昭和一四年に、東京育ちの西慶子《よしこ》と結婚し、二男一女をもうけた。広島に原爆が投下された三日後に派遣されて負傷者の治療に奔走した。終戦と共に復員し、九州大学第二外科教室に戻り、外科医としての研鑽と研究に取り組もうとしたところ、昭和二〇年五月に起きた九州大学での米兵捕虜生体解剖事件に関与した疑いで逮捕され、約一年間巣鴨プリズンに収監された。青天霹靂の逮捕で、単に軍司令部に配属されていたための嫌疑であった。巣鴨プリズンでの経験はその後の人生観に大きな影響を与えたようである。敗戦国に対する軍事裁判であったため、事実無根の罪で死刑を宣告される可能性もあり、死と背中合わせの毎日であった。巣鴨プリズンでは教誨師を務めた花山信勝師との対話を通して仏教や禅について興味を持ち、無罪となって釈放された後も道元らの正

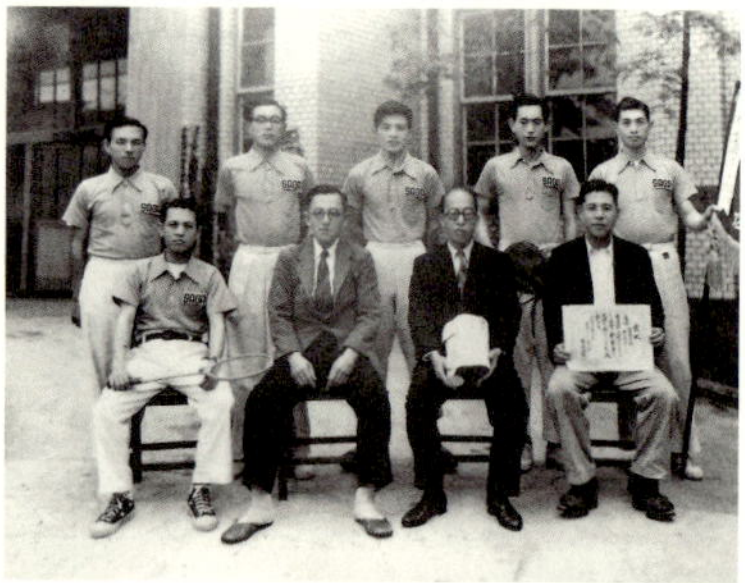

バドミントン対外試合優勝
前列左から二人目

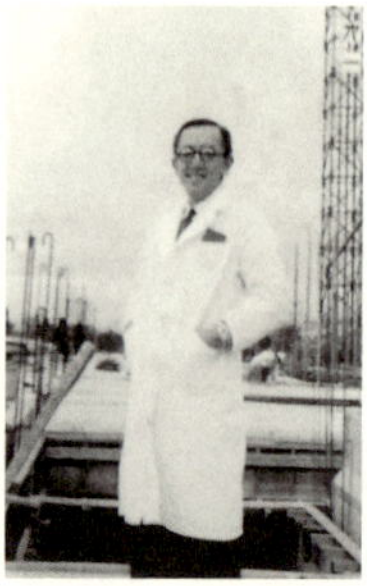

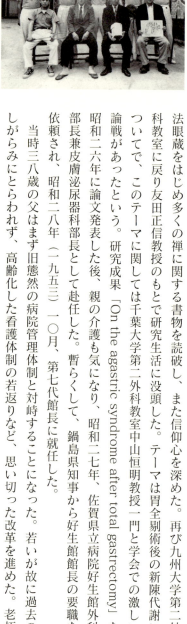

新棟建築現場を見回る鶴丸館長

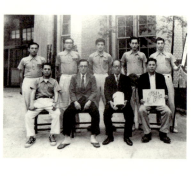

法眼蔵をはじめ多くの禅に関する書物を読破し、また信仰心を深めた。再び九州大学第二外科教室に戻り友田正信教授のもとで研究生活に没頭した。テーマは胃全剔術後の新陳代謝についてで、このテーマに関しては千葉大学第二外科教室中山恒明教授一門と学会での激しい論戦があったという。研究成果「On the agastric syndrome after total gastrectomy」を昭和二六年に論文発表した後、親の介護も気になり、昭和二七年、佐賀県立病院好生館外科部長兼皮膚泌尿器科部長として赴任した。暫らくして、鍋島県知事から好生館館長の要職を依頼され、昭和二八年（一九五三）一〇月、第七代館長に就任した。

当時三八歳の父はまず旧態然の病院管理体制と対峙することになった。若いが故に過去のしがらみにとらわれず、高齢化した看護体制の若返りなど、思い切った改革を進めた。老朽化した好生館の新築計画を引き継ぎ、精力的に取り組んだ。その後も数回にわたり病院増改築を行った。大型医療機器の導入や臨床検査部を整備独立させるなど近代化を図り、胃カメラをいち早く導入し、胃がんの診断に寄与した。父の趣味は多岐にわたるがテニスを愛し、スポーツを通して職員間の融和を図った。父親譲りの酒豪で医局の先生を自宅に招いて飲んでは議論をすることもしばしばであった。院外の活動として全国自治体病院協議会常任理事をはじめ、多くの役職を兼務し、月一回以上、上京していた。当時、佐賀県には医科大学がなく上京する度に文部省や厚生省に陳情し、佐賀医科大学創設に多大な貢献をした。多忙と多飲酒が原因なのか昭和四七年七月、急性肝炎となり、入院生活を余儀なくされた。昭和五九年には肝がんを発症し、手術。昭和六〇年三月末日で三三年間の館長職を辞し、井口潔第八代館長に後を託した。退任後、闘病生活を繰り返していたが、昭和六三年一月三一日、七三年の人生（一九一四〜一九八八）に幕を閉じた。生前、藍綬褒章、勲三等瑞宝章を授与され、従四位に叙せられた。墓碑は佐賀市久保田町の大雲寺にある。

（鶴丸昌彦　長男　順天堂大学消化器外科名誉教授）

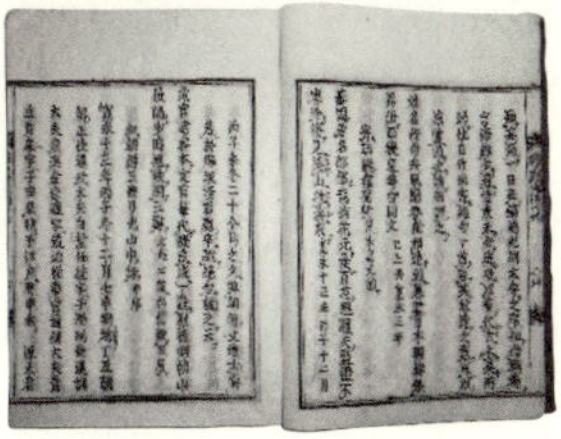

『林羅山全集』
「朝鮮鄭竹塢与逓詩篇者数矣　只聞其名未知其面　一日在鍋島紀州太守（小城藩主鍋島元茂）之席初得邂逅、言語雖少通情（下略）」とあり、林羅山が朝鮮出身の鄭竹塢と詩の唱和をしたこと、鍋島紀州太守（小城藩主鍋島元茂）の紹介で初めて面会したことの記事がある。
（佐賀大学附属図書館小城鍋島文庫蔵）

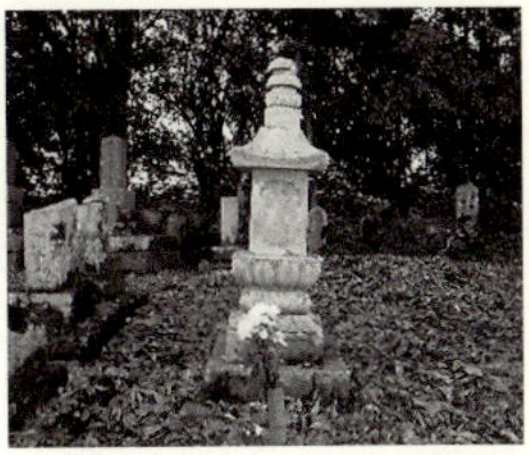

二代幽軒の墓
（佐賀市蓮池町・宗眼寺）

鄭《てい》　竹塢《ちくう》

（？～寛文四年　？～一六六四）
来日朝鮮医師・朱子学者・蓮池藩医

鄭竹塢は、「前朝鮮普州太守」という伝承をもち、来日後、蓮池藩初代藩主鍋島直澄《なおずみ》に仕えた。竹塢は幕府儒者林羅山と、寛永三年（一六二六）に、鍋島紀州太守（小城藩主鍋島元茂）の紹介で初めて面会している。『林羅山全集』には竹塢と唱和した詩や記事を八篇見出すことができ、羅山と親しい交流がうかがえる。

竹塢は、蓮池藩医としての仕事のほかに、陶業を指導し、嬉野吉田焼を創始し、嬉野茶の製法を指導したとも伝わる。『鹿島藤津医会史』によれば、竹塢は寛文四年（一六六四）に没し、蓮池藩主の菩提寺である宗眼寺《そうがんじ》（現佐賀市蓮池町）に葬られ、戒名は「理性院烏林道高膠大居士神儀」とあるというが、現在、墓の所在は不明である。

以後、鄭家は代々蓮池藩医として仕え、二代幽軒は、元禄八年（一六九五）九月四日に没し、宗眼寺に葬られ墓も現存する。三代幽斎は、吉田（現嬉野市嬉野町）から五町田（現嬉野市塩田町）へ転居し、四代幽軒は高名な医師で弟子も取った。寛保元年（一七四一）一一月一七日没。五代幽碩は、明和八年（一七七一）七月一日没。六代玄僕は、明和四年（一七六七）の大飢饉と疫病流行に対し、救恤活動に尽力した。文化元年（一八〇四）五月一四日没。七代幽軒は、安政四年（一八五七）三月八日没。八代幽碩も蓮池藩医で、明治一九年（一八八六）一二月二六日没。三代以後の墓は、五町田の光桂寺《こうけいじ》にある。中国・朝鮮の先進文化が、鄭竹塢という医師を通じて、蓮池藩領に根付いた事例である。

（青木歳幸）

【参考】『鹿島藤津医会史』（一九八八）

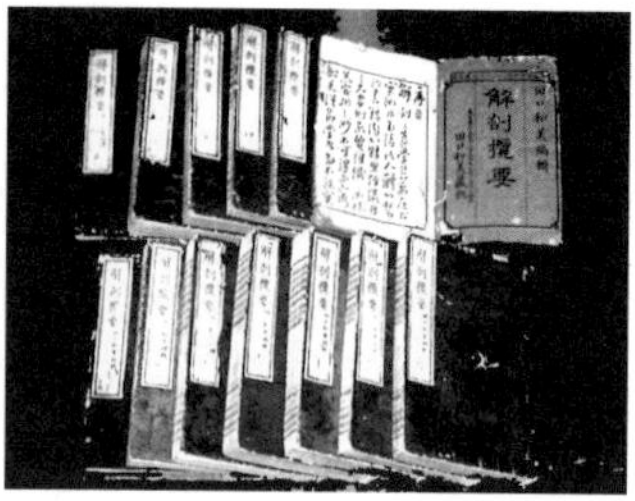

明治一〇年　田口和美
泥氏講義録『解剖攬要』

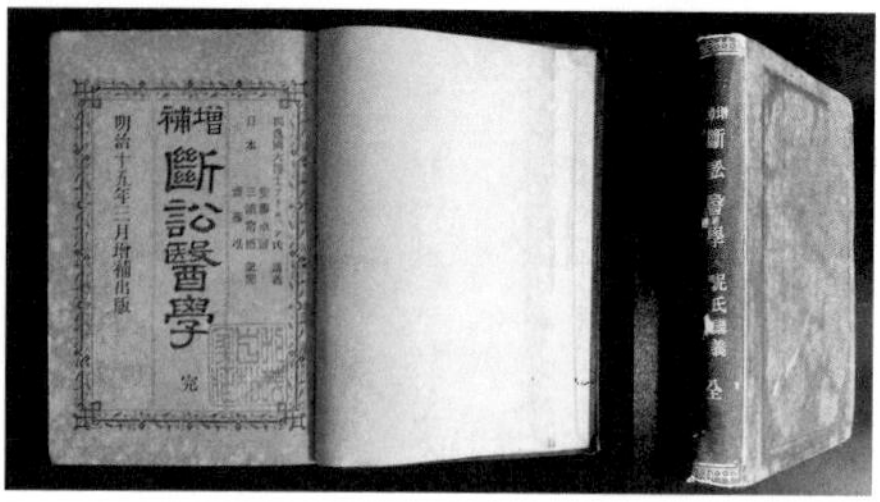

明治一二年　安藤・三浦・齋藤
泥氏講義録『断訟医学』

デーニッツ

（天保九年〜明治四五年　一八三八〜一九一二）

Friedrich Karl Wilhelm Dönitz（泥氏）

好生館御雇独逸人教師

一八三八年六月二七日ベルリンに生まれ、一八五九年ベルリン大学入学。一八六三年に卒業し解剖学をライヘルト（K. B. Reichert）、病理学をウィルヒョウ（L. K. Virchow）に学んだ。一八七一年には軍医として普仏戦争に従軍。一八七三年病理学と解剖学の教授の資格を得た。

明治六年（一八七三）七月一〇日、第一大学区医学校（現東京大学医学部）に教授として着任し解剖学と病理学を講義した。明治六年一一月二六日、脚気患者（近藤徳治郎・二六歳男）を病理解剖。明治八年二月二〇日には心肥大患者（いね・三八歳女）の病理解剖を施行した。田口和美が講義録を『解剖攬要』として刊行している。

明治九年、警視庁裁判医学校に転任し断訟医学（法医学）を講義。明治一一年二月、裁判医学校を退職した。安藤・三浦・齋藤により泥氏講義録『断訟医学』が刊行された。

明治一二年八月七日、長崎県公立佐賀医学校へ着任。月給三〇〇円。妻マルタ、長女ゲルトルード、長男アルフレッドと共に病院内の官舎で生活した。マルタは医学生にドイツ語を教えた。明治一三年二月から一〇月までドイツに一時帰国。再来日後、月給は五〇〇円に増額された。明治一五年九月、下肢壊死患者の大腿骨切断手術を施行。明治一六年一月、子宮外妊娠患者手術を施行。

明治一六年五月九日、県名は長崎県から佐賀県に戻った。同年七月、東京大学医学部を卒業した池田陽一と川原汎が着任し、好生館は、デーニッツ含め三名教授による甲種医学校の資格を得ることになった。

Japanische Spinnen 1906年

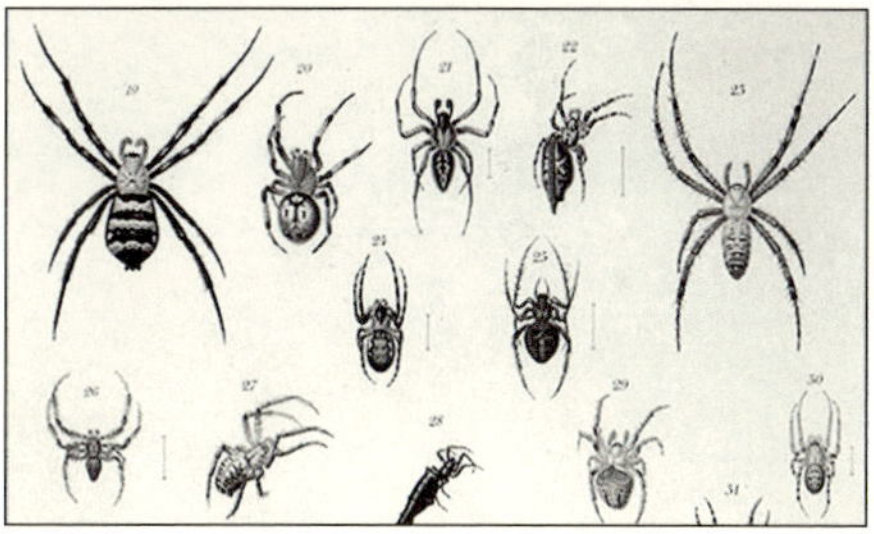

明治一六年頃家族写真（長崎上野彦馬写真館撮影）

Dönitz（45歳）　Gertrude（9歳）

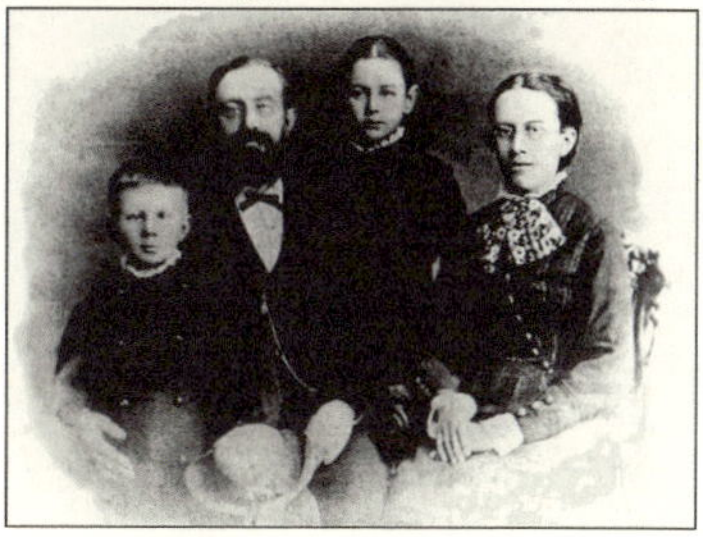

Alfred（5歳）　Martha（35歳）

デーニッツは暇をみつけては佐賀県各地で蜘蛛を採集。富士町古湯、富士町湯野原、大和町川上、金立町、虹ノ松原、呼子、武雄、さらに柳川、雲仙にも足をのばした。採集した蜘蛛の標本はフランクフルトのゼンケンベルグ博物館に保存されている。標本はドイツの蜘蛛学者ベーゼンベルクとシュトランドにより分類され「日本の蜘蛛」（Japanische Spinnen）として明治三九年（一九〇六）上梓された。西九州産は三〇〇余種で、学名にサガ、コンピラ、ユノハラなどを付した新種もあり佐賀は日本の蜘蛛学発祥の地となった。明治一七年一一月、明治政府より勲四等旭日小綬章が授与された。

明治一八年一一月一一日、長男アルフレッドの教育を理由に佐賀を去りドイツに帰国。明治一九年一月、コッホ（R. Koch）の衛生研究所に勤務した。当時北里柴三郎も留学しており、明治二二年、破傷風菌の嫌気性培養に成功。嫌気性培養の為の水素発生装置が過って爆発し、デーニッツの額に当たり「ワッ雷だ」と叫んだエピソードが残っている。

明治二四年伝染病研究所部長に就任しツベルクリンの研究、明治二六年コレラの研究、明治二九年は血清療法の研究に従事した。明治三八年（一九〇五）コッホは結核の研究によりノーベル生理学・医学賞を受賞している。

明治四五年五月五日の佐賀新聞は「昨年十二月頃より病魔に襲はれしも少しも屈せず七十二歳の高齢を以て医術に従事し居たるが氏の病症は直腸癌なりしより去る三月十一日切開手術を受けしに翌十二日遂に逝去せし旨同氏の令嬢より当市の池田医学博士に報知し来たれりと」と報じている。

【参考】鍵山榮『お雇いドイツ人医師デーニッツ小伝』（一九八一）、トーマス・ブロック、長木大三訳『ローベルト・コッホ』（一九九一）、https://de.wikipedia.org/wiki/Friedrich_Karl_Wilhelm_Dönitz

（前山隆太郎）

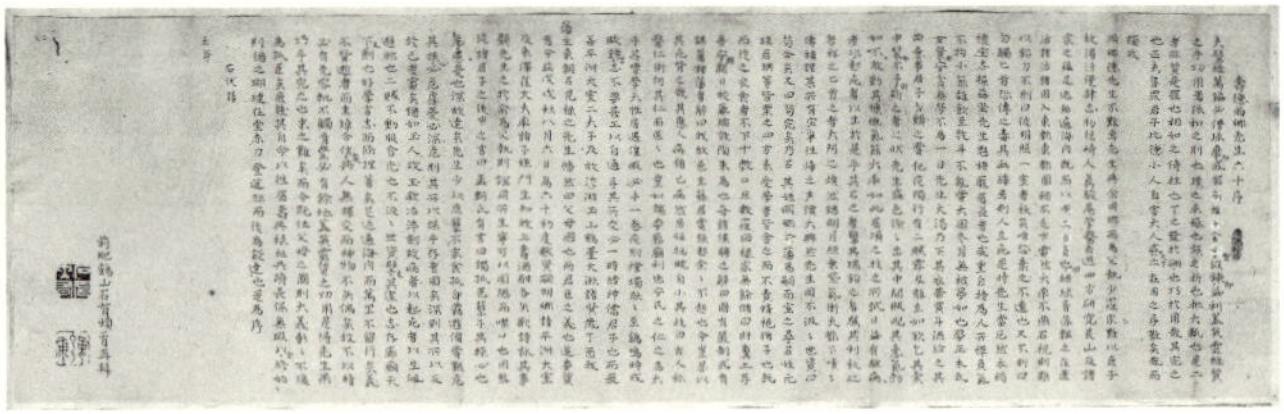

石井鶴山「寿徳雨卿先生六十序」
「先生与余同郷、而為父執。少罹家難、以庶子故、得汗漫肆志。初従崎人真駿庵学医、去遊四方、研究艮山及諸家之蘊、足迹殆遍海内。（中略）歳丁酉、我藩主東朝、召見禄之。先生幡然曰、父母国也、而君臣之義也。遂委質焉」など。
（佐賀大学地域学歴史文化研究センター蔵・『徳永雨卿巻物』所収）

徳永《とくなが》 雨卿《うけい》

（享保三年～寛政五年　一七一八～一七九三）

江戸詰佐賀藩医・漢学者

徳永雨卿、名は田、号は桐岡・亭庵・栄庵・棲鳳館主人・鳳栖老人など多数。雨卿は字。享保三年（一七一八）、肥前多久に生まれる。父の名は鼎、通称正兵衛、母は木下氏。代々多久領主に仕えたが、雨卿の若い時に家難に遭い、しかも雨卿は嫡子でなかったため、家督を継ぐことが許されず、長崎に下り真野駿庵について医術を学んだ。

雨卿の非凡な才能を見抜いた駿庵は、秘蔵していた後藤艮山の禁方の書（秘密の処方が記された書物）をことごとく与え、もとより明敏な雨卿はこれらに通暁した。また長崎に集まる和漢の医書を渉猟し、やがて医事についてはわからないことがないというほどのレベルに達した。駿庵に学ぶこと一〇年にして京都に上り、艮山の門人たちと切磋琢磨することさらに二年、その後、江戸に出て開業した。

雨卿の医術ははじめ江戸で認められず、「まがいもの」「怪しいもの」「危険なもの」として遠ざけられたが、その確かな腕前が優れた治療効果をあらわすにつれて、徐々に名声があがり、数年のうちに診療所は門前市をなすありさまであった。病める者を立ち上がらせ、死せるものを蘇生させるということで評判になった。

やがて雨卿の名は諸侯に聞こえ、彼を御典医として召し抱えようとする大名も現れたが、ことごとく断り、安永六年（一七七七）六〇歳の時に、佐賀藩第八代藩主・鍋島治茂によって召し抱えられ、江戸詰の奥方御典医となった。

雨卿のもとには大勢の医学稽古者が集まり、寄宿者は常に十数人を下らず、無償で彼らに食住を提供したので、生活はいつも困窮していた。米沢藩の『上杉家御年譜』第九

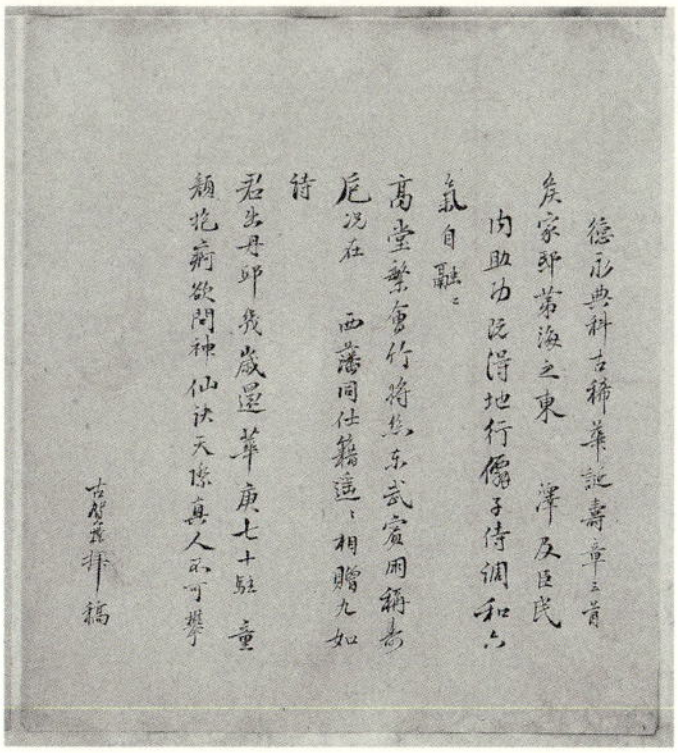

古賀精里「徳永典科古稀華誕寿章三首」
侯家邸第海之東、沢及臣民内助功、
既得地行儞子侍、調和六気自融々。
高堂繁会竹将糸、東武賓朋称寿卮、
況在西藩同仕籍、遥々相贈九如詩。
君出丹丘幾歳還、華庚七十駐童顔、
抱痾欲問神仙訣、天際真人不可攀。
（佐賀大学地域学歴史文化研究センター蔵・『徳永雨卿巻物』所収）

巻（治憲公篇）には、町医師の吾妻立とその嫡子存厚が雨卿のところに寄宿して医学の稽古に励んでいたところ、彼らに少々手当を給付してほしいと雨卿から米沢藩に申し入れがあり、前例のないことではあったが、「御出入ノ老医ノ儀、其上申立ノ趣意真切の儀ニ付」、特別に三人扶持を賜ったことが記されている（安永七年二月三〇日条）。

米沢藩からはほかに藁科玄澄や中条玄休なども雨卿に入門しており、また右の記述からわかるように、雨卿は上杉家の江戸藩邸にも出入りしていた。前掲書同年一〇月一六日条には、老侯重定が国元で急病を患った際、江戸在府中の藩主鷹山が「兼テ御出入ノ徳永栄庵」を米沢に遣わしたことが記されており、同書第八巻（重定公篇）同年一〇月一三日条には、雨卿の治療が薬効を奏し、一一月三日には重定の体調が全快したので、雨卿に厚くお礼をして江戸に帰したことが記されている。

また、雨卿は中西淡淵・秋山玉山・滝鶴台・南宮大湫・細井平洲・渋井太室など多くの漢学者たちとも親交があった。佐賀大学地域学歴史文化研究センターには雨卿の還暦・古稀を祝う友人・知人たちの詩文・和歌を収めた巻物が収蔵されており、古賀精里・石井鶴山・長尾東郭など佐賀の藩士たちも名を連ねている。なお、細井平洲『嚶鳴館遺稿』巻八には「桐岡徳永先生碑」文が収められており、雨卿の生年月日や佐賀藩の御典医となった年などについては、巻物との間に若干の齟齬が見える。諸々の記述を照らし合わせて検討した結果、ここでは巻物にしたがった。

雨卿は寛政二年（一七九〇）、七三歳の時に致仕して家督を養子の明卿に譲り、寛政五年（一七九三）九月二七日に江戸で没した。享年七六。墓は江戸深川の増林寺（現東京都江東区深川二－一九－一三）にあった。

【参考】中尾友香梨『歴史に埋もれた名医・徳永雨卿』、同「江戸中期の名医・徳永雨卿」（佐賀大学・佐賀学創成プロジェクト編『佐賀学』）など

（中尾友香梨）

冨永《とみなが》 逸哉《いっさい》

（寛政二年～嘉永五年　一七九〇～一八五二）
佐賀藩第九代藩主齊直御側医

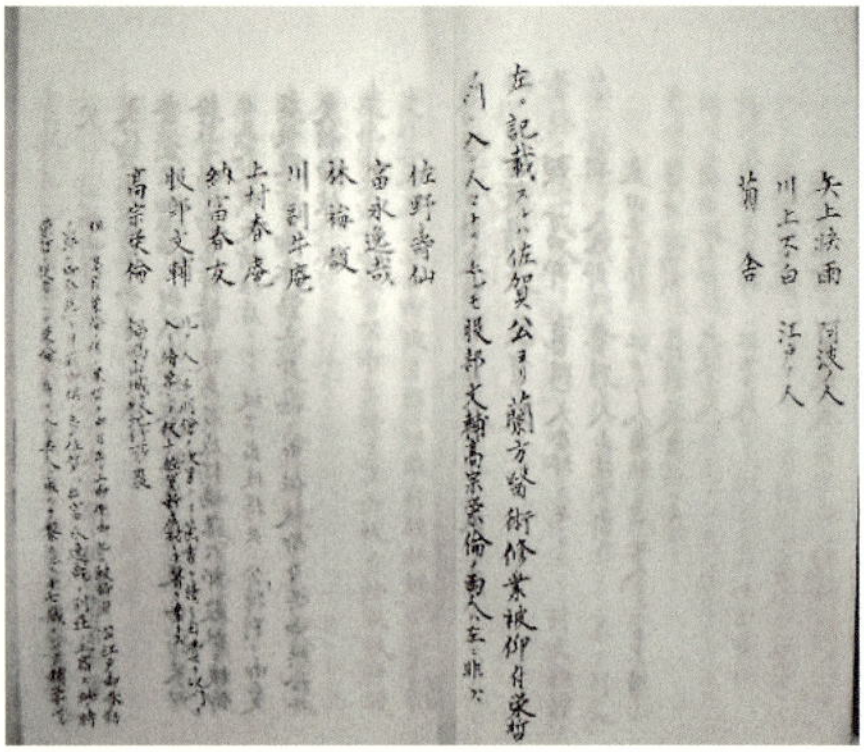

『楢林家系図及累世履歴』長崎の楢林栄哲高茂に学ぶ冨永逸哉ら佐賀藩医。（長崎歴史文化博物館蔵）

冨永氏系圖（本　坂井氏）
・常附（冨永作菴　初　斉菴）
公儀御醫氏坂本養菴老江致弟子付江府ニ罷在候處、　乗輪院様御代於江戸被召出御切米四拾石被為拝領御側被、　召成相勤罷在候砌御屋敷江酒井雅樂頭殿毎々御入來有之候節坂井氏酒井ニ差支候ニ付冨永ト相改候通被仰付其上名ヲ作菴ト被為拝領候隠居仕候節五人御扶持被仰付候

冨永逸哉は寛政二年（一七九〇）一一月五日に、佐賀藩医冨永元民の子として生まれた。冨永家の初祖・冨永作庵は幕府医師坂本養庵の弟子で、佐賀藩二代藩主鍋島光茂公の時に江戸屋敷にて藩医として召し抱えられ、元は坂井斉庵と名乗っていたが、佐賀藩江戸屋敷に、幕府大老の酒井雅樂頭が度々訪れられるので、坂井と酒井では紛らわしいので、冨永作庵の名を拝領したとある。二代作庵、三代元覺、四代元民、五代逸哉。六代の順庵（初文英、英清）は、華岡青洲門人。妻のツルは副島種臣の義理の妹。七代敦雄が戦死して冨永家は一時途絶えるが、逸哉の三男（市次・上村春甫）が自分の孫同士を結婚させて再興し、八代春樹、九代秀和、一〇代秀樹、正樹に連綿として医家が継承され現在に至っている。

『楢林家系図及累世履歴』（長崎歴史文化博物館蔵）によれば、オランダ通詞の楢林栄哲門人は終に一二八名なりと記され、詩文俳諧の交わりをする者として、古賀精里、頼山陽、太田南畝、亀井南冥などの記録がある。さらに、佐賀藩主八代鍋島治茂の命にて佐野壽仙、冨永逸哉、上村春庵（上村家五代）、納富春友が栄哲のもとで蘭方医術修業を行った記録が残されている。同記録に服部文輔、高宗栄倫も栄哲の門人であったことが記されている。

冨永家には、冨永家初代・冨永作菴（初斉菴）の『地取扣』『御上差上候系圖扣』および冨永逸哉による弘化三年の『差出控』が残されている。『差出控』には、

「英時（冨永逸哉　初　順菴）、寛政戊十一月五日出生、文政八乙酉三月廿三日、御側

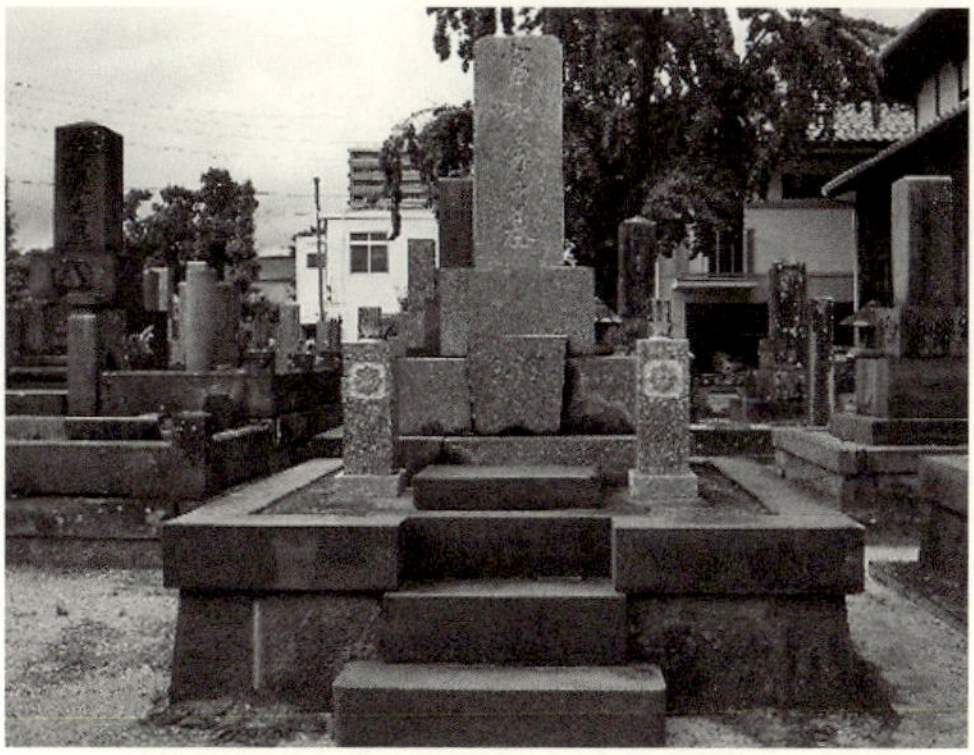

冨永逸哉の墓
（佐賀市水ヶ江・宗竜寺）

被召成御番醫師被仰付候、同十二丑十二月二日、殿様御側御醫師被仰付早速江戸被差越候、天保十二年丑春病取ニ付勤方御斷申上候処同五月廿日願之通被差免候、妻井上仲民女、後妻大坪市郎右衛門女、女子　文化十五丑正月廿日出生　朝倉徳太郎妻、英清（冨永文英）、文政十二丑六月廿九日出生、天保十四卯四月十五日初而御目見仕候、・女子天保三辰四月廿七日出生某　（冨永謙次郎）天保七申五月九日出生
・某　（冨永市次）天保十三寅九月廿日出生
右之通御座候已上　　弘化三年午四月　　冨永逸哉㊞」

とあり、後に、上村春庵の実兄石井儀左右衛門の妻に山領真武の妹が嫁ぎ、山領真武の娘駒子が幼少より佐野家の養女となり、佐野常民を婿に迎えている。さらに、冨永逸哉の長女ハルが上村春庵の妻となる。逸哉の三男冨永市次が春庵の養子となり、初代上村春庵の曾孫イトと結婚し、上村春甫と改名して上村家六代目を継承している。長崎にて蘭学修業を共にした者が妻や子や孫を介して姻戚関係を築いていく記録が残っているのも興味深い。

『明和八年佐賀城下屋鋪御帳扣』によると、寛政六年（一七九四）に四代元民の屋敷が「八幡小路北側壱番」。逸哉屋敷は「与賀八丁馬場小路北側十一番」に文政一一年（一八二八）から天保一二年（一八四一）まで、天保一二年に「与賀八丁馬場小路北側七番」に移っていることが確認できる。

墓地は、当初は杵島郡山口村東照寺であったが、明治初期に冨永市次（六代上村春甫）により佐賀市水ヶ江の宗竜寺に改葬され祀られている。法名は隆俊逸哉居士。

【参考】冨永家史料（冨永泰樹氏蔵）、『上村病院二五〇年史』（二〇一五）

（服部政昭）

地取控
系圖
冨永逸哉

紋八ツ水車
冨永作菴　初齊菴
常州
公儀御醫師坂本養庵老外科稽古仕居
候處
乗輪院様御代於江戸被　召出御切米四
拾石被　為拜領隠居仕候節五人御扶
持被　為拜領候
正徳元卯八月十七日卒杵嶌郡山口村
葬東照寺法名直性了吉居士
妻法名音室妙觀大姉享保七壬寅七月
十七日卒葬同寺

某　冨永武右衛門　實諫早石見殿
家来一ノ瀬半兵衛子作菴聟養嗣
女子　冨永武右衛門妻
女子　隠岐殿醫師嶌木仲菴妻
安則　冨永作菴　初順菴
前作菴聟依願隠居御扶持相續被
仰付候

享保十六亥二月十日卒葬同寺法名絶
海了非居士
妻法名彭山元壽大姉享保十八申八月
廿六日卒葬同寺
致曉　冨永元覺　實上総殿家来武田三郎
右衛門子養嗣　妻中橋清兵衛女
寶暦三癸酉歳五人御扶持御加増被
仰付候
寶暦七丁丑歳五人御扶持御加増被
仰付候

安永五丙申歳五人御扶持御加増被
仰付候
天明八戊申八月廿六日卒葬同寺法名
義雲了忠居士
妻法名貞道恵心大姉寛延元辰五月十
一日卒葬同寺
孟雅　冨永元民　初順貞
妻石井清右衛門女
圓諦院様御側相勤罷在候處寛政九丁
巳閏七月廿一日於江戸卒葬賢崇寺法

名元體義清居士
妻法名心月貞圓大姉杵嶌郡山口村葬
東照寺
俊朋　圓田利兵衛
繼圓田十兵衛俊恒家
方敬　永松常右衛門
加賀守殿家来永松典右衛門養嗣
憲周　青木武左衛門

加賀守殿家来青木善右衛門養嗣
女子　早世
安永五丙申四月廿七日卒葬同
寺法名春月浄光童女
女子　三好内蔵妻
法名心鏡如實大姉
女子　馬渡宗雲妻
某　早世

天明八未九月四日卒葬同寺法
名玉始幼琴童子
女子　早世
天明九酉正月四日卒葬同寺法
名雪岩梅芳童女
女子　早世
享和三癸亥五月十一日卒葬同
寺法名見室妙性大姉
英府　冨永逸哉　初順菴
妻井上仲氏女

寛政戌十一月五日出生
文政八辛酉三月廿三日
御側被　召成御番醫師被　仰付候
同十二丑十二月二日
殿様御側御醫師被　仰付早速江戸被
差越候
天保十二年丑春病所升勤方御断申上
候處同五月廿日願之通被　差免候
妻文政十丁亥五月廿九日卒葬同寺法
名容室智海大姉

後妻大坪市郎右衛門女
天保十六辰八月十一日卒葬同寺法名
春榮妙熙大姉
女子　朝倉儀太郎妻
文化十五丑正月廿日出生
英清　冨永文英
文政十二丑六月廿九日出生
天保十四卯四月十五日初而御目見仕
候
女子

某　冨永謙次郎
天保三辰四月廿七日出生
女子
天保七申五月九日出生
冨永市次　午明鍋江島二左衛門養嗣但出生直ニ差遣候付宗門改不相加依之差出候系圖書載不致候事
某
天保十三寅九月廿日出生
右之通御座候已上
弘化三年
午四月　冨永逸哉（印）

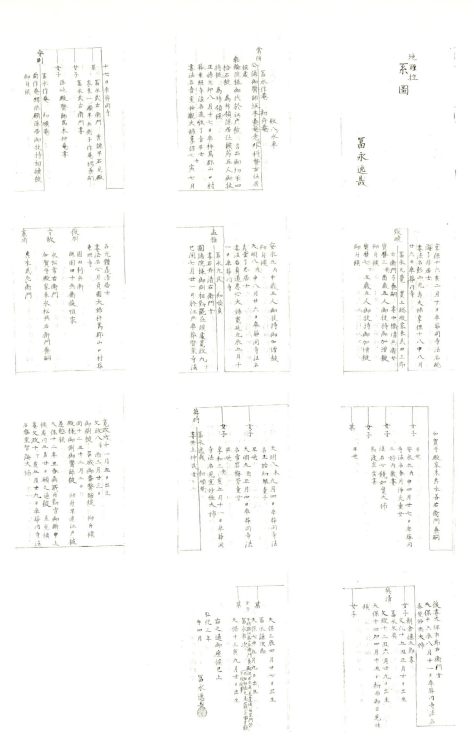

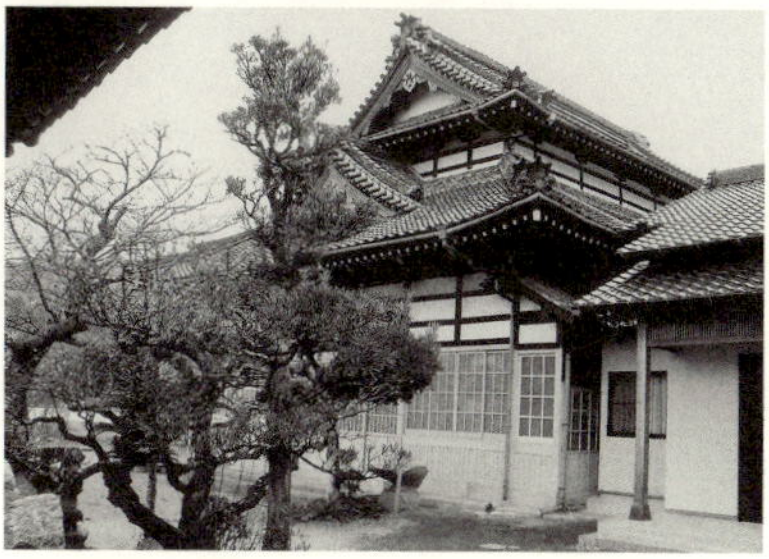

中尾養禎が寺子屋を開いていた延命寺（唐津市浜玉町平原）

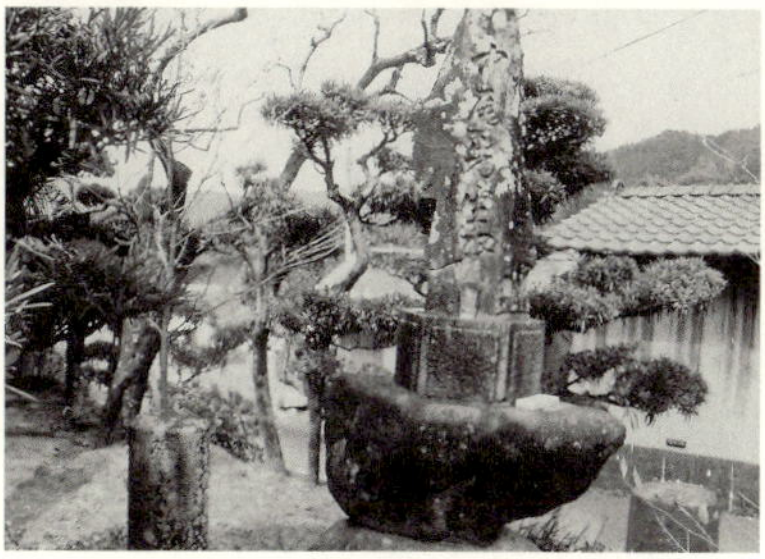

中尾先生之碑と左側の門下生五二名の名前が刻まれた円柱碑（一九〇九年建立）

中尾《なかお》　養禎《ようてい》

（？〜大正四年　？〜一九一五）

寺子屋師匠・漢方医・村政功労者

中尾養禎は明治の初め、平原村中原（現唐津市浜玉町平原）の曹洞宗延命寺（文禄二年・一五九三開山）を借りて寺子屋を開き、子弟の教育にあたっていた。しかし、新学制の施行により、明治八年（一八七五）、平原小学校が延命寺の本堂で開校したので、その後は延命寺近くの自宅で漢方医として医療の傍ら、東山流の生け花の師匠として多くの門下生を指導した。

『平原村史』（一九五二年刊）によると、「平原村では、明治の頃、医師は草場の井山文陽と、明治の半ばから中原の中尾養禎の二人で、明治四五年（一九一二）の草場地区のチフスの発生では五〇数名の患者が出た。しかし、仮病棟を建てて、これを収容し、大いに養生に努めたので、大事に至らずにすんだ」と記されている。なお、中尾養禎は明治三四年から二期一二年間、旧玉島村（平原村が合併）の村議会議員を務め、のちに村政功労者として、夫人のミ子《ネ》ヲさんは善行の人として共に表彰を受けた。明治四二年（一九〇九）、「中尾先生之碑」が、門下生五二名によって養禎の自宅の庭に建立された（現在の筒井氏宅の庭）。側の小さな円筒形の石碑に門人として田中平太郎、平尾松太郎、進藤重太郎らの名前が刻まれている。

養禎は大正四年（一九一五）一二月一一日没。墓は近くに建てられたが、昭和三三年（一九五八）、位牌は延命寺の納骨堂に納められた。

【参考】『平原村史』（吉村茂三郎、一九五二年刊）、『浜玉町史　上巻・下巻・資料編』（一九八九）、『佐賀県教育史　第一巻　資料編』（一九八九）

（古藤　浩）

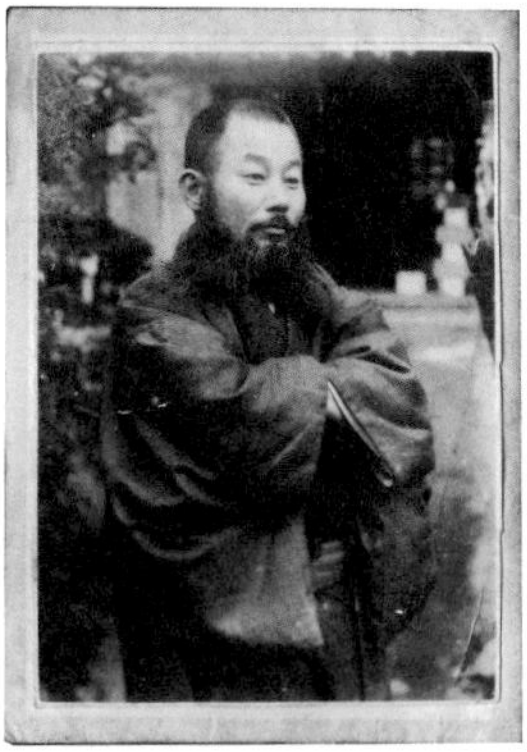

大正三年（一九一四）、中冨三郎、四九歳
（中冨記念くすり博物館蔵）

中冨《なかとみ》 三郎《さぶろう》

久光製薬株式会社三代目社長
（明治九年～昭和三二年 一八七六～一九五七）

中冨（久光）三郎は、明治九年（一八七六）二月、久光与市（二代目社長）の三男として、田代村（現鳥栖市）に生まれる。田代とは、旧対馬藩田代領（現在の鳥栖市東部と基山町の一帯）のことで、江戸時代中期に配置売薬業が興った地域である。発祥の地名より田代売薬《たじろばいやく》と呼ばれたその薬業は、富山、大和（奈良）、近江（滋賀）と並ぶ勢力として全国で知られ、久光製薬株式会社もその流れをくむ企業である。

田代地域は、古くは長崎街道沿いの宿場町として栄え、久光家も「小松屋」の屋号で旅館兼問屋を営んでいた。弘化四年（一八四七）に薬業に乗り出し、明治四年（一八七一）に屋号を「久光常英堂」と改めた。その頃には田代売薬の行商圏は九州・四国・中国地方にまで広がっており、久光の「奇神丹」は日清戦争（明治二七年勃発）の軍用薬に指定されたことで売り上げが一気に加速し、薬店への卸売りを開始した。創業からの歴史をたどるといくつかの転機があり、一つが明治三六年（一九〇三）の合名会社設立である。

田代でいち早く法人化した「久光兄弟合名会社」。初代社長が久光三郎で、弱冠二七歳で就任している。父・与市が五人の息子の中で、三男の三郎を推したのは、家業発展のためには兄弟の結束が必要と、小学生にして事業家としての経営理念を語っていた息子の資質を見ていたのである。父の期待通り、三郎は家内制手工業で生産し販売（配置売薬）していたのを近代化し、製薬業としての基礎を固めた。三郎は結婚（明治三八年）を機に、妻方の中冨の姓を継ぐ。旧久留米藩の士族、中冨家の婿養子となったためではあるが、久光でなく中冨の姓にて事業を継承することを選択した辺りに、彼の義理堅さ

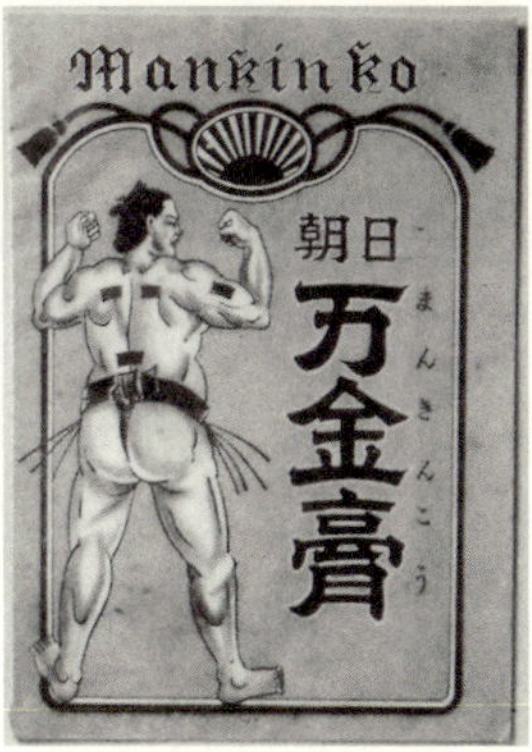

黒い延べ膏薬「朝日万金膏」のパッケージ
（中冨記念くすり博物館蔵）

が窺える。

明治二〇年前後、産業界では会社設立が相次いだ。三郎率いる久光は、節目ごとの時機を逃さず商品を開発し、巧みな戦略によって逆境さえも好機に変えていった。「悪い物を売らない」「善行を心がけよ」、三郎はそう常に説いていたという。今でこそ消炎鎮痛貼付薬の全国トップメーカーといえば久光製薬株式会社であるが、藩政時代においては膏薬に関しては他の地域が著名で、田代地域では明治三七年（一九〇四）頃から和紙に薬剤を展延した膏薬が作られるようになり、三郎も従業員を率いて研鑽《けんさん》を積み、明治四〇年（一九〇七）に「朝日万金膏」を誕生させた。だが、三郎のお客様のためにという信念から製品の改良が重ねられ、明治末年に至って、ようやく三郎の満足のいく品質と製造技術が確立された。「朝日万金膏」発売の同年には健胃下剤の「快復丸」、次いで翌年には消炎鎮痛の「アスピリン丸」に感冒薬の「赤龍丸」、その後も虫下しや解熱剤など、次々に商品を発売し、朝鮮、中国東北地方、台湾での店舗販売網を確立したのもこの頃である。大正八年（一九一九）には電動化によって人力から機械生産に変わったことで、店舗と配置業向けに出荷できる革新的技術を基盤とする企業へと成長した。二つの販売ルートで消費者の元に商品が届くことが会社に対する信頼へと繋がり、後の「サロンパス」への途を開いていく。

昭和も半ば頃まで田代売薬が主力とした商品は、万金膏、赤膏や白膏という名の「膏薬」。膏薬だけをひいきに使ってくれる「膏薬得意」と称する得意先を開拓し、「田代の膏薬」を全国に知らしめた。次に三郎は、時代が求める新商品として、白い貼付薬を創り出すことを決断する。

昭和九年（一九三四）、白色の消炎鎮痛貼付薬が完成。主成分サリチル酸メチルのプラスター（膏薬）を推察させる商品として「サロンパス」と名付けられた。黒褐色のゴマ油に鉛丹の混じった臭い、肌に残る黒い跡など、万金膏の欠点は見事に改善。完成か

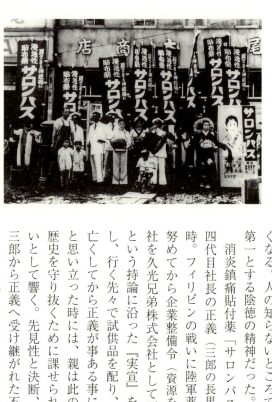

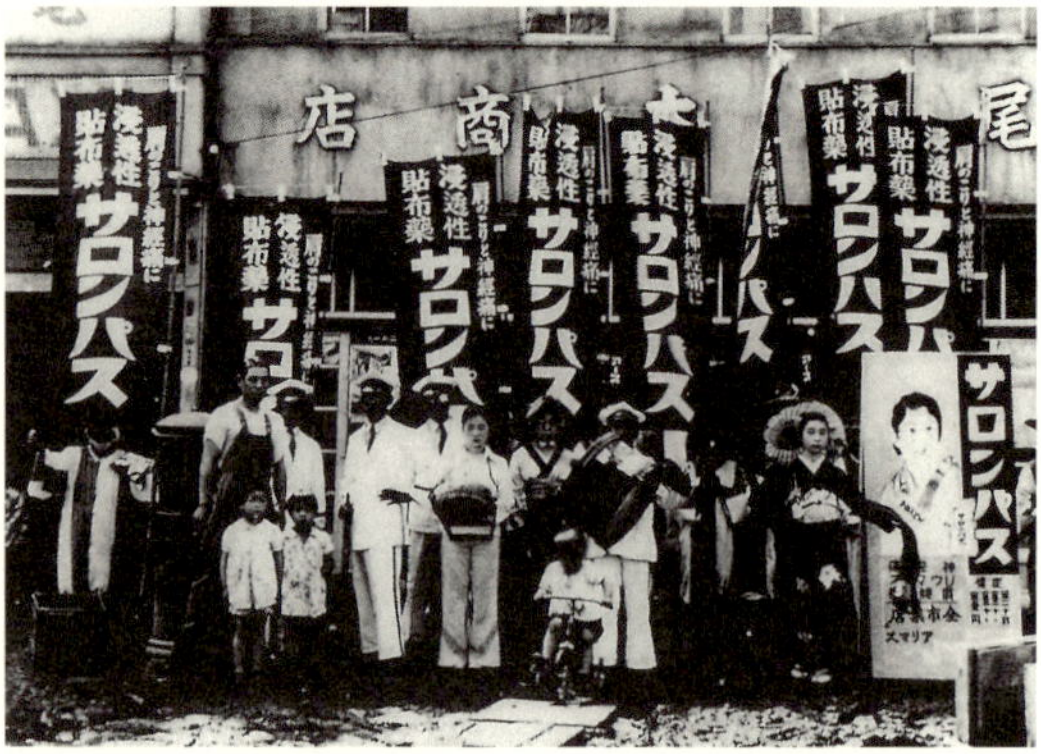

宣伝風景、昭和一一年（一九三六）、函館にて（中富記念くすり博物館蔵）

ら二年後には海外へ輸出を開始し、きめ細やかな宣伝でその名は徐々に浸透して行った。肌に貼る薬を黒から白へ。昭和九年の「白の選択」が三郎の最も大きな決断であり、転機だったと言える。三郎が信条としたのは、「いいことをしても人に知れれば直ぐになくなる。人の知らないところで善行を心掛け、形のない貯蓄をせよ」という、お客様を第一とする陰徳の精神だった。

　消炎鎮痛貼付薬「サロンパス」の品質とお客様の満足度を飛躍的に向上させたのが、四代目社長の正義（三郎の長男）である。社長就任は昭和二六年（一九五一）四五歳の時。フィリピンの戦いに陸軍薬剤大尉として従軍した正義は復員後、心身の健康回復に努めてから企業整備令（資源を軍需産業に投入）により統合されていた久光兄弟合名会社を久光兄弟株式会社として再スタートさせた。「知らなければ、使ってもらえない」という持論に沿った『実宣』を展開。新聞、雑誌、テレビやラジオなどでの宣伝を強化し、行く先々で試供品を配り、サロンパスを貼り薬の代名詞にまで押し上げた。両親を亡くしてから正義が事ある事に口にしていた言葉が「風樹の嘆」である。親孝養しよう、と思い立った時には、親は此の世にはおらず孝養を尽くすことができない。創業からの歴史を守り抜くために課せられた使命を走破した正義であるからこそ、言葉は痛切な想いとして響く。先見性と決断、そこに確かな技術と宣伝力が合わされば―。この信念は三郎から正義へ受け継がれた不変のものである。

　中富三郎は昭和三二年三月一七日に没し、墓碑は出生地の佐賀県鳥栖市田代大官町にある。戒名威徳院釋彰善居士。享年八一。

【参考】『久光製薬株式会社　百四十五年史』（一九九二年刊行）

（公益財団法人　中富記念財団　理事長　中富博隆）

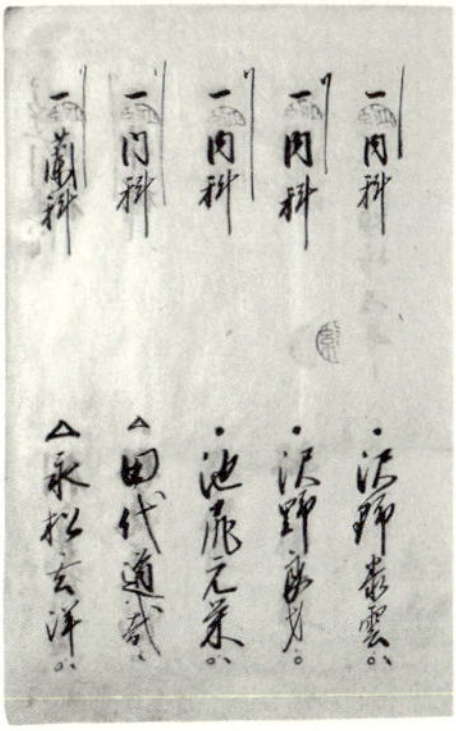

『医業免札姓名簿』（佐賀県医療センター好生館蔵）

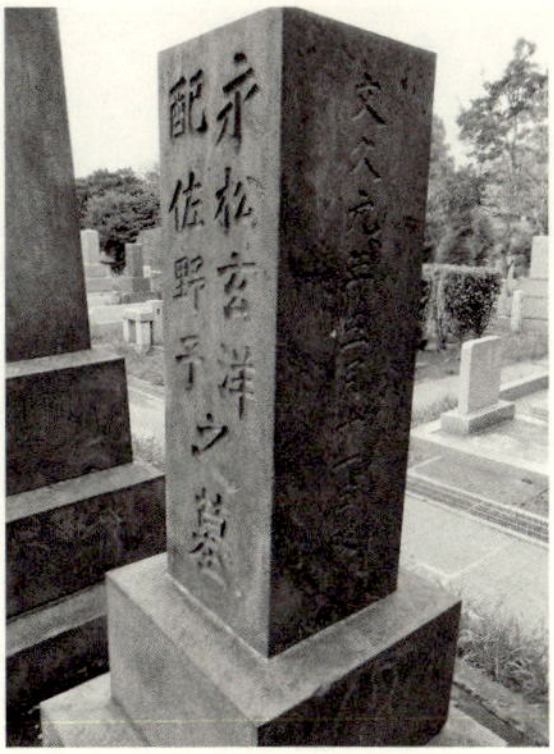

永松玄洋・配佐野子之墓は東京都青山霊園（西三通り南側・東向）一種イ3号5・6側にあり、その右側面に玄洋が「文久元年五月十一日」に没したとある。

永松《ながまつ》　玄洋《げんよう》

（文政四年～文久元年　一八二一～一八六一）

佐賀藩蘭医・永松東海養父

永松玄洋は文政四年（一八二一）一〇月九日に佐賀藩手明鑓の永松至恒（初め権蔵、後與左衛門）の長男として生まれた。父至恒は、天保年中（一八三〇～一八四四）に浪人となり、天保一〇年（一八三九）二月二七日に没し、佐賀郡扇町村（現佐賀市嘉瀬町）の苗運寺に葬られた。法名永翁道松。父の妹は佐賀藩医で外科医の福地道林妻である。

玄洋は、至仲、恵吉郎、蕙橋ともいう。一五歳の弘化二年（一八四五）に五人扶持にて一代医師身分で佐賀藩に召し抱えられた。弘化二年九月すぎに伊東玄朴の象先堂に入門し、蘭方医学を学び、嘉永四年（一八五一）の『医業免札姓名簿』には、二四番目に「蘭科　永松玄洋」とある。蘭科と記しているのは、六四八人の医師中、玄洋ただ一人である。二五番目が外科医相良柳庵（相良知安父）、二六番目が外科医松尾栄仙（納富春入門人）であり、すでに佐賀藩にて重要な若手蘭方医として活躍していたとみられる。

『佐嘉城下町竈帳』には、「一禅宗佐賀郡扇町村苗運寺　医師三拾四才　永松玄洋　三拾才　同女房　六拾才　同母親　〆男女三人」とあり、夕日町に居住していた。妻は藤山兵蔵養娘で、長男祥山は龍雲寺で僧に入っており、永松医家は、本庄町医師原令碩の子東海が慶応元年（一八六五）に養子に入り、医家を継いだ。

玄洋墓は苗運寺にあり、墓碑銘に「玄洋永松君墓　孺人大石氏祔」とある。一方、東京青山霊園の永松家一族墓所の「永松玄洋　配佐野子之墓」には、玄洋は文久元年（一八六一）五月一一日に没したと刻まれている。

【参考】『（嘉永五年）系図』（佐賀県立図書館複製資料）、『佐嘉城下町竈帳』（一九九〇）（青木歳幸）

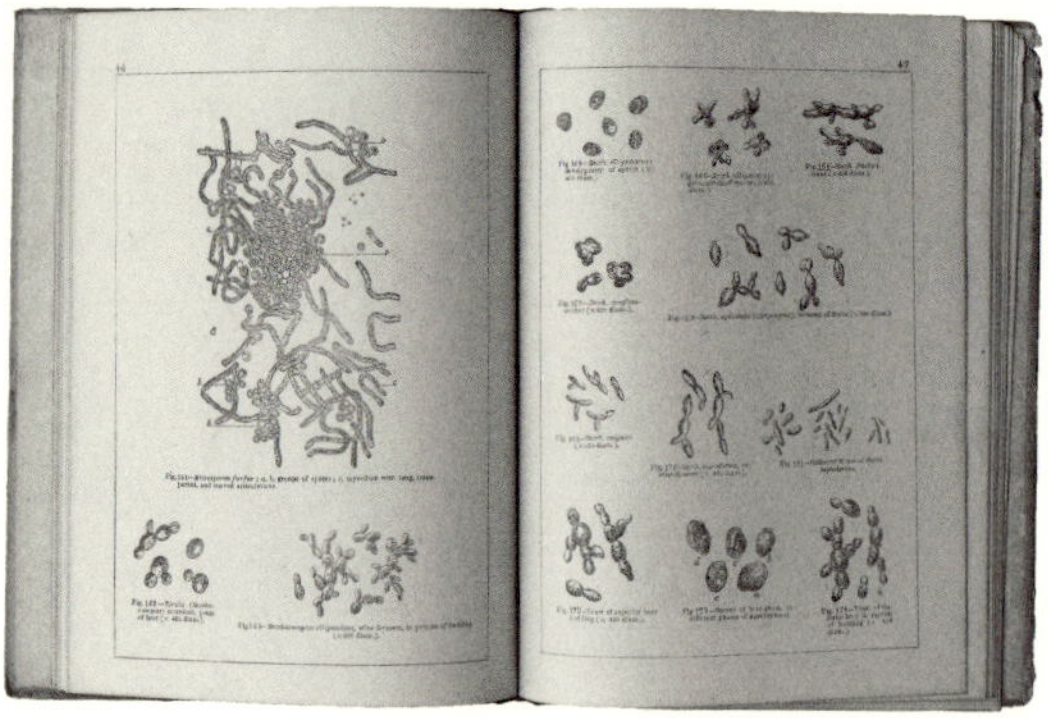

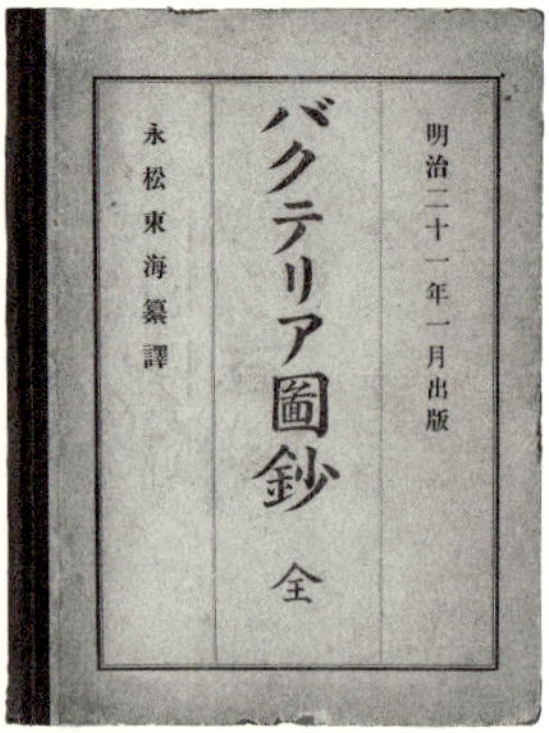

永松東海纂訳『バクテリア図鈔』（佐藤英俊所蔵）

永松《ながまつ》　東海《とうかい》

（天保一一年～明治三一年　一八四〇～一八九八）

医学教育と近代薬学の発展に貢献

永松東海は天保一一年（一八四〇）一一月二九日、肥前国佐賀で本庄町医師原令碩の子として生まれた。本姓は原、名は東太郎、後に東海と改めた。慶応元年（一八六五）藩医永松玄洋の養子となり、永松東海と称した。明治維新の頃には永松（藤原）良侶とも称した。

幼少の頃から漢籍に親しみ、安政二年（一八五五）藩儒福島文蔵の塾に入門した。安政四年蘭学寮に入り、渋谷良次、大石良英に従って和蘭語学を修めた。安政六年医学校好生館に入り、蘭医学を学ぶ。文久四年（一八六四）好生館指南役差次に抜擢された。

元治元年（一八六四）藩命で江戸に遊学し、松本良順門下に入り、下谷医学所（現東京大学医学部の前身）に通学した。また開成所（現東京大学の前身）にも通ってドイツ語を学び、さらに箕作貞一郎（麟祥）に英語を学んだ。慶応二年（一八六六）総州佐倉の佐藤尚中（舜海）主宰の順天堂塾門下に入り、同僚の相良元貞と共に会頭として尚中を支えて実地診療および蘭医学教授に従事した。慶応三年長崎に赴き、蘭医ボードイン、マンスフェルト、ハラタマのもとで医学と生理学を学び、さらに長崎医学校に通ってドイツ語とフランス語を学んだ。同年佐賀藩医学校好生館より医術開業免状を受けた。また佐賀藩よりオランダ留学を命じられたが故あって果たせなかった。

幕末明治の戊辰戦争の際には、佐賀軍事病院長として上野、宇都宮、日光、白河口を転戦して会津に至り、負傷者診療に従事した。明治二年（一八六九）五月大学三等教授を命じられて東京医学校勤務となった。同七月大学中助教に昇任。同一〇月大阪府医学校在勤を命じられた。明治三年一一月大学大助教となり、従七位に叙せられた。明治四

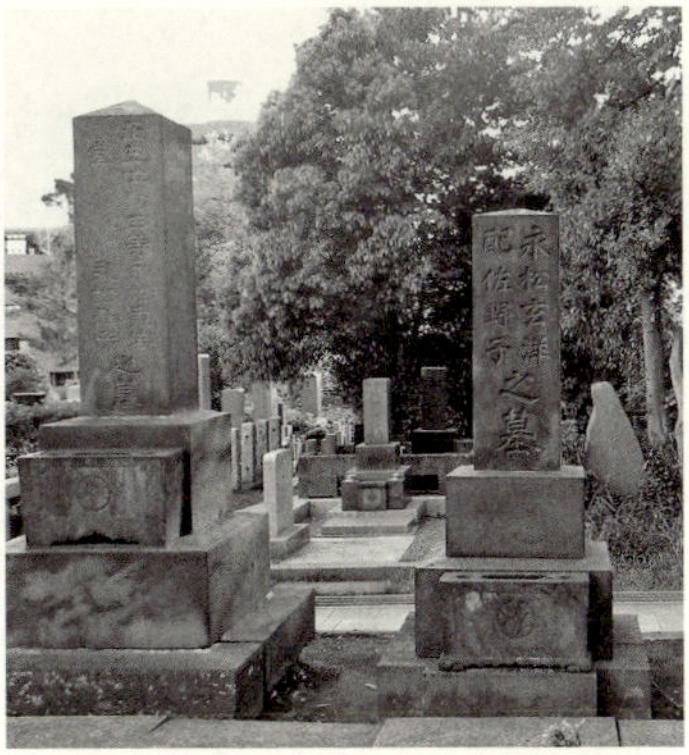

東京の青山霊園一種3号5・6側にある墓碑
永松玄洋（向かって右）
永松東海（向かって左）

年三月病のため東京在任を辞して佐賀に帰郷。四月学校中教諭を命ぜられ、医学校好生館改革に着手した。明治五年一〇月文部省七等出仕を命ぜられ、第一大学区医学校（現東京大学医学部の前身）専任となった。明治六年二月京都療病院（現京都府立医科大学の前身）医業取締としてドイツ人医師ヨンケル・フォン・ランゲッグ（一八二八～？）と共に医学教育に携わった。同八月司薬取調御用掛として東京に転任。文部省初代医務局長相良知安と共に『医制』の起草に参画した。明治七年四月文部省六等出仕となり、輸入薬品の検査機関として新設された東京司薬場初代場長（現国立医薬品食品衛生研究所の前身）に就任。明治九年八月陸軍二等薬剤正（中佐相当）として陸軍本病院第三課に出仕。同九月従六位に叙せられ、一一月陸軍病馬厩馬医生徒教官を兼務。明治一〇年二月東京府より医術開業を許可された。同四月大阪陸軍臨時病院付け陸軍二等軍医正（中佐相当）となり、西南戦争（同二月勃発）による負傷者診療に従事した。

明治一一年七月文部省御用掛、東京大学医学部教諭となり通学生に生理学を教授。同一二月製薬学校取締に就任。明治一三年五月陸軍本病院出仕。同一二月日本薬局方編纂を命じられた。明治一四年七月東京大学医学部教授に就任、同九月東京大学文学部教授兼務。明治一七年一〇月陸軍一等軍医正（大佐相当）に昇任し、軍医本部勤務。明治一八年九月東京医術開業試験委員を委嘱された。明治一九年五月陸軍軍医学舎教官に就任。明治二〇年五月陸軍医務局第二課長を兼務、同六月軍医部下士卒教科書編纂に従事した。明治二二年八月陸軍衛生会議議員に任命された。明治二三年第一回日本医学会総会において講演を行った。明治二六年陸軍を退官。明治三一年五月一一日没、享年五九。墓碑は東京の青山霊園にある。著書には、『定生化学試験要領』、『生理学』、『バクテリア図鈔』、『顕微鏡検査』、『細菌学各論』などがある。

【参考】近藤修之助『明治医家列伝第四篇』（一八九四）、『佐賀県医事史』（一九五七）

（佐藤英俊）

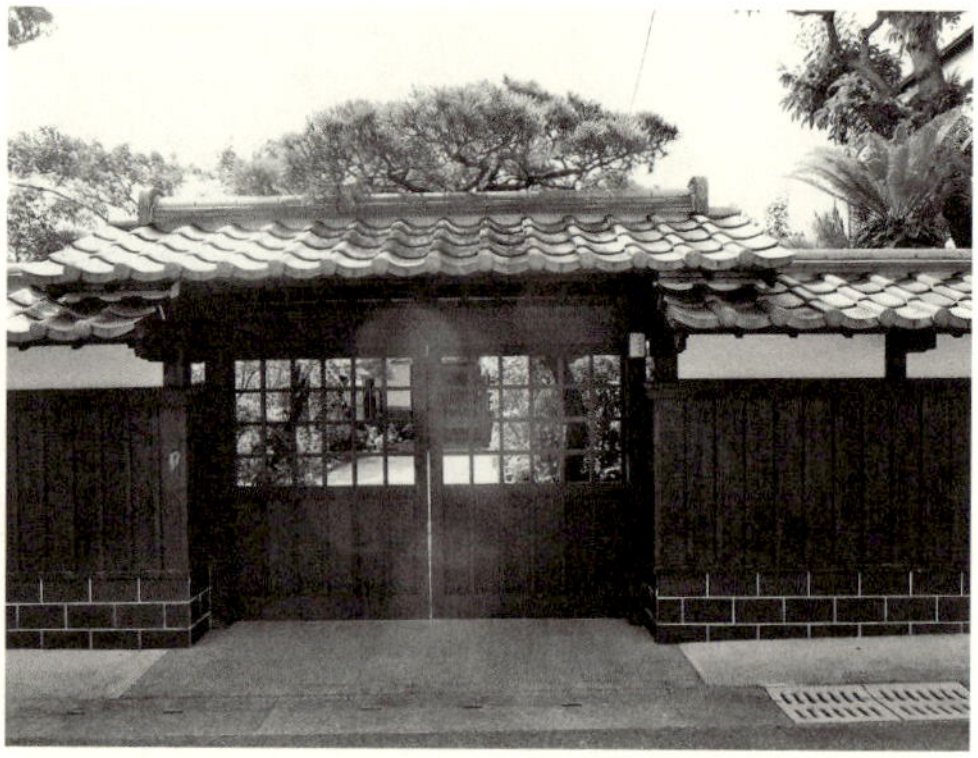

中村凉庵から続く新町の中村邸
（武雄市新町）

中村《なかむら》 凉庵《りょうあん》

（文化六年～明治一〇年　一八〇九～一八七七）
武雄領蘭方医・好生館教師

中村凉庵は、文化六年（一八〇九）一二月一二日、弓野（武雄市西川登町）の医家中村公辰の長男に生まれた。凉庵は、幼名を平太郎、名を公定、群治という。一五歳で京都に上り、漢方医吉益北洲に入門し、数年間の修業ののち、帰郷して開業した。さらに、長崎へ行き通詞名村貞五郎にオランダ語を学び、シーボルト門人で蘭方医楢林栄建に入門し、西洋医術を学んだ。

『武雄市史』などによれば、凉庵は、天保八年（一八三七）に甥の平吉とその弟牟田忠行の二人に牛痘による種痘を実施し、その種を武雄領主茂義の嫡子茂昌《しげはる》にも接種したといわれる。しかし、この時期の少し前には、オランダ商館長ブロムホフや商館医シーボルトによる牛痘接種の試みが失敗しており、牛痘は入手できなかった。この時期に、北九州には秋月藩の緒方春朔とその門人により、人痘による種痘が広められていた。牛痘伝来と定着は嘉永二年（一八四九）以後のことであったので、もし凉庵が種痘を実施したとしても人痘種法であったとみられる。

武雄鍋島家御用人が長崎通詞名村貞五郎に宛てた書状に、

「一筆啓達致候、秋冷相催し候処、弥御堅固相勤らるべく珍重に存じ候、然れば蘭伝引痘稽古のため、家来中村群治（凉庵）差し越さる儀候条、御繁勤中御面倒之儀御座候えども、何卒ご配慮を以て、急に習熟致し候通り御心添御頼み致し候、此段御意を得べきため、斯の如くに御座候」という書簡があり、これは石井良一氏によれば天保六年以後の書翰で、さきの種痘の関係史料とするが、川副義敦氏らの編纂した『蘭学の来た

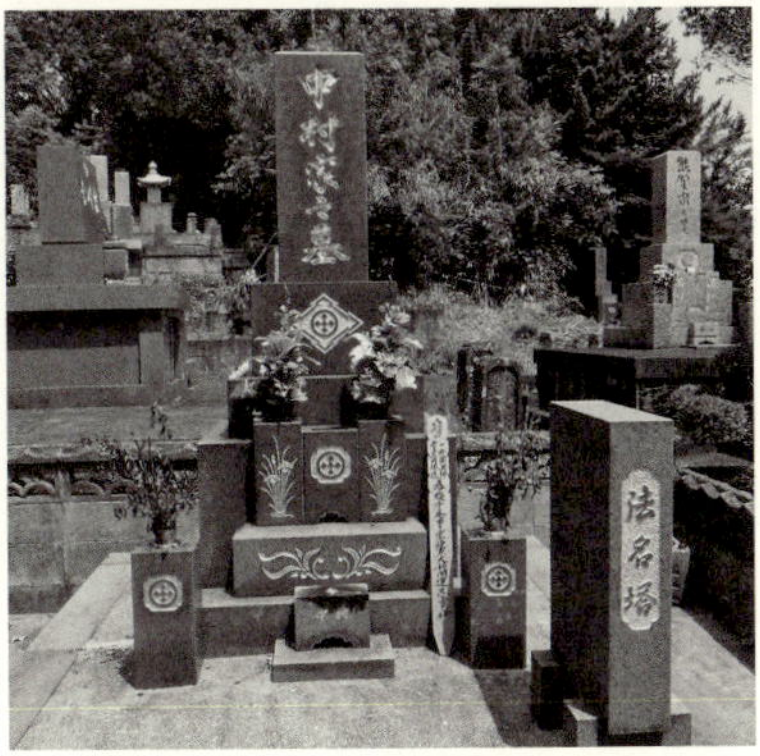

中村家之墓（武雄市武雄町）

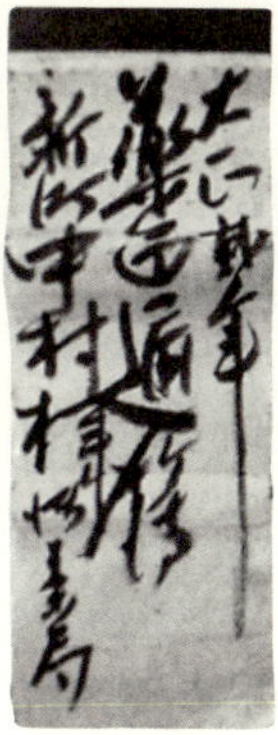

「大正二年薬品通入簿、新町中村様御薬局」（中村公基氏蔵）

道』によれば、これは嘉永二年（一八四九）の牛痘伝来と定着によって、中村涼庵が派遣されたものとみられ、この見解が妥当であろう。

とはいえ、涼庵が医術に優れていたことは間違いなく、文久二年、（一八六二）に長崎に遊学し、蘭医ボードインに医学を学び、明治元年（一八六八）には、武雄の新町に開業した。『武雄領着到（明治二年の部）』には、「同（切米）拾壱石四斗　同（医）六十一才　中村涼庵　同（居所）新町　同（現米三石三斗九升）」とある。明治三年（一八七〇）には本藩医学校兼病院好生館の小病院長に抜擢され、翌年には中察監となっており、幕末から明治期にかけての武雄と佐賀を代表する名医であった。しかし、明治一〇年（一八七七）二月二八日、六九歳で中察監の在職中に死去した。

涼庵は、武雄の共同墓地である中村家累代の墓に祀られ、法名大道涼庵居士という。妻は中山刑左衛門娘ミノで明治一五年一月六日没。行年六一。涼庵に子がなく、親族の中村家より公泰（通称俊蔵）を養子に迎え、医家を継がせた。大正三年（一九一四）六月八日没。享年七二。公泰以後は医家でなく、公規―哲夫―公基と続いている。

【参考】『武雄市史』下巻（一九七三）、中村家史料（中村公基氏蔵）、『蘭学の来た道』（武雄市図書館・歴史資料館、二〇〇四）、『武雄領着到』（武雄市図書館・歴史資料館、二〇一二）

（青木歳幸）

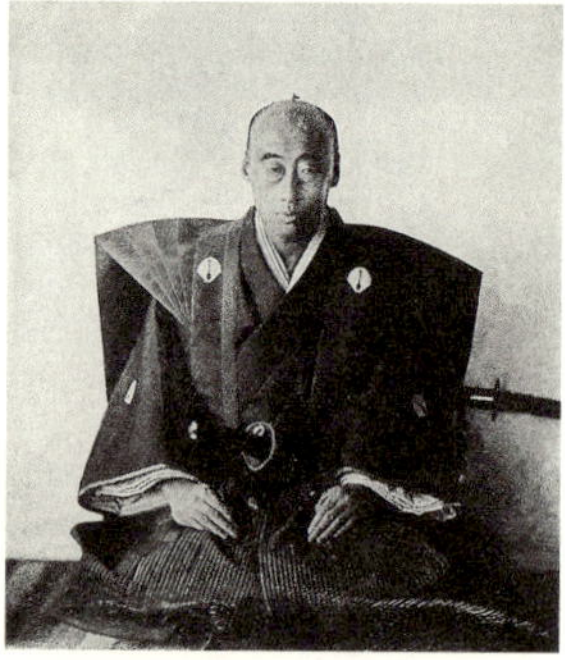

鍋島直正　肖像写真（鍋島報效会蔵）
藩医川崎道民撮影（ガラス板写真）

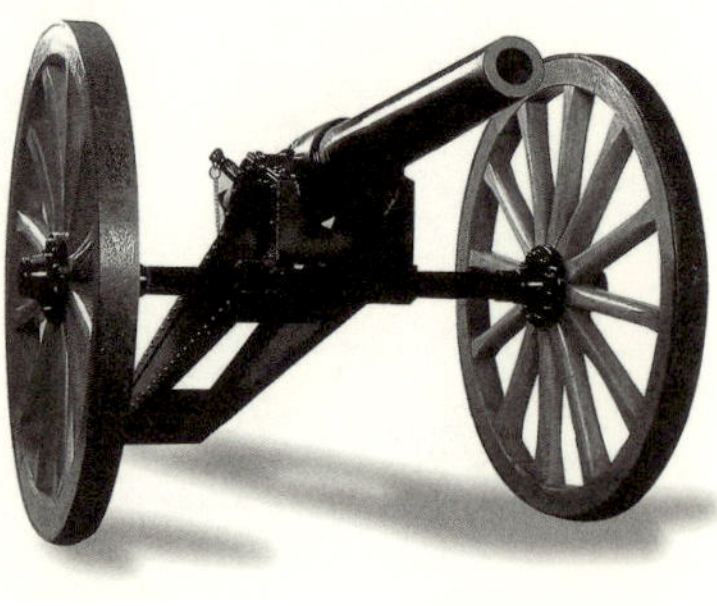

アームストロング砲（復元）
（佐賀城本丸歴史館蔵）
幕末に佐賀藩が保有していた最新式後装施条砲。

鍋島《なべしま》 直正《なおまさ》

（文化一一年〜明治四年　一八一四〜一八七一）

佐賀藩一〇代藩主・明治新政府の議定・大納言
初代蝦夷開拓総督

幕末最大の開明家と謳われた鍋島直正は、佐賀藩九代藩主齊直の嫡子として江戸藩邸にて生まれた。実は齊直の嫡流には第一子、第二子があったが、いずれも夭折していて直正（幼名・貞丸）の誕生は、佐賀藩世子として期待を一身に集めることとなった。世子貞丸の乳母は剛毅の賢婦磯濵が、御相手は古川松根ほかが選ばれた。長じて、六歳の折からは、齊直は貞丸の御側頭に「藩内随一の学者」古賀穀堂を任命して、世子教育を一任することとした。直正はこの十数年間に、穀堂の側で天資の英明を研くと共に、藩主となるべき人格と徳性を身に付けていった。

直正と穀堂の関係性について『古賀穀堂先生小傳』にはこうある。「公と穀堂に君従の因縁あり、師弟の情義あり、公は穀堂に依りて天禀の大器を成就し給ひ、穀堂は公に依りて其学問の大目的たる王道を実行し、両者の関係は恰も水と魚との夫れの如し。」

直正は、天保元年（一八三〇）襲封するに及び、大英断を以て藩政改革に着手する。改革の先に見据えていたのは、殖産興業と藩の近代化であった。そして佐賀藩は、藩財政の基盤確立を進めると共に天下に率先して西洋文明を導入し、軍事・教育・医学・科学等の各分野で逸早く近代化を遂げていく。そのシンボリックな二つの成功があった。

一つは反射炉の築造であり、他の一つは種痘の成功である。反射炉は、鉄を生み、鉄はカノン砲、アームストロング砲となり、蒸気船・凌風丸となって、佐賀藩は明治維新成功の基となる本邦随一の圧倒的な軍事力を持つこととなった。一方、医学における種痘の成功は、漢方に取って代って、西洋医学の優性を天下に明示すると共に、佐賀人伊

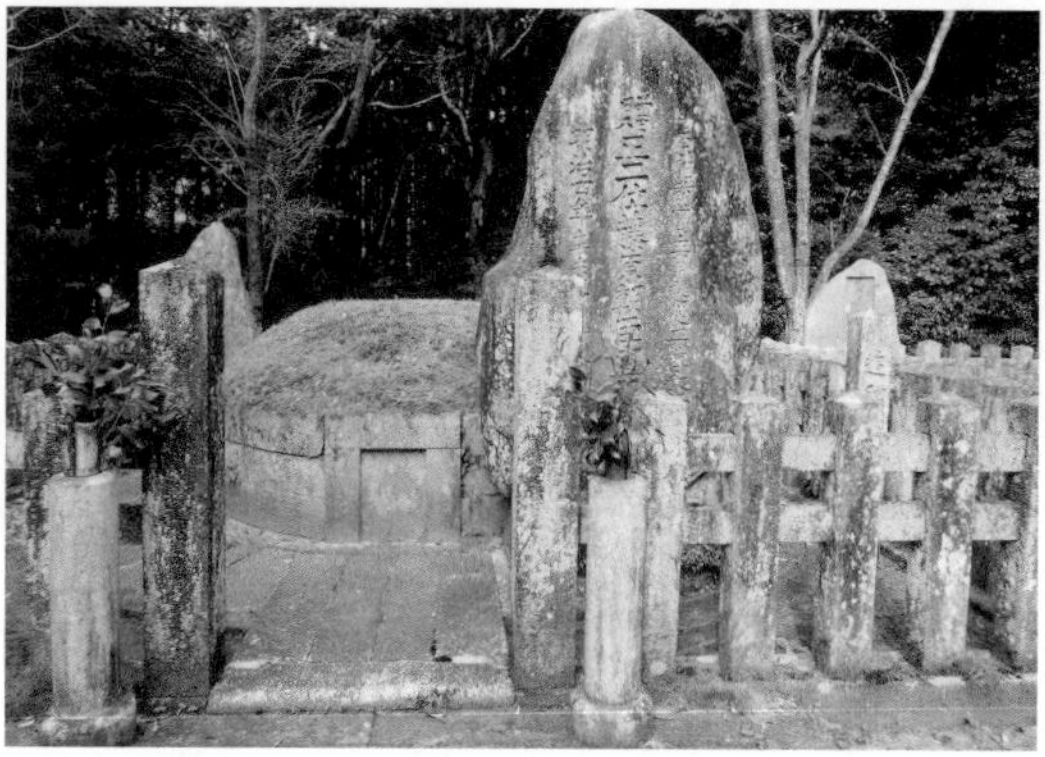

鍋島家墓所
（佐賀市大和町・春日山墓所）

東玄朴らが江戸にて開いた「お玉が池種痘所」は、一年後には幕府直轄「西洋医学所」となり、後の東京大学医学部へと発展していく。正に佐賀における種痘の成功は、我が国医学の西洋化を決定付けるエポックメイキングな出来事の一つであった。こうした幕末における佐賀藩の先進技術の進歩性は後年まで「佐賀藩の奇跡」と称されたが、その奇跡を生むには、幾つかの要件が重ねてあった。まず、鎖国下にあって西洋文明の唯一の移入口であった長崎を手にしていたこと。そこに先取の名君・鍋島直正の卓越したリーダーシップがあったこと。それを支えた優秀で多様な人材があったこと。その人材を輩出する佐賀藩の卓抜した教育力があったこと等々の複合である。佐賀藩の教育については、公家の岩倉具視が「教育は佐賀が一番」として、自らの二子を佐賀「致遠館」に遊学させているほどであった。こうした佐賀藩の教育システムを語る時に、当代随一の学議者・古賀穀堂の存在が大きくクローズアップされてくる。天保期、直正が為した藩政改革の基本設計は、穀堂が示した『学政管見』及び『済急封事』に依っていた。『鍋島直正公傳』によると、直正は晩年、回顧してこう述べている。「我等が成長の時は、藩中に学識あるものは只一の古賀藤馬（穀堂）のみであった。余は彼に就いて諮問を為し、其論議より得た事を、自ら工夫研究して会得し、後に之を実行した」。こうして、果たした直正の改革は、佐賀藩の更生のみならず、その先見性とスケールの大きさで、日本に新しい時代を開くこととなった。

直正は、明治新政府においても、議定、大納言に就き、重きを為したが、生来の病身の故、その実力を発揮するまでに到らず、明治四年（一八七一）一月一八日、病没した。享年五八であった。直正を頌する一文には、「その民政国事に尽くしたる功績の偉大なる、実に当時の諸侯中冠絶せり」（『佐賀県歴史人名事典』）とある。鍋島家墓所は佐賀市大和町春日山墓所。また、佐賀市松原佐嘉神社に祀られる。

（鍵山稔明）

【参考】『鍋島直正公傳』（一九七三）、西村謙三編『古賀穀堂先生小傳』（一九三五）、杉谷昭『鍋島閑叟』（一九九二、中央公論社）、鍵山榮『佐賀の蘭学者たち』（一九七六、佐賀新聞社）、『佐賀県歴史人名事典』（一九九三、洋学堂書店）

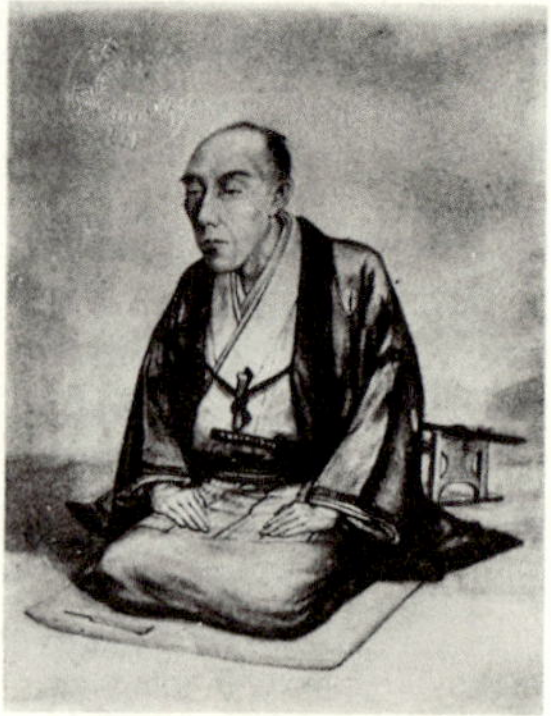

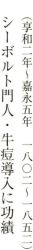

楢林宗建肖像
（『楢林宗建先生小伝』所収）

楢林《ならばやし》 宗建《そうけん》

（享和二年～嘉永五年　一八〇二～一八五二）

シーボルト門人・牛痘導入に功績

楢林宗建は、享和二年（一八〇二）二月七日に、長崎のオランダ通詞系蘭方医楢林栄哲高連の二男（四男説の系図もある）として生まれた。高房、龍馬、のち宗建と改める。和山と号す。兄栄建と共に、長崎に来住したオランダ商館医シーボルトに外科を学び、長崎の勝山町で開業し、のち豊後町に移った。文政一〇年（一八二七）に長崎在住の佐賀藩医となる。佐賀藩の『嘉永二年着到』によれば「高知行百三拾三石三斗三升　切米四拾石　楢林宗健（建）」とある。塾を大成塾といい、各地から門人が集った。

出島の商館には、シーボルト追放後、オランダからの商館医が不在だったため、宗建が、弘化元年（一八四四）から、出島に出入りして商館員の医療を担当していた。直正は蘭方医伊東玄朴らの牛痘輸入の建言を入れ、宗建へ、弘化四年（一八四七）二月に牛痘を入手するようにとの内命を伝えた。宗建は、オランダ商館長レフィズゾーンと相談し、来年に来日予定の新商館医に牛痘を持参させるように依頼した。

翌嘉永元年（一八四八）、来日したオランダ商館医オットー・モーニッケが、オランダから痘漿（牛痘の膿）を持参し、宗建の子らに接種したが、痘漿が腐っていたのか、接種は失敗した。そこで宗建がわが国では人痘法といって天然痘に罹って治癒した人の痂《かさぶた》を使って接種に成功しているので、次回は牛痘の痂を持参してほしいと依頼したところ、モーニッケも納得して、牛痘の痂の送付を帰国するオランダ船に依頼した。

嘉永二年六月二三日（西暦一八四九年八月一一日）、バタビアからスタート・ドルトレヒト号が、牛痘痂を持参して入港した。さっそく宗建は三男建三郎、オランダ通詞加福喜十郎子喜一（喜市）、志筑清太郎子の三人を出島に連れていき、モーニッケから接種

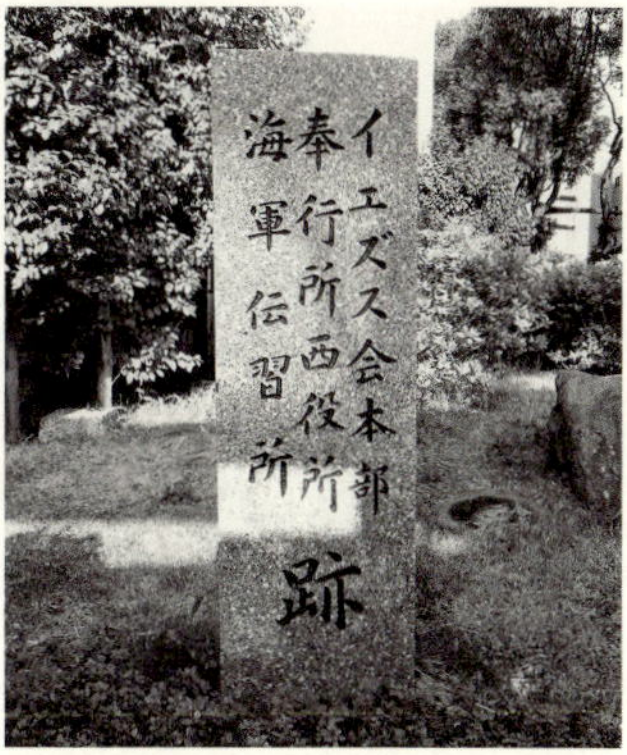

長崎奉行所西役所跡の標柱。長崎市江戸町の長崎県庁の場所にあった。

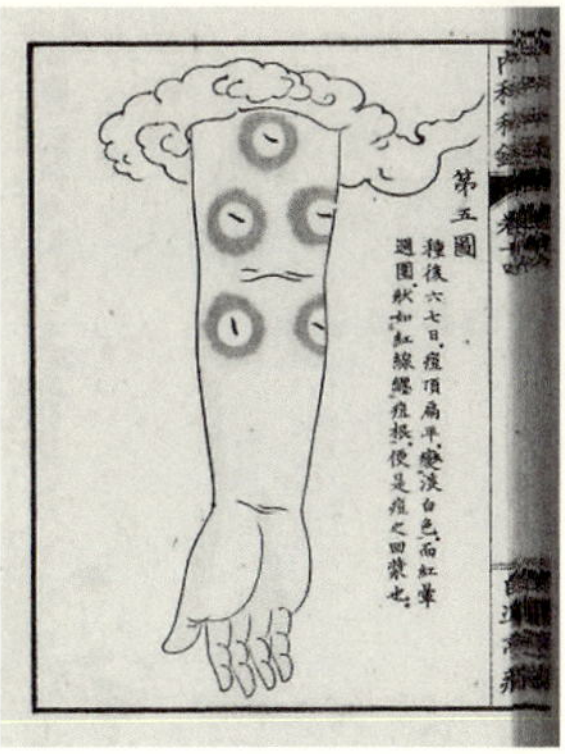

接種後、善感すると七日目に最も大きな発疹ができるので、そこへ針を刺して漿を付け、他の子の腕に針を刺して接種する。(『内科秘録』所収)

を受けた。嘉永二年六月二六日のことであった。すると建三郎のみ発疹が出て善感した。その発疹の膿を種にして通詞の子に接種したところ二人も善感した。

長崎通詞らは、すぐにも長崎で種痘伝受を開始しようとしたが、じつはこの牛痘接種は鍋島直正と宗建とオランダ商館長との親密な関係で、内密にすすめられた事柄であり、正式の幕府ルートでの許可ではなかった。そこで宗建は、七月一七日に初めて出島で接種し成功したという書類を整え、奉行所に提出した。書類を受けた長崎奉行所は、長崎市内の町民への接種許可を七月二一日に出した。

当時、長崎在住の蘭方医柴田方庵の『日録』(日立市郷土館蔵)によれば、「(七月)廿四日　晴　朝通事会所蘭人種痘ニ行、今日十七人種　八月朔日又々可罷出由　検使　在留外科　モンニー(モーニッケ)船外科　セフ、オッテンバヘル　右両人種痘ニ出ル、九ツ半頃帰宅」とあり、七月二四日には江戸町のオランダ通詞会所でモーニッケらにより、一七人の町民への種痘が実施されたことが確認できる。

宗建が佐賀藩へ種痘の成功を報告すると、佐賀藩医大石良英が長崎へ来て、確認して戻り、藩主鍋島直正に報告した。直正は宗建に至急佐賀へ来ることを命じた。宗建は、八月四日に、種痘児(種痘した子供)を伴って長崎を出発。八月六日に佐賀宿本陣に到着した。直正に面会したところ、まず藩医の子に実施してから広めよという指示が下ったので、種痘児の発疹から種をとり、八月七日(八日説もあり)に大石良英と島田南嶺の子に接種した。八月一五日には、藩医の子の発疹から多久領主の子萬太郎に接種した。さらに八月二二日に萬太郎の発疹から種を採取し、佐賀藩主の子淳一郎(のちの一一代藩主直大)へ接種し成功した。宗建は八月二七日まで滞在し、藩医に種痘技術の伝受をして、藩主直正より報奨金三〇両と衣服を拝領してから帰った。

佐賀藩では、八月に引痘方を設置し、領内への種痘実施をすすめさせた。江戸へは藩医島田南嶺が種を持参し、一〇月二日に着いた。江戸では伊東玄朴の娘春らに接種し、何人かに植え継いで、最もよい種を一一月一一日に直正娘貢姫《みつひめ》に接種したところ見事に成功した。以後、種痘は全国に広がった。

　宗建は長崎へ帰って、種痘を実施しつつ、嘉永二年一〇月には江戸の戸塚静海、京都の兄楢林栄建らへも分苗し、種痘書『牛痘小考』（嘉永二年一一月刊）を著し、種痘の普及を図った。また直正の密命を帯びて西洋のゲベール銃五〇挺や最新の産科器具、大砲鋳造書、多数の医書などを入手し、佐賀藩に送っている。佐賀藩の種痘普及と西洋科学技術の発達に、楢林宗建の果たした役割は大きかった。嘉永五年（一八五二）一〇月六日卒、五一歳、勇信院宗譽和山居士。墓は長崎市銭座町の聖福寺にある。

　宗建の長男は栄叔といい天保一二年（一八四一）一〇月一五日に生まれた。実名高由、初名栄馬、桐園と号した。一二歳で宗建が亡くなり、親族の楢林蒼樹を後見人として嘉永六年に楢林家の家督相続を認められた。楢林蒼樹は宗建に医術を学んでおり、万延元年（一八六〇）に佐賀へ移り、好生館の教導役となった。栄叔は安政二年（一八五五）から佐賀の弘道館で武富圯南《いなん》に儒学を学び、万延元年（一八六〇）から好生館で西洋医学を学び、文久三年（一八六三）からは、長崎養生所でオランダ人医師ボードインに学んだ。明治期は、医業でなく外国貿易関係の仕事を続けた。明治四三年（一九一〇）七月一四日没、行年七〇。浄宏院仙譽桐園居士。墓は聖福寺墓地に父ら家族と共にある。

　宗建以後の楢林家系図は、記載が少なく不明が多い。栄叔の長男は楢林高俊といい、長崎税務局に勤務した。宗建二男俊吉は早世し、三男建三郎は叔父栄建に養われ、明治期に宮内省式武官を務めたという。

【参考】『楢林家系図及累世履歴』（長崎歴史文化博物館蔵）、楢林建三郎編『楢林宗建先生小伝』（一八九九）、『楢林宗建』（二〇〇六）、『崎陽論攷』（一九六四）

（青木歳幸）

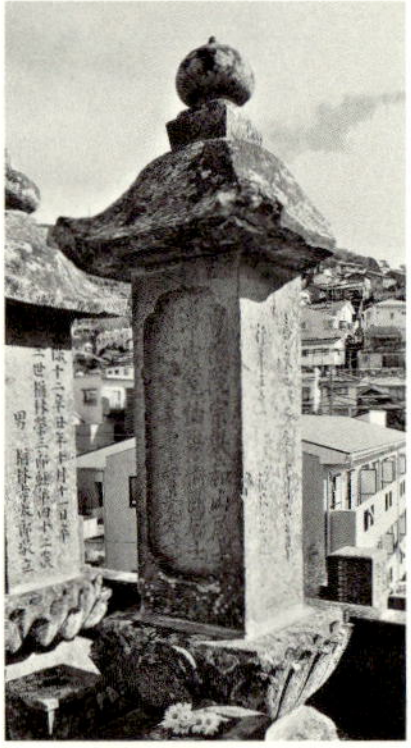

長崎市銭座町の聖福寺の奥に楢林医家一族の墓があり、宗建の墓も見える。正面に「勇信院宗譽和山居士（宗建）、浄宏院仙譽桐園居士（栄叔）、明心院善譽智光大姉（宗建妻のトミ）」と刻まれ、右側面に「嘉永五壬子年十月六日　称楢林宗建　行年五十一」とある。左側面には「明治十八年乙酉三月十八日卒　佐藤勘九郎次女　俗名トミ　享年四十五」「明治四拾三年七月十四日卒　俗名楢林栄叔　行年七十歳」とある。さらに背面には「榮光院展譽学雲居士　昭和二十二年六月十四日西化　俗名楢林榮三郎　六十六歳」「光雲院暎譽貞雪大姉　昭和二十三年五月廿日死去　俗名楢林□□　七十二才」と刻まれている。

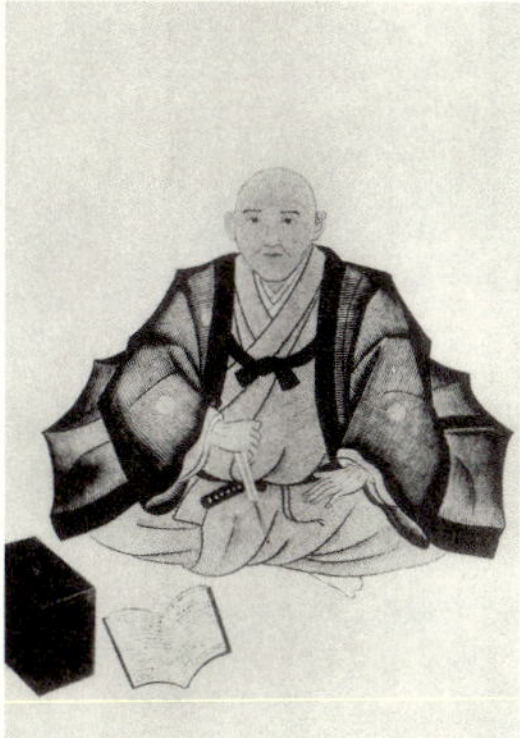

楢林鎮山肖像
（藤波剛一『医家先哲肖像集』所収）

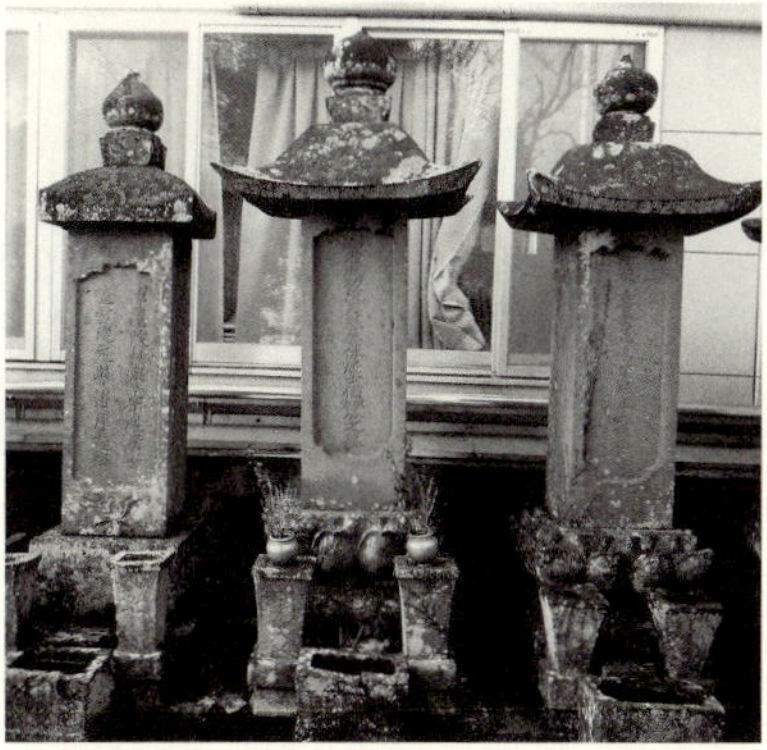

長崎市銭座町の聖福寺の入口左手の楢林家墓地にある楢林鎮山の墓。三体のうち真ん中が鎮山墓で、正面に「顕考成功院天譽榮休居士楢林公之墓」と刻まれている。

楢林《ならばやし》 鎮山《ちんざん》

（慶安元年～宝永八年　一六四八～一七一一）

オランダ通詞・紅毛流外科医・『紅夷外科宗伝』著者

楢林鎮山は、オランダ通詞楢林三郎兵衛豊秀の長男として、長崎に生まれた。諱は時敏、通称は新吾兵衛という。『楢林家系図及累世履歴』（長崎歴史文化博物館蔵）によれば、九歳の明暦二年（一六五六）にオランダ語稽古のためにオランダ商館に出入りを許され、一八歳の寛文五年（一六六五）に和蘭（オランダ）小通詞に任命された。貞享二年（一六八五）には大通詞に昇進した（貞享三年説もあり）。この間、小通詞として四回、大通詞として三回、江戸番通詞として、カピタン（商館長）に随行して江戸に参府した。

その後、通詞として勤務の暇に、寛文一一年（一六七一）に来日したオランダ商館医ウイレム・ホフマンが持参したフランスの外科医フランソワーズ・パレのオランダ語版の『外科全書』*De Chirurgie ende Opera van alle de Werkan*（一六四九年刊）を読み、ホフマンに不審なるところを質問するなどして、医書購読を進め、元禄一一年（一六九八）からは、外科医として医業に専念すると共に、ドイツの外科医ヨハネス・スクルテタスの『*Armamentarium Chirurgicum*（外科の武器庫）』のオランダ語版からも引用して、宝永三年（一七〇六）に図入りの外科書『紅夷《こうい》外科《げか》宗伝《そうでん》』を著した。本書は漢文で、鎮山自身の医家としての症例経験も加えたもので、外科手技を詳しく図示しており、その後の楢林流外科の教科書となった。鎮山は、元禄五年に通詞職を嫡男量右衛門に譲り、自らは剃髪して栄休と改め外科医の道を選んだ。宝永八年三月二九日に、六四歳で没した。墓は、長崎市銭座町の浄土宗聖福寺の入口近くの楢林家墓地内にある。

通詞楢林家は、量右衛門、長右衛門、重右衛門、重兵衛、泰助、長次郎、鉄之助、量

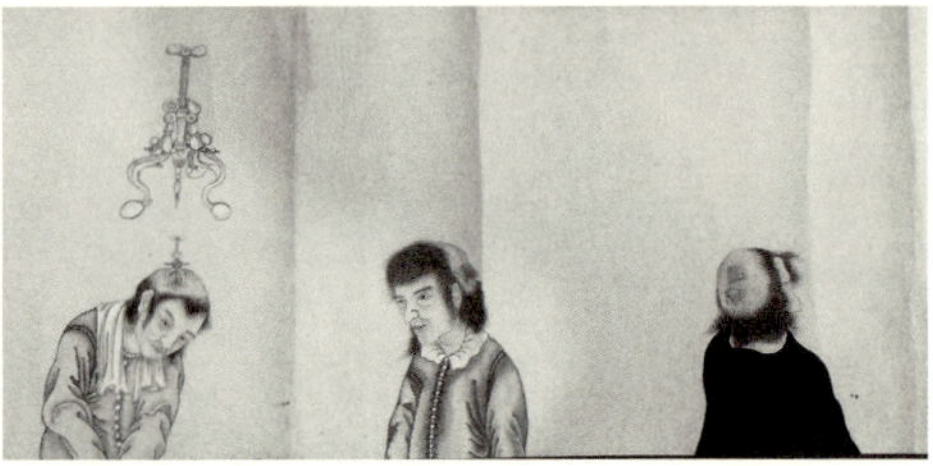

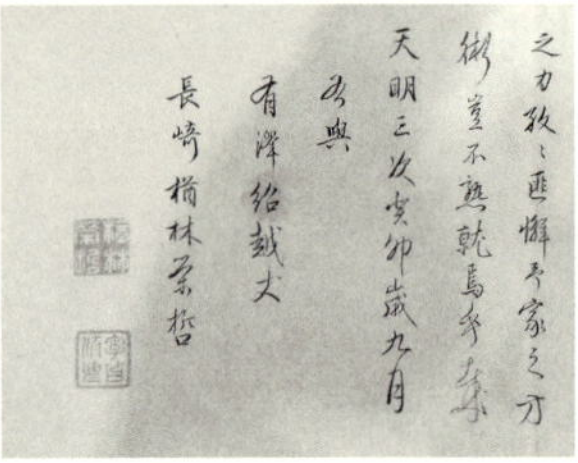

『西洋医術図巻』にみる開頭手術図と巻末に天明三年楢林栄哲の署名がみえる。（『紅夷外科宗伝』と同じ、佐賀城本丸歴史館蔵）

一郎、種次郎、定一郎と通詞の名門として明治維新まで続いた。

医家としての楢林家は、鎮山二男の栄久が継いだ。諱は豊重、端山と号して大村町に住み、テーゲル膏なる膏薬も創案するなど、外科医として栄え、諸国からの門人一一〇余人と伝える。薩摩や長州より仕官を打診されたが断った。寛延元年（一七四八）に長崎奉行松浦河内守信正の大病を治癒している。栄久は宝暦六年（一七五六）に没した。

栄久のあとは四男の豊矩《とよのり》が継いだ。号を鎮成という。長じて名を栄哲（初代）と改めた。父栄久の死の翌年、宝暦七年九月五日に没した。良雄院大譽鎮成居士という。

初代栄哲には、跡継ぎがいなかったため、栄久の二女テルが嫁いだ松浦文右衛門の二男である高茂《たかしげ》が、二代栄哲となり医家を継いだ。元文二年（一七三七）六月一四日生まれで、栄久の外孫にあたり、崌山《きょざん》と号した。字は伯由、初名は文次という。二代栄哲高茂は、長崎で開業しつつ、医たる者、内科・外科を分けて治療をするのは医の道に合わないとして、漢蘭折衷の医書を読み、ついに内科も外科も医の基本は同じという内外合一の法を設けて門人に教授した。天明七年（一七八七）に、佐賀藩八代藩主治茂から召し抱えの話があったが、事情があって断ったという（一説には天明三年のことともいわれる）。やがて寛政元年（一七八九）四月に、五人扶持をもって長崎在住の佐賀藩医に召し抱えられた。寛政八年五月に老年をもって、藩医を悴高連に譲り、隠居した。寛政九年六月二五日没、行年六一。就間院清譽崌山居士という。

三代栄哲は、医師福地昌雲の嫡男で、明和六年（一七六九）八月三日生まれで、名を高連という。初めは栄建、のち栄哲と改めた。福地家は龍造寺隆信家臣福地長門守の家筋で、鍛冶屋町にて医を業としていた。高連母が楢林重右衛門の二女であった縁で、高茂の嗣子となった。高連は、西洋医学書を読み門人に教授したため、諸国からの入門者は一二八人にのぼった。中国の書家趙子昂《ちょうしこう》の書を学び、詩文誹諧にもすぐれた文人で

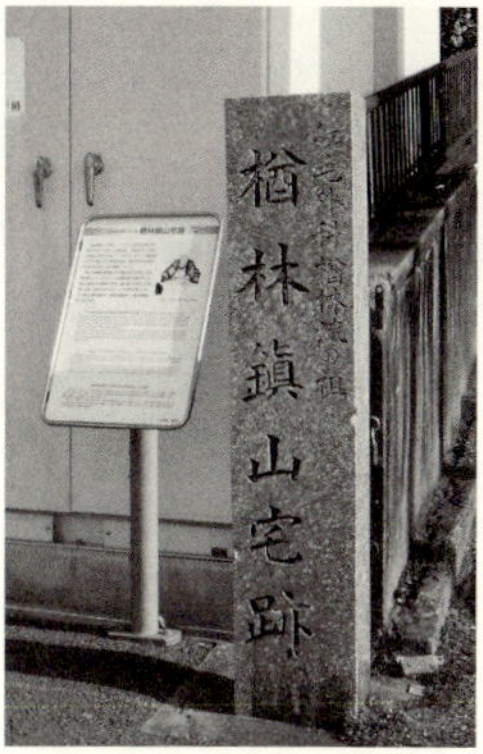

楢林鎮山宅跡
現在の長崎県庁裏門横にあった。

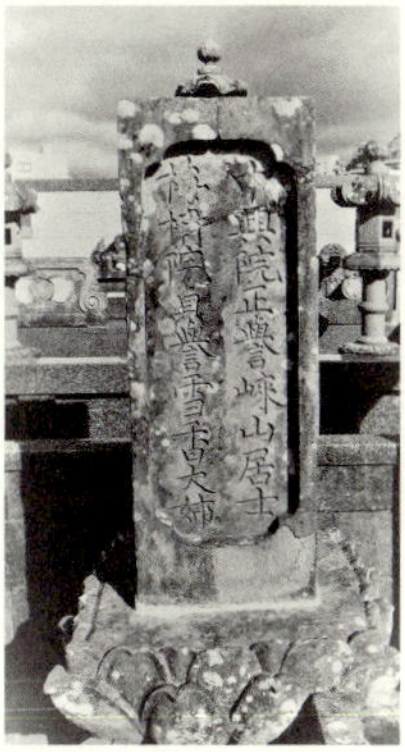

楢林栄哲高連の墓
「中興院正譽峽山居士、梅樹院貞譽雪香大姉」と刻まれている。聖福寺の奥側楢林家墓地にある。

あった。享和元年（一八〇一）三月に、鍋島治茂により、長崎在住で切米三〇石として召し抱えられ、佐賀藩の側医となった。治茂は、栄哲高連を重用し、江戸参勤に一五度も随行させている。文化五年（一八〇八）にオランダ商館出入りが許され、商館員らも診察した。九代藩主鍋島齊直の代の文化七年に切米一〇石加増、文政三年（一八二〇）にも一代限りで加米五石を得ている。文政一〇年二月、老年につき、隠居願いを認められた。文政一一年四月一五日没、行年七〇。中興院正譽峽山《きょうざん》居士。古賀精里、菅茶山、大田南畝、亀井南冥らと交友があり、著書に『峽山詩文集』、『峽山詩集』などがある。

栄哲高連の長男高秀は、寛政一二年（一八〇〇）五月の生まれで、初め栄祐、やがて父の名を継いで栄建を襲名した。名は恭、字は子良、静山、椿陰と号す。文政七年（一八二四）、オランダ商館医シーボルトを長崎の大村町の栄建自宅に招き、医術の伝授を受けた。栄建は大村町の自宅を医学塾として西洋医術を教授したため、諸藩の医師らが多く学びにきた。天保一〇年（一八三九）に、町年寄高島四郎大夫とはかって、オランダ商館医リシュールが持参した牛痘苗を接種したが失敗した。天保一二年（一八四一）に京都に移住した。種痘成功後、牛痘苗を得て、京都の医師小石中蔵らと結社有信堂を起こし、種痘を普及させた。明治八年（一八七五）一一月一五日に没した。行年七六。

栄哲高連の二男幾三郎は早世し、三男栄三郎は唐通事何庄大夫の養子となり、楢林家を離れた。静谷と号し、明治維新後は東京に住んだ。栄哲高連の二男（系図をみると実際は四男）高房が、宗建と改名して、牛痘の導入と接種に貢献した（楢林宗建の項参照）。

【参考】『楢林家系図及累世履歴』（長崎歴史文化博物館蔵）、深瀬泰旦『わが国はじめての牛痘種痘楢林宗建』（二〇〇六）、古賀十二郎『西洋医術伝来史』（一九七二）、渡辺庫輔『崎陽論攷』（一九六四）

（青木歳幸）

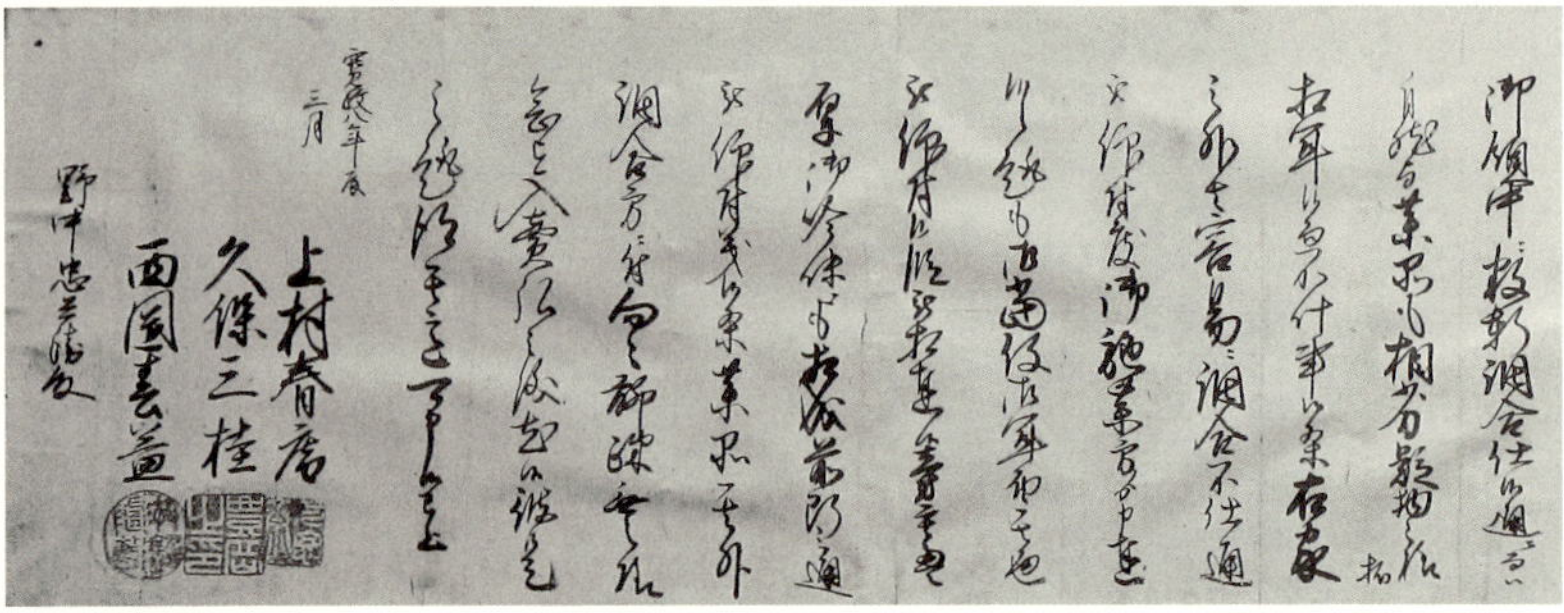
寛政八年
三月
上村春庵
久保三桂
西岡春益
野中忠兵衛殿

寛政八年（一七九六）三月、佐賀藩施薬方医師上村春庵・久保三桂・西岡春益が、鳥犀圓の製薬を野中忠兵衛に与えた書状。（野中源一郎氏蔵）

西岡《にしおか》 春益《しゅんえき》

（文化一四年?〜?　一八一七?〜?）

佐賀藩医・有力漢方医

西岡春益は、佐賀藩医西岡長垣の子として枳小路（現佐賀市水ヶ江）に生まれた。俊益ともいう。江戸後期から幕末まで佐賀藩医として活躍し、西洋医学普及に対して漢方医の立場を主張した。

西岡家は代々佐賀藩医の名門の家柄で、明和七年（一七七〇）の『部類着到九』によれば、「同（物成）百三拾石　右同（中野数馬）組　西岡春益」とある。一八世紀後半の佐賀藩八代藩主鍋島治茂の代に、薬草・薬種の特産物化が図られ、この時の西岡春益は、上村春庵、久保三桂などと共に佐賀藩施薬方に属し、鳥犀圓の製造許可などにあたる漢方医であった。西岡春益の子が西岡長垣で文化二年（一八〇五）の『部類着到』には「切百三拾石　鍋島主税組　西岡長垣」とあり、天保五年（一八三四）の医学寮創設時には教導として、牧春堂、古賀安道らと内科を担当した。この西岡長垣の子が西岡春益を名乗り、『分限着到』（嘉永四年・一八五一）には「知行三百五拾石、内加米五石　一切米百五拾石　此内弐拾三石無荷米皆白　西岡春益」とあり、代々の石高を守りつつ、漢方医のまま佐賀藩医を務めていた。

しかし、幕末になって、一〇代藩主鍋島直正が、西洋医術のほうが精密であるとして、島本良順門人福地道林のあとは伊東玄朴門人で蘭方医の大石良英を侍医に据え、『鍋島直正公傳』によれば、従来の漢方医で侍医の牧春堂、西岡春益、松隈元南などへも蘭学を研究することをすすめたとある。直正は、安政二年（一八五五）六月にいたって、漢方を主とするものも、これ以降は蘭方も兼修すべしとして、まず侍医より施行して領内への医者に及ぼすべしと命じたが、西岡春益は、主君の命であっても、医は人の命をあ

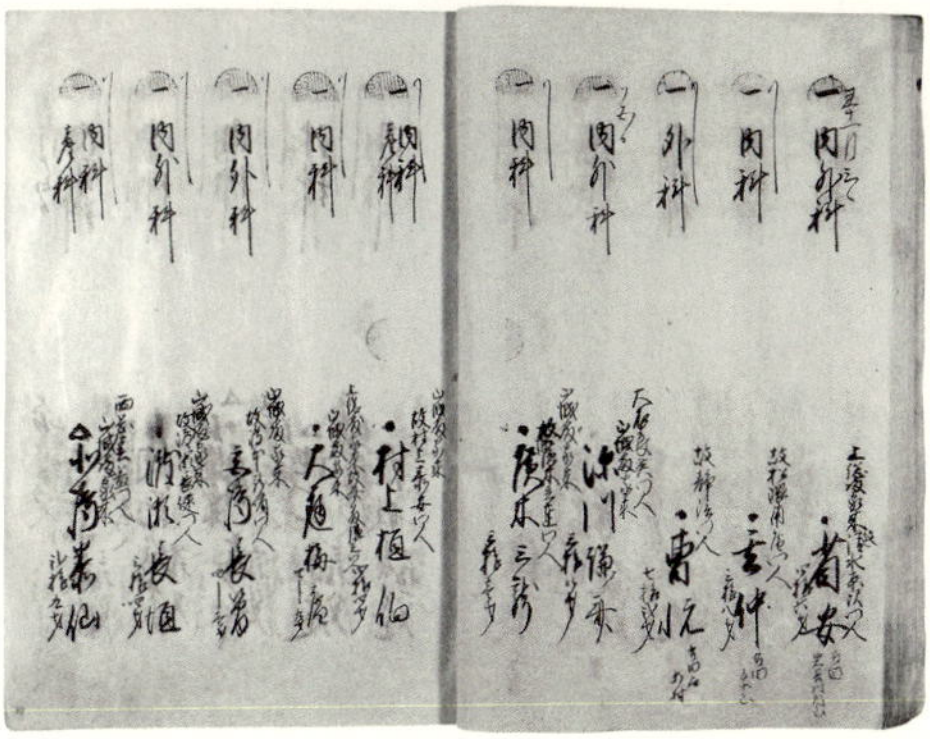
『医業免札姓名簿』にみる西岡春益門人である北島泰仙の記事。写真最後の行に掲載されている。

ずかる大切な業であるので自信なき説をもって死生にかかわる治療は施しえない、西洋の医学は正確かもしれないが、翻訳書を読んでのみ治療を施すことは危険であり、私は自信なきことはできないと侍医の職を辞そうとした。いったんは他の医師や門人、患者らにも慰留され、侍医を続けたが、佐賀藩への西洋医学導入の風潮が高まるなかで、ついに春益は職を離れた。人望は厚く、門人も多い。嘉永四年からの『医業免札姓名簿』の嘉永六年の項目には「一　内科・産科　西岡春益門人　山城殿家来　北島泰仙　弐拾九歳」という記事がある。

北島泰仙は高木町（現佐賀市）にいた産科医北島泰順の二男であり、父と同じく産科医として活躍した。山城殿家来とは、白石《しらいし》鍋島家（鍋島直章《なおあき》）の家臣ということである。門人には、北島泰仙をはじめ、南部宗益、平本三折、倉田良意、武富文碩、中村右道、水町元仲、久能節庵、西川春沢ら支藩の藩医クラスのほか、大木村（現西松浦郡有田町）の宗碩、名尾（現佐賀市大和町）の春陽などの郷医も門人として記録されており、漢方の名医として知られた。

『鍋島直正公傳』によれば、明治元年の三月、有田の深海平左衛門、深川榮左衛門（後に香蘭社を起こす）、百田常右衛門の三人が、長崎から有田焼の製品を長崎から海外輸出増加を図りたいのだが、統括責任者の皿山代官が輸出増を認めないので、直接、佐賀本藩にかけあいたいと佐賀城下にやってきて、西岡春益に仲介を依頼したところ、本藩重役にお目通りができ、外国貿易振興策が採用されることになった。西岡春益の人望が明治期になっても衰えていなかった。春益の生年は不詳だが、佐賀藩主履歴である『早引』の安政五年（一八五八）の記述に「西岡春益、切米一四五石（内加五石）、四二歳、枳（小路）、深江六左衛門組、周碩（逾明）二四歳」とあるので、文化一四年生まれと推定した。没年は不詳である。

【参考】『鍋島直正公傳』第四巻（一九二〇）、『医業免札姓名簿』

（青木歳幸）

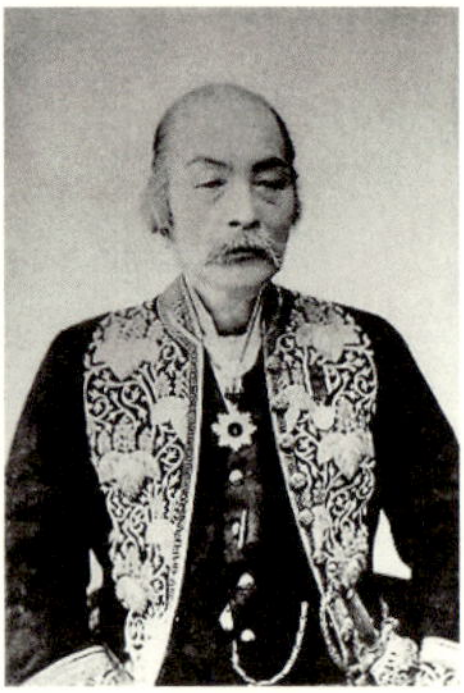

西岡逾明肖像写真
（直江博子氏蔵）
赤坂区田町三ー十・秋尾写真館撮影

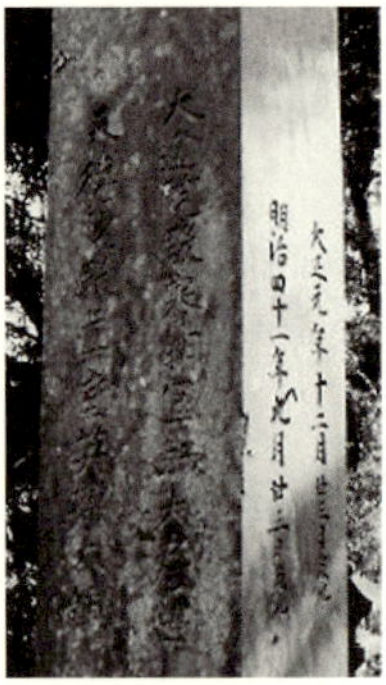

正面　判事従三位勲三等西岡逾明
配喜勢子　墓
（直江博子氏蔵）

適塾・南塾の芦嶋における解剖
文久二年四月二日
第一頭部解剖　中山勘解由・松本俊平
　胸部解剖　内藤英吉
　腹部解剖　佐々木文中・石村友仙
第二頭部解剖　柏原学而・村田文機
　胸部解剖　津田積斉・西岡周碩
　腹部解剖　安田（謙）曽・藤野貞司
（佐貫藩侍医『三枝俊徳日記』記事抜粋）

西岡《にしおか》　逾明《ゆうめい》

（天保六年〜大正元年　一八三五〜一九一二）

適塾生・函館控訴院長

佐賀藩侍医西岡春益の長男として天保六年（一八三五）に生まれた。『安政年間の佐賀藩士』によれば、西岡春益は切米一四五石（加米五石）取で、年齢は四二歳、枳小路《げずこうじ》に住み、深江六左衛門組に属し、嗣子は周碩（逾明）二四歳とある。安政六年、緒方洪庵の適塾に入門、姓名録四七二番目に「安政未年三月六日、肥前佐嘉藩、西岡周碩」と記録されている。文久二年（一八六二）四月二日、適塾と南塾（緒方郁蔵塾）の芦嶋における罪人二人の解剖に、第二胸部解剖担当として参加している。第二頭部解剖を担当した村田文機とは、天保七年広島藩眼科医野村正碩の子として生まれ、七歳で村田家の養子となり、文久二年一一月、広島藩より洋式船購入の命を受け長崎で佐賀藩の飛雲丸を買い、慶応元年一〇月、佐賀藩士石丸安世・馬渡八郎とイギリスへ密航留学、帰国後団団珍聞《まるまるちんぶん》を創業した野村文夫のことである。逾明は、明治八年の洪庵一三回忌に出席し、明治三四年五月には洪庵文庫設立発起人となった。

国立公文書館の履歴は「夙に勤王の志を抱き国事に奔走し明治元年一一月羽州の軍監・酒田民政局取締兼務、同二年酒田県大参事、同三年東京府少参事、同四年東京府権大参事、左院に移り少議官・中議官に進み、同五年視察のためヨーロッパへ派遣され同六年九月帰国、判事となり大審院勤務を経て同一四年宮城、同一九年長崎、同二三年函館控訴裁判所長を歴任」とあり、明治政府の初期、民政に、司法制度の確立・改善に尽力した。酒田県登用には木戸孝允の、ヨーロッパ視察には江藤新平の推薦があった。渡航時は号の宜軒《ぎけん》を名乗っている（『幕末明治海外渡航者総覧』）。

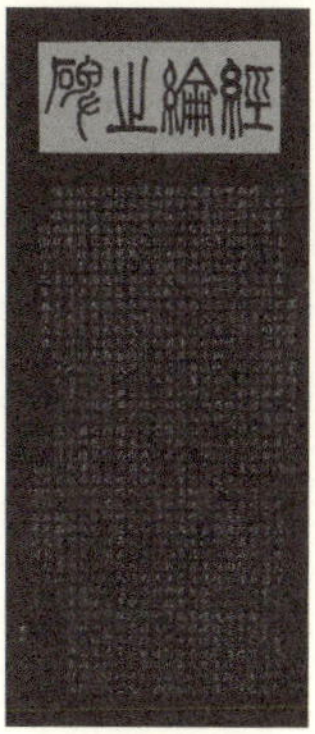

右　経綸之碑拓本　篆額　大隈重信
撰文　久米邦武　書　西岡逾明

函館控訴院長西岡逾明氏墓誌銘

君諱逾明。字士学。肥前佐嘉人。先祖諱信利。為龍造寺氏将。狗筑前盧屋宰。有治績。裔孫遭偃武。以仁術著。世不墜業。至考諱義輝。家声益振。君以天保乙未歳生。為人愉怡厚友誼。好與人済美。志守端貞。有倣岸不屈之気。万延文久際。随考遊京攝。修泰西医学。汎濫文籍。所交皆当世名人。当是時幕政衰。処士横議。詩人梗概刺世。匕首交洛中。君数排難。営救免奇禍。因受吏猜疑。間関而帰。縦談時勢変易。娓娓可聴。而意深長。明治中興。宣武東北。鎮撫乏其人。君在東京僑居。與客論酒田安集之急務。言称乃祖。偶木戸侯過路聞之。薦朝往治酒田。置県任参事。未幾凶饉。東京飢餓。偶語頻起。大木伯為府尹。引為参事。設救育殖産之方。厳緝匪徒。称吏治精明。進権大参事。従五位。時綱維未敷。転左院議官。商定法制。五年視察欧州。駐佛都巴黎。就博士武禄受准国法。口講所筆記成数冊。会木戸侯至。自歴聘読之大悦。倶訪武禄問政治大綱。得意憲之確信。君賛襄之意気相得。有樹皇基之志。遂遊露墺。縦目欧陸之山水。訪風俗物産之盛衰而復命。遭台閣動揺。不得果志。（後略）

大正三年十二月
従五位勲五等文学博士久米邦武撰
従五位牟田口元学書

逾明は漢詩に書に秀で、明治二二年一〇月没した有田の窯業家深川栄左衛門の墓碣を、明治三五年五月没の元老院議官石丸安世の経綸之碑を書いている。二基ともに篆額《てんがく》は大隈重信が書き、撰文は久米邦武である。石丸安世夫妻の墓石にも逾明が力強い字を書いている。石丸が興した漢詩結社に参加し指導的立場であった逾明は、佐賀藩弘道館の同窓生、石丸安世・長森敬斐・久米邦武・原田種成・牟田口元学と各地を旅行し漢詩作りを楽しんだ。

大正三年、的野半介は江藤新平伝『江藤南白』を刊行したが、逾明もその序文を託されたひとりであった。しかし完成させることなく病没した。逾明の晩年は、母方の祖母が逾明の玄孫にあたる直江博子氏が『小田原史談』に六回に亘り発表された「西岡逾明《ゆうめい》―ある文人司法官の生涯」に詳しい。逾明は小田原のお花畑《はなばた》に別宅を持ち、東京の本宅との間を往き来した。妻喜勢子（牟田口元学の妹）との間に五女一男があった。逾明は「人間にとって教育こそが大切である」との思いに到達し、明治四〇年頃、地元「神奈川県立第二中学校」の校名に筆を揮い、雄渾な立派な文字は正門に掲げられた。同四四年一二月二六日、同校は火災で焼け、逾明は極寒の中奔走し、無理がたたってか病の床に伏してしまい、一年後の大正元年一二月二三日にその生涯を閉じた。享年七八。戒名、大逾院殿審明宜軒大居士。墓所は神奈川県小田原市早川七六六番地、曹洞宗宝珠山海蔵寺《ほうじゅさんかいぞうじ》。長男英夫は台湾製糖会社の要職にあったが実業家というよりむしろ文人らしい性格で、昭和二六年に七二歳で没した。

【参考】直江博子「西岡逾明《ゆうめい》―ある文人司法官の生涯（1）～（6）」（二〇〇九）、『江藤南白』（一九一四）、『緒方洪庵伝』（一九四二）、『続洪庵・適塾の研究』（二〇〇八）、『緒方惟準伝』（二〇一二）、『日本電信の祖石丸安世』（二〇一三）

（多久島澄子）

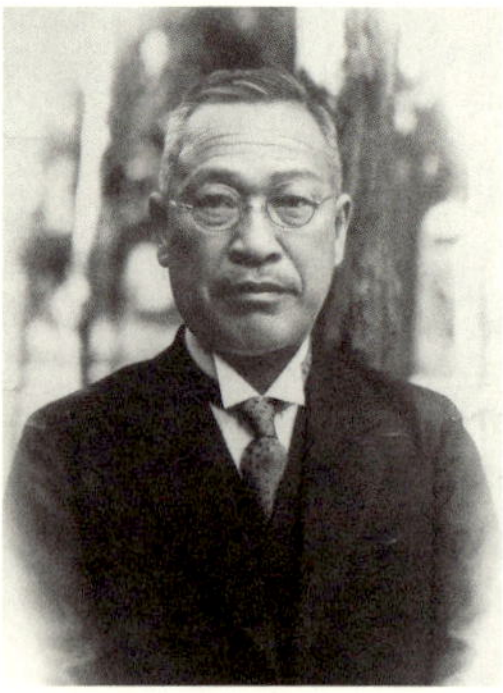

西田良助

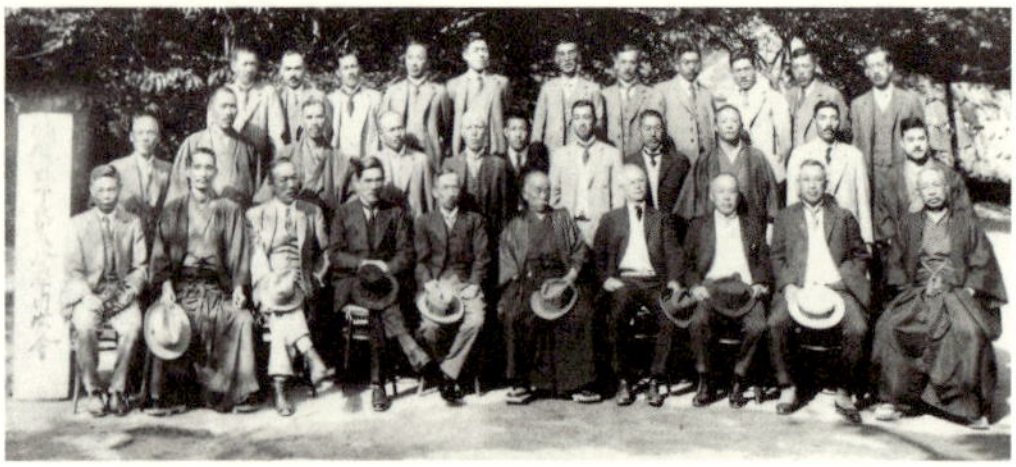

「佐賀県下長崎医専同窓会」
前列右から二人目が西田良助
前列左から二人目が内山竹四

西田《にしだ》 良助《りょうすけ》

（明治一一年～昭和二二年　一八七八～一九四七）

医師・村長

明治一一年（一八七八）一一月八日、旧小城藩山代郷瀧川内村（現伊万里市東山代町瀧川内）の西田家に良助は生まれた。祖父源左エ門（文化三年〔一八〇六〕～明治二八年〔一八九五〕）、父彌三（天保九年〔一八三八〕～明治三七年〔一九〇四〕）は瀧川内村の庄屋を務める家柄であった。標高の高い瀧川内村は夏でも蚊帳を必要としないと言われ、中世、京都から下った源久《みなもとひさし》の子直の居館跡山ノ寺を有し、商都伊万里の学者中村鼎山の門下川久保豫章や一番ヶ瀬苔名、出雲不二樓と歴代の塾が続く川内野村に隣接する。良助の母ソノは、川内野村出雲市太郎の長女で、妹も川内野村一番ヶ瀬家や出雲家に嫁いでいる。大正一〇年刊行の『西松浦郡誌』には東山代村から西田良助と内山竹四をはじめとして、六人の医師が輩出されたことが記録されている。一人を除き、五人が長崎医学専門学校出身者である。『西松浦郡誌』を読む限りでは、東山代村と西山代村は上級学校への進学者が他の町村よりも突出している。

このように教育的環境に恵まれた良助は、佐賀尋常中学校を経て長崎の第五高等学校医学部に進学した。現在の長崎大学医学部の前身である。良助が入学したときは、熊本の第五高等学校医学部であったが長崎医学専門学校と改称し、明治三四年一一月その一回生として卒業した。その後東山代村から四歳年下の内山竹四が入学した。良助は卒業後、西山代村に開業した。明治三七年日露戦争に出征し、第一二師団野戦砲兵隊所属の三等軍医として傷病者の手当に従事し、二等軍医に昇進して明治三八年一二月凱旋帰郷を果たした。明治四三年五月、二里村川東の商家塩屋の西岡ヒサと結婚し、大正一三年

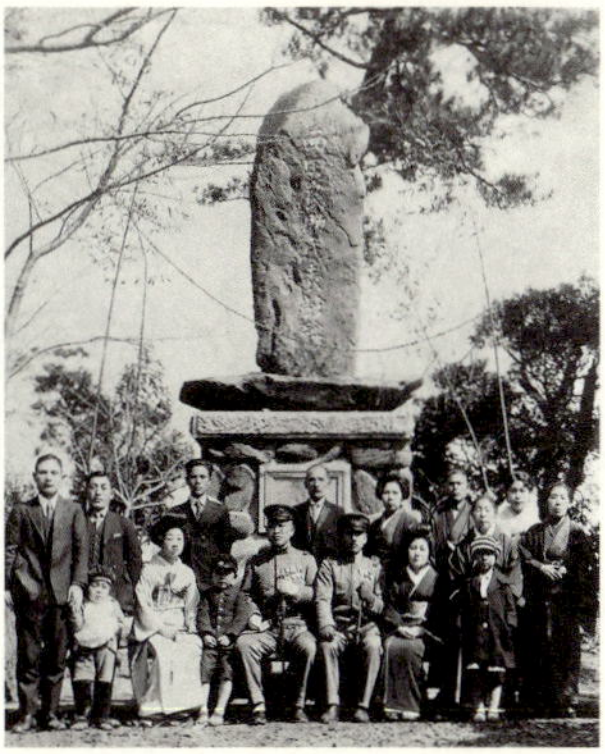

西田良助功労表彰碑
（飯盛神社・昭和七年）
中央軍服姿向かって左が西田良助

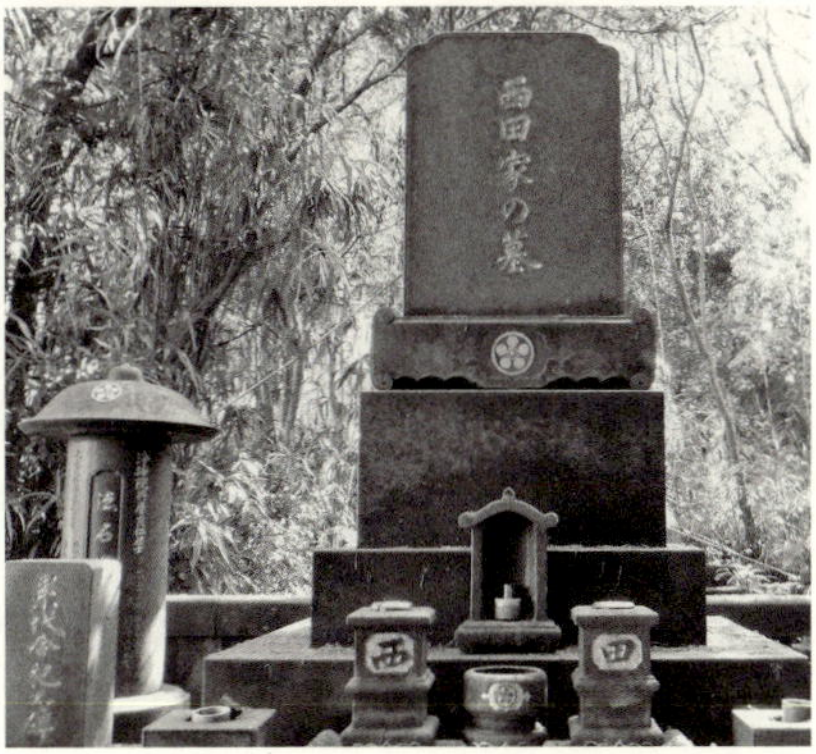

戒名光覚院仁譽良達居士

長男良太が生まれた。良助の性格は「寛厚而も寡欲恬淡仁術者の典型たり、殊に公共心に富」む。良助の最大の功績は、大正一四年村長に挙げられ、懸案の西山代第一尋常高等小学校建設に成功したことで、折からの伊佐鉄道起工計画が、校舎敷地を迂回することを知り、直線にするよう鉄道省と交渉の末、用地売却代金一万五千余円を新校舎建設工事費に充てた。昭和四年一一月、村民一同歓喜に湧く竣工式典記念写真が良助のアルバムに残されている。昭和七年飯盛神社に良助の顕彰碑が建った。

昭和一五年、良助の本籍地瀧川内村に父彌三の功労記念碑が建設された。安政三年庄屋拝命より明治三七年九月一二日逝去まで、東山代村の戸長・郡会議員等を四〇年間務めた彌三の最大の功績は、維新後国有林となった地元山林の既得権の確保であった。旧佐賀藩の大山留《おおやまどめ》の差配した山林の書類をさかのぼり調査して、木炭製造の資源となる西《にし》嶽《たけ》（瀧川内《たきがわち》地区と下分《しもぶん》地区の山名）の木材買い取りの優先権益を政府に出願し成功した。彌三の「資性寛厚慈悲に富み愛郷の念深」き性格は、良助へ、その一子良太へと引き継がれ、昭和二二年五月八日、良助は永眠。戒名は光覚院仁譽良達居士。享年七〇。

良太は昭和二八年、山代町峯六五二二番地に西田病院を開業し良助の跡を継ぎ大きく発展させ、昭和三七年から伊万里・有田地区医師会の要職を務め、平成六年会長に就任、その間伊万里看護学校に進学コースの看護科を併設した。平成二四年三月一二日に八九歳で永眠。戒名浄接院興譽良仁居士。良助と良太は共に「旭日双光章」を授章している。墓所は良太の代に瀧川内から下り、麓の伊万里市山代町の宗紅寺《そうこうじ》に設けた。

【参考】『西松浦郡誌』（一九一二）、『伊万里市の碑文』（二〇〇五）、西田家資料（西田雅子氏蔵）

（多久島澄子）

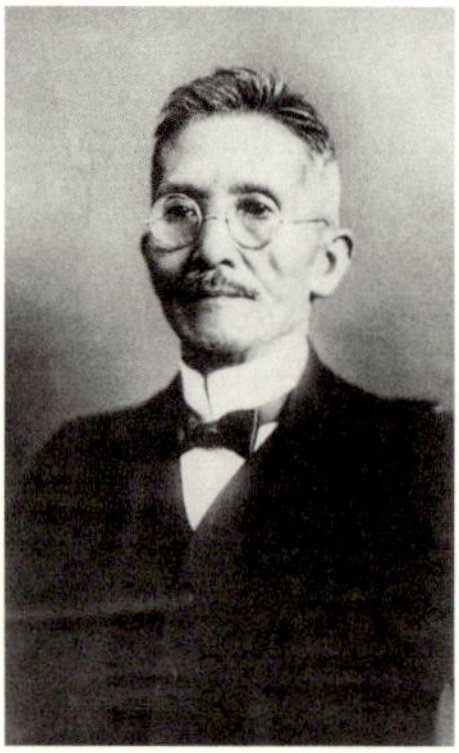

丹羽藤吉郎博士

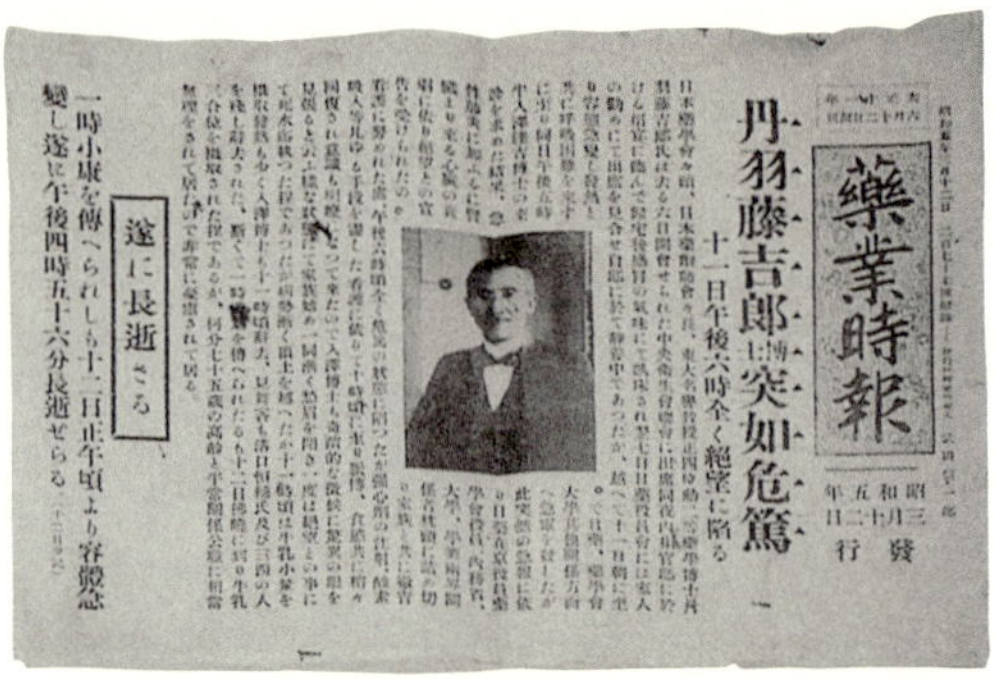

藥業時報

昭和五年三月十二日發行

丹羽藤吉郎博士突如危篤

十一日午後六時全く絶望に陥る

遂に長逝さる

一時小康を傳へられしも十二日正午頃より容態急變し遂に午後四時五十六分長逝せらる

昭和五年三月一二日、薬業時報記事
（ウサイエン製薬株式会社蔵）

丹羽《にわ》　藤吉郎《とうきちろう》

（安政三年～昭和五年　一八五六～一九三〇）

薬学者・東京大学教授・日本薬剤師会会長

医薬分業の父

安政三年（一八五六）二月二日、佐賀藩士丹羽与左衛門の二男として生誕。一〇歳にして藩校弘道館に学ぶ。明治三年（一八七〇）一四歳の時、佐賀藩の「貢進生」として抜擢され、大学南校に入学、ドイツ語科を専攻する。「貢進生」とは、明治新政府が近代国家建設に必要な人材を育成するために施いた制度であり、明治三年太政官布告によって、当時の各藩より優秀な人材を若干名大学南校に貢進させたものである。大学南校は、明治政府が洋学を教授するために設けた教育機関であり、後年東京大学に発展していく。「貢進生」は明治三年のみ施行されたものであったが、西洋の近代的学問を組織的に教授して、その後の日本の各学界のリーダーと成っていくべき優秀な人材を多く輩出していた。

佐賀藩からは丹羽の他に、後にフグ毒研究で業績をあげ、日本で最初の薬学博士となった田原良純（安政二年～昭和一〇年）がいた。

しかし、明治六年学制改正により、ドイツ語科が廃止されることになり、丹羽は同時期に大学東校に新設された製薬学科に転学。卒業後に製薬士の学士号を受領している。大学東校の後進の東京大学医学部に於いて助手、助教授、教授、名誉教授（引退後）を歴任し、五〇余年に亘り薬学及び薬業の発展伸張に多大に尽力した。

丹羽の助教授時代に薬学にとっての重大事案が決議されようとした。明治一九年、帝国学令による製薬学科廃止の論である。その時、丹羽は決死の覚悟をもって、時の文部大臣森有礼への直接談判に及び、近代国家における薬学の果たす意義、役割を一心に説

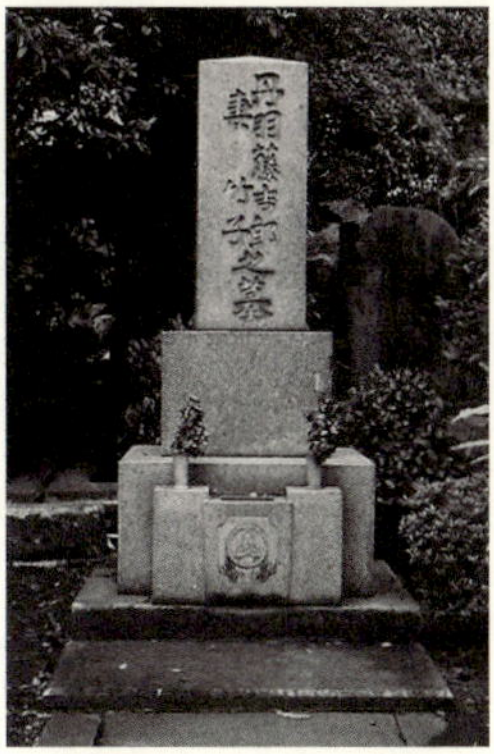

丹羽藤吉郎之墓
（東京都府中市・多磨霊園）

いた。すなわち、医薬品鑑別であり、製薬であり、医薬分業等々の意義である。薬学が近代医学と並進していかなければ、近代国家としての体を成さない旨を全心力で説き、森有礼文部大臣は丹羽の説得と熱情に理解を示し、製薬学科廃止は白紙に戻されることとなった。そして医薬分業の問題である。

明治二三年「薬品営業並薬品取扱規則」（薬律）が制定されたが、全国の薬剤師が期待していた日本の近い将来における医薬分業実現の文言は、政治的圧力によって抹消されていた。ここに及んで丹羽らは日本薬学の未来のために医薬分業の推進確立を絶対目標として、日本一統の薬剤師の集結・団結を図るべく折衝議論を重ね、明治二六年「日本薬剤師会」の創設をみた。初代会長には正親町実正伯爵をおいたが、実際は丹羽を中心とした学者グループであった。

丹羽は、明治三三年から明治三五年にかけてドイツに留学し、ベルリン大学で最新の化学薬学を学んでいるように、当時の薬学界においてすでに、「薬品製造学」の権威者であったが、その活躍の場は学内に止まることなく、全国病院薬局長会議創設、日本薬事協会会長、日本薬学会会頭を歴任するなど、日本に近代薬学が導入された当初より、そのトップリーダーの一人として精力的な活動をみせていた。日本薬剤師会においても、丹羽自らが会長を三代にわたり勤めている─第六代（大正三年〜大正一五年）、第七代（大正一五年〜昭和二年）、第九代（昭和四年〜昭和五年）。その間、全国薬剤師の総帥として医薬分業確立を目指して東奔西走し、よくそのリーダーシップを発揮したが昭和五年三月一二日、現役日本薬剤師会会長のまま志を半ばにして逝去した。薬学・薬業に献身した七四年の生涯であった。墓所は東京・多磨霊園・東京都府中市。

【参考】『日本薬剤師会史』（一九九四）、『佐賀県薬剤師会誌』（一九八八）

（鍵山稔明）

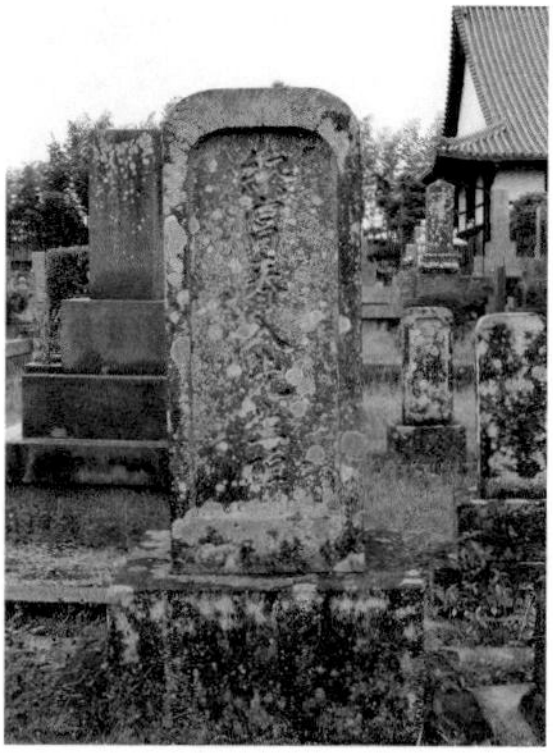

納富春入先生碑
（佐賀市与賀町・泰長院）

納富《のうどみ》　春入《しゅんにゅう》

（寛政一〇年～嘉永七年　一七九八～一八五四）

華岡流外科医

納富春入は、諱を敦行、字を順益、号を杏園という。墓碑銘によれば、納富氏は、桓武平氏の石見守教満（桓武天皇十二世門脇宰相平教盛の二男）を先祖にもち、泰巖公（龍造寺隆信）のときに武功あって仕えたが、納富行寿のときに禄を失った。のち納富昌行のとき、九代佐賀藩主鍋島齊直の恩命で家臣に復した。昌行は男子がなく、鹿島藩太田氏の臣後藤政正の二男順益、一五歳を養子に迎えた。順益は、蓮池藩医で外科医の井上仲民に瘍科（外科）を学び、その後、紀州の華岡青洲の門に入った。青洲門人帳をみると、文政七年一二月一八日に納富順益の名で入門している。

帰郷後、順益の名声は高まり、齊直は天保三年（一八三二）に春入という名を与えたので、以後春入と称するようになった。のち藩の節減策のため藩医を免ぜられ、町医として各地を診察して歩いた。やがて一〇代藩主鍋島直正に召し抱えられた。

『鍋島直正公傳第二巻』に、天保年間の佐賀の名医として、内科の西岡長垣・牧春台・古賀安道・福地道林のほかに、外科には町医納富春入ありとし、春入は切腹をし損じたる者の腸を包み、陰嚢の瘤を截断し、穀堂の痔花を切ったという逸話を紹介している。

その後、春入は肺を患って、嘉永七年（＝安政元年、一八五四）一一月五日に亡くなり、泰長院（現佐賀市与賀町）に葬られた。五七歳。逆算すると寛政一〇年（一七九八）生まれ。春入の法名は曦陽院転徳厳道居士である。

碑文によれば、春入の性格は、人のために寛大で、みよりのない子どもたちを育て、嫁をとったりさせた。その数十余名とある。碑文には、春入の師匠井上仲民の弟井上友

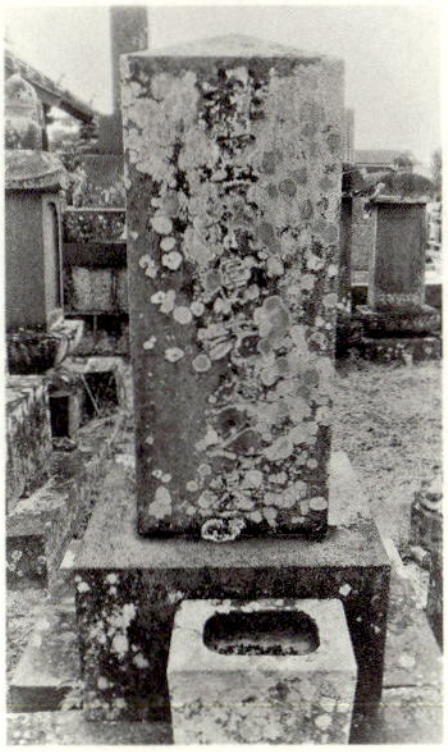

桃里納富先生之墓
（佐賀市与賀町・泰長院）

庵との華岡家の医療伝授に関する会話がある。友庵は仲民に学んだあと華岡家に入門し、文政元年ごろ帰郷して、文政七年には佐賀藩医となっていた。春入（当時は順益）が、華岡青洲の乳ガンの血瘤を切った医術を教えて欲しいと友庵に頼むと、華岡医術は、勤苦の末に学んだことで師弟としての誓約もあるので、教えるわけにはいかないと断った。春入は、友庵を同門の兄弟子と思っていたのにと怒って、やがて一人で華岡青洲のもとに入門した。帰郷後、病気が重くなって臥せっている友庵のもとへ出かけ、あのときはすまなかった。おかげで一人前の医師になれたと深謝した。

春入碑は、春入の出た家である権藤氏と門人中島易春、松尾栄仙、井上玄澤、牟田逸庵、森玄白、武富謙斎、城島泰伯ら一一人の連名で建てられた。碑文の最後に「窮理精通、能治難治」とあるのが理に通じ、外科的力量の高い春入だったことを示している。

納富家の墓石群の一角に、「桃里納富先生之墓」がある。これが納富春碩である。春入には子がなく、横尾道伯の二男を養子にして跡を継がせた。これが納富春碩である。この碑は中島春逸、牟田元定、松田革蔵、光武英房ら四人の門人名で建立した。碑文によれば、春碩の諱は周行、通称春碩、号桃里、多久家の臣で横尾道伯の二男。弱冠にして、佐賀藩医松隈甫庵の門に学び、数年後に納富春入の養子となった。家塾を開き、医業の名声も広まり、文久年中に佐賀藩御番医となり、藩主に扈従した。戊辰戦争に従軍し、各地で銃創兵らを治療し、同年一〇月に凱旋し、一〇石を賜った。明治八年（一八七五）に長子六郎にあとを譲り、明治二〇年（一八八七）九月一日に没した。六三歳だった。

春碩墓の左隣に六郎とその子の墓が並んでいる。実道清馬居士が大正四年（一九一五）八月二三日没、一露童子が大正元年九月二〇日に没とあり、これで外科医家納富家は絶えたとみられる。

【参考】納富春入先生碑文、『鍋島直正公傳第二巻』（一九二〇）

（青木歳幸）

納富《のうとみ》　宗謙《そうけん》

（文政八年〜明治三六年　一八二五〜一九〇三）

華岡流外科医・種痘医

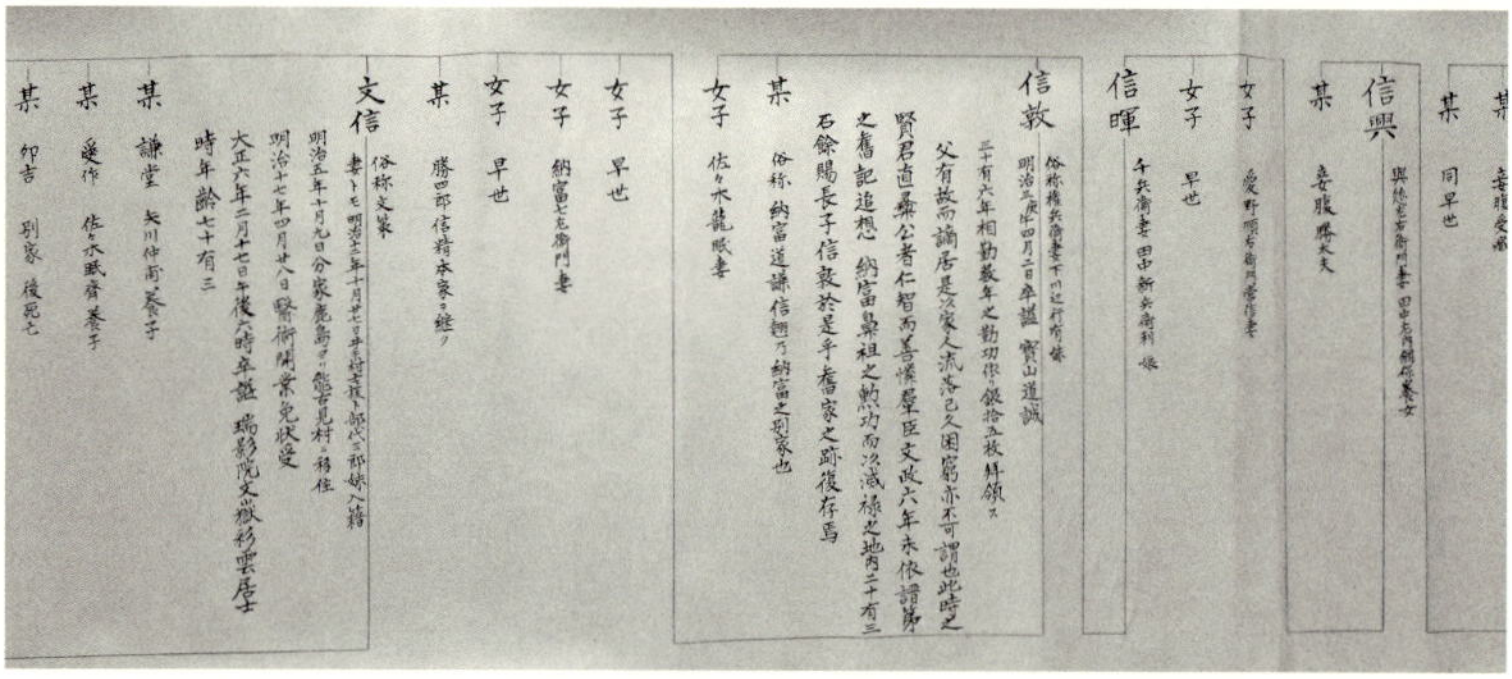

「納富家系図」（納富貴氏蔵）
信敦の弟道謙が別家したこと、信敦の子文信（俗称文策）が医師となったことがわかる。

納富宗謙は、文政八年（一八二五）に鹿島藩医納富宗益の子として生まれた。宗益は道賢、道鎌とも称し、鹿島藩士納富信敦《のぶあつ》（矢十ともいう）の弟で、華岡青洲の門人帳によれば、文政一〇年（一八二七）四月一〇日に、大坂の合水《がっすい》堂に入塾している。合水堂は、華岡青洲の弟華岡鹿城《ろくじょう》が交通至便な大坂に開いた華岡流外科塾で、当時は、青洲養子の南洋に学んだとみられる。帰郷して鹿島藩医を務めていたが、天保六年（一八三五）二月一日に、大坂合水堂への再修業願いと諸費用五両拝借願いを出し、二月三日に一五〇日の暇をもらって、大坂に向かった。門人帳によれば、同年三月に大坂に入塾している。この塾で華岡流外科の奥伝を学んだ宗益は、帰郷して鹿島藩医として活躍した。

宗益の子の宗謙は、江戸で華岡流外科医の下条通春に就いて学んでいたが、弘化三年（一八四六）六月に、父と同じく大坂合水堂への入塾願いを藩に提出し、同年九月七日に、大坂の合水堂に入門することができた。帰郷後、鹿島藩医として務めた。安政三年（一八五六）には佐賀藩本藩の弘道館内医学寮から種痘医に任命され、同年五月から九月までに、塩田地区（現嬉野市）の子二四〇九人へ、同僚医師らと種痘を実施したことを藩に届けている。

塩田行　一、五月五日種子拾壱人　一、引痘子人数弐千四百九人
一、植方五月十一日より相始め、九月七日迄相済ます
一、医師名前並びに出席度数
拾八度　織田巨庵、拾三度　八澤謙泰
弐十度　納富宗謙、拾七度　千々岩哲斎、弐十度　江口道順
（『鹿島藩日記』）

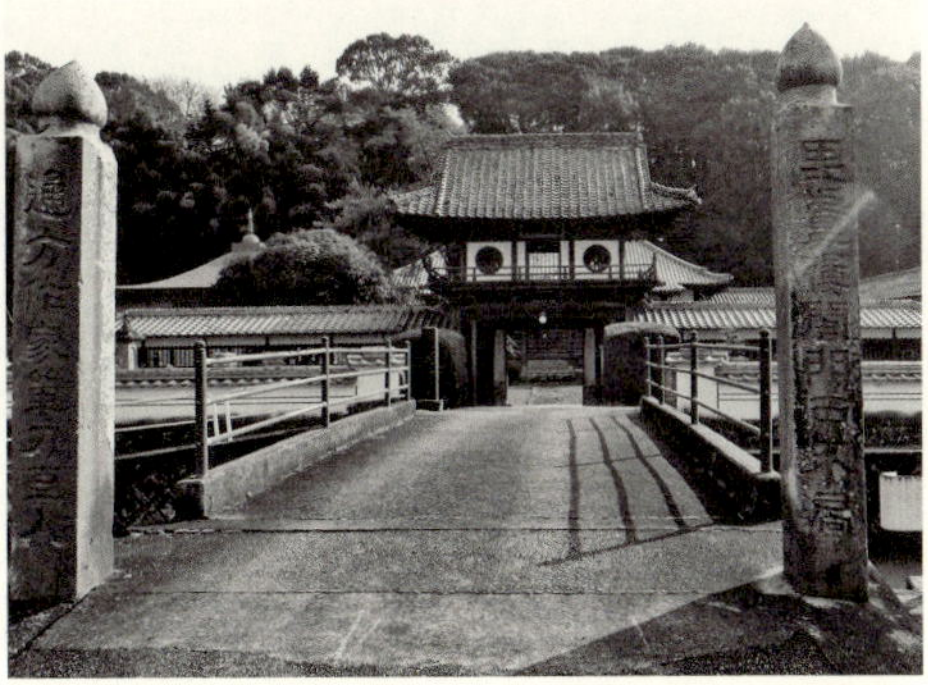

納富家および鹿島藩主菩提寺の泰智寺前景。

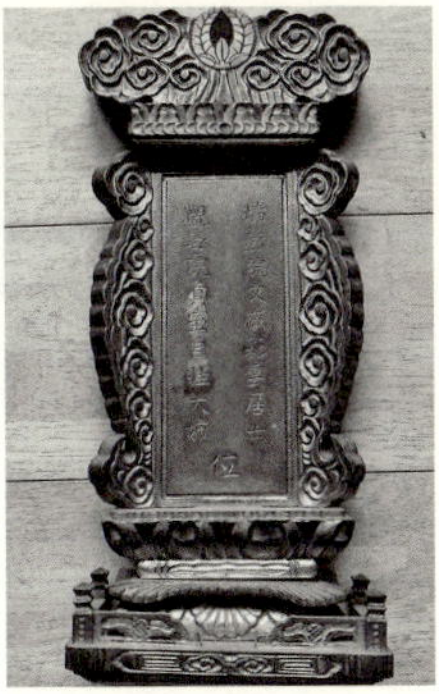

泰智寺にある納富文策の位牌。瑞彰院文嶽彩雲居士とあり、背面に大正六年二月一八日没と刻まれている。妻はトモといい、昭和九年一月一八日没。観喜院貞室自性大姉とある。

三四歳の安政五年（一八五八）には、鹿島藩医として一一石五斗を得ている。明治五年（一八七二）に、鹿島地区の種痘医に任命された。宗謙は、明治三六年（一九〇三）九月に七九歳で没した。嗣子龍馬が医業を継ぐべく、明治五年に佐賀の好生館で学び、その後東京の大学予備門東校（のちの第一高等学校）に学び、帰郷して開業した。が、その後間もなく、明治三〇年代に父に先立ち病没したため、同家は医を閉じた。

納富家の家系図によれば、戦国時代の納富但馬守信景が龍造寺家の支流の故をもって、龍造寺隆信の一字を賜わったという。信景の子納富千兵衛は、文禄・慶長の役に従い、朝鮮にも渡った。信敦の代になり、弟道謙（宗益）が医者になり、二男文信が、納富文策として医者となり、明治五年（一八七二）に能古見村（現鹿島市）で開業した。明治一七年に医術開業免状を受けた。明治二〇年代に能古見に赤痢が流行したとき、治療に尽力し、県知事表彰を受けている。大正六年（一九一七）二月一八日、七三歳で没した。戒名を瑞彰院文嶽彩雲居士という。

あとを継いだのが、納富勘一で、明治一五年三月二〇日に有明町（現杵島郡白石町）に生まれ、納富家に入り、医を継いだ。明治三五年四月に熊本医学校（現熊本大学医学部）を卒業し、オートバイで能古見村を巡回診療した。大正元年（一九一二）に陸軍二等軍医となり、第一次世界大戦に陸軍軍医中尉として従軍した。大正四年に勲五等瑞宝章と金二五〇円を授与された。昭和六年（一九三一）一一月一一日没。五〇歳。戒名は誠篤院一心義徹居士位とある。同家菩提寺で鹿島藩主菩提寺でもある鹿島市浜町の曹洞宗泰智《たいち》寺に葬られた。嗣子信茂があとを継ぎ、鹿島に新築移転して開業し、現在の納富病院につながっている。

【参考】『鹿島藤津医会史』（一九八八）、納富貴家資料、『鹿島藩日記』

（青木歳幸）

野口《のぐち》 松陽《しょうよう》

（天保一三年〜明治一四年　一八四二〜一八八一）

幕末諫早家侍医・明治期漢学者・太政官官史

野口松陽は、天保一三年（一八四二）、諫早家侍医野口良陽の子として生まれた。通称を知一郎、号を松陽・晩斎という。万延元年（一八六〇）には、松陽は播磨国林田（現兵庫県姫路市林田町）の漢学塾河野鉄兜《てっとう》塾へ入塾し、文久二年（一八六二）以後、大坂や京都で松本奎堂や岡鹿門ら尊王派志士や漢学者と交流した。文久三年に、いったん郷里に戻り、改めて二ヶ年の遊学許可を得て播州へ赴いた。その名目は「私儀文学為執行播州家中河野絢夫（鉄兜）江随身仕度」（『（諫早家）日記』）と医学修業でなく文学修業であった。幕末期における大坂や京都の文人との交流のなかで、松陽は、医者から漢学者へ転身の方向性を強めた。元治元年（一八六四）に帰郷後、明治の初めまで、松陽は諫早で過ごし、諫早藩校好古館で漢学教師として教鞭を執った。

明治四年（一八七一）、太政官正院に八等で出仕した。明治八年の台湾出兵に際して、台湾蕃地事務局御用掛に就き、大隈重信総裁を助けた。松陽は、書家で政治家の巌谷一六の主宰する清華吟社に参加し、漢詩界でも活躍した。明治一二年に病を得て、太政官を辞し、熱海や草津などで温泉療養をしたが、明治一四年五月四日に没した。享年四〇。

松陽の長男一太郎は父松陽に導かれ、明治期東京漢詩壇に参画し、やがて野口寧斎として漢詩中興の祖とまで呼ばれる存在になるが、明治三八年（一九〇五）没。享年三九、墓は松陽の隣にある。

【参考】合山林太郎『幕末・明治期における日本漢詩文の研究』（二〇一四）、『諫早市史』第四巻（一九六二）、『（諫早家）日記』

（青木歳幸）

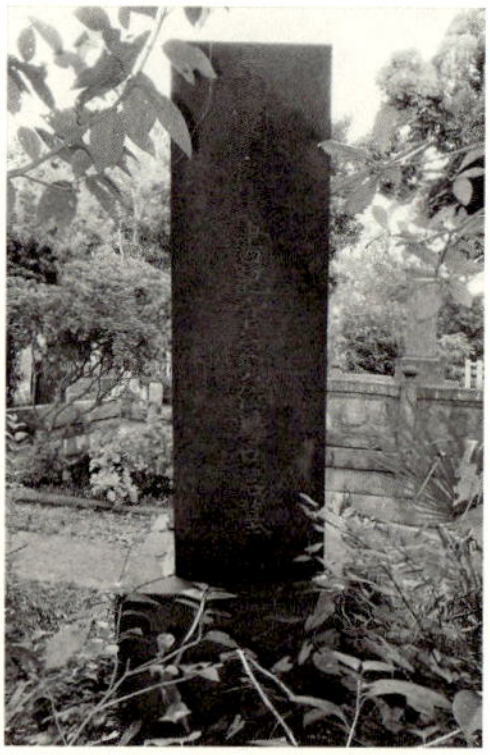

野口松陽の墓
（青山霊園一種イ4号20側）

正面には、「内閣権少書記官従六位野口君之墓」と刻まれ。裏面に巌谷一六による墓碑銘が、「君、諱常共、字伯辰、号松陽。野口氏佐賀県士族、世家肥前諫早邑。天保十三年壬寅十二月某日生、明治十四年辛巳五月四日、没於東京、葬青山塋域。君少而頴異、善属詩文、遊於森田節斎、河野秀野之門、名声夙著。辛未、補太政官出仕、尋任権少外史、叙正七位。居年餘遷真進従六位、又転権少内史。及台湾役興、載筆直事務局、理繁処劇、頗受長官之知。事平賜金賞之。将有所擢用、会罹疾辞職。辛巳四月、復為内閣権少書記官、無幾病再発、竟不起。嗚呼、君才富学優、志在経世、而寿嗇命短、不終其用、惜夫。　明治十六年五月　修史館監事従五位勲五等　巌谷修記」と刻まれている。

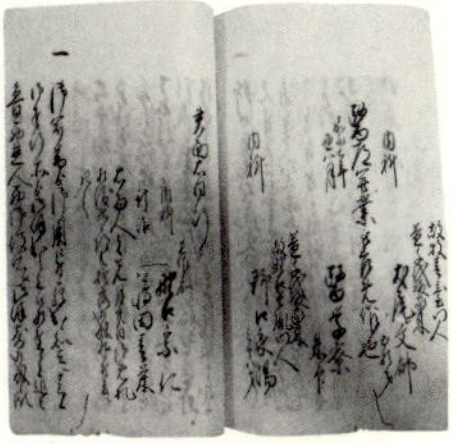

『（諫早家）日記』にみる野口良陽への医道開業札記録。「（嘉永六年）医道開業碑差免候者也、医学寮朱印　益千代殿家来故野口長胤門人　内科　野口良陽　三十八才」とある。（諫早市立図書館蔵）

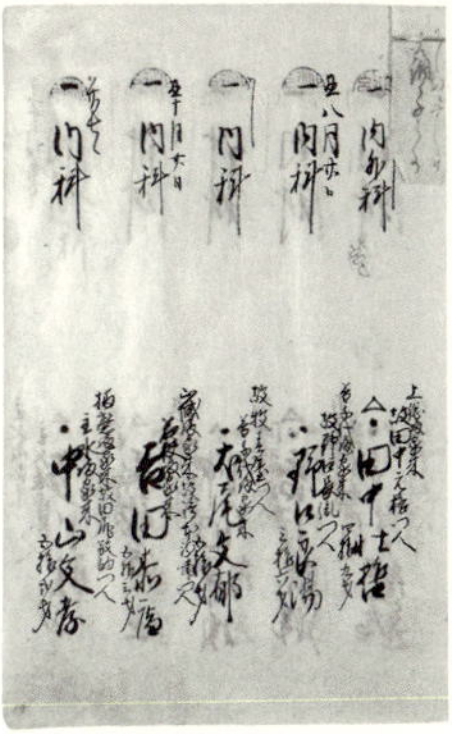

『医業免札姓名簿』にみる野口良陽の免状記録。本記録では三六歳とあり、『（諫早家）日記』では三八歳とあるので、文化一三年（一八一六）生まれの可能性もないわけではない。（佐賀県医療センター好生館蔵）

野《の》口《ぐち》　良陽《りょうよう》

（文政元年〜？　一八一八〜？）

幕末期諫早家侍医・種痘医・漢学者

諫早家侍医野口良陽は、文政元年（一八一八）生まれで、京や北越地方を訪れて、医学修業をした。天保一〇年（一八三九）に、同郷の漢学者福田渭水が「重陽津和港作時良陽北越行」（『渭水詩鈔』）と詠んでおり、良陽が天保一〇年段階に北越地方にいたことが知られる。良陽は、越前の医師奥村良筑の編み出した吐方を学びに出かけていた。吐方とは体内の毒物を吐瀉させる医方である。遊歴後まもなく、天保一三年（一八四二）一二月に長男の松陽が生まれた。嘉永四年（一八五一）に、佐賀藩は試業（試験や授業）によって合格したものに開業免許を与える医業免札制度を開始した。佐賀本藩から諫早家領などの医師へも、佐賀藩校弘道館内の医学寮へ順次出席するように命令が出された。

嘉永六年（一八五三）八月六日付の『（諫早家）日記』（諫早市立図書館蔵）をみると、諫早家侍医を務めていた良陽のもとへも、同年七月二〇日に出るように命令が出されたが、良陽は病気を理由に出頭を延引した。ようやく八月六日早朝に医学寮へ出かけた良陽に、都検（弘道館の教頭役）が、医道開業免状（免札）を渡した。『医業免札姓名簿』には、八月二〇日付で「益千代殿家来　故野口長胤門人　野口良陽　三拾六才」と記載されている。益千代は諫早一五代領主の諫早武春のこと、野口長胤は医学の師であり、養父ともいわれる。この時期の医業免札は、従来からの開業医師で藩医に対しては、医学寮から順番に支給していた。また本藩からの医師開業免状授与について、支藩の医師には抵抗感があり、さまざまな理由でなかなか佐賀へ上がらなかったことが窺える。

佐賀藩は、嘉永二年（一八四九）に全国に先駆けて種痘（牛痘接種）に成功し、領内

野口良陽の漢詩
（一）種痘戯作
疫鬼跳梁絶消息［絶消息］
散花妙手事［実］奇也
勿言人造異［非］天造
腕裏春風結実［子］来
（［］の添削は江戸後期の医者で漢詩人河野鉄兜によるもの。）
（二）観梅、村民請種痘、賦此自嘲
才薄已無方起虢
青裳薫索二毛時　青裳
浮名何事余身累
人喚官家種痘医
（三）自嘲
書満案頭生大疑
誰能名実両相宜
始知扁鵲不医国
燕趙喚成帯下医
（『枝餘吟稿』、野口家一族詩文稿「1・970・A」ほか。（一）の［］は河野鉄兜の添削による。資料は関西大学図書館中村幸彦文庫蔵。いずれの詩も合山林太郎『幕末・明治期における日本漢詩文の研究』所収）

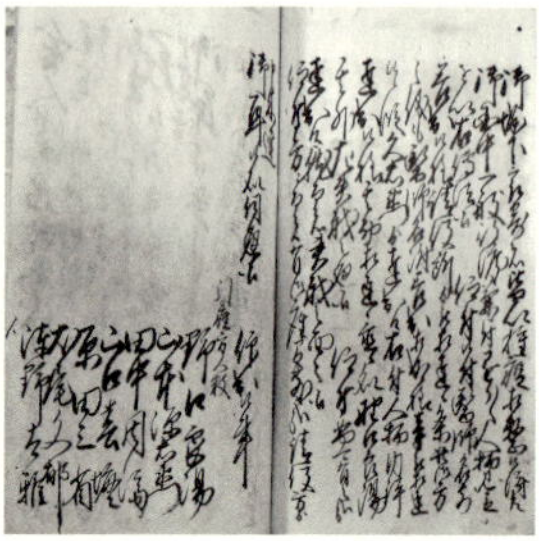

嘉永二年一一月晦日の『（諫早家）日記』にみえる諫早領種痘医。

の医師たちを種痘医に任命した。野口良陽も種痘医の一人として地域への種痘を推進した。嘉永二年一一月晦日に諫早家領では野口良陽、山本源右衛門、田中周済、山口春塘、原田三省、犬尾文郁、陣野大雅の七人が種痘医に任命されている（『（諫早家）日記』）。

万延二年（文久元年・一八六一）の『座居帳』をみると、野口良陽（四五石）、嶋田芳橘（二七石）、野口宗仁（二〇石）、西牟田健策（二〇石）、嶋田春栄（一九石）、執行祐庵（一六石）、山本忠六（一五石）、山本源渕（一一石）、犬尾文郁（五、六石）と、九人の独礼医師のうち、最も高禄を得ており、藩主からの信頼も厚かった。

合山林太郎氏の研究によれば、良陽には（一）「種痘戯作」という漢詩がある。内容は、疫鬼（天然痘）が絶えた、散花の妙手（種痘）は実に素晴らしい働きをする、人造は天然に劣るというな、腕に接種した実が結果をもたらす、という種痘を絶賛しているかにみえる詩である。もう一方で（二）「観梅、村民請種痘、賦此自嘲」という詩では、観梅に赴いた村で、じつは私には中国の名医である扁鵲《へんじゃく》が、虢《かん》の太子をよみがえらせたという才能はなく、二毛（儒医であり西洋医である白黒二つの色）をもつ、種痘医として期待されているがそれは浮名（虚名）であり、自分は困惑するばかりだと詠んでいる。良陽は、佐賀藩医学の西洋化の流れのなかで、種痘医・西洋医としての活動をし、諫早家や領民の信頼を得たが、心のうちでは儒医として評価される自分を望んでいた。良陽は、幕末期の国事へも強い関心を持っていた。しかし、医師としての自分が国事に深く関われないことの限界をも感じており、（三）「自嘲」という詩を残している。良陽は幕末頃没したとみられるが、儒医の意識を強くもちつつ西洋医として生活を送る良陽の意識は、その子松陽と孫の寧斎の進路に深く影響した。

【参考】合山林太郎『幕末・明治期における日本漢詩文の研究』（二〇一四）、『諫早医史』（一九九一）、『（諫早家）日記』

（青木歳幸）

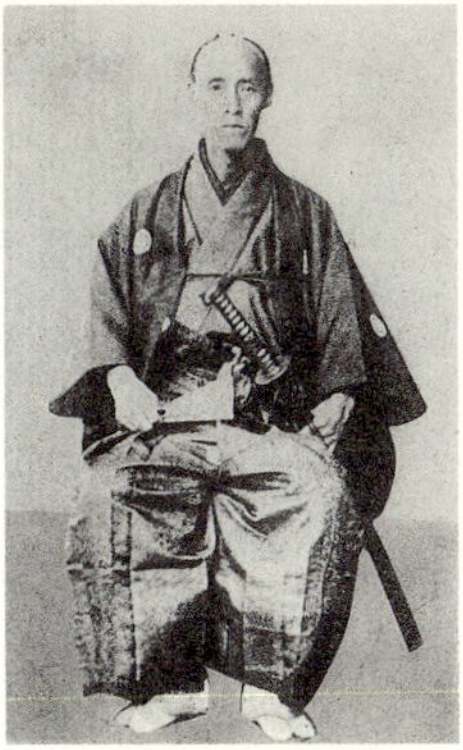

野中元右衛門
（慶応三年、長崎にて）

野中《のなか》 元右衛門《もとえもん》

（文化九年～慶応三年　一八一二～一八六七）
実業家・歌人

野中元右衛門は、文化九年（一八一二）佐賀城下材木町の烏犀圓本舗（松養軒）第六代野中源兵衛の養子（娘婿）久右衛門の長男として生まれる。号は古水。

野中家では元右衛門が生まれる一六年前、寛政八年（一七九六）鍋島藩から烏犀圓調剤の許可を受けていたが、文化二年（一八〇五）、六代源兵衛が亡くなると七代源兵衛泰豊が未だ幼少のため事実上の家業は元右衛門の父の久右衛門が行っていた。文政一〇年（一八二七）、元右衛門一六歳の時、七代源兵衛が三五歳の若さで卒去。その四年後、父久右衛門も亡くなり、八代源兵衛安貞が幼少のため元右衛門は二〇歳で烏犀圓調剤の家業を継ぐことになった。その後、元右衛門の卓越した商才のもとで野中家は当時佐賀藩きっての財閥の域まで達した。

弘化三年（一八四六）、八代源兵衛が二〇歳になると共に元右衛門は長崎に出てオランダ貿易に着手する。元右衛門は長崎新橋町に別宅を構え、当時蘭学寮にいた佐野榮壽左衛門（佐野常民）、大隈八太郎（大隈重信）、小出千之助らと交わり彼らを通じてオランダ事情を習得したとされる。また、オランダ貿易に関しては当時五島列島沖合においてオランダ商人と密貿易を行っていた巨商古川彦兵衛を利用して莫大な富を築くことができた。

元右衛門は鍋島藩から烏犀圓の調剤の許可を受け野中家が繁栄したのだから藩主の恩顧は忘れなかった。佐賀城二の丸の失火後においては改築費にたび重なる献金をしてきたが、安政六年（一八五九）三〇〇両を献金したことにより、藩主鍋島直正により上渕

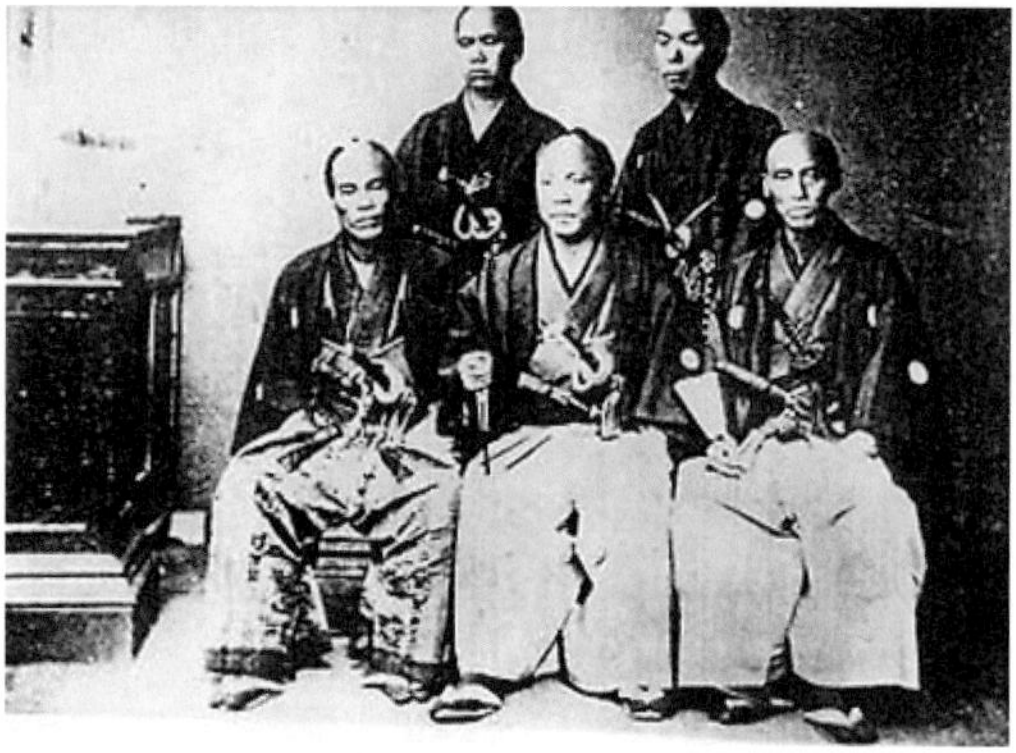

渡仏佐賀藩使節
（前列右　野中元右衛門、前列中央　佐野常民）

村（現佐賀市兵庫町上渕）の私領（地米三六石）を三〇年間拝領した。

五〇歳の頃、有田焼に使用する良質の柞灰を日向から、堅炭を薩摩から購入したり、五島沖での密貿易で得た高麗人参、麝香《じゃこう》、大黄などの高価な医薬品を大坂道修町の薬問屋に卸して莫大な財を得ている。さらにその当時、米国は南北戦争の最中で綿花暴騰の気配にこれを買い占めて巨利を得たことも知られている。また、元右衛門は有田焼の振興を図ると共に嬉野茶の販路拡張に関しても多大なる貢献をしている。

さらに、元治元年（一八六四）佐賀藩の長州征伐に際して元右衛門は軍用金を献金し、その功により藩主鍋島直正より手明鑓《てあきやり》格に列せられている。

慶応三年（一八六七）フランス政府は徳川幕府に対しパリ万国博覧会への参加を要請、幕府は全国の各藩に通達したが佐賀藩と薩摩藩のみが参加を決定した。かくて、佐賀藩からは事務管長として佐野常民、商事使節として元右衛門、通訳として小出千之助他二名が使節として派遣されることになった。元右衛門は生来蒲柳の質で家族は彼の渡仏を憂いて辞退させようとしたが、彼は「君命を以て死するも尚辞すべからず、フランスは仏国と云うから彼の地で仏とならば極楽浄土も近からむ」と笑って快く派遣の大命を受けた。渡仏に際しては藩主直正より初代忠吉の名刀を下賜されている。

慶応三年三月八日、長崎を出港し海路、香港、シンガポール、セイロン（現スリランカ）、紅海を経て地中海へ、六六日後の五月五日、フランスのマルセイユに到着する。その後パリに移った五月一二日、元右衛門は急病に襲われて客死した。墓所はパリのペール・ラシェーズ、葬儀には同行の佐野常民、小出千之助、深川長右衛門らが立ち会ったとされる。

野中家には元右衛門が長崎出港からマルセイユ着までを記録した日記『仏国航路記』が残されている。

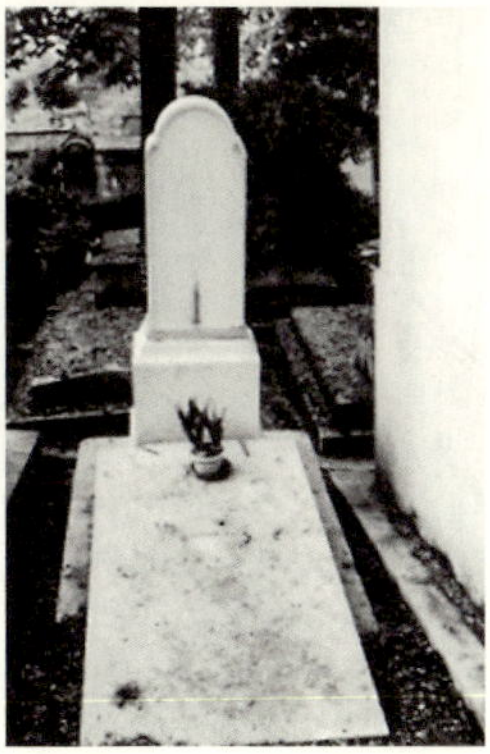

野中元右衛門之墓
（パリ・ペール・ラシェーズ墓地）

その後、明治七年（一八七四）、ウィーン万国博覧会に参加した、かつて元右衛門と関係のあった松尾儀助が帰途パリに立ち寄り墓参したところ墓石が破損していたのでマルセイユ石で再建した。

（表）

慶応三年丁卯年
大日本肥前野中元右衛門之墓
五月十二日

（裏）

NONAKA MOTOSKÉ
DÉCÉDÉ A PARIS
LÉ 16 JUIN 1867

二千五百三十三年一月
松尾儀助 再建

また、大正九年（一九二〇）、大隈重信、佐野常羽（常民の嗣子）、一〇代野中萬太郎らにより佐賀市与賀町善定寺に「野中古水之碑」（碑文は佐野常民）が建立された。

天保から慶応にかけて佐賀藩は古川松根を中心として和歌の勃興の時期であった。元右衛門は古川松根に師事し南里有隣らと共に和歌の会「小車社」を設立した。小車社は二十有余年続き元右衛門が亡くなる慶応三年『小車集』全二巻が出版された。この中には元右衛門の三四首もの歌が収められており、彼の作品がいかに優れていたかを物語っている。

野中家では、八代源兵衛には子供がいなかったため、元右衛門の長男、萬太郎が九代当主（～明治二五年・一八九二）、孫の要太郎が一〇代萬太郎（～大正一三年・一九二四）として烏犀圓調剤の家業を引き継いでいる。

【参考】『仏国航路記』（野中烏犀圓本店）（一九三六）、宮永孝『幕末オランダ留学生の研究』（二〇〇三）

（野中源一郎）

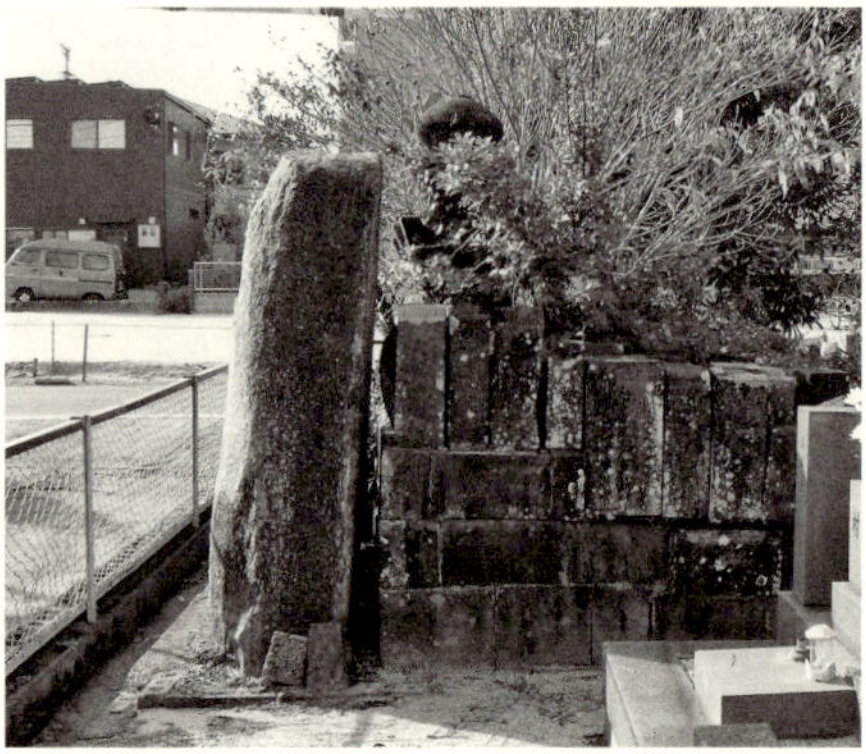

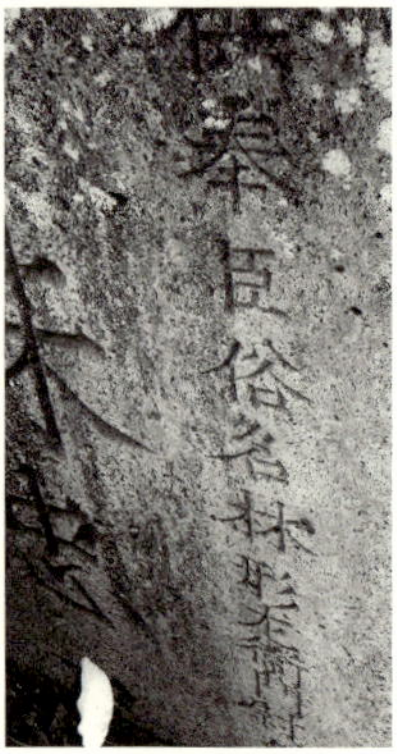

林形左衛門尉の墓碑
碑面には「前肥州太守忠直公供奉臣俗名林形左衛門貞之」「孝安殊忠」「于時寛永十二乙亥四月九日亥逝去」と刻まれている。
佐賀市赤松町の曹洞宗龍泰寺墓地の西南隅の集合墓の中にある。

林《はやし》　栄久《えいきゅう》

（元亀元年～寛永六年　一五七〇～一六二九）
朝鮮出身佐賀藩医師

林栄久は、元亀元年（一五七〇）に、朝鮮人医師林一徳斎の子として生まれた。一徳斎は、姓は秦氏、名は伯、字を文烈という。佐賀藩の藩祖鍋島直茂が朝鮮出兵から帰国時に、栄久を我が国へ連れ帰った。医師栄久は、直茂やその子で佐賀藩初代藩主鍋島勝茂に寵愛された。勝茂の治世のときに名を利兵衛貞正と改め、物成一一〇石で仕えた。

『葉隠』によれば、直茂が亡くなる前年、元和三年（一六一七）のこと、直茂の耳に瘤ができ、腐り始めた。このままでは子孫への恥として絶食を始め、誰がなんといっても食事をとらない。たまりかねた勝茂が、親の死に目に薬も差し上げなかったら後日の面目も立たない、薬だけでも飲んでほしいと懇願した。直茂は信濃守（勝茂）の面目を保つために軽い薬なら飲むというので、勝茂はほっとして御薬煎役の栄久に薬を処方させた。栄久が直茂に薬を差し上げたあとで、勝茂は栄久を呼び出した。勝茂はことのほか立腹して、「おまえは心安き者で律儀だから薬の事を申し付けたが不届き千万のことをしたな、有り体に申せ」と問い詰めた。栄久は涙を流して「（直茂様は）数日飲まず食わずで、体力が落ちていましたので、少し米を加えて体力をつければ、本復されるだろうと米を加えました」と申し上げたところ、勝茂は、今後はそのようなことをしないようにと申し付けたと記録されており、勝茂が栄久を心安き者と信頼していたことがわかる。直茂は翌元和四年六月三日に八一歳で亡くなるが、その際、殉死者が一二人も出た。

栄久は、勝茂の子で小城藩初代藩主元茂のもとでも侍医を務めた。元和四年一二月七日には三平（元茂）から利兵衛（栄久）に宛てて、転んで腰を強く打った祖母芳林院（陽泰院。直茂室）の容態を気遣い、その養生を頼んだ書状があり（『元茂公御年譜』）、医

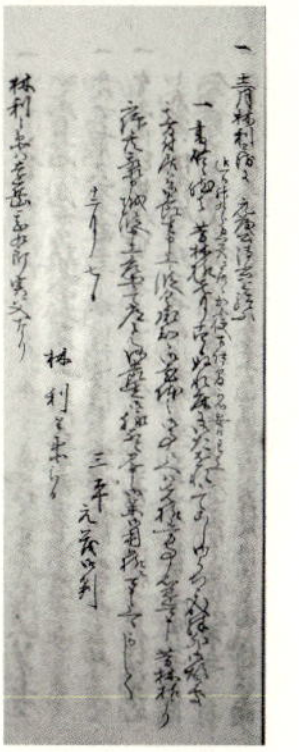

元和四年一二月に、三平（小城藩初代藩主鍋島元茂）が、利兵衛に宛てて出した芳林院の病状を気遣う書状の写し。『元茂公御年譜』（佐賀大学附属図書館小城鍋島文庫蔵）

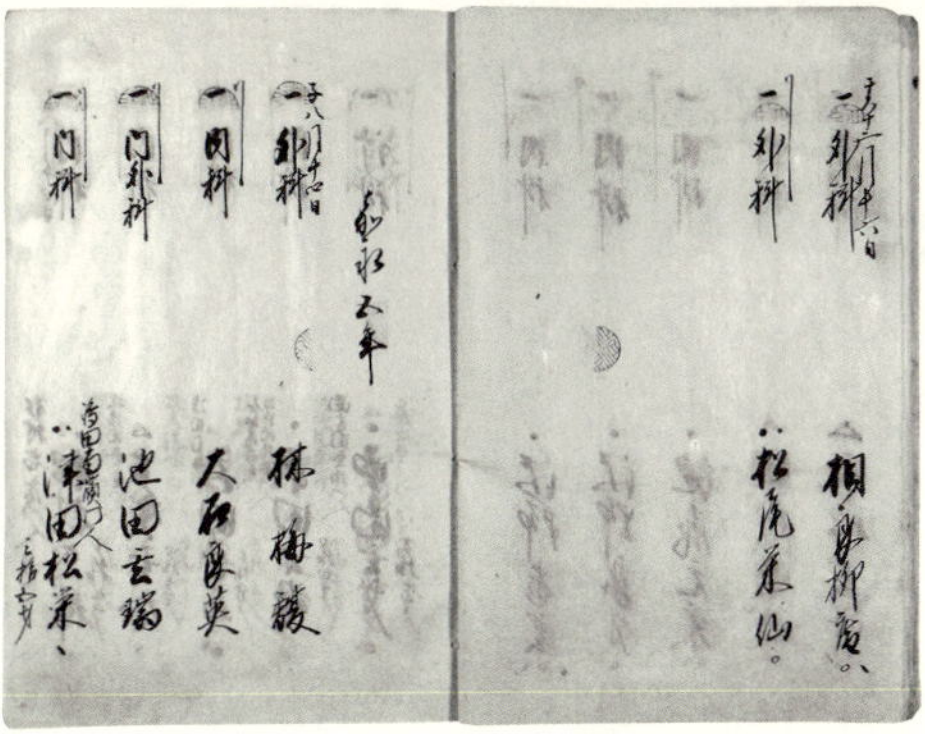

『医業免札姓名簿』にみる林梅馥。嘉永五年（一八五二）八月一四日記事に林梅馥の名前が見える。

師としての厚い信頼を得ていた。寛永六年（一六二九）五月、六〇歳で没した。戒名は一山宗無といい、墓は佐賀市赤松町の曹洞宗龍泰寺にある。

その子が林形左衛門貞之で、勝茂の二男鍋島忠直に仕えた。曲直瀬家門人帳に「林刑（形）左衛門　尉」とあるのがそれである。寛永一二年（一六三五）に、忠直が天然痘に罹り、二三歳の若さで没すると、形左衛門貞之も他の家臣と共に殉死した。この殉死については、『葉隠』に、栄久が寛永六年に亡くなる直前に、形左衛門を枕元に呼び、勝茂公に殉死すべきところ、公より先に死ぬのは残念と伝えたところ、形左衛門がその遺志を継ぎますと答え、病弱だった自分が忠直の死に際して殉死したという話が記録されている。

形左衛門貞之の子が六太夫貞春で、慶安四年（一六五一）に没した。男子がなく、伯父の遠岳源左衛門貞之の子である形左衛門貞俊が婿養子として、物成六〇石で跡を継いだ。その後、三四石五斗となり、孫の形左衛門貞光の享保一八年（一七三三）に浪人となったが、同一九年に五人扶持で帰参することができた。

林家には、一八世紀後半に林梅馥《ばいふく》が出て、長崎の蘭方医楢林栄哲高連に西洋医術を学び、外科医・針医として活躍した。『医業免札姓名簿』（佐賀県医療センター好生館蔵）の嘉永五年八月一四日記事に「外科　林梅馥」とあり、次に記されているのが鍋島直正侍医の大石良英なので、佐賀藩医として主要な位置を占めていた。嘉永五年から六年にかけて、片田江竪小路（現佐賀市水ヶ江）に住んでいた。安政四年（一八五七）春ごろより、直正は後頭部の髪際に腫瘍ができて、種々治療したけれども治癒しなかったので、同年一二月に、林梅馥が執刀、大石良英が立ち会って、腫瘍の切除手術が行われ、成功している。子は長庵といい、御側医師と好生館教導を兼帯した（『褒賞録』）。

【参考】『校注葉隠』（一九七五）、『佐賀県近世史料第一編第三巻』（二〇一四）、『三河物語・葉隠』（一九七四）、『城下の医史跡めぐり』（二〇一二）、『徳明一代記』（佐賀県立博物館蔵）

（青木歳幸）

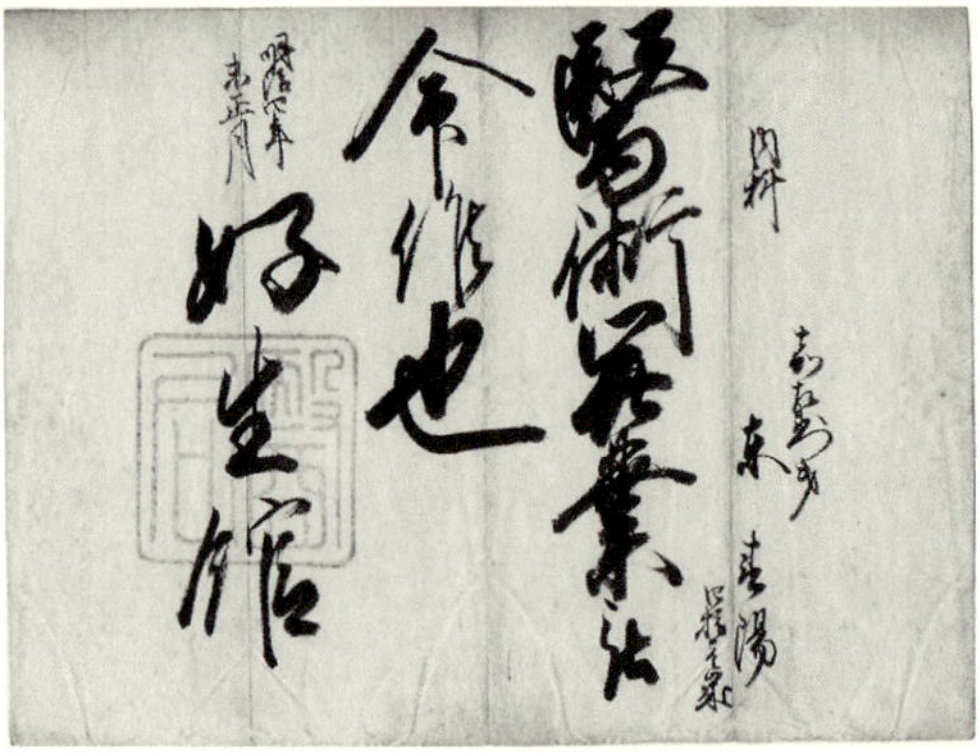

『東春陽医術開業免状』（東内科病院蔵）

内科　嘉左エ門弟
東　春陽　四拾壱歳
医術開業被命候也
明治四年未正月　好生館 医局印

東《ひがし》　春陽《しゅんよう》

（天保元年～明治三八年　一八三〇～一九〇五）

郷医（名尾山）

東春陽は、天保元年（一八三〇）に生まれ、佐賀藩医東種彬の亡き後、妻スガの入り婿となり東春陽となった。子孫にあたる佐賀市材木町の東内科病院には、明治四年、好生館発行の『医術開業免状』、明治八年五月に佐賀県より交付された『佐賀縣引痘持續之定則』、明治一二年に東春陽が書き記した『明細履歴書』および「白石の医師・沖田元貞よりの書簡」一通が遺されている。『明細履歴書』によれば、春陽は、弘化三年（一八四六）二月から嘉永二年（一八四九）六月まで、杵島郡白石高町の沖田元貞に内科を就学し、さらに同年七月から一二月まで佐賀藩医西岡春益に学んだ後、安政六年（一八五九）一月より、梅野村（現佐賀市）に開業した。

明治四年一月に好生館より東春陽に宛てて医術開業免状を交付されている。明治八年より官費をもって佐賀病院へ医学修業を行い、同年一二月に種痘医の免許を得ている。

明細履歴書
長崎縣佐賀郡四十大区九小区梅野村百六拾三番屋敷
東　春陽
當卯三月迠四拾八歳四ヶ月
一弘化三年午二月ヨリ嘉永二年酉六月迠杵嶋郡白石高町沖田元貞ニ従ヒ内科學研究仕候
一嘉永二年酉七月ヨリ同縣佐賀片田江枳名西岡春益ニ従ヒ滞學スルヿ安政五年午十二月迠内科學研究仕候
一安政六年未一月ヨリ同縣佐賀郡四十大区九小区梅野村ニ開業仕候

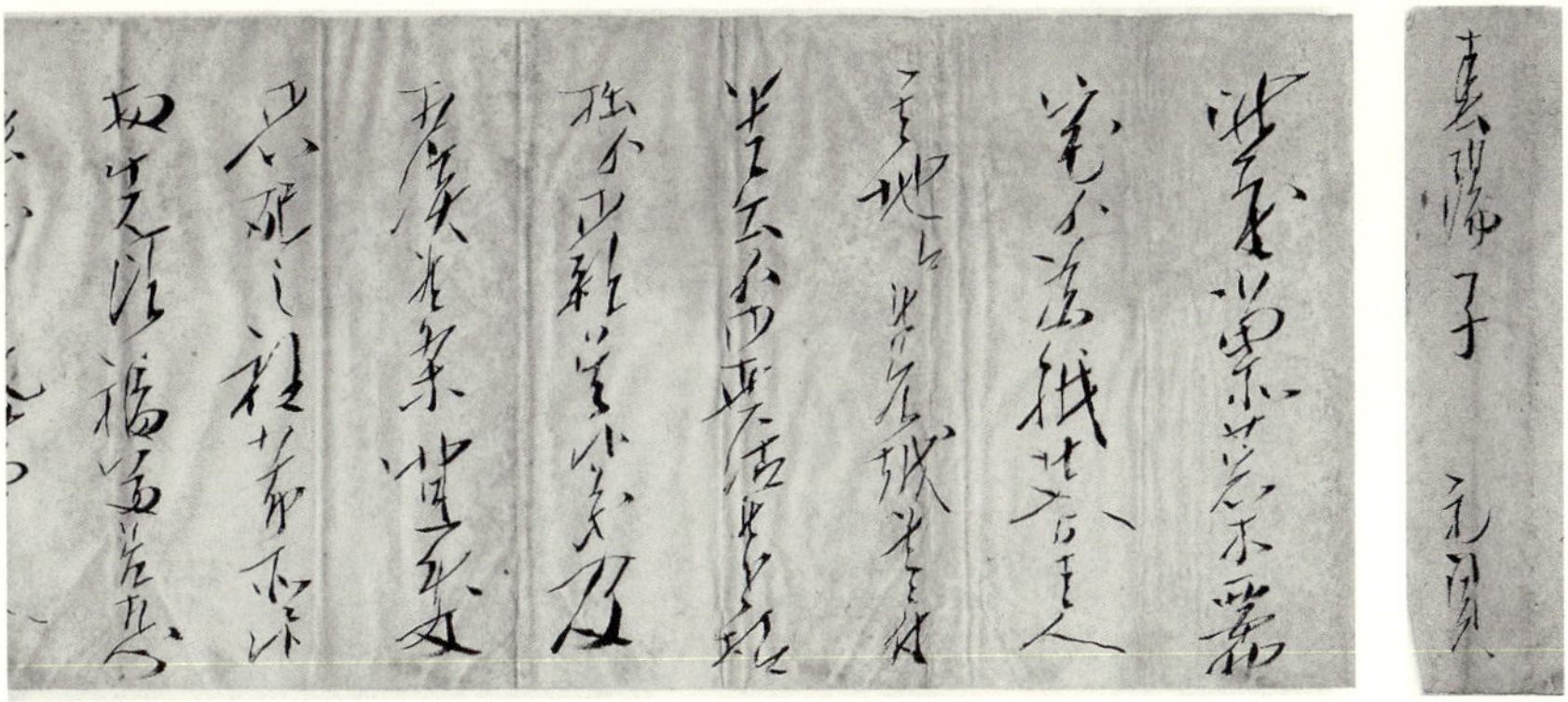

沖田元貞より春陽宛ての書状（東内科病院蔵）

一明治四年一月好生舘ヨリ醫術開業被命候
一明治八年亥四月ヨリ佐賀病院へ官費ニテ詰稽古被命候
一詰中護長補助被命候
一明治八年亥十二月種痘補醫被命候
右之通相違無御座候間此段上申仕候也
長崎縣佐賀郡四十大区九小区梅野村百六十三番地
醫師　東　春陽　㊞
明治十二年卯三月十五日

元貞から春陽に宛てた手紙には、荒木要助宅より薬紙などの仕入れを頼むなど、元貞と春陽の深い関係を知ることができる。

『医業免札姓名簿』（佐賀県医療センター好生館所蔵）には、「安政五年午二月十日、西岡春益門人　郷医　名尾山　内科　春陽　同弐拾九歳」とあり、梅野村名尾山で開業している西岡春益門人の春陽を知ることができる。ただ郷医とあり苗字がないので、藩医東家に入ったのはこの後と考えられる。

東春陽の長男省次は、白石の医学塾沖田家の娘アヤと結婚し佐世保にて眼科医となる。長女は長崎千々岩家、二女は小倉の鍋島眼科に嫁ぎ、三女は種一を婿として東家を継ぐ。その子孫たちは各地の医家と姻戚関係を築き、各地域で医療を継承することとなる。

現在、佐賀県内で春陽の流れを受け継ぐ医療機関としては、東内科病院、千々岩医院、上村病院、川副医院、酒井医院、光増耳鼻咽喉科医院などがある。

春陽は、明治三八年一〇月三〇日に亡くなり、墓は佐賀市今宿町の証明寺に葬られている。法名は了幽居士春陽である。

【参考】東内科病院所蔵資料　（服部政昭）

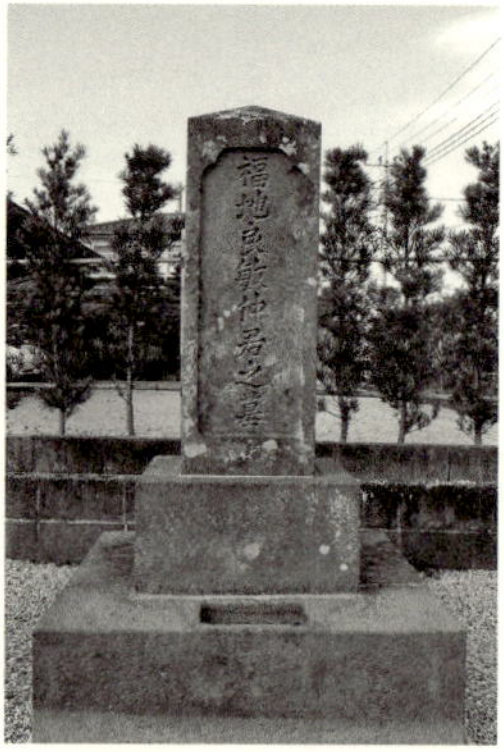

福地良敏仲君之墓
福地廣居稱文安家世侍醫老諱卿利稱道林老扈　駕没於途君年十一承嗣萬延元年　公命遊大坂學於緒方洪庵文久三年癸亥夏六月廿日病没嗚呼哀哉
（佐賀市赤松町・旧石長寺境内）

福地《ふくち》 文安《ぶんあん》

（天保一二年～文久三年　一八四一～一八六三）

佐賀藩医福地道林長男・緒方洪庵塾生

福地文安は、佐賀藩主侍医福地道林の長男として生まれた。廣居、良敏ともいう。父が、嘉永四年（一八五一）に藩主の参勤交代の随行途中に病没したため、一一歳の若さで家督相続した。が、医者の収入が途絶え、たちまち貧窮した。文安の姉が嫁いだ小城藩医佐野文仲が八幡小路の福地家で開業して生計を支え、二〇歳のとき士籍に復帰し、米四六石八斗を与えられた。万延元年（一八六〇）には、藩命で大坂の緒方洪庵塾に入門できた。『緒方洪庵伝』所載の門人帳「（適々塾門生）姓名録」には、「萬延元年六月九日入門　肥州佐嘉　大須賀道貞　古賀元才　福地文安」とある。ところが、洪庵塾に学んでいる文久三年（一八六三）六月二〇日に病没したため、福地医家は絶えた。旧石長寺（現佐賀市赤松町）境内の文安墓が、道路拡張工事で整理処分されそうになったが、市等の保存努力で、同所に平成二八年、墓が復原された。

父親の道林は、佐賀城下で蘭方医島本良順に蘭学を学び、漢方や本草学にも通じ、頗る博学で、天保四年（一八三三）には、若き鍋島直正の侍医となり、天保五年からの医学寮でも教授を務めた。天保六年には、藩儒者古賀穀堂の痔を診療した。佐賀藩における西洋医学の主導者の一人で、門人に毎熊俊逸、秋永曽英などがいた。道林の父とおぼしき福地意庵が「八幡小路南側一五番」（『明和八年佐賀城下屋鋪御帳扣』）に住居し、道林の邸内には蔵書、治療器具等の蔵や薬草園もあったが、道林が嘉永四年に病没し、嗣子文安も早世したため、やがて人手に渡り、衰滅した。道林の墓の所在も不明。

【参考】『鍋島直正公傳』（一九二〇）、『早引』（佐賀県立図書館複製資料）

（青木歳幸）

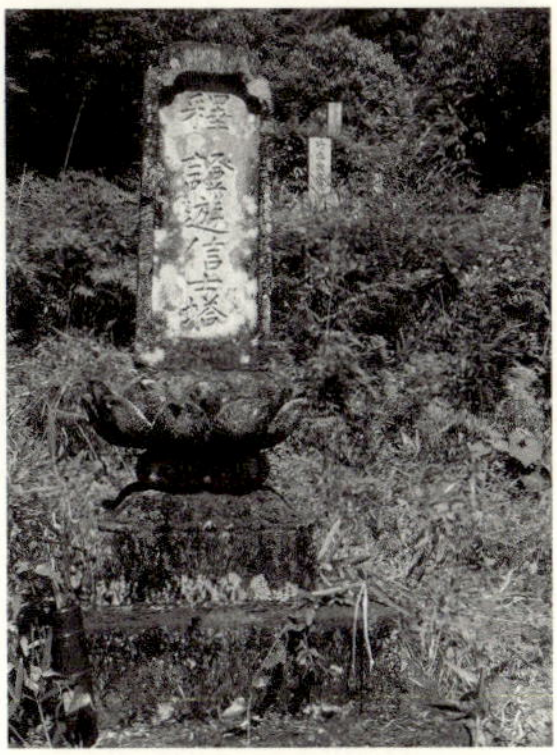

古川左庵墓
（神埼市神埼町小渕・光蔵寺墓地）
（正面）
釋證遊信士塔
（右面）
天保元年庚寅四月廿四日
出生豆津村
俗名　古川左菴

古川《ふるかわ》 左庵《さあん》

（?〜天保元年　?〜一八三〇）
漢方医・伊東玄朴の医学の師

古川左庵は、肥前国豆津《まめづ》村（現三養基郡みやき町）の某家に生まれ、小渕村（現神埼市神埼町小渕）広門《ひろかど》の漢方医古川氏の養子となった。左庵が誰に医学を学んだかは不明であるが、家業の医者を継ぎ良医の誉れが高かった。漢方医古川左庵のもとに、隣村仁比山（現神埼町的《いくわ》仁比山）の執行勘造《しぎょうかんぞう》（後の伊東玄朴　一六歳）が医者を志して入門し、医学の基本を学び「桃林《とうりん》」の号を与えられた。実家に戻り開業した勘造は、その後佐賀に出て島本龍嘯《しまもとりゅうしょう》に蘭学を学び、さらに長崎に出て猪俣伝次右衛門《いのまたでんじうえもん》やシーボルトに西洋医学を学んだ。伊東玄朴が幕末期の江戸で蘭方医として活躍し、特に種痘の普及に活躍したことは余りにも有名であり、玄朴が医者となるため、最初に古川左庵から医学を学び指導を得たことの意味は大きい。

左庵は、天保元年四月二四日に小渕村広門で没し、近くの光蔵寺《こうぞうじ》裏山の墓地に葬られた。

左庵の子玄節は江戸の象先堂で学んだ後郷里に戻り、佐賀藩から左庵の門人として、内科医の医業免札を得て開業した。その後も古川家は、代々医者として地域医療に貢献した。子玄節の墓は、所在不明である。

【参考】『神埼町史』（神埼町史編さん委員会・一九七二年　神埼町役場刊）、『佐賀藩医業免札姓名簿』（二〇〇九年　佐賀大学地域学歴史文化研究センター「研究紀要第三号」）、伊東榮『伊東玄朴傳』（一九七八年　八潮書店復刻）

（樋口浩康）

古川《ふるかわ》 俊《しゅん》

（万延元年〜昭和一三年　一八六〇〜一九三八）

初代東松浦郡医師会会長

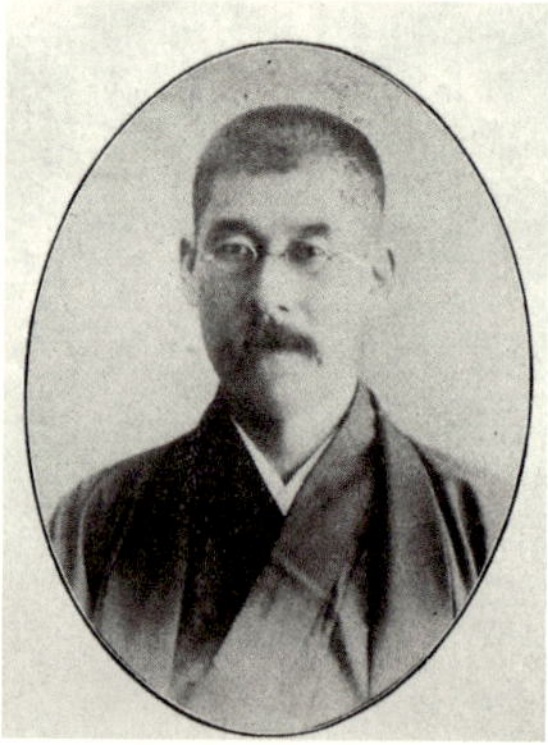

古川俊
（『九州名士列伝』所収）

古川俊は、福岡藩士古川俊平の子として、万延元年（一八六〇）三月一五日に福岡に生まれた。父俊平は幕末に藩命で長崎に出て、化学を学んで帰り、福岡藩の精錬方で種々の化学実験を行った。廃藩後は、東中洲（現福岡市博多区）などで写真館を続けた。

俊は、幼児から学才があり、長じて福岡県立修猷館に入り、英学などを修めた。上京して、東京大学別課医学科へ入学、明治一七年（一八八四）に同科を卒業、同年東京大学御用掛や、脚気病審査委員に任ぜられ、明治一八年、外務省の嘱託を受けて、朝鮮、仁川において病院を開設し、明治二二年福岡病院監事に任命され、翌二三年、同病院外科副部長となり、明治二八年に私立唐津病院長となり、東松浦郡唐津町（現唐津市）に転居した。

明治七年の医制発足により、我が国の西洋医学化がすすみ、新教育を受けた医師らが輩出した。従来開業医、大学医、軍医などが混在するなか、明治一八年には医師取締規則、明治二〇年には医師集会規則が定められ、開業医への統制が強化された。医師の身分と権利獲得の動きが強まり、明治二六年に大日本医会が設立され、東松浦郡においても明治三〇年四月に古川俊が中心となって東松浦郡医会を創設した。その後、明治三九年に医師会法が制定され、明治四〇年（一九〇七）に東松浦郡医会は、東松浦郡医師会として発足した。古川俊は、初代東松浦郡医師会会長として活躍すると共に、謡曲や園芸などを好み、多芸であった。昭和一三年（一九三八）没。

【参考】『九州名士列伝』（一九一四）、『唐津東松浦医師会百年史』（二〇〇九）

（青木歳幸）

エッセイ

佐賀医科大学初代学長古川《ふるかわ》哲二《てつじ》先生

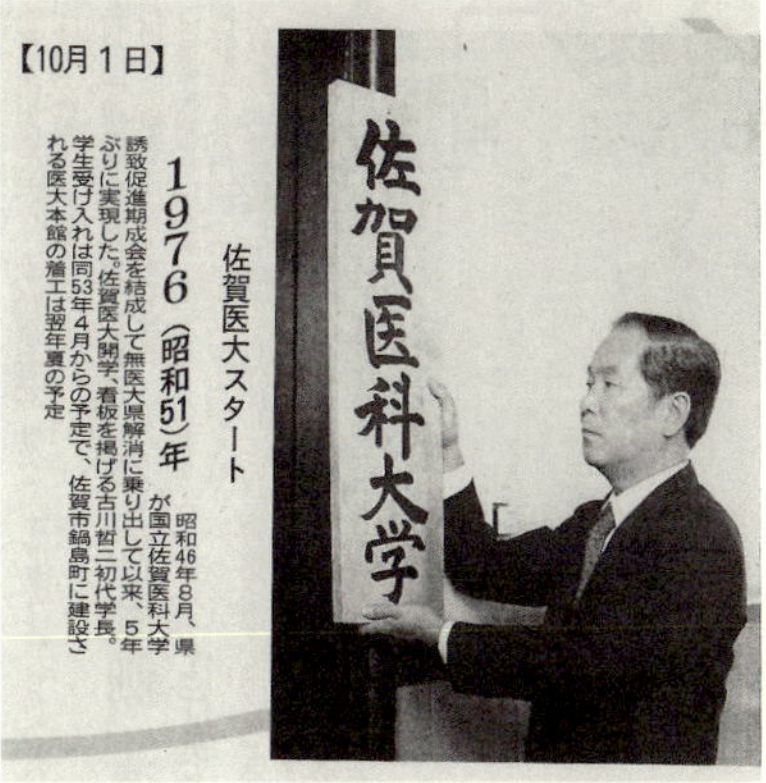

【10月1日】
佐賀医大スタート
1976（昭和51）年
昭和46年8月、県が国立佐賀医科大学誘致促進期成会を結成して無医大県解消に乗り出して以来、5年ぶりに実現した。佐賀医大開学、看板を掲げる古川哲二初代学長。学生受け入れは同53年4月からの予定で、佐賀市鍋島町に建設される医大本館の着工は翌年夏の予定

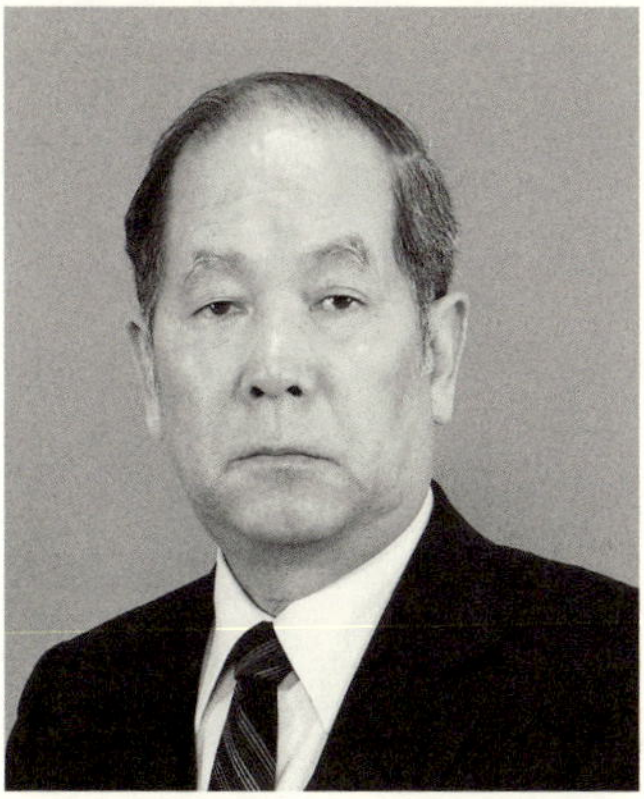

医師不足が深刻化していた一九七〇年代前半、文部省（当時）は「無医大県」解消をうたい「一県一医大構想」を打ち出していた。佐賀県内の医師不足も深刻であった。さらに、がんや高血圧疾患は全国ワースト上位を占め高度医療が求められていた。昭和四六年（一九七一）八月に当時の佐賀県知事の池田直を会長とした「国立医科大学誘致促進期成会」が発足。昭和四九年（一九七四）八月、佐賀大学に創設準備室が設置され、九州大学医学部長だった古川を準備室長として迎え入れた。古川は大正一〇年（一九二一）長崎県で医者の二男として生まれた。東京帝国大学医学部を卒業後、九州大学第一外科に入局。麻酔領域の先駆者として活躍。九州大学初代麻酔科教授になり、麻酔の学問的確立はもちろん中央手術部、集中治療部を設けるなど全国に先駆けて手腕を発揮した。準備室長となった古川は佐賀県内の医師確保と地域医療の確立の命題を果たすために、地域の実情調査に取り組んだり、日野原重明先生と米国やカナダを訪問。新旧の医学校を視察し新しい大学の構想を練った。

昭和五一年（一九七六）一〇月佐賀医科大学開学、昭和五三年（一九七八）学生受け入れが決定。初代学長古川は目を見張るリーダーシップを発揮し、「人作り」を掲げ独自色を模索した。

他の新設医大が既存の大学の踏襲で「ミニ大学化」している中、古川は「ミニ九州大学なら佐賀医科大学の生きる道はない」と断言して独自色を打ち出した。「赤ひ

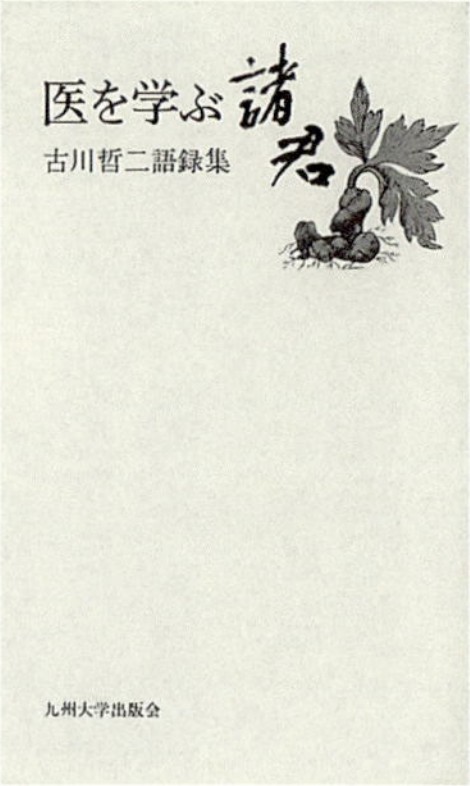

げ先生を作りたい」が口癖であった。

過剰な細分化を避ける大講座制や、「小論文・面接」による推薦入学制度をいち早く導入した。病院は診療科別でなく「一患者一カルテ」制を取った。一元管理する事で再診患者の留意点が一目で分かり、検査の重複や投薬時の副作用を避けるためである。大学病院としては高度の専門医療だけでなく一般の患者を幅広く受け入れる「総合診療科」を設け全国の注目を集めた。

「教育、診療に患者から学ぶ」を重視し、文部省は古川の取り組みを「古川実験大学」と評した。

古川は学生に繰り返し語り続けた。

「患者さんが先生である」

「君たちは良い医者である前に立派な人間であってほしい。そのためには幅広い教養を身につけて、人間に対する深い理解を持つように努力してください」

先見の明がある古川でもあった。国立大学が法人化する二〇年前から「国立大学は一部法人化したほうが良い。それが活性化に繋がる」と語り、先を見通す目は畏怖を感じるほどであった。

昭和六三年（一九八八）三月三一日、自分で決めた学長任期規定に従い惜しまれながら大学を後にした。

（十時忠秀）

古川哲二

大正一〇年（一九二一）四月二一日生まれ。平成五年（一九九三）六月一一日逝去。七二歳。生前、佐賀医科大学事務局に叙勲予定の連絡がきた。麻酔学教室と事務局でかなりの時間を費やして業績などを整理した。出来上がった業績集を持参したら、古川は叙勲を断った。「私の業績は一〇年後か二〇年後の人が判定するものだ。」「官に厚く民に薄い勲章は要らない。」誰がお願いしても決して首をたてに振ることは無かった。亡くなった時、奥様に死後叙勲をご相談したら「子供、孫の為にお受けします。」だった。お墓は長崎にある。

ボイヤー

（天保一〇年〜明治三年　一八三九〜一八七〇）

Samue Pellman Boyer

鍋島直正診察米国海軍軍医

ボイヤーは一八三九年（以下西暦年月日）にペンシルベニア州ベークス地区ベルニューユに生まれた。文学少年時代を経て、ジェファーソン医科大学に進学し、ペンシルベニア医学校にて医師の資格を得た。直ちに海軍に入り、南北戦争では北軍側に従軍。一八六八年にアジア艦隊の任務を命ぜられ、同年四月七日、横浜に到着。軍艦イロコイ号の海軍軍医として勤務。七月五日にイロコイ号は横浜を発ち、七日に兵庫沖に着いた。

七月二六日、肥前藩家臣（本島藤大夫）が、通訳のジョセフ彦をともなって、大坂領事館にいたボイヤーに藩主直正の診察依頼にきた。薬を整えたボイヤーは、二八日、領事らと京都に向かった。途中、スペンサー銃を携帯し統率のとれた三〇名以上の洋式佐賀藩兵らの警備を受けて、京都佐賀藩邸に着いたボイヤーは、翌日、佐賀藩士佐野常民、京都蘭方医新宮凉民も見守る中で直正を診察すると、口中に腫瘍が見られ、大量の水銀投与による病状悪化が見られた。ボイヤーはトコン散０．２gの頓服を処方した。

七月三〇日朝の診察で、ヨウ化カリウム０．０６５g、アヘンチンキカンフル液15滴、クロロフォルム０．13gを水15mlに混和して一回分として、一日三回内服、また食用酢10ml、食塩12gを水１５０mlに混和したうがい薬で一日五〜一〇回うがいするように伝えた。午後の診察時にはかなり回復し、翌朝から硫酸キニーネ０．13g、シェリーワイン16ml、水16mlを一日三回食前に服用するように処方を出した。

七月三一日（西暦）、藩主の気力が改善していることを確認した。とても回復が早かった。藩主から代理を通じて御礼（ジョゼフ彦の記録によれば、領事は素晴らしい刺繍

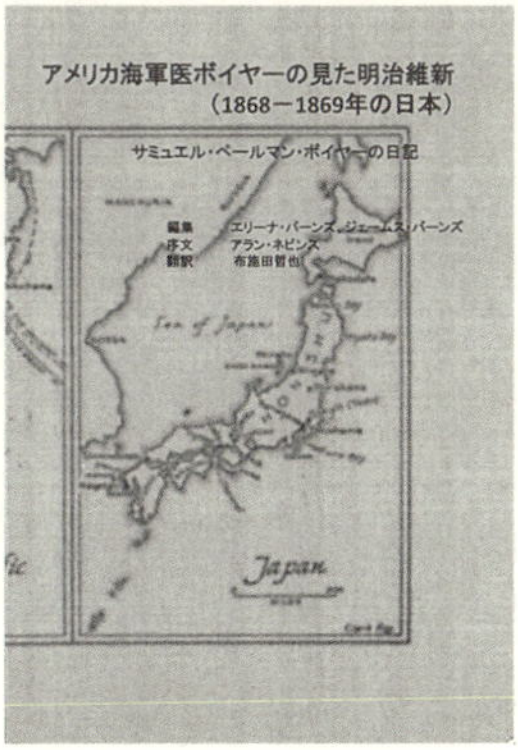

『アメリカ海軍医ボイヤーの見た明治維新』（二〇一六）
編集　エリーナ・バーンズ
　　　ジェームズ・バーンズ
翻訳　布施田哲也

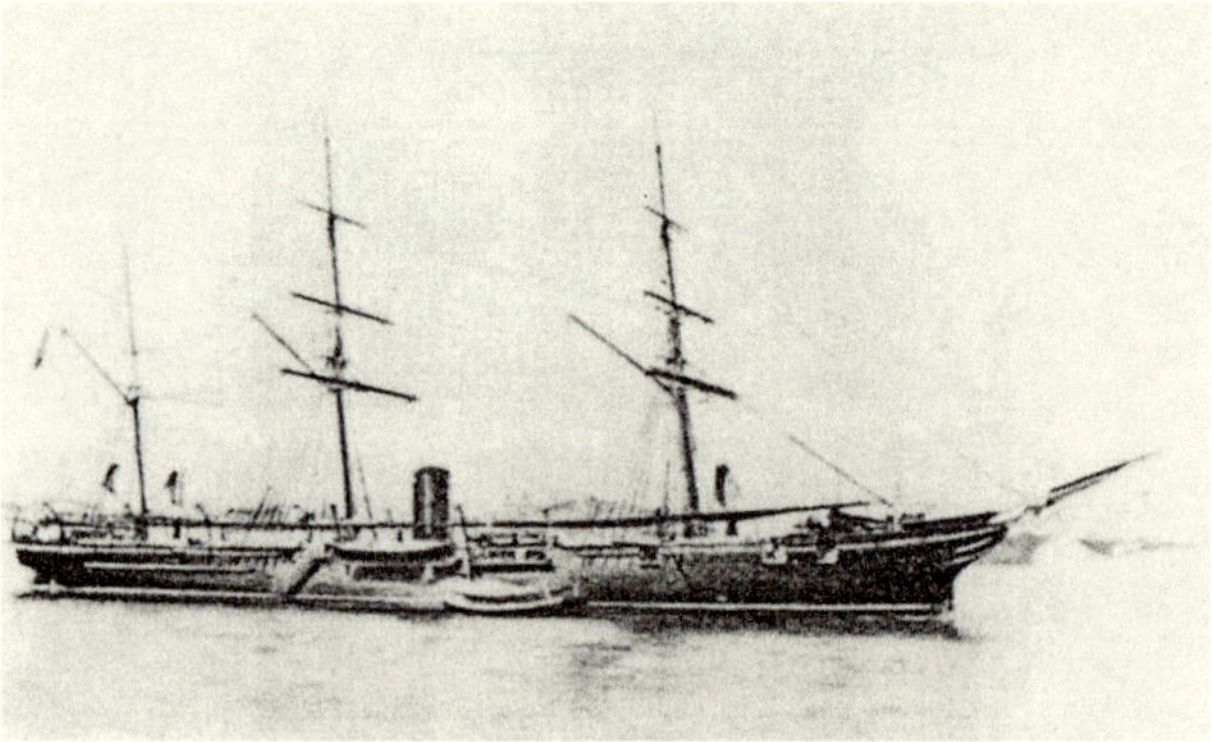

アメリカ海軍艦船イロコイ号
United States Ship Iroquois
（『アメリカ海軍医ボイヤーの見た明治維新』所収）

の入った絹の織物二つと漆器の引き出し、ボイヤーは絹の帯地三本と銀で五〇両、通訳の彦は七〇両）をいただいた。午後一時に最後の診察をして、午後四時に京都を出発した。午後一一時、大坂に向けて伏見から船に乗り込んだ。

翌日の午後八時に兵庫沖のイロコイ号に着いた。八月五日の早朝、京都の藩邸より、佐賀藩医サガラ・デュダン（相良知安）と二名の役人がやってきて、藩主が日々元気になり、一人で邸内を歩行できるようになったことを告げた。藩主には塩化第二鉄液5滴、硫酸キニーネ0．13ｇ、水15㎖をよく混和し一日三回食前に内服する。ワインの飲用はこれまで通り。食後の薬は七月三〇日に処方したとおり。うがい薬はミョウバン3．9ｇを水470㎖に溶かしたものを一日七回うがいするように伝えた。八月二七日、相良知安が医師一名、役人二名と共にやってきて、藩主が2．5㎞程度の散歩ができるまでに回復したこと、ボイヤーを佐賀藩医にしたい意向であること、藩主は一日三回ポートワインを飲み続けていることなどを伝えた。ボイヤーは便秘の処方を与えた。八月二八日、老医と肥前の軍艦の艦長が、再び藩主の指示で御礼を述べにやってきた。以上で、ボイヤーによる鍋島直正の診察は終わる。病状の悪化の原因の一つが大量の水銀投与であった。また相良知安の呼称は、サガラ・デュダンとあるので、サガラトモヤスとは読まずに、サガラチアンと呼ばれていたと考えてよい。ボイヤーの乗った船は、その後、長崎、佐渡、函館、上海、台湾、香港などを経て、長崎、兵庫、横浜などを碇泊後、一八六九年一一月二二日にサンフランシスコに着き、ボイヤーは翌一八七〇年に死亡（海軍記録では一八七五年）したため、佐賀藩医になる夢は叶わなかった。

【参考】『アメリカ海軍医ボイヤーの見た明治維新（1868～1869年の日本）』エリーナ・バーンズ、ジェームズ・バーンズ編集、布施田哲也翻訳（二〇一六）

（青木歳幸）

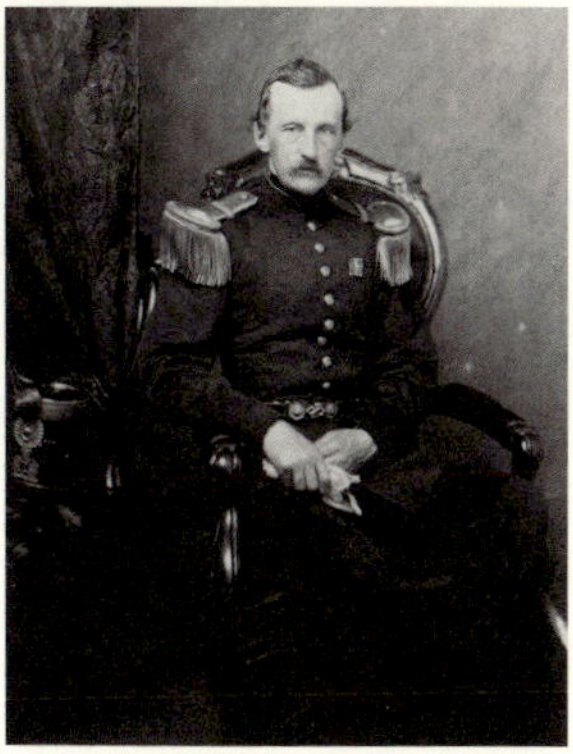

出島の商館長の部屋で撮影された礼装のボードイン博士。着ているのはオランダ陸軍三等医学将校の軍服である。慶応元年（一八六五）頃の写真。（『ボードインアルバム』所収）

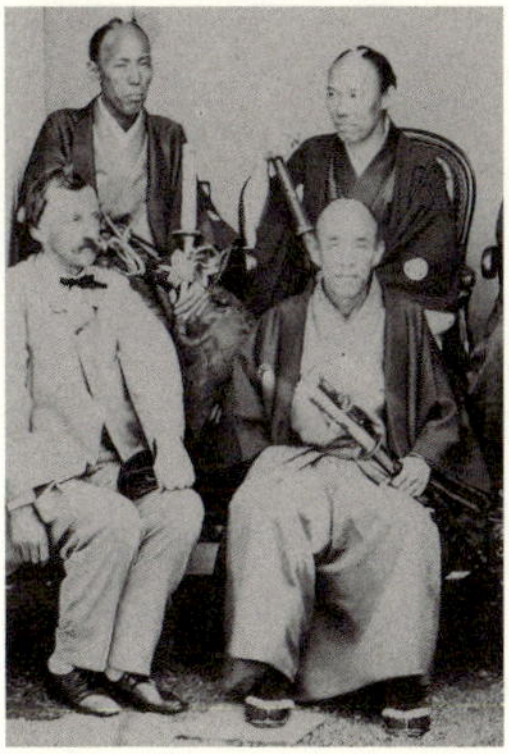

ボードインは来日後すぐに出島に写真スタジオをつくり多くの写真を残した。出島の写真スタジオに来た日本人武士らとの撮影写真で、慶応二年（一八六六）頃の撮影。（『ボードインアルバム』所収）

ボードイン

（文政三年～明治一八年　一八二〇～一八八五）

Bauduin Antonius Franciscus

来日オランダ人医学・生理学教師・直正診療医師

アントニウス・ボードインは、一八二〇年六月二〇日にオランダのドルドレヒトに生まれ、ユトレヒト陸軍軍医学校で、生理学教授としてポンペらを指導していた。出島に在住していた弟のオランダ貿易会社駐日筆頭代理人のアルベルト・ボードインの薦めにより、ポンペの後任の長崎養生所教官として、文久二年（一八六二）に来日した。

ポンペの離日にともない、養生所頭取も松本良順から戸塚文海に変わった。ボードインは、生理学・眼科学をはじめ、神経生理学などの最新の西洋医学を系統的に教授し、外科道具や検眼鏡、喉頭鏡などの最新医療器具も使って実地指導した。彼の名声を聞き、各藩から門人が入門した。慶応元年（一八六五）に、養生所と医学所が統合し、精得館と改称された。このとき館内に分析窮理所も新設され、オランダ人理化学者クーンラート・ハラタマ（Koenraad Wolter Gratama）が招かれ、物理学や化学などの自然科学の基礎を教えることになった。この分析窮理所は、のちに江戸の開成所、維新後には大阪舎《せい》密《み》局《きょく》に移転した。また精得館は維新後に新政府に接収され、明治元年（一八六八）に長崎府医学校・病院（現長崎大学医学部）へと変遷した。

佐賀藩医相良弘庵（知安）は、文久三年（一八六三）から養生所でボードインに師事し、やがて戸塚文海のあとの精得館頭取となり、佐賀藩からの学生である島田芳橘、永松東海（玄洋の養子）、江口梅亭などを指導した。

直正の侍医大石良英が文久二年（一八六二）以前に亡くなり、侍医は漢蘭折衷医の松隈元南に代わった。直正は、慶応元年（一八六五）の五月二一日、二二日、二三日と、長崎の五島町にあった佐賀藩深堀鍋島家屋敷でボードインの診療を受けた。ボードイン

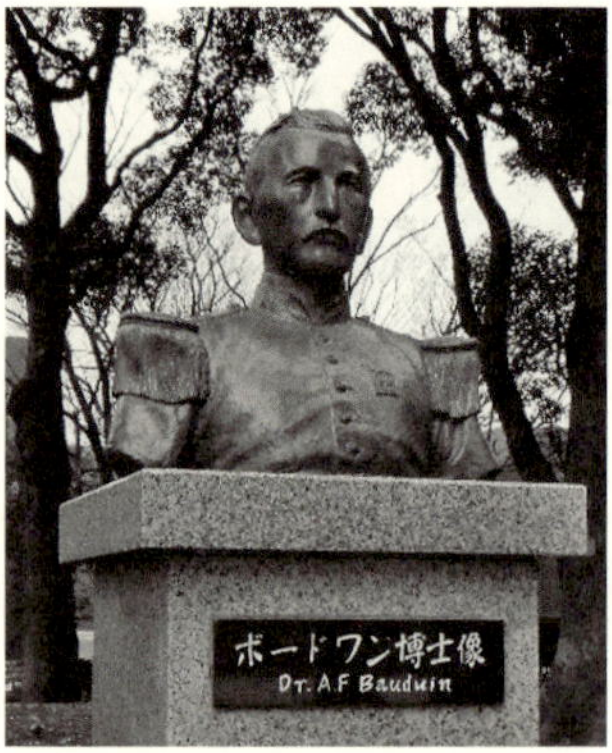

上野の森の自然を守ったボードイン（胸像名は「ボードワン博士像」）の胸像が上野公園に建っている。なお昭和四八年（一九七三）に建立された最初の像は、弟のアルベルト・ボードインであったことが判明したため、平成一八年（二〇〇六）に彫刻家林昭三氏の原型製作による正しいボードイン像が据えられた。

は、薬に頼るよりも、まず滋養のあるものを取ること、なるべく肉食がよいとすすめたが、牛や羊の肉は匂いが嫌だと直正がいうので、野鳥の肉やスッポンなどをすすめた。

ボードインは、帰国に伴う留学生人事などについて幕府との交渉のため、慶応二年（一八六六）七月から八月にかけて江戸にでて、九月に長崎に帰着した。直正は、京都での諸侯会議へ参加する前に持病を軽減したいと考えて、ボードインへの再診察を求めたので、慶応二年一〇月五日に伊万里で直正を診察し、摂生の仕方や栄養物の選択について説明した。

ボードインの慶応二年（一八六六）末の動向がやや不明だが、慶応三年六月以降には留学生緒方惟準《これよし》を伴ってオランダに帰国している。そして、幕府に海軍病院や医学校を設立する意志があることを知り、さまざまな最新医療器具を携えて、慶応四年一月に再来日したときには、幕府は大政奉還と戊辰戦争で崩壊していた。

新政府は、ハラタマに大阪舎密局の開設を命じ、ボードインは明治二年（一八六九）に、大阪府仮病院（現大阪大学医学部の前身）に勤務した。新政府の医学校取調御用掛に就任した相良知安が、帰国前のボードインへ明治三年の秋に大学東校での短期間の講義を依頼し、上野への医学校創設についても相談した。ボードインは上野の森の自然を壊さないように進言したため、医学校は旧加賀藩前田家屋敷、現在の東京大学本郷キャンパスに建てられることになった。ボードインは、直正を佐賀藩江戸屋敷で明治三年九月一七日から帰国直前まで何度も診察して、同年一一月末に離日した。

帰国したボードインは一八七三年にオランダ陸軍に復帰し、一八八四年に退役し、ハーグで一八八五年六月七日に病没した。

【参考】『ボードインアルバム』（二〇一一）、『長崎のオランダ医たち』（一九七五）、『江戸のオランダ医』（一九八八）、『出島の医学』（二〇一二）

（青木歳幸）

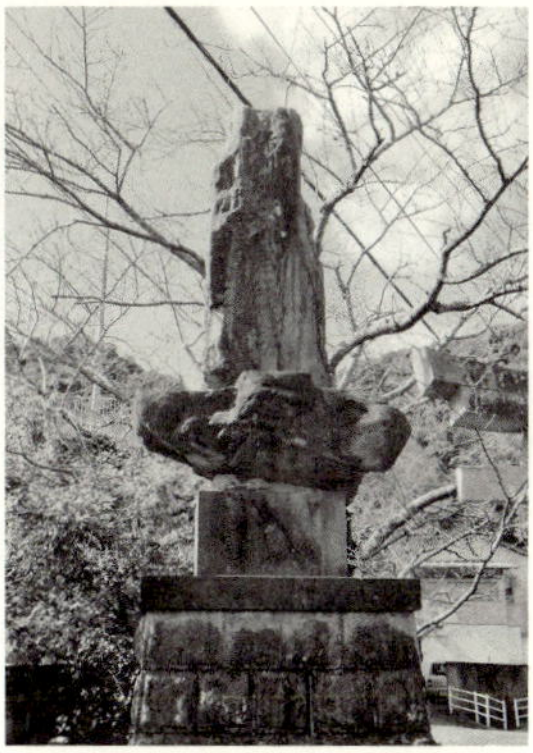

保利磯次郎君頌徳碑
（唐津市厳木町・室園神社境内入口）

保利《ほり》 磯《いそ》次《じ》郎《ろう》

（慶応元年〜昭和二三年　一八六五〜一九四八）

厳木の仁医・二代東松浦郡医師会会長

保利磯次郎は、厳《きゅうら》木《ぎ》（現唐津市）の医師保利文臺の二男として、慶応元年（一八六五）五月に生まれた。父文臺は、文化一一年（一八一四）に、唐津の医師保利玄洞の長男として生まれ、藩の医学校橘葉医学館の教師だった叔父の文亮のもとで医学を学んだ。のちに医学修業のために上京する途中、厳木の里正（庄屋役）の保利香六のもとに宿泊したとき、香六と意気投合し、帰郷後は厳木に移り開業した。博学で詩文にたけ、『傷寒論詳解』『病因備考』などの医書を残した。明治二二年（一八八九）死去。行年七六。

磯次郎は、幼いときから学問を好み、福岡の修猷館に学び、福岡医学校から帝国大学医科大学（現東京大学医学部）に進学し、卒業後も九州各地で研修後、明治三五年（一九〇二）に、家督を相続し、厳木で開業した。名医として知られ、遠く長崎・熊本からも患者が受診に訪れた。また、九州地区で最初の高圧X線深部療機を導入するなど医療の近代化を積極的にすすめ、大正七年（一九一八）には、近代的設備の保利病院を新築した。学校保健の重要性を認識し、学校に医務室（保健室）を作らせ、学校医の研修のために東松浦郡学校衛生会を組織した。昭和二年（一九二七）、松浦佐用姫生誕地碑も私財で建立するなどの地域貢献をした。佐賀県学校医会会長、東松浦郡医師会会長、日本医師会代議員として医学の発展に寄与した。大正一四年には、門下生らが病院の一隅に頌徳碑を建立し、昭和四年（一九二九）には、村人がその徳を称えて、室園神社境内入口に「保利磯次郎君頌徳碑」を建立した。村人に慕われつつ、磯次郎は昭和二三年（一九四八）に死去した。行年八四。

【参考】『郷土先覚者列伝』（二〇〇四）、『厳木町史』上巻（二〇〇七）

（青木歳幸）

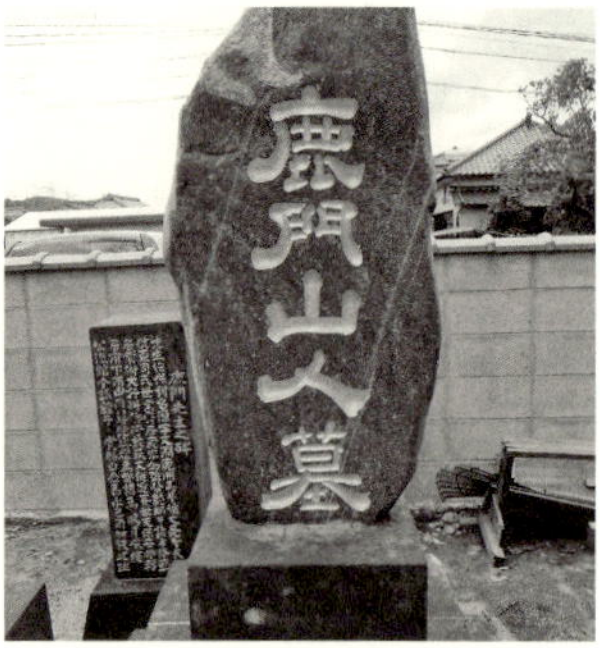

鹿門山人（保利文亮）墓
（唐津市西寺町・大聖院）

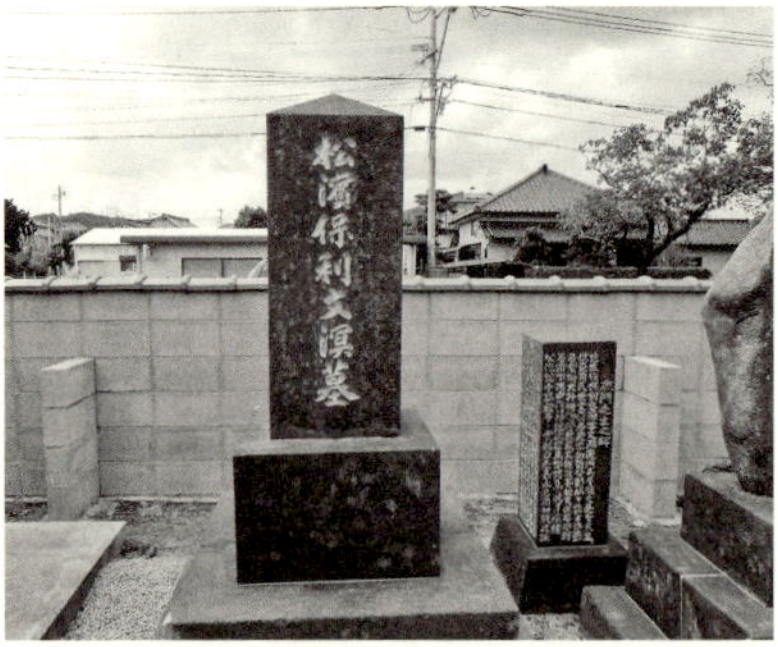

松濱保利文溟墓
松濱は文溟の号。墓は鹿門山人墓の左隣にある。
（唐津市西寺町・大聖院）

保利《ほり》 文亮《ぶんりょう》

（寛政一〇年～嘉永三年　一七九八～一八五〇）

唐津藩橘葉医学館守護

保利文亮は、寛政一〇年（一七九八）、医者の保利春益の二男として生まれた。文淵、鹿門山人と号す。秀島鼓渓に漢学を学び、家業を継いで医者となり、筑前鹿家《しかか》（現福岡県糸島市）に住し、医業の傍ら、子弟を集め、読み書きや医学を教授していた。天保三年（一八三二）、唐津藩三代藩主小笠原長会《ながえ》に呼ばれて、呉服町（現唐津市）に移った。同七年三月、小笠原長会が橘葉医学館を京町に設け、文亮をその守護（館長）に任じた。文亮は医学館の近くに移り、藩内の医師を教育した。時に三九歳であった。唐津藩医として活躍したが、嘉永三年（一八五〇）九月一〇日、五三歳で病没した。子が無く、甥の文溟が二二歳で養子となった。墓は唐津市西寺町大聖院《だいしょういん》にある。

文亮のあとを継いだ文溟は、文政八年（一八二五）に佐志村（現唐津市）の神官宮崎但馬正の二男に生まれた。儒学を筑前今宿（現福岡市西区）の儒医亀井雷首に学び、養父没後、秋月藩医江藤藤養に師事し、安政二年（一八五五）に帰郷し橘葉医学館守護となる。維新後の明治三年（一八七〇）、唐津藩は、漢学部（藩校志道館を継承）、医学部（橘葉医学館を継承）、洋学部（新設）の三学部を作る学制改革を行い、明治四年に、洋学部は耐恒寮《たいこうりょう》に英学者高橋是清を招き、医学寮には蘭方医大中春良が赴任した。

文溟は医学部教師として活動した。明治五年に耐恒寮が廃止となり、明治九年に佐賀県が長崎県に併合され、運営が困難となり、同年に医学寮（橘葉医学館）も廃止された。文溟は明治三八年（一九〇五）一一月五日に死去。行年八二。著者は『戎衣論』。

【参考】『郷土先覚者列伝』（二〇〇四）、『唐津東松浦医師会百年史』（二〇〇九）

（青木歳幸）

保利《ほり》　真直《まなお》

（万延元年〜昭和四年　一八六〇〜一九二九）
明治期眼科学第一人者・大正天皇侍医

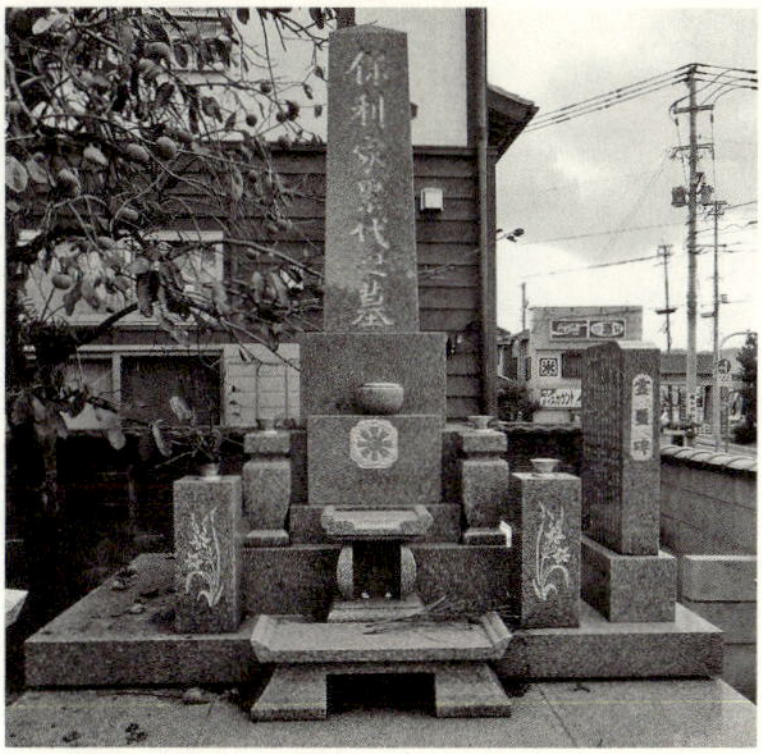

保利家累代之墓
右横の霊爾碑に、「医祖藤渓保利春益先生神爾、医祖、文政六年癸未十月二十四日卒」「二世鹿門保利文亮先生神爾、二世、嘉永三年庚戌九月十日卒」などと刻まれている。唐津市西寺町大聖院墓地に、保利文亮、文溟の墓と並んである。

保利真直は、唐津藩医保利文溟の二男として、万延元年（一八六〇）一一月一一日に生まれた。一高を経て、明治二〇年に、帝国大学医科大学（現東京大学医学部）を卒業した。真直は日本陸軍講習生として大学院に入り、眼科学を専攻。大学院修了後、医術開業試験委員、日本赤十字社病院眼科主幹などを歴任した。

明治二六年（一八九三）に、陸軍からドイツ留学を命ぜられ、ベルリン大学で眼科学を学び、翌年からオーストリアのウィーン大学、再びドイツのハイデルベルク大学、フランスのパリ大学などで学び、明治二九年（一八九六）に帰国した。帰国後、日清戦争での陸軍省医務局の公式記録や、「陸軍薬局方（第二版）」の編纂にあたった。明治三二年に陸軍軍医として七人目の医学博士号を授与され、軍医学校教官となった。明治四四年、陸軍軍医学校校長、大正元年（一九一二）、軍医監近衛師団軍医部長となる。

眼科学上の業績としては、明治二一年「脚気の眼病」という論文を発表、以後内外専門誌に眼科に関する諸研究を発表し、明治期における日本眼科学界で第一人者として数々の業績を挙げ、とくに、保利式検眼鏡は各学会でも評判を呼んだ。大正七年（一九一八）には宮内省侍医寮御用掛、すなわち大正天皇の侍医となった。昭和四年（一九二九）一二月六日、死去。著書などは多く、『携帯眼鏡嚢解』（一八九〇）、『小眼科学』（一八九九）、『保利氏総合検眼装置解』（一九一四）など。

【参考】『郷土先覚者列伝』（二〇〇四）、『唐津東松浦医師会百年史』（二〇〇九）、『唐津市史』（一九九一）

（青木歳幸）

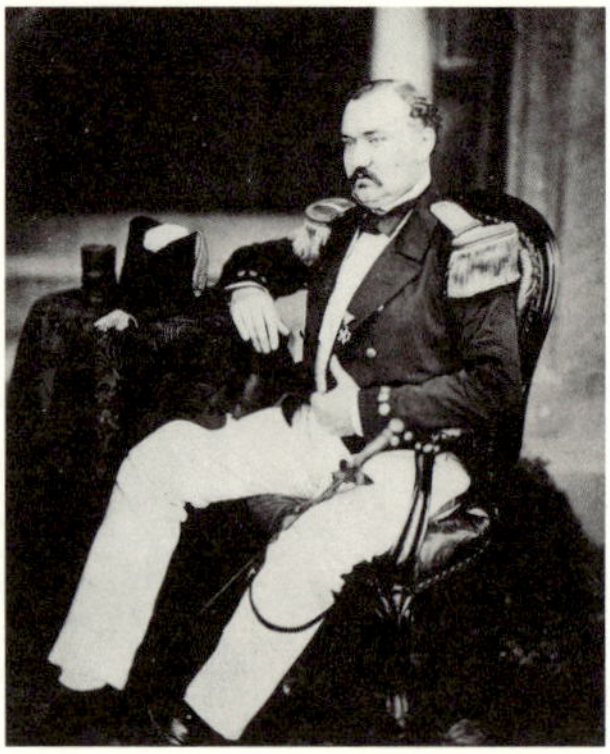
文久二年（一八六二）の帰国前のポンペ（『ボードインアルバム』所収）

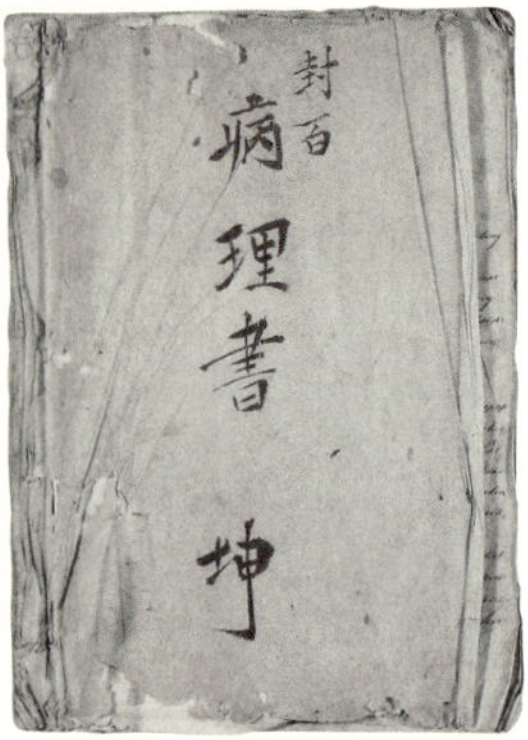

佐賀県医療センター好生館に残されているポンペ病理書の写本。

ポンペ

（文政一二年〜明治四一年　一八二九〜一九〇八）

Johannes Lijdius Catharinus Pompe van Meerdervoort

幕末期長崎海軍伝習所教官・長崎養生所設立者

ポンペは一八二九年五月五日にオランダのブルージュの貴族の家に生まれた。父は陸軍士官であった。一八四五年、ポンペはユトレヒト陸軍軍医学校に入学、一八四九年に卒業し、一八五六年に二等海軍軍医となった。

幕府による長崎海軍伝習所への第二次派遣教官団の一人として、安政四年（一八五七）に来日した。満二八歳のポンペは幕府が派遣した医師松本良順（数えで二六歳、佐藤泰然二男）と、医学伝習は全般で長期にわたることなどを相談し、良順はその実現のために奔走した。安政四年九月二六日（一八五七年一一月一二日）に長崎奉行西役所の一室で松本良順とその門人たちに講義を開始した。聴講生が増加すると、講義室は高島秋帆邸に移った。

ポンペは、ユトレヒト軍医学校での基礎と臨床の医学教育を、一人で忠実に実践し、物理・化学・解剖学・包帯学から組織学・生理学・病理学・衛生学へと進んだ。薬理学や内科・治療学など実践的な医療講義のときには、医家の臨時聴講生が増え、理解しがたい医学理論になると臨時聴講生は減ったという。外科学・眼科学・法医学・医事法制・産科学をも教授した。幕府や佐賀藩の要請で採鉱学も特別講義している。門人らがポンペの講義を記録した写本が各地に残されており、佐賀県医療センター好生館にも『封百《ポンペ》病理書　坤』などが現存している。

安政五年六月から長崎にコレラが大流行した。ポンペは、キニーネとモルヒネを服用させる治療法を紹介している。が、コレラの猛威はすさまじく、市中で死者のでない街

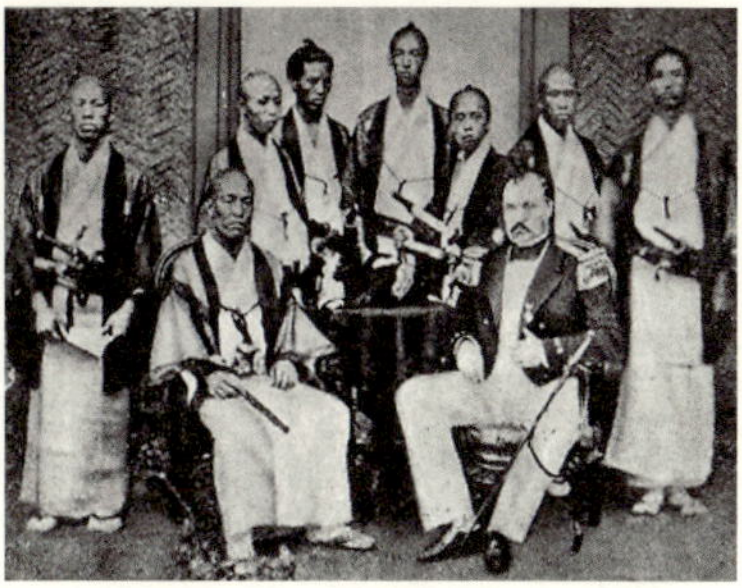

ポンペとその門人たち。ポンペの隣が松本良順。廻りは幕府や諸藩からの門人医師。
（『日本中外医事新報』一七三九号所収）

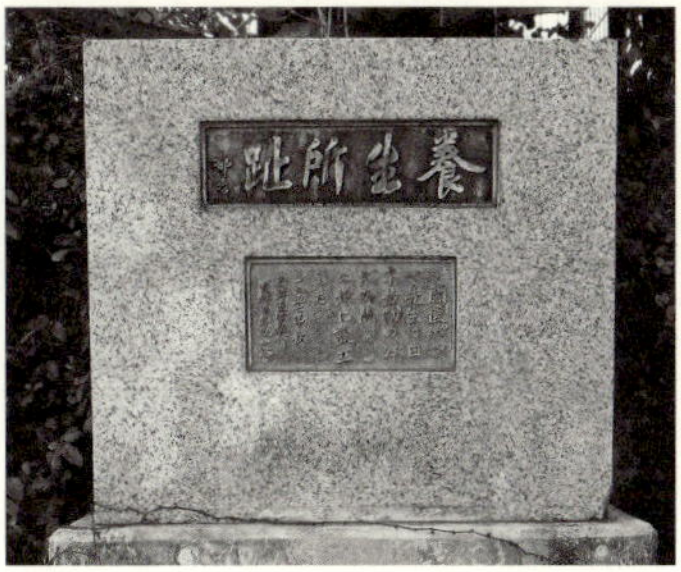

長崎養生所跡地碑
（長崎市西小島・佐古小学校敷地内）

はなく、さらに夏には箱根を越え、江戸に侵入し、さらに北上して東北にまで及ぶ全国的な流行になった。

講義だけでなく解剖も実施した。安政六年（一八五九）八月、西坂の丘（現長崎市西坂公園）で刑死人の解剖実習を丸二日間にわたって実施した。四六人の見学者のなかには、シーボルトの娘お稲（楠本いね）も混じっていた。解剖実習の許可がおりる迄は紙製のキュンストレーキという人体解剖模型で人体のしくみや部位名称などを教えていた。この解説書写本は小城藩出身医師相良柳逸が『人工体普録』として残した。

ポンペは、安政五年（一八五八）のコレラ流行もあり、本格的な西洋式病院と医学研究所の設立を強く幕府に要望した。こうして、文久元年（一八六一）に、唐人屋敷裏手に長崎養生所が設立された。病室八（各室ベッド一五）、隔離室・手術室四、機械類・図書等備付一、調理室・病院事務室・当直室・浴室・運動室などが設置され、日本で最初の本格的西洋式病院であった。隣接する土地に医学所が建てられ、教室と寄宿舎が整えられた。ポンペはここで多くの日本人学生に対して、西洋式の系統的な医学教育を行い、医師は相手の身分や貧富にこだわらず、病める人のためにのみあることを説いた。

佐賀藩からも多久の前田雲洞、佐賀藩の渋谷良次、宮田魯斎、井上仲民、島田東洋の五人が松本良順の門人としてポンペに学んでいる。渋谷や宮田・井上・島田らは、佐賀藩医学校好生館の教師として、ポンペ式医学教育を伝えた。

ポンペは湿板写真の研究についても熱心であり、自然科学調査官としてのもう一面もあり、メゴチなどの魚類の調査をした。文久二年九月一〇日に帰国した。帰国後のポンペは、日本人留学生の世話をしたりして、一九〇八年、七八歳で亡くなった。

【参考】『日本滞在見聞記　日本における五年間』（一九六八）、『長崎医学百年史』（一九六一）、『出島の医学』（二〇一二）

（青木歳幸）

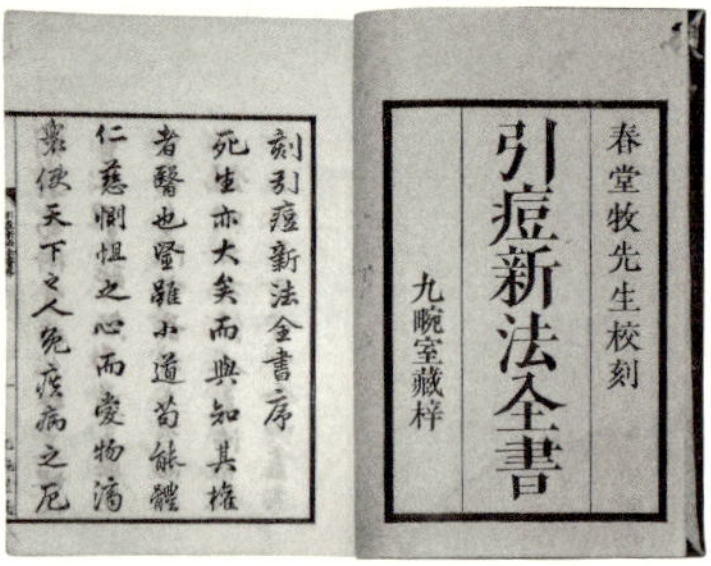

春堂牧先生校刻『引痘新法全書』九畹室蔵梓、弘化三年（一八四六）刊行。

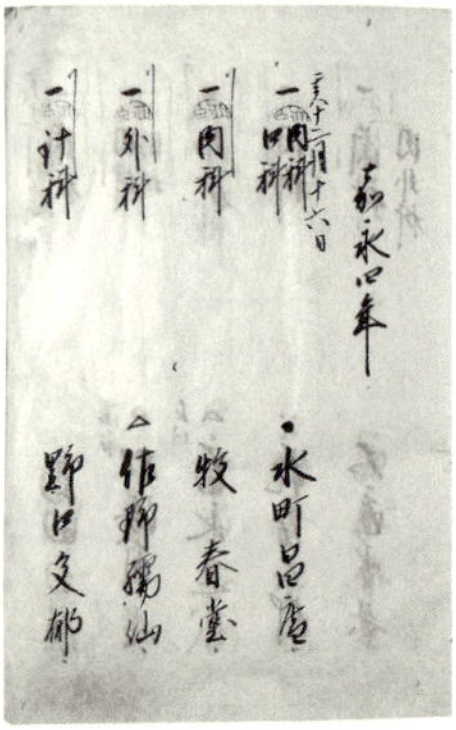

『医業免札姓名簿』の嘉永四年（一八五一）の最初から二番目に記載されており、佐賀藩でも主要な藩医であった。

牧《まき》　春堂《しゅんどう》

（文化八年〜文久三年　一八一一〜一八六三）

江戸時代後期佐賀藩医・種痘普及医師

牧春堂は、文化八年（一八一一）九月二日に、佐賀藩医牧春台の子として生まれ、医業を継いだ。漢方医の家筋であったが、西洋医学、とくに天然痘予防のための牛痘導入に積極的で、弘化三年（一八四六）に『引痘新法全書』という牛痘普及の啓蒙書を全国に先駆けて刊行した。中国の邱浩川《きゅうこうせん》が著した『引痘略』（一八一七）の要約本である。

春堂の啓蒙活動と、伊東玄朴や大石良英らの鍋島直正への建言を受けて、直正は、長崎詰佐賀藩医楢林宗建へ、牛痘苗を入手するように密かに命令した。嘉永二年（一八四九）六月二六日に宗建の子建三郎の腕へ牛痘が接種され、善感（発疹が出ること）した。楢林宗建は、八月六日に佐賀城下に種痘児を連れて到着し、藩医の子らに接種し、その発疹から痘苗を採取し、八月二二日に、藩医大石良英が藩主直正の子淳一郎（のちの直大）に接種し成功した。植え継がれた痘苗が、藩医島田南嶺らによって嘉永二年（一八四九）一〇月二日に、江戸屋敷にもたらされた。『鍋島直正公傳』によれば、玄朴の娘に接種後、一一月一一日に伊東玄朴が貢姫《みつひめ》に接種した。そのとき立ち会ったのが、水町昌庵、佐野孺仙、牧春堂、大石良英の四人で、一二箇所に接種して、皆ことごとく善感したので、さらに痘苗は各地に広められた。また佐賀藩城下では、牛痘がもたらされると引痘方が設置され、春堂も引痘方医師として種痘活動を開始した。嘉永四年（一八五一）からの『医業免札姓名簿』に、水町昌庵の次に牧春堂の名前が掲載されており、春堂は、当時四一歳で、すでに佐賀藩の筆頭医的な存在であった。文久三年（一八六三）三月二二日に、五三歳で没した。墓は佐賀市呉服元町の称念寺にある。

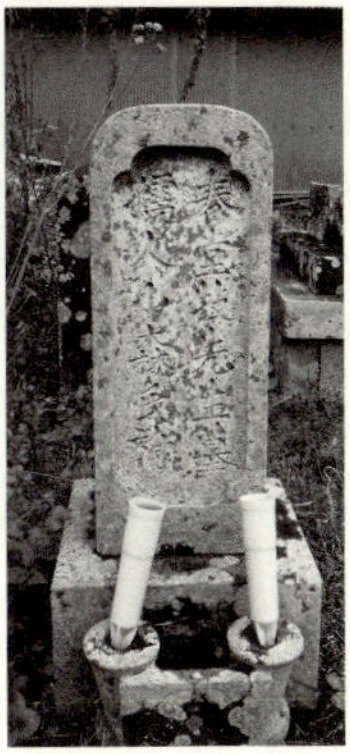

牧春堂の墓
「春堂牧先生墓、孺人小森氏袝」、左側面に妻の没年月日「明治三拾二年六月廿七日」、背面から右側面に碑文が刻まれている。（佐賀市呉服元町・称念寺）

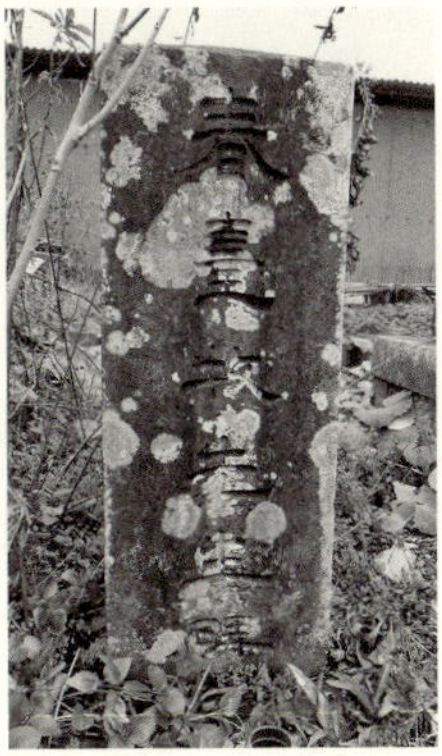

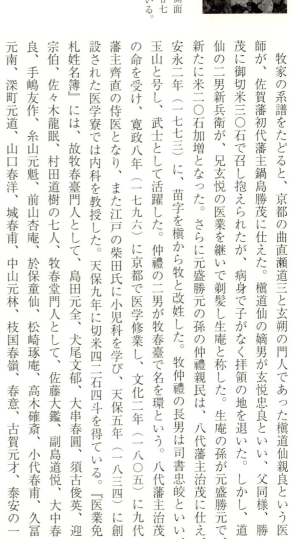

牧春堂の墓の背後に、春堂父春臺の墓もある。背後に碑文が刻んであるが、風化のため、碑文が判読困難。

牧家の系譜をたどると、京都の曲直瀬道三と玄朔の門人であった槇道仙親良という医師が、佐賀藩初代藩主鍋島勝茂に仕えた。槇道仙の嫡男が玄悦忠良といい、父同様、勝茂に御切米三〇石で召し抱えられたが、病身で子がなく拝領の地を退いた。しかし、道仙の二男新兵衛が、兄玄悦の医業を継いで剃髪し生庵と称した。生庵の孫が元盛勝元で、新たに米二〇石加増となった。さらに元盛勝元の孫の仲禮親民は、八代藩主治茂に仕え、安永二年（一七七三）に、苗字を槇から牧と改姓した。牧仲禮の長男は司書忠皎といい、玉山と号し、武士として活躍した。仲禮の二男が牧春臺で名を環という。八代藩主治茂の命を受け、寛政八年（一七九六）に京都で医学修業し、文化二年（一八〇五）に九代藩主齊直の侍医となり、また江戸の柴田氏に小児科を学び、天保五年（一八三四）に創設された医学寮では内科を教授した。天保九年に切米四二石四斗を得ている。『医業免札姓名簿』には、故牧春臺門人として、島田元全、犬尾文郁、大串春圓、須古俊英、迎宗伯、佐々木龍眠、村田道樹の七人、牧春堂門人として、佐藤大鑑、副島道悦、大中春良、手嶋友作、糸山元魁、前山杏庵、於保童仙、松崎琢庵、高木確斎、小代春甫、久冨元南、深町元道、山口春洋、城春甫、中山元林、枝国春嶺、春意、古賀元才、泰安の一九人が挙げられ、佐賀藩医のなかで主要な位置にあったことがわかる。

春堂の子が牧亮四郎で、嘉永六年（一八五三）に生まれ、初め好生館に学び、長崎遊学後、明治六年（一八七三）から第一大学区医学校（のちの東京大学医学部）に入学した。明治一三年に、旧佐賀藩鍋島家の給費生として、佐野常実（法律学）、牧亮四郎（医学）、藤山治一（農学）ら三人とドイツに渡った。亮四郎は、シュトラースブルク大学で医学を学び、明治一七年に帰国後、東京大学医学部で教えた。結核のため、大学を辞して療養に努めたが、明治二三年六月一八日、死去した。四〇歳。

（青木歳幸）

【参考】『佐賀県近世史料第八編第一巻』（二〇〇五）

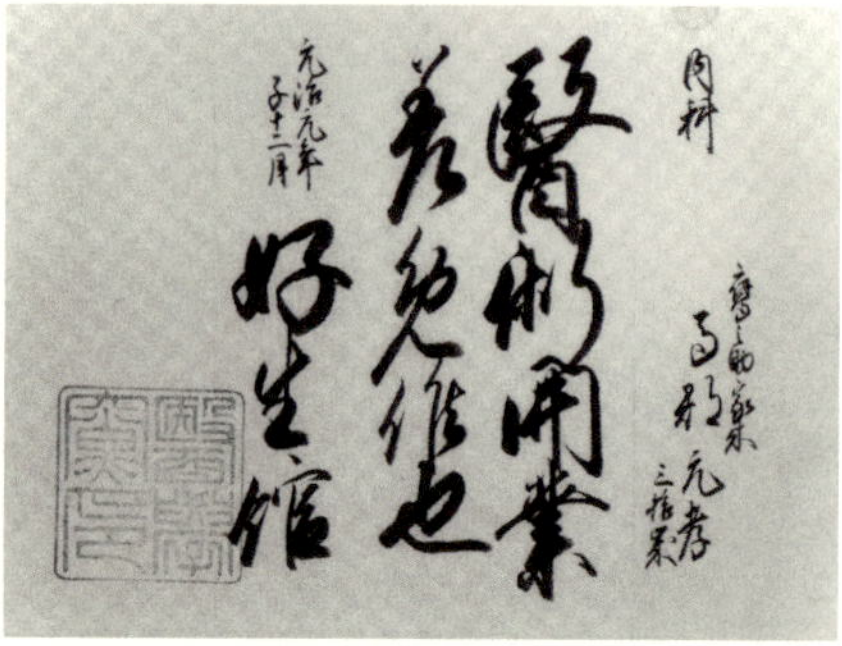

鷹之助家来
内科　馬郡元孝
三拾歳
医術開業差免候也
元治元年子十二月　好生館
（馬郡克彦氏蔵）

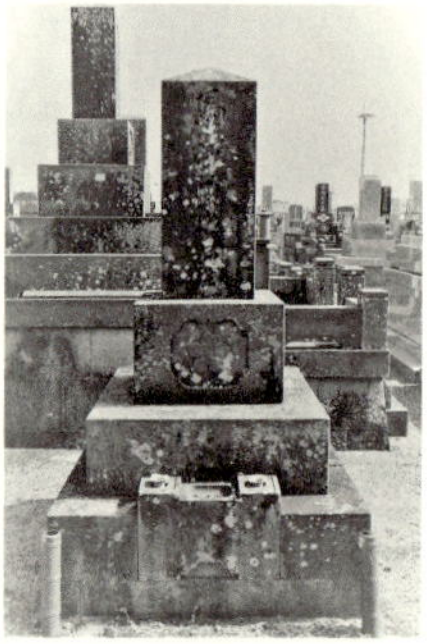

馬郡家之墓
（小城市芦刈町・常光寺）

馬郡《まごおり》　元孝《げんこう》

（天保五年～大正八年　一八三四～一九一九）

鍋島鷹之助侍医

馬郡元孝は、天保五年（一八三四）三月九日、佐賀郡山領村（現佐賀市諸富町）医師江口東庵二男として生まれ、天保一四年（一八四三）一二月一〇日に馬郡文庵養子となった。佐賀藩の『医業免札姓名簿』には、馬郡文庵が、「同（嘉永七年寅五月）一　内科右同（主水殿家来水町昌庵門人）馬郡文庵　四拾才」と記載されている。

元孝は、元治元年（一八六四）一月一五日に家督を相続し、同年一二月に好生館より医術開業免状を得た。戊辰戦争時には、佐賀藩家老鍋島鷹之助（鍋島主水家一〇代）に従い、宇都宮の激戦を体験し、戦死者数や負傷者数などを記した従軍記を医師の眼で記録している。明治二年（一八六九）の『（鍋島主水家）着到』によれば、七石五斗、馬郡元孝、三六歳、芦刈永田村（現小城市芦刈町）とある。明治初年には軍病院関係に勤務し、「一一番中病院医長古賀晋、小病院医長池田陽雲、一等主治馬郡元孝、同古賀省碩二等同大坪文庵、同藤松良齋」とある。大正八年（一九一九）八月一六日没。浄土真宗本願寺派常光寺（現小城市芦刈町）に葬られる。法名は履信修善居士。享年八六。元孝の子が周平といい、明治五年（一八七二）六月二四日生まれで、明治三四年（一九〇一）一〇月五日家督相続。元孝と周平の明治・大正期の診察記録が残されている。

馬郡家は初代清兵衛、二代秀行、三代秀明、四代知則（宝暦八年没）、五代知足（天明四年、一七八四没）、六代知親（文化一三年、一八一六）、七代知章（文久三年没、六四歳、字文庵）、八代元孝、九代周平、一〇代信六、一一代国忠、一二代克彦氏と続く。

【参考】馬郡家史料（馬郡克彦氏蔵）

（青木歳幸）

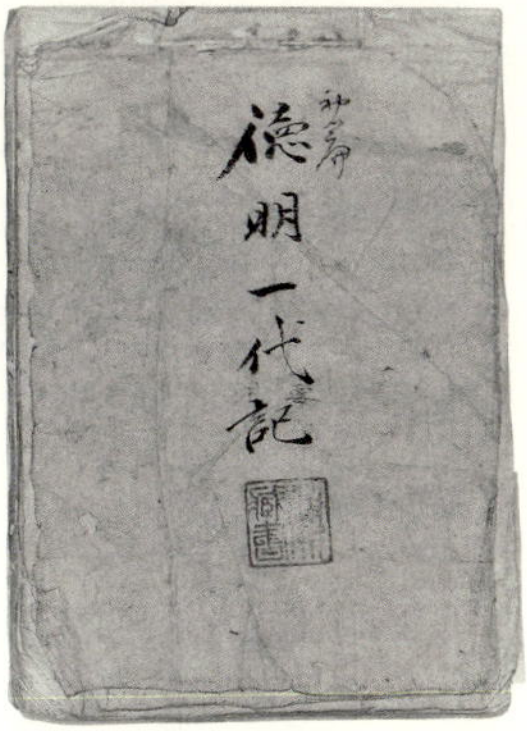

『徳明一代記』の表紙
（佐賀県立博物館蔵）

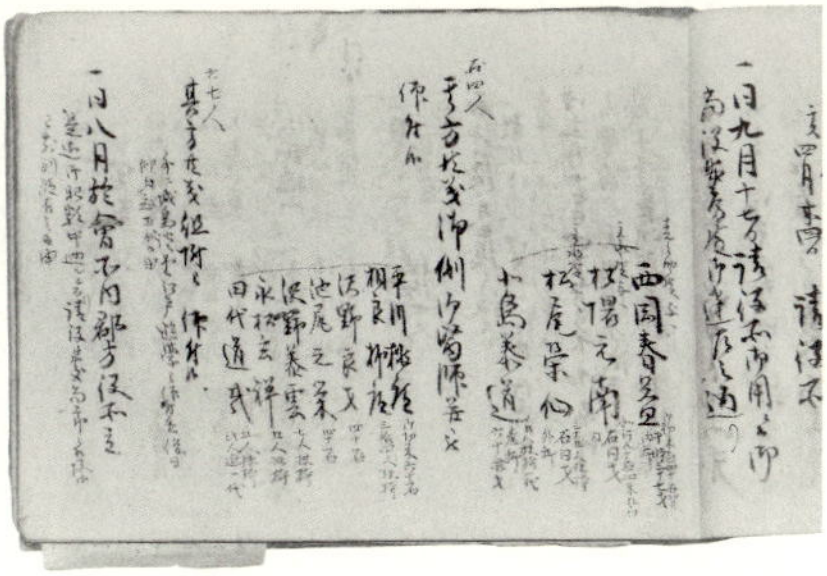

嘉永四年九月一七日に「松尾栄仙　三十五人扶持　右同才（三十七才）、外科」とある。
（『徳明一代記』所収）

松尾《まつお》　徳明《とくめい》

（文化一二年～慶応三年　一八一五～一八六七）

佐賀藩外科医・種痘医

松尾家は、片田江会所小路や中ノ橋小路に居住していた。徳明は、文化一二年（一八一五）六月朔日生まれ。佐賀藩一〇代藩主鍋島直正の一歳年下であり、直正とは同じ時代の出来事を体験していったことになる。幼名は乙吉郎といい、出生時の居住地等は判明していない。弘道館や弘道館に入る年齢の前に学んだ教育施設である蒙養舎で学び、一二歳の時、当時、外科医として著名であった納富順益（春入）の門下生となる。天保四年（一八三三）四月一二日、一九歳の時、松尾家の養子になり、同月上旬には藩医佐野常徴孺仙の小路屋敷を借り受けて居住した。天保五年（一八三四）、医学館（後の好生館）設立時に「寮頭」に任命された。二〇歳～二一歳の頃は、蓮池町や新馬場で借家住まいをして、天保八年、二三歳の時、元町に転居し開業した。

弘化四年（一八四七）三三歳の時、元町より高木町裏小路の突き当たり壱番の野口忠八郎屋敷（通称、みずいも屋敷、目薬屋敷）を買い求めて移転した。この敷地は江戸時代には水路に囲まれた広い屋敷であり、江藤新平の父もこの屋敷にしばらく居住していたとされる。また、付近の裏小路は、多くの寺があり、下級武士が住んでいた。その武士の袴の様子か、水路に植えられた水芋に由来するのか、「みずいも屋敷」の名前が残ったとされる。

嘉永二年（一八四九）、眼病を患っている。嘉永四年（一八五一）、佐賀藩が全国に先駆けて医業免札（医師免許証）の制度を導入すると、徳明も「外科」として「松尾栄仙」の名前で免札を受け、西岡春益、松隈元南、北島泰道らと共に鍋島主水殿（佐賀藩家老、

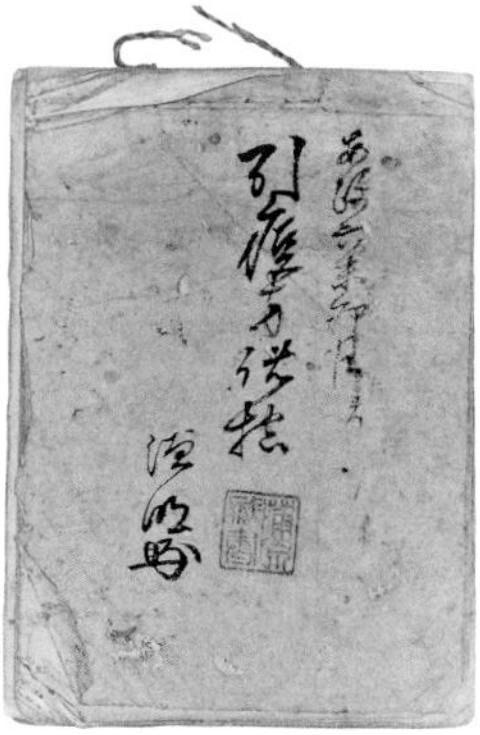

『引痘方諸控』の表紙
（佐賀県立博物館蔵）

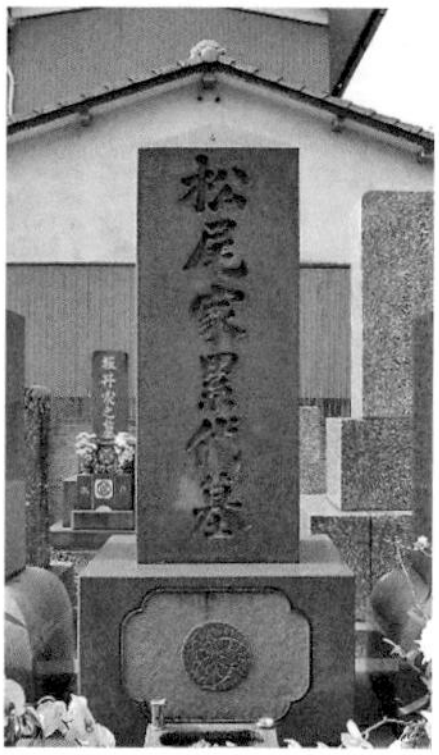

松尾家累代墓
（佐賀市高木町・光福寺）
左側面　涸雲道仙人居士・享保一一年一一月九日

七五〇〇石）の側医を命ぜられている。安政二年（一八五五）、小城藩の久菊姫の顔面の腫れ物治療を数回行い（完了後、金子五〇〇疋の報酬を頂戴している。同三年（一八五六））、四二歳、高木町裏に居住し、鍋島主水茂明組に所属していた。同六年（一八五九）、四五歳の時、片田江の中ノ橋小路の相良五郎兵衛屋敷を買い入れて転住し、高木町裏小路の屋敷は益田辰之助に売り払っている。裏小路には一三年住んでいる。

文久二年（一八六二）一一月八日、四八歳で好生館より再び開業免許を受けている。慶応三年（一八六七）七月八日、五三歳で死去した。法名は翠翁徳明居士。墓所は、松尾家の菩提所である光福寺（現佐賀市高木町）である。

『徳明一代記』『引痘方諸控』は、天保四年（一八三三）から四八歳までの約三〇年間にわたる徳明の半生記『徳明一代記』と、安政六年（一八五九）四月から翌万延元年（一八六〇）六月までの一年二ヶ月に徳明が担当した種痘記録である『引痘方諸控』の合冊である。安政六年八月一四日に山代郷長濱村で一〇〇人分の種痘を在村医の峯雲台、檀文逸、大庭良伯らの手助けにより実施したこと、中国医学（漢方）と「和蘭医術」を兼業する旨の藩の通達、安政六年（一八五九）のコレラの大流行に関することなども記載されている。特に、種痘の場所と人数、実施状況から報酬などまでが細かに記載されており、一年二ヶ月の間に四〇箇所で一二二四人以上に接種したことが判明した。当時の日本では先進的な公衆衛生としての地域での予防接種事業を佐賀藩領（佐賀および長崎）で広く実施したことを医師が自ら記録した貴重な記録である。

【参考】『小城の医学と地域医療』（佐賀大学地域学歴史文化研究センター、二〇一一）、吉田洋一・中野正裕「幕末在村蘭方医―松尾徳明一代記について―」（久留米大学『比較文化研究』四五、二〇一一）

（江口有一郎）

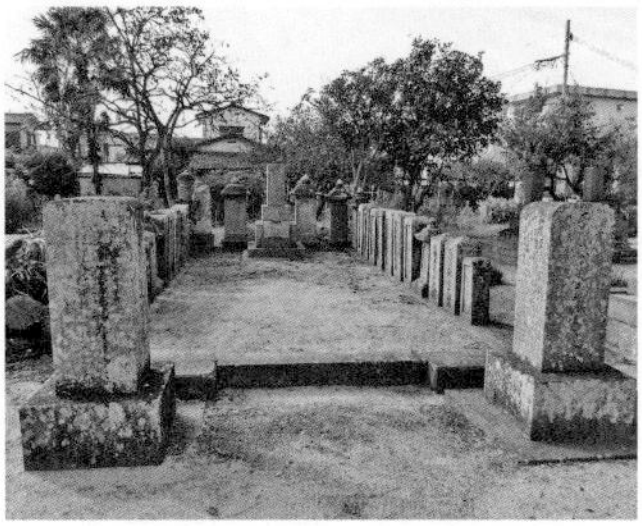

松隈家累代墓地
最も手前の左が松隈甫庵墓碑で、右が甫庵子の元南墓碑。
（佐賀市中の館町・臨済宗光圓寺墓地内）

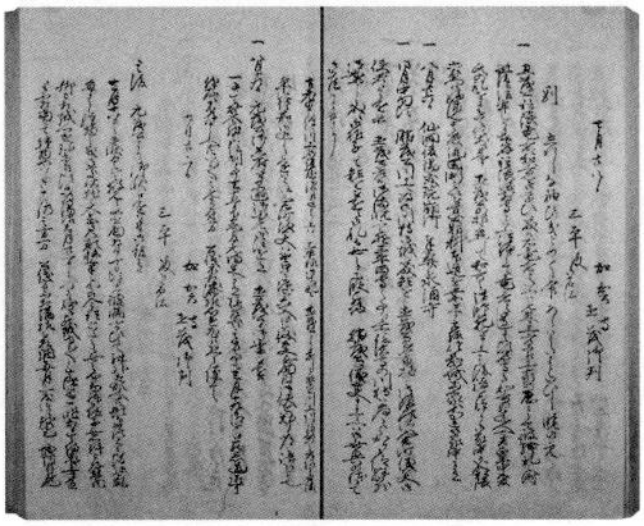

鍋島直茂が松隈竜意を召し抱えた記事。
元茂は初代小城藩主。
『元茂公御年譜』
（佐賀大学附属図書館小城鍋島文庫蔵）

松隈《まつくま》 玄湖《げんこ》

（？～？）

江戸時代前期佐賀藩医・曲直瀬家門人

松隈玄湖は、京都の名医曲直瀬道三とその養嗣子玄朔の門人で、一七世紀に活躍した佐賀藩医である。道三・玄朔の門人帳が、『當門弟之日記』（武田杏雨書屋蔵）で、五九九人の門人が記載されており、そのなかに、肥前出身（長崎県域も含む）門人は、以下の二八人を見出すことができる。番号は門人帳記載順で筆者がつけた。「60 牟田与右衛門尉・肥前人、65 良以・肥前龍蔵寺人・号叙軒、114 副田八蔵・肥前人・号道茂、144 玄朝・龍蔵寺人、169 勝蔵主・肥前人、201 了庵玄長・長崎人、208 策庵玄牧・寺澤志摩守家医、228 順盛・改道仙・鍋島家医、262 道勢・寺人、421 玄朝・肥前人、422 道暦・肥前人、423 道析、424 玄碩・肥前人、459 亭菴・肥前人、460 玄湖・肥前人、461 玄良・亭庵子、466 角市兵衛・肥前人、467 林刑（ママ）左衛門尉・肥前人、475 道碩・肥前人、549 道益・肥前人、560 道仙・肥前人、561 玄悦・肥前人、562 三悦・肥前人、563 道盛・肥前人、564 道話・肥前人、565 玄竹・肥前人、570 道叔・肥前人、582 池田理兵衛・肥前人・玄智證」とあり、四六〇番目の玄湖が松隈玄湖である。

玄湖は、『明暦二年御直印之着到（嘉永二年子孫調書）』によれば、「同（知行）弐百五拾石、内切米五拾石、松隈玄湖、右玄湖、二代玄湖牢人初代ノ兄玄磋、紀伊守元茂之乞ニ依而、小城家中ニ成ル、玄磋より三代甫庵、綱茂公御代被召出、七代当時、甫庵也」とある。松隈玄湖は二五〇石（内切米五〇石）取りの佐賀藩医としても有力な医家であったことや、玄湖の兄の玄磋が、小城藩初代藩主鍋島元茂の乞いにより小城藩医となったこと、玄磋より三代のちの甫庵が綱茂（三代佐賀藩主）のときに佐賀藩に召し抱えられ、ずっと下って、江戸時代後期の嘉永二年（一八四九）には、七代松隈甫庵が佐

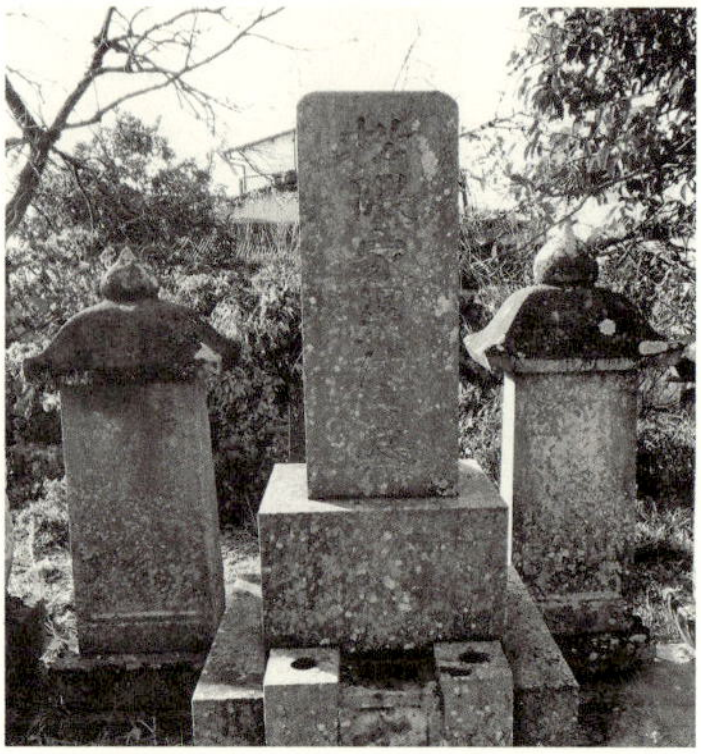

松隈家墓所の正面奥に松隈家累代の墓があり、その左隣の奥に玄湖の兄玄磋の墓がある。

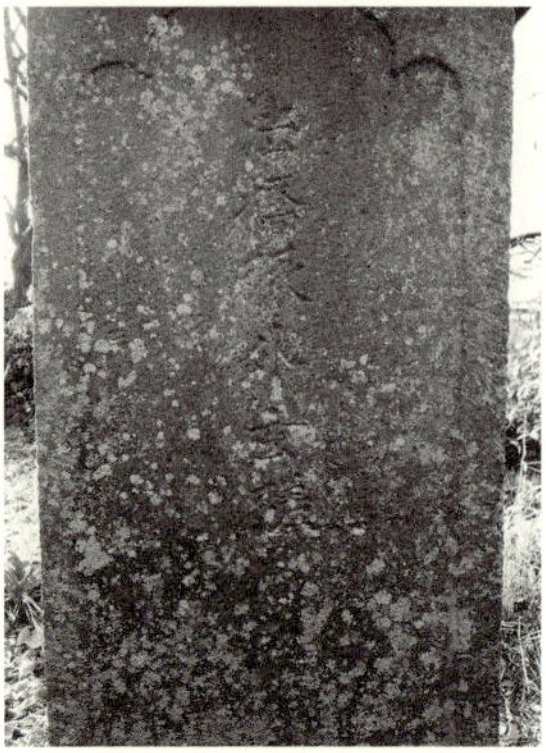

「法橋琢外玄磋居士」墓の正面拡大写真

賀藩医として務めていることがわかる。

『元茂公御年譜』によれば、元和三年（一六一七）八月の記事に、佐賀藩を興した鍋島直茂が松隈玄湖の先祖である松隈竜意から和歌を習ったこと、竜意はもと上方公家の出であり、乱を逃れて肥前に来て、鍋島家中になったこと、竜意の子孫は眼科・本道（内科）の医術をもって、佐賀藩と小城藩に仕えたことが記されている。

竜意の子孫が、松隈玄湖とその兄玄磋であり、玄磋は、眼科・本道で小城藩医として仕え、松隈亭庵と称し、小城藩初代藩主元茂の侍医として活躍した。先の曲直瀬家門人帳に亭庵とあるのが玄磋のこと。『葉隠聞書』には、亭庵が、眼科でも男女の別があり治療も別だったのだが、近頃（一七世紀中頃）は、男が女っぽくなってきたと述べており、戦国時代の武力中心の風潮が衰えてきたことを、医療の面からも暗示している。

『葉隠聞書校補』によれば、松隈亭庵は、父が安斎玄祐といい、万治三年（一六六〇）五月朔日に没し、戒名は琢外玄磋居士とある。松隈家墓所の左奥に「法橋琢外玄磋居士」と刻まれた墓があった。これが亭庵墓である。さらに、曲直瀬家門人帳には461玄良・亭庵子とあるので、亭庵の子が玄良である。墓所に向かって右奥の墓石に「盛休玄良居士」、没年は「承応元年（一六五二）六月一日」とあり、玄良の没年も判明した。ただし、玄湖の生没年は不詳で、松隈家墓所でもそれらしき墓を特定できていない。

その後の松隈家は、『小城藩日記』（佐賀大学附属図書館小城鍋島文庫）の天保八年（一八三七）九月一六日記事をみると、小城藩医松隈亨安が、佐賀本藩の藩医松隈甫庵へ家業稽古として随身している記事があり、佐賀藩松隈家と小城藩松隈家が医学交流を深めつつ、医家としての存続発展をはかっていた。

【参考】『元茂公御年譜』（佐賀大学附属図書館小城鍋島文庫蔵）、『葉隠聞書』（同前）、『葉隠聞書校補』（『佐賀県近世史料　第八編第一巻』・二〇〇五）

（青木歳幸）

松隈《まつくま》 元南《げんなん》

（文化一二年～明治一一年　一八一五～一八七八）

鍋島直正侍医・好生館病院長

松隈元南は、佐賀藩医松隈甫庵の長男として、文化一二年（一八一五）八月一日に生まれた。幼少より読書を好み、藩学校弘道館での学習に精励し、長じて三都（京都・大坂・江戸）の諸医家に学び、かたわら漢学を学ぶこと一〇年、修業を終えて帰郷し、医業を継いだ。西洋医学の導入に積極的な直正の方針に従い、漢方医であった松隈家も、漢蘭折衷医に転換し、全藩領への西洋医学普及を推進した。好生館の教師として、多くの門人を指導し、牛痘苗伝来後は、種痘普及に努めた。文久二年（一八六二）頃から、高齢の大石良英に代わって、一〇代藩主鍋島直正の侍医となり、各地に随行した。慶応年間から、直正の痢病が頻繁になったので、つきっきりの主治医として薬を差し上げ、慶応三年（一八六七）から直正の死去する明治四年（一八七一）までの『診察御日記』を残している。

『診察御日記』は、慶応三年七月三日に、直正が、京都の妙顕寺に避暑にでかけたところ、暴瀉病《ぼうしゃ》（コレラ）のような激しい下痢と嘔吐に見舞われた記事から始まる。このとき松隈元南は、鹿角粟殻煎と縷多扭謨《ラウダニユム》一八滴を処方した。鹿の幼角は、鹿茸《ろくじょう》と呼ばれる滋養強壮剤で、粟殻はケシの実で、止咳、止痢の効果がある。縷多扭謨はラウダニユム（アヘンチンキ）のことで、アヘンをエタノールで侵出させたもので、鎮痛と止咳効果がある。以下、元南は、直正の病状と診察、またボードインら西洋医の治療についても克明に記録している。そして明治四年（一八七一）一月一八日には、「同（一月）十八日暁、四字半比《時》ヨリ、御脈指下ニ応セス。薬液ノ御嚥下出来兼御呼吸次第ニ幽遠、六字比、遂ニ御大切ニ及バセラレタリ。一統恐怖シ奉リソロ」と、稀代の英傑の最期を伝えて、診察記録は終わっている。

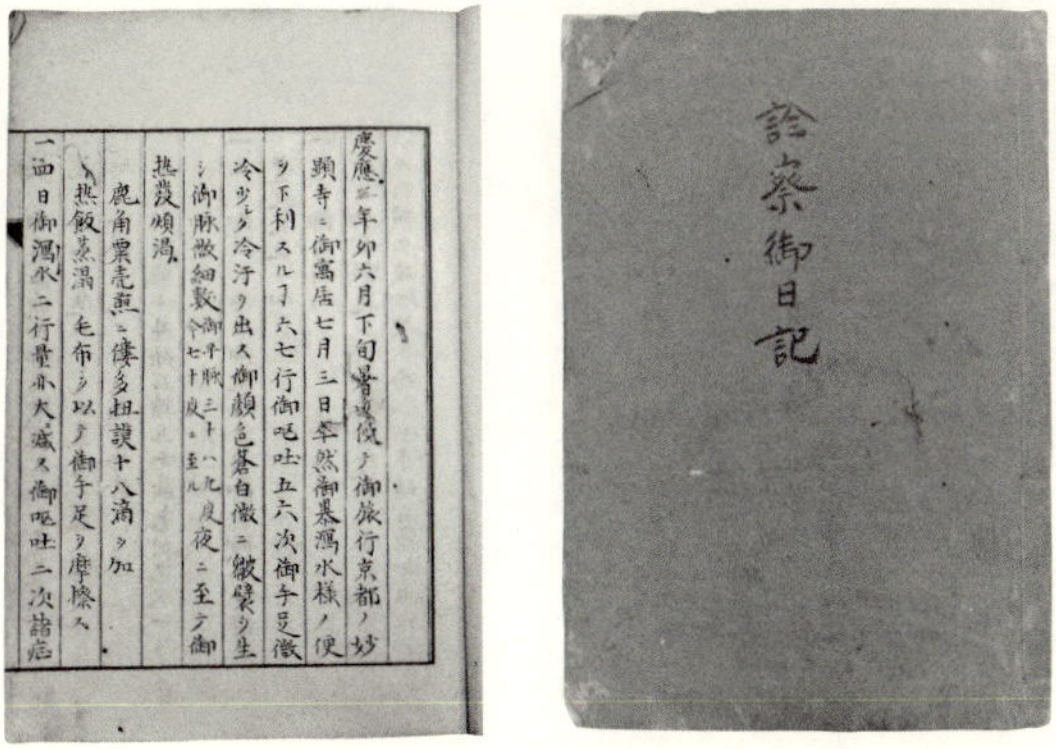

『診察御日記』の表紙と最初の記事
（大阪市史編纂室蔵）

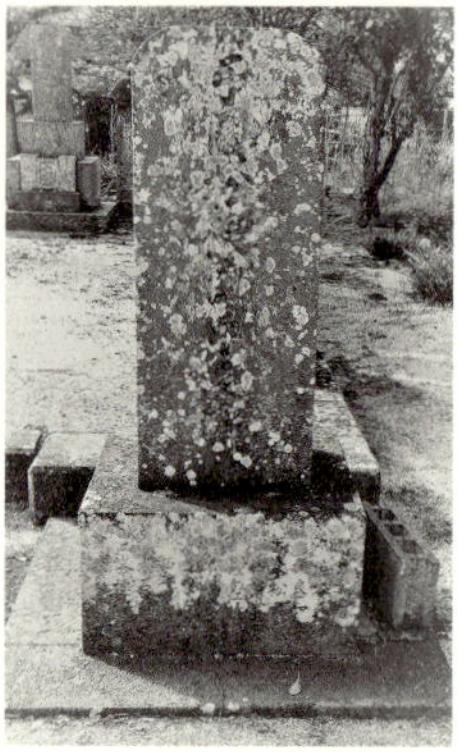

松隈元南の墓碑
（佐賀市中の館町・光圓寺）

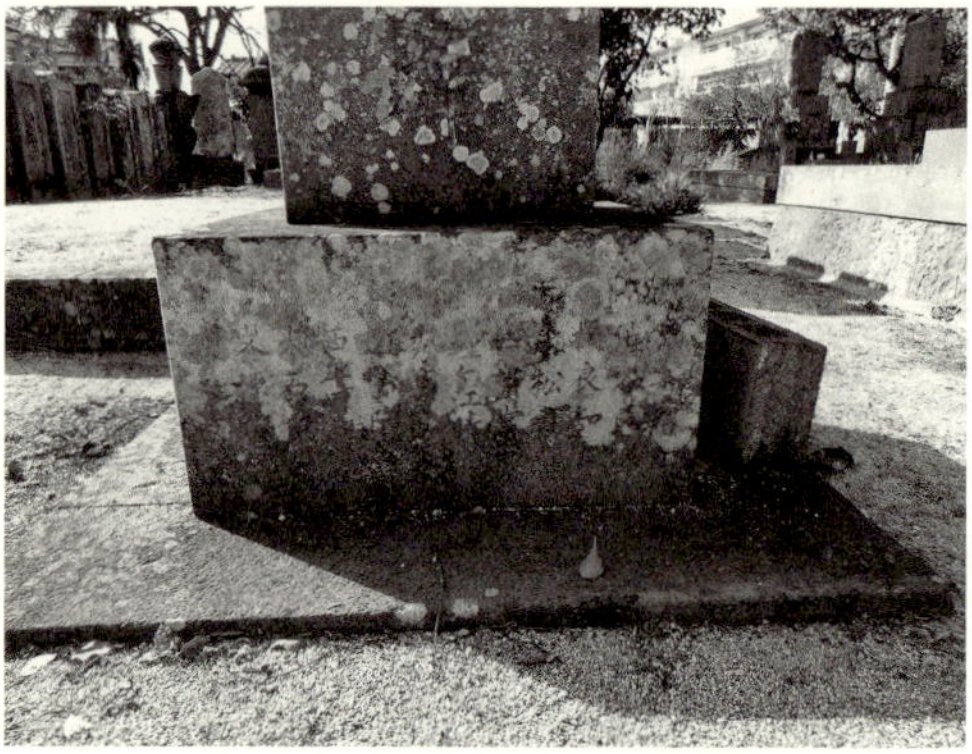

元南墓碑の台座には友人や門人らの名が刻まれている。東京寄留の渋谷良耳（次）ら四四人もの名前がある。

明治維新後は、好生館の病院長などを歴任し、明治一一年二月二〇日に六四歳の生涯を終えた。元南は誠実で落ち着いていて軽佻浮薄のところがなく、人は皆、元南を尊敬してまわりに集まったという。元南没後、友人や門人らがその功績を後世に伝えるために、明治一一年六月に「于圓松隈國手之碑」という墓碑を建立した。墓碑の銘文は千住西翁が撰び、書家古賀千斯が筆をとった。建碑した四四人の名が墓碑の台座に以下の通りに刻まれている。

（東面）東京寄留、渋谷良耳（次）、相良知安、永松東海、北島常泰、鐘ヶ江晴朝、秀島文圭、城島陣善、西牟田豊親、大石良乙、峯源次郎、森永友健　（南面）高木文種、牧亮四郎、佐賀病院・山口練治、江口保定、澤野種親、池田専助、野口秉徳、山口亮橋、平野包朝、川崎文敬　（西面）森謙蔵、村岡安碩、納富六郎、迎當規、鹽田範一郎、高宗榮純、古川小次郎、門人・古川慎吾、高島景明、神田善純、木下元春　（北面）野口桃雲、佐藤昌九、於保玄賛、西安貞、田中宗哲、渋谷元英、横尾重興、小川良益、秋吉斟吾、江口愛之助、満壽女

東京に寄留している医師らのうち、渋谷良次は、札幌医学校の設立などに尽力し、相良知安は我が国へのドイツ医学導入をはじめ、近代医制の確立に尽力した。永松東海は、明治七年に初代東京司薬場長となり、我が国薬学制度の成立に貢献した。鐘ヶ江晴朝は東京芝浦に我が国最初の海水浴場を開設した。牧亮四郎は佐賀藩医牧春堂の子で、明治一三年にドイツ留学をし、帰国後、東京大学で教鞭をとった。佐賀病院山口練治以下は好生館教師及び関係者で、門人も、『医業免札姓名簿』では於保元通、峯亨、迎亨叔、犬塚清逸、古川傳安、江上文哉が挙げられ、墓碑銘の門人と合わせて、いずれも佐賀の近代医学形成期に活躍した医師らであり、元南の影響力の大きさがわかる。

【参考】『肥前史談』（第五巻第六号、一九三二）、松隈元南墓碑銘、『城下の医史跡めぐり（2）』（二〇一二）、『佐賀県医学史』（一九七一）

（青木歳幸）

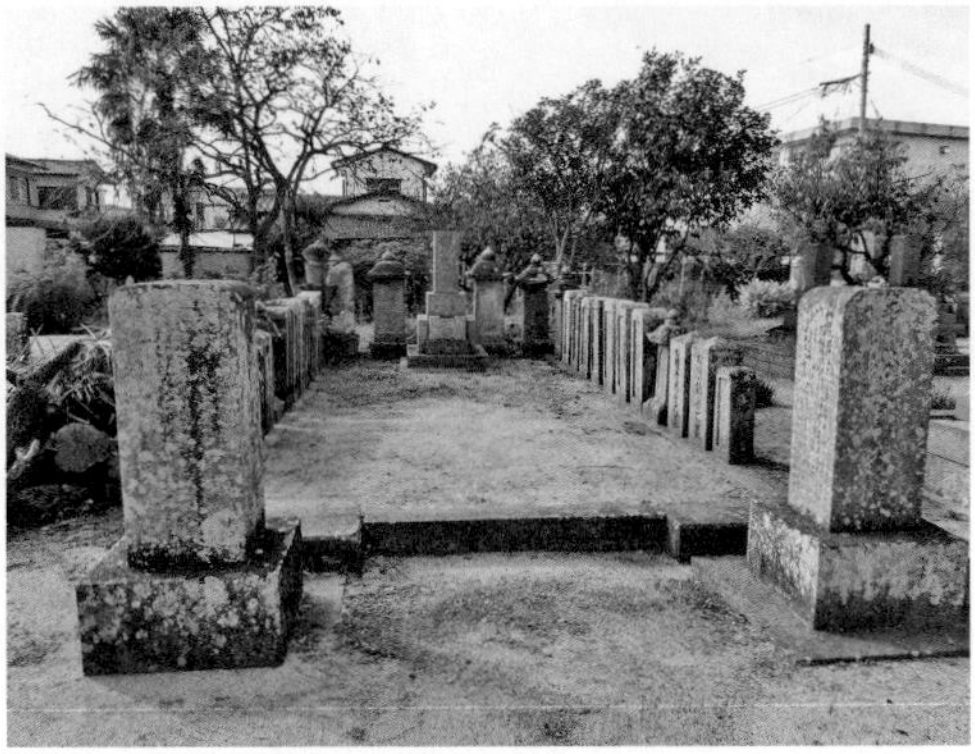

松隈家墓地
前面の左が松隈甫庵墓碑で右が長男松隈元南墓碑。
（佐賀市中の館町・光圓寺）

松隈《まつくま》 甫庵《ほあん》

（天明四年〜嘉永五年　一七八四〜一八五二）

佐賀藩侍医・眼科医・内科医

松隈甫庵は、天明四年（一七八四）、佐賀藩医の松隈家に生まれた。諱尚澄、字文郁、号甫庵といい、甫庵が通称となった。甫庵は、幼くして鋭敏、読書に励み、父に眼科を、藩医西垣柏庵に内科を学んだ後、肥後の村井椿寿《ちんじゅ》、京都の吉益南涯に古医方を学び、帰郷した。内科医と眼科医として、朝早くから夜遅くまで、患者の治療を行ったため、名声が高まり、患者も多くなった。門人には『傷寒論』を講じ、やがて江戸藩邸の侍医となった。天保元年（一八三〇）、家督相続した鍋島直正が佐賀へ戻るときに付き従い、佐賀へ戻り藩医として活動した。

寛政九年（一七九七）から文化一二年（一八一五）まで佐賀城下の片田江北より二番小路（通小路）に住み、弘化二年（一八四五）から片田江竪小路に住んだ。弘化三年に病のため侍医を辞したが、退隠後も患者の治療にあたり、さらに医学寮においても教授を行った。嘉永五年（一八五二）四月二一日没。六九歳。先祖が眠る光圓寺（現佐賀市中の館町）に葬られた。医業は長男の元南が継ぎ、四男が川崎家に養子に入った医師で万延元年（一八六〇）の遣米使節団に随行した川崎道民である。

人柄は豪放で、酒は飲まずとも、客との応対を好み、疏闊《そかつ》にみえて緻密、固習を洗滌し、世の医師の考え方が新たになることを望んだ。『医業免札姓名簿』には、峯元亨、玄仲、峯静軒、原栄伯、中野宗三、田尻柳仙、納富寿伯、西原文堂、吉原龍民、鳥巣南洋、迎仲益の一一人の門人が記されており、甫庵が佐賀藩に重要な役割を果たしていたことがよくわかる。

【参考】『城下の医史跡めぐり』（二〇一二）、『肥前史談』第五巻第六号（一九三二）（青木歳幸）

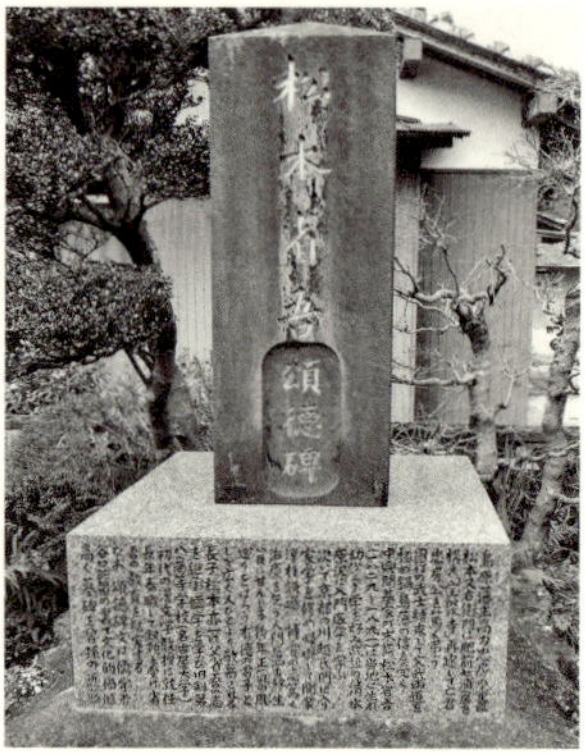

鹿島市音成《おとなり》の曹洞宗宝聚《ほうしゅ》寺の入口左手にある松本省吾の頌徳碑。省吾の子亦一の漢学師匠谷口藍田が碑文を撰んだ。墓は寺内奥の墓地にあるが、松本省吾の曾孫らの手により、頌徳碑として当地に移設した。隣に「島原藩主高力忠房公供養塔」が建っている。

松本《まつもと》 省吾《しょうご》

（文政一二年〜明治二三年 一八二九〜一八九〇）

鹿島藩領古医方医師・漢学教師

松本省吾は、文政一二年（一八二九）一二月二六日、肥前七浦（現鹿島市）に、鹿島藩士松本弥三郎兵衛の子として生まれる。一七歳にして武雄の医家清水原沢に入門し、家僕の傍ら医を学んだ。原沢が老いたため、その嗣である宗安に従った。医業をさらに進めるため、清水原沢の師である京都の典薬寮医師の川越氏を訪ねて上京したが、川越氏は既に没していたため、まもなく帰郷し、七浦にて開業した。次第に評判が高まり、患者も訪れるようになった。幕末になって、佐賀藩から、西洋医学への研修を強制する命令が、鹿島藩領内医師へも出た。省吾は、友人医師の副島恵民や矢川仲甫らと三人で固く漢方の研究会を続け、明治二三年（一八九〇）一〇月一六日に漢方医として没した。妻は梶山氏から来て、二人の間に四男四女を得た。医業は長男亦一が継ぎ、亦一の漢学師匠である儒者谷口藍田が、明治二九年四月に松本省吾の頌徳碑銘を書いた。亦一は、文久二年（一八六二）に省吾の長男として生まれ、谷口藍田のもとで漢学を学び、その後日田の漢学者広瀬淡窓の門をたたき、優秀な成績で都講に推された。さらに長崎、熊本、東京で漢方医学を学び、帰国後、母ケ浦（現鹿島市）にて、父のあとを継ぎ開業した。その後、中国に渡り、蘇州にて医を営んだという。帰国後、開業したが、明治一六年（一八八三）に西洋医学によるのみの開業試験となったため試験を拒否し、医を廃業し、漢学教師として、岩国中学（現山口県岩国市）、第八高等学校（現名古屋大学）の教壇に立った。昭和四年（一九二九）、六八歳で没した。

【参考】『鹿島藤津医会史』（一九八八）、『藍田谷口先生全集』（一九二五）

（青木歳幸）

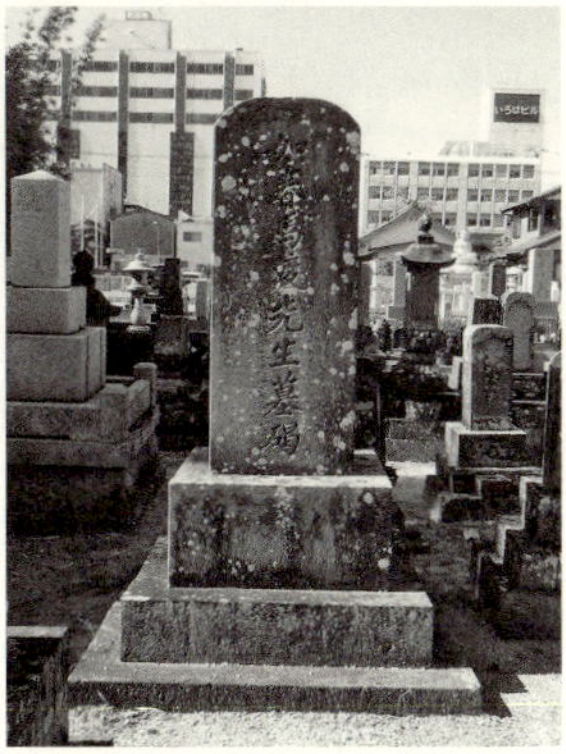

馬渡嶺雲の墓
正面に「如春馬渡先生墓碣」とある。門人たちが明治一六年一二月に建立。碑文の撰と書は竹堂古賀千斯。（佐賀市大財・長楽寺）

馬《ま》渡《わたり》 嶺雲《れいうん》

（文政八年～明治一六年　一八二五～一八八三）
好生館教師・佐賀藩英学者小出千之助実兄

馬渡嶺雲は、文政八年（一八二五）七月、佐賀藩士小出千左衛門光覩の子として生まれ、のち八幡小路（現佐賀市）の医者馬渡耕雲の嗣子となった。諱は邦高といい、長兄は小出利兵衛光法。弟は万延元年の遣米使節及び慶応三年のパリ万博参加の小出千之助である。

長楽寺（佐賀市大財）にある墓碑によれば京都で蘭方医新宮凉庭に医学を学んだ。新宮凉庭は、江戸時代の蘭方医で、生まれは天明七年（一七八七）、丹後国。一八歳で丹後で漢方医を開業した後、長崎で蘭学を学んでいる。文化一〇年（一八一三）、長崎でオランダ通詞の吉雄権之助六次郎に入門し蘭学を学ぶ傍ら医療に従事した。オランダ商館にも出入りし、文化一三年にはフェートン号事件の折、英船に捕らえられた商館員のホウゼンルマンを治療しオランダ人から良医と信頼された。凉庭はその後、文政二年（一八一九）、京都東山南禅寺近くに開業。天保一〇年（一八三九）、南禅寺畔に順正書院を設立し、多くの医師を育て、翻訳書も含め、医学書も多数著し、嘉永七年（一八五四）一月九日に没した。佐賀藩主を診察したときには、千両の治療代を得たというエピソードもある。

佐賀藩の『医業免札姓名簿』には、「安政二年（一八五五）弾馬殿家来原栄伯門人、利兵衛弟、内科、小出文庵、三拾才」との記載があり、小出文庵は年齢と利兵衛弟から馬渡嶺雲と推察される。

また、嶺雲の墓碑には、大坂で緒方洪庵に二年学んで帰り、万延元年（一八六〇）に引痘医として好生館で業を得たとある。適塾の『姓名録』には安政五年（一八五八）一〇月八日入門の馬渡礼介の名があり、ほかに馬渡姓はなく、入門時期も一致するのでこれが馬渡嶺雲であろう。『姓名録』には安政六年六月四日入門の小出文堂の名もあり、これは小出千之助のことであろう。

馬渡嶺雲は文久三年（一八六三）に医学教職兼引痘医となり、元治元年（一八六四）に長州の役に従軍し、慶応二年（一八六六）に好生館指南役差次となり、翌年には好生館指南役本役となった。明治二年（一八六九）、藩兵の出軍に際し病院医として桜田邸にあった。明治三年、医学教職兼大砲大隊に専務し、明治六年に佐賀公立病院医学校二等医となった。水ヶ江で開業し、明治一五年の『内務省免許　全国医師薬舗産婆一覧全』には内科、馬渡邦高の名で記載されている。明治一六年七月一九日、享年五九で病没。六段田の臨済宗南禅寺派長楽寺（現佐賀市大財）に葬られ、後に門人深堀経太たちが石碑を建てた。石碑の正面には「如春馬渡先生墓碣」と刻まれており、碑文の撰と書は数十年来の交流がある佐賀藩漢学者竹堂古賀千斯である。

弟小出千之助は一〇代藩主鍋島直正の指南を務め、精煉方での活躍その他の功績で、切米五人扶持を与えられ分家したが、明治元年に急逝したため、その跡を馬渡嶺雲の二男二三郎が継いだ。しかし、馬渡嶺雲の跡継ぎとして勉学していた長子の陽一が病没したため、二三郎が馬渡家に戻り、医家の跡を継ぎ、明治三三年七月に佐賀市で開業した。小出千之助の跡は嶺雲の三男鼎吉が継いだ。

【参考】『好生館史・創立六十周年新築落成記念』（一九五五）、中田雅博『緒方洪庵』（二〇〇九）、山本四郎『新宮凉庭傳』（一九六三）、横井寛編輯『内務省免許　全国医師薬舗産婆一覧全』（明治一五年・一八八二）、佐賀近代史研究会編『佐賀近代史年表　明治編下』（二〇一一）、合名会社野中烏犀圓本店発行『仏国行路記』（一九三六）

（末岡暁美）

水町《みずまち》 昌庵《しょうあん》

（享和三年～明治一一年　一八〇三～一八七八）

江戸時代後期佐賀藩医・種痘普及医師

水町昌庵は、享和三年（一八〇三）に佐賀藩医家に生まれた。号を基門という。修学過程は不明である。佐賀藩が、天保五年（一八三四）に、医学校である医学寮を八幡小路北一七番（現佐賀市八幡小路）に設立した。この地はのちに水町昌庵の住居となった。佐賀藩から、医業免札を受けた六四八人の医師名簿が『医業免札姓名簿』で、水町昌庵は、その名簿の最初に「内科・口科　水町昌庵」と記載されており、内科と口科（歯科および咽喉科）の医師として、佐賀藩の筆頭藩医の位置にいた。

嘉永二年（一八四九）に種痘に成功した佐賀藩は、同年八月に種痘の実施役所として引痘方を設置し、引痘方医師に水町昌庵、馬渡耕雲、牧春堂、大石良英、諸係に永松玄洋、山村良哲、外尾文庵を任命し、領内への種痘実施体制を整えた。同年一一月に、江戸で伊東玄朴が藩主鍋島直正娘貢姫《みつひめ》に種痘をするとき、その席に立ち会ったのが水町昌庵、佐野孺仙、牧春堂、大石良英の四人だった。「慶応三丁卯年惣番秩禄」をみると、「物成五拾石　水町昌庵」とあり、禄高五〇石の佐賀藩医として在籍していた。

時期と理由は不明であるが、明治維新後の激動期に、有田の大木宿《おおぎしゅく》（現西松浦郡有田町）に移り住み、開業したとみられる。昌庵は、この地で開業しつつ余生を送り、明治一一年（一八七八）一二月二三日に没した。七六歳であった。墓は、有田町大木宿の真言宗龍泉寺の裏山の墓地にあり、「水畀基門之墓」と刻まれている。

【参考】『医業免札姓名簿』（佐賀県医療センター好生館蔵）、『肥前鍋島分限帳』（一九九四）、『明和八年佐賀城下屋鋪御帳扣』（二〇一二）

（青木歳幸）

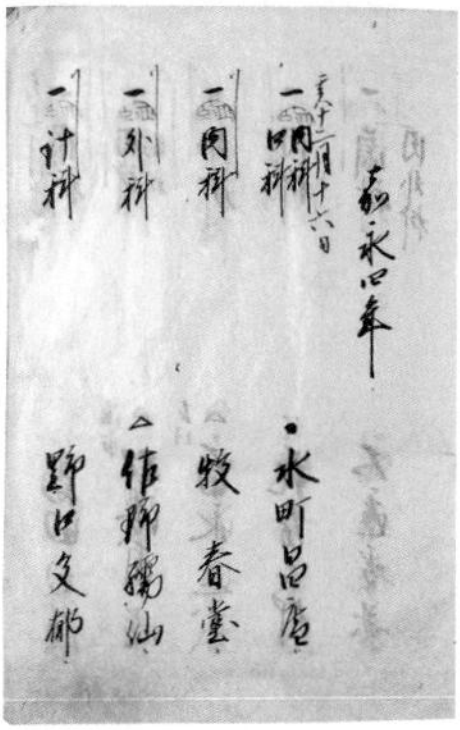

『医業免札姓名簿』の嘉永四年（一八五一）の最初に記載されており、佐賀藩でも主要な藩医であった。

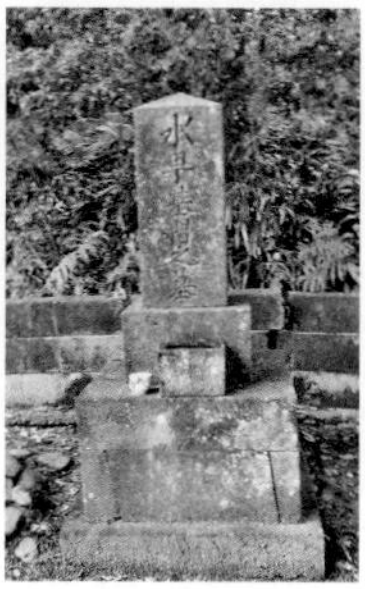

水町昌庵墓
正面に「水畀基門之墓」、右側面に「明治十一年寅年十二月廿三日行年七十六」とあり、その前に「水町昌庵先生之墓」の説明塔が建ち、その隣に水町家累代之墓が建っている。（有田町・真言宗龍泉寺裏山の墓地）

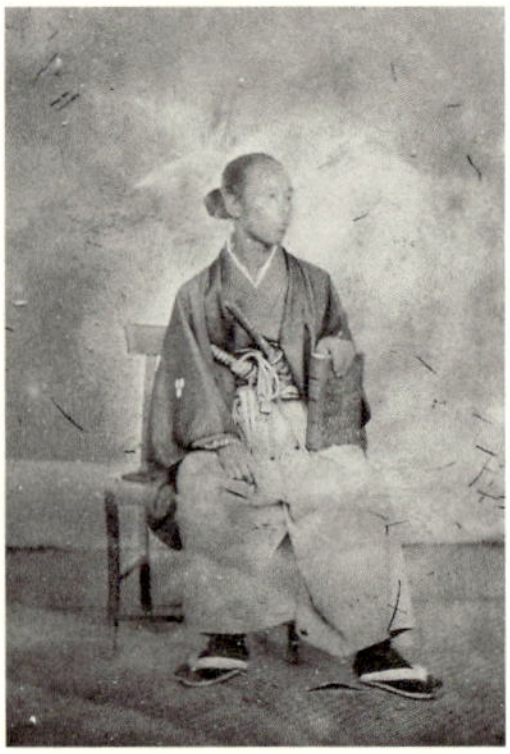

明治二年己五月端陽後
峯源次郎
（峯直之氏蔵）

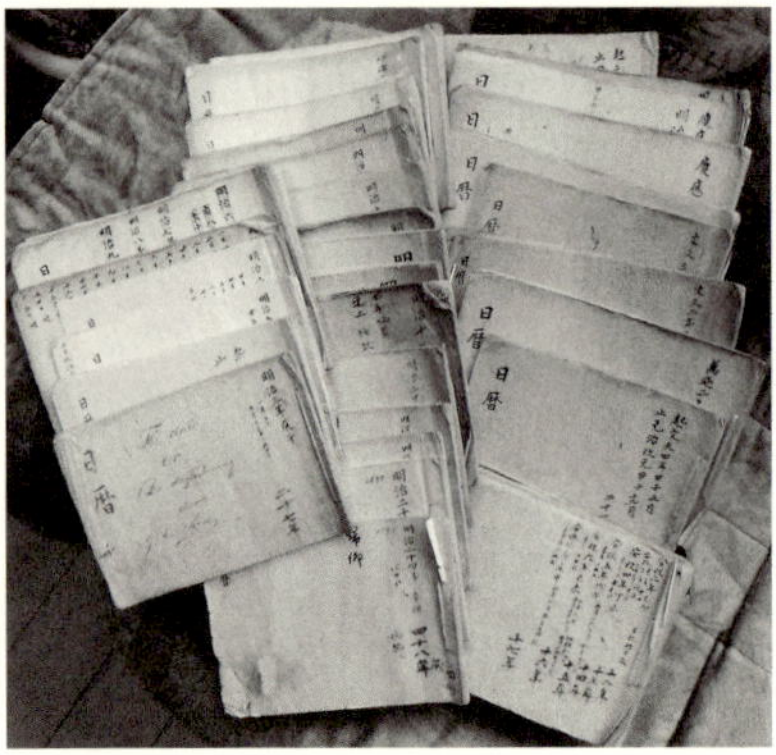

峯源次郎の安政二年から明治二四年までの日暦
（峯直之氏蔵）

峯《みね》 源《げん》次《じ》郎《ろう》

（弘化元年～昭和六年　一八四四～一九三一）

札幌医学校教師・官僚・医師

弘化元年（一八四四）八月一五日、有田郷中里村作井手（現伊万里市二里町作井手）の医師峯静軒の二男に生まれた峯源次郎は、安政二年（一八五五）、一二歳のとき父静軒の日記の清書を命じられた。安政四年からは実質源次郎の『日暦』となり明治二四年まで続いた。『日暦』によれば、安政六年九月、父静軒の友人で有田の儒学者谷口藍田に入門。翌万延元年四月、佐賀の大庭雪斎の塾へ入門。同年秋、長崎に遊学してオランダ通詞三島末太郎に学び、文久元年春、再度大庭氏に従学し、秋から好生館に寄宿を始めた。同二年暮れには成績優秀により寄宿舎の食費免除となる。文久三年秋再度長崎に遊学して石丸虎五郎・馬渡八郎に従い英学を学ぶ。元治元年秋の長崎遊学では「精得館」において水町三省・相良知安・江口梅亭に従い治療を見学する。慶応元年一一月兒亭（雲臺）を介して渋谷良次に入門し、傍ら好生館に通学する。渋谷塾では織田良益・野中元（吉尾秀策）が同門であった。好生館では慶応二年の秋、学級第三等、明治元年秋第二等、同二年一〇月第一等に及第し、同年一一月「肝臓炎」の試験問題に及第して同月三〇日に内科の医術開業免状を授与された。

源次郎は文久三年三月一八日静軒に伴われた往診先で初めて天然痘を診た。この翌一九日佐賀医官楢林蒼樹による種痘を明善寺で見学。六日後佐賀医官相良寛哉が種痘のため廣巌寺を訪れた。同年四月七日、佐賀医官島田東洋が峯家を訪れ「明日伊万里での種痘の手伝い」を依頼し、源次郎はこれに応じ同道した。翌元治元年五月四日には種痘医員島田芳橋を伊万里で手伝っている。文久三年六月の伊万里医会の出席者は、森永見

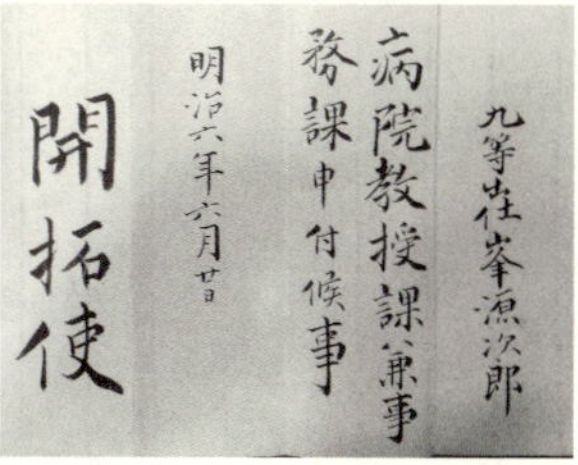
九等出仕峯源次郎
病院教授課兼事務課申付候事
明治六年六月廿日
開拓使

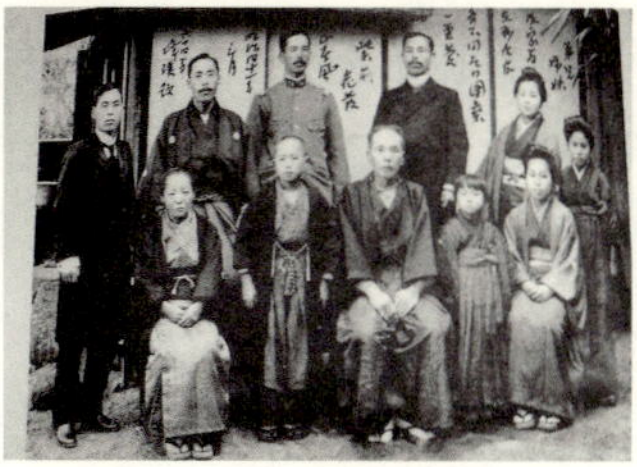
家族写真（明治四一年）
前列左から三人目源次郎
後列左から三人目直次郎

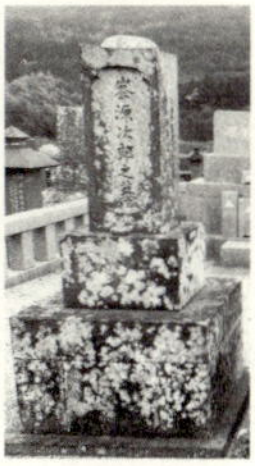
法名清澄院孝山日源善

有・檀文逸・赤司雪斉・吉田柳軒・馬場有適。当時の有田郷有力医師は中村吾道・後藤祐哲。文久元年好生館寄宿前は、五月から八月まで一〇日ほど蘭学寮で授業を受けている。源次郎が経験した解剖は、文久元年四月一日の犬に始まり、同九日に人体解剖の見学、慶応二年一〇月『マイグレール解剖書』を読んだ後一一月に豚の解剖、同一二月六日に婦人屍体解剖、慶応三年一〇月豚の解剖に従事し、慶応四年四月オランダ解剖書を読み同一〇月豚の解剖を行っている。

明治二年六月二七日、東京の永松東海から大学東校へ進学を促す手紙を受取り、東校への進学を決断する。一二月六日上京のため出発、偶々佐賀藩大弁務深川亮蔵と同船したことが縁となり大学権大丞相良知安に入門、寄宿し東校に通学することになった。翌三年大学南校でドイツ学を学び、翌四年五月ドイツ留学に出発するが、アメリカに留まり同年一一月帰国した。ドイツ留学中止の理由は日暦には記載されていない。

明治五年北海道開拓使御用掛を拝命、月給五十円で病院勤務となり翌六年開拓使九等出仕として、渋谷良次校長と共に札幌医学校の創立に関わる。六年一月二一日入学式にこぎつけるが、明治七年三月三一日、財政難を理由に札幌医学校は閉校となった。

開拓使辞職後、相良知安の代診として大隈重信家に出入し、家庭医的役割をした。明治九年六月大蔵省出納寮雇月給二五円、英文書簡の翻訳を始める。同一二月国債局雇月給五〇円。一〇年一月本省翻訳局に転勤。一三年一二月大蔵準判任御用掛月給四五円。一四年七月報告課勤務出納局兼務。一五年七月二等属となる。明治二四年非職となり帰郷。次男直次郎と共に「峯医院」を再開した。明治二九年四月、妻仲が病没すると、結核の治療法研究のため上京を繰り返し、その成果は大正一三年日本医師会長表彰受賞となる。長女と二女の手厚い看護を受け昭和六年九月七日、八八歳の天寿を全うした。

【参考】峯源次郎『日暦』・書簡等峯家資料（峯直之氏蔵）

（多久島澄子）

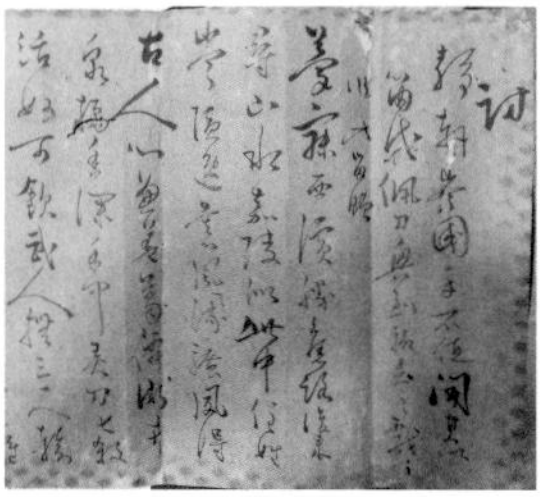

訪
静軒岑国手不値聞其以
笛代佩刀興到趣弄之戯
作此留贈
夢寂西濱勝舊路復来
尋山水嘉陵似此中往姓
岑隠逸慕風流騒夙得
古人心兼蓋葛僊術井
泉搗香深手中弄刀七殺
活妙可飲武人撫三尺輪
（佩川韡漫草）

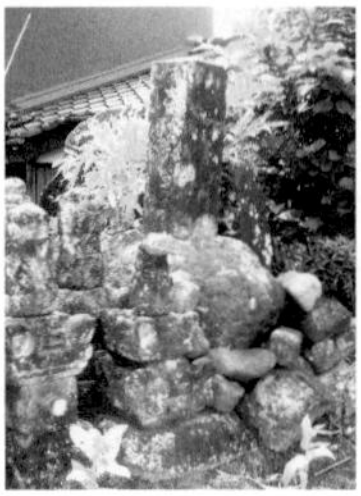

正面　源太夫判官久公之古墳
左側　安政六年己未　中里村峯喬記之
現伊万里市二里町大里乙一一六六番地に静軒が建てた石碑。どうかん屋敷と呼ばれている地頭役所跡。

峯《みね》　静軒《せいけん》　（寛政三年～慶応元年　一七九一～一八六五）

医師

峯家は、松浦党宗祖源太夫判官渡辺久の支族峯披を先祖とし、数世の後文禄中峯久左衛門のとき、宗家松浦氏没落に際し、主家夫人龍造寺氏に従い幼主を護して佐賀に行くが、幼主夭折後佐賀を去り、有田郷中里村に農業を始める。その七世の裔が周峯道菴で医師を業とする。喬峯静軒は道菴の長男として寛政三年九月二二日中里村作井手に生まれた。峯家に伝わる『峯静軒先生畧傳』によれば、家が貧しいため一三歳のとき佐賀藩医花房氏の学僕となる。一六歳になったとき、中島某なる人が喬の窮状を憐み弘道館に通学し時に古賀穀堂に通学できるように計らってくれた。一九歳で吉益東洞の流派を継ぐ熊本藩の村井琴山に入門して古医方を三年間学ぶ。凡庸な自分には天資英邁な琴山先生に近づくことは不可能と悟り、古医方を基礎として拘泥せず学ぼうと二三歳にして京都に遊学する。敢て一門に限局せず、諸家に出入して其の療法を視察した。西洋家某氏に就いて阿片硝酸等の用法を自得し、刺絡烙鉄等の技にも及んだ。毎夜鴨川辺で流しの按摩をして学資と生活費としたが、傍ら和歌を千種有功卿に、音楽を東儀伊勢守に学び、二七歳で帰郷した。この年に熊本の琴山先生が逝去。

東儀を介して購った横笛は、「秋乃夜」と称し、常に錦の袋に入れ往診や外出の際は必ず帯刀代りに腰間に挟み携行し、興至れば吹奏した。嘉永年間五〇歳になる頃静軒は名医として近村は勿論、伊万里・有田・川古・大村・針尾島・早岐・佐世保・平戸・大島・福島より患者が来診した。これが藩侯に達し謁見を賜り、種痘が開始されると静軒は特別にこれを許され従事した。生涯この二点を栄誉とした。

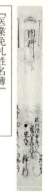

『医業免札姓名簿』
嘉永六年丑十一月五日
一内科　故松隈甫庵門人
鍋島市佑被官
峯　静軒　六拾三才

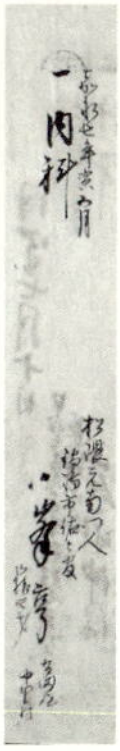

『医業免札姓名簿』
嘉永七年寅五月
一内科　松隈元南門人
鍋島市佑被官
峯　亨　有田郷中里村
弐拾四才

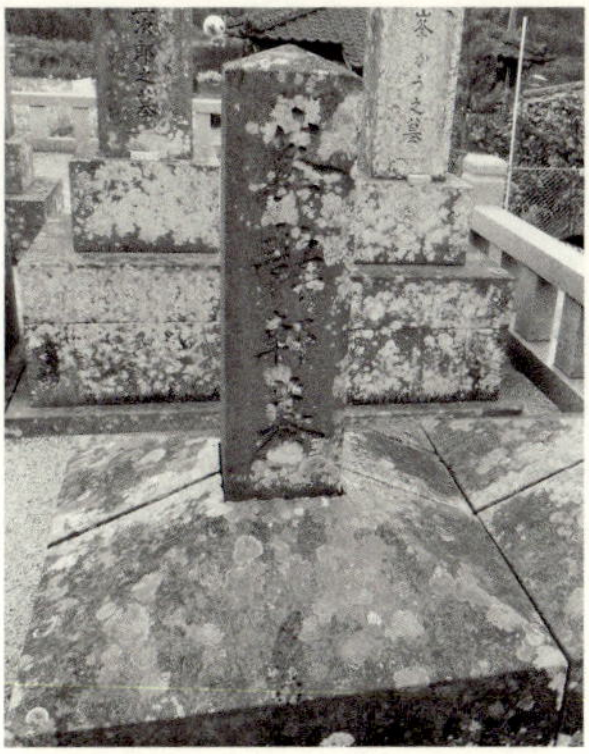

峯静軒墓

安政以降は長崎の有力商人・役人等の信頼を得て遠く往診し、文久・元治になると長崎居留の清国人からも診療を依頼された。

二男源次郎は静軒の友人知人に恵まれた長崎に三回遊学した。長男亨は草場船山塾、京都山本塾を経て、安政七年五月に松隈元南門人として嘉永四年に始まった佐賀藩医業免札を受けている。

静軒は亨の冠父（寄親）に伊万里津の大陶器商人石丸源左衛門を、源次郎には有田の豪商川原善助を冠父にしていることからも、当時の静軒の力が窺われる。亨は文久二年須古領主の招聘に応じ、静軒の跡継ぎは源次郎と決まった。

静軒は菩提寺の浄誓寺（現伊万里市松浦町桃の川）に縦横一間の大曼荼羅を寄贈している。静軒は文化一四年父道菴（八二歳）逝去の際も天保四年母（八二歳）逝去の際も、ひとり仏間に起臥し「御註孝経」を謄写して喪中を過ごした。伊万里浦郷氏に嫁いだ姉・妻為・長女よし・二女きく・長男亨・二男源次郎と家族に恵まれた。五三歳で生まれた源次郎は特に可愛がり、その教育に心魂を傾け、源次郎も見事に期待に応えた。

文久三年一二月、長崎の清人沉篤齋の依頼で往診にでかけた静軒は翌一月沉篤齋の快気祝いの宴会に妻を呼び寄せている。

慶応元年春から衰えを感じていた静軒は長崎の往診から帰宅後の七月二五日、病床につく。静軒から「長崎から往診依頼が来たことを幸いに友人知人に別れを済ませてきた」と告げられた家族は泣くよりほかなかった。亨は「肝臓閉塞」と診断、九月一〇日永眠した。享年七五。法名乗願信士。墓所は伊万里市二里町作井手。

【参考】峯家文書（峯直之氏蔵）

（多久島澄子）

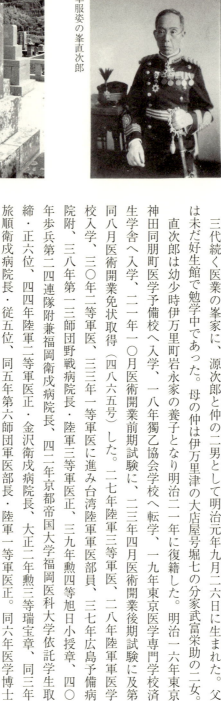

軍服姿の峯直次郎

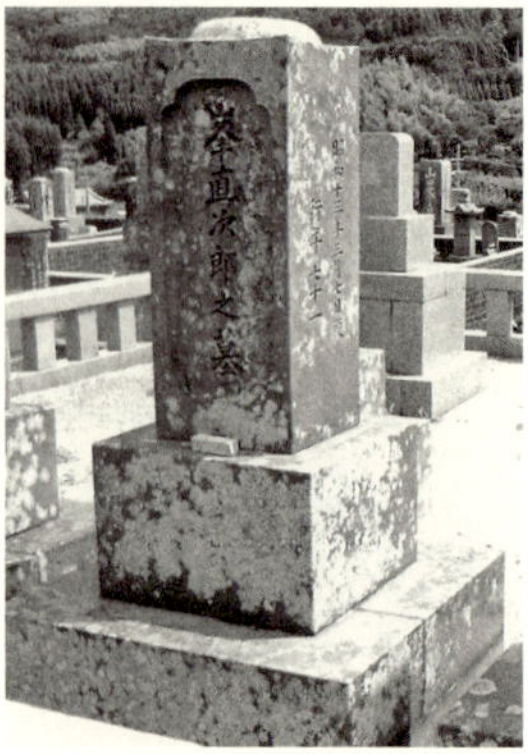
正面　峯直次郎之墓
右側　昭和十三年三月七日歿
　　　行年七十一
法名　釋義山居士

峯《みね》 直《なお》次《じ》郎《ろう》 （明治元年～昭和一三年　一八六八～一九三八）

軍医・開業医

三代続く医業の峯家に、源次郎と仲の二男として明治元年九月二六日に生まれた。父は未だ好生館で勉学中であった。母の仲は伊万里津の大店屋号堀七の分家武富栄助の二女。直次郎は幼少時伊万里町岩永家の養子となり明治二一年に復籍した。明治一六年東京神田同朋町医学予備校へ入学、一八年獨乙協会学校へ転学、一九年東京医学専門学校済生学舎へ入学、二一年一〇月医術開業前期試験に、二三年四月医術開業後期試験に及第、同八月医術開業免状取得（四八六五号）した。二七年陸軍三等軍医、二八年陸軍軍医学校入学、三〇年二等軍医、三三年一等軍医に進み台湾陸軍軍医部員、三七年広島予備病院附、三八年第一三師団野戦病院長・陸軍三等軍医正、三九年勲四等旭日小授章、四〇年歩兵第二四連隊附兼福岡衛戍病院長、四二年京都帝国大学福岡医科大学依託学生取締・正六位、四四年陸軍二等軍医正・金沢衛戍病院長、大正二年勲三等瑞宝章、同三年旅順衛戍病院長・従五位、同五年第六師団軍医部長・陸軍一等軍医正。同六年医学博士取得。同七年峯医院に帰郷した。

特筆すべきは明治四二・四五年の脚気病予防試験実地監督拝命と、大正三・四年の論文に対する東京医学会会頭表彰である。西松浦郡連合医師会会長に推され、名医の評判が高く、地元民は若峯さんと呼び父親と区別した。九州帝国大学で学位を取得した直次郎は、大正一一年、二八歳年下の山本伊勢男の弔辞を学友として読んだ。長男静夫が医師となり、静夫の長女堪子は東京浅草橋で夫と林医院を営んだ。

【参考】峯家文書（峯直之氏蔵）、片岡光次「二里の名医伝」『烏ん枕』一二六号　（多久島澄子）

三宅《みやけ》 省陰《しょういん》

（享保二〇年〜文化九年　一七三五〜一八一二）

有田郷医

三宅家墓所歴代墓碑と『藍田谷口先生全集』巻一の「記祖考省陰府君五十回忌事」・「祭曽祖霊文」から三宅家略系図を書いた。

韓人……仙霊妙竈大姉━三宅省陰
　　　　　　　　　　　　＝江口氏
　├長女・長男夭折
　├二男曹悦（家業の医を継ぐ）―三宅良助（省安）
　├三男寛平（叔父谷口氏を継ぐ）―谷口藍田
　└二女陶工辻常陸（九代喜平次）に嫁す

藍田の記録と省陰墓碑銘によれば、三宅氏の先祖は朝鮮の役で、鍋島直茂に従い帰化した韓人という。焼物づくりを業としていたが、省陰の代に医師となった。本姓は金子であったが、故有って三宅となる。妻江口氏との間に生まれた長女と長男は夭折し、二男曹悦（一七八二〜一八五七）が省陰の跡を継ぎ、三男寛平（一七九〇〜一八六三）は谷口氏を継いだ。二女が嫁いだ有田の名窯辻家は青花白磁のやきもので禁裏御用を務め、安永二年（一七七三）に辻常陸大掾源朝臣愛常に叙され、女婿九代喜平次が文化八年六月、極真焼を発明した。省陰は、失明の危機を乗り越え、医学を志し泉州の高澤林庵に学び、林庵に長女の婿となり跡を継ぐよう懇願されたが、国法を理由に断り帰国した。その際膏薬「懐珠膏」の秘法を持ち帰り、これを販売し財産を築き外尾（現在のJR有田駅付近）に広大な土地を所有するに至った。幼時期桂雲寺の天執禅師に就き仏門を目指した省陰は、文章も楷書も巧みで、性格は友情に篤く温雅で勤勉であった。文化九年五月二二日、七八歳で逝去、戒名三陽省陰居士。二人の息子は弘道館教授高揚浦里に墓碑銘を依頼し、高揚は省陰を国手と称えた。

【参考】三宅家資料（北村勝美氏蔵）、辻家資料（辻満喜男氏蔵）、谷口豊季章編『藍田谷口先生全集』、中島浩気『肥前陶磁史考』

（多久島澄子）

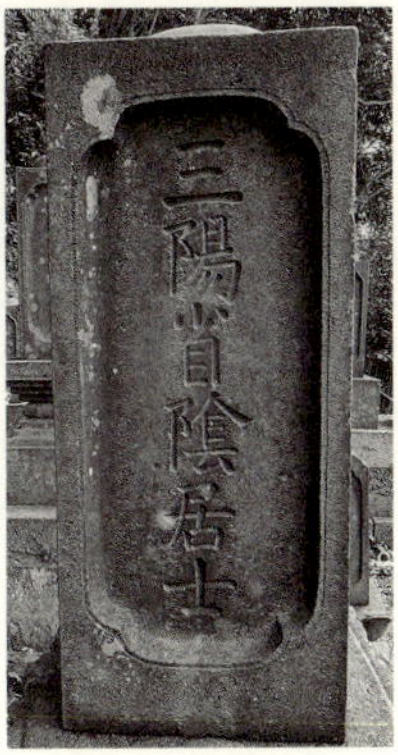

◆記祖考省陰府君五十回忌事

二十二日雨、此日為實祖考陰府君五十回忌、因携禅苗、往外尾三宅氏祭之。祖其先韓人也、朝鮮之役、従軍藩祖日峰公帰化、公居之有田、創制磁器。翁好佛、入桂雲寺為僧、研精梵典、一見成誦。已而患眼、殆失明、託治於医、医云、禅家戒律極嚴、恐非弱質所堪、宜改業養病、且佛法在濟度人、為医救人、非亦仁術乎。翁従之。已而病愈、負笈於京師、遂入泉州、師事高澤林庵、林庵盡其術授之。且愛其才、欲以長女妻之令嗣家、翁居士以國禁の嚴。及帰卜居外尾、乞治者、屨常盈門。本姓金子、有故冒三宅氏。文化中以病卒、年七十八。曽娶江口氏、適嗣曹悦継家、次子某出嗣谷口氏、即余父也。女嫁辻喜平次。翁又好学、賦詩屬文、其辞世曰、數歳甘貧無一物、世途行盡赴黄泉、金丹傳法吾家訣、附属児孫自在傳。事詳於高楊先生所撰碑銘。又記家君話其遊廣福寺詩曰、拈起蓬莱山上春、洪歌往往起梁塵、黄梅傳法無多子、一夜曹溪衣鉢新。余拝墓、和之曰、追想悠悠五十春、雨中来掃墓門塵、曽従我祖傳文脈、孫子儒流遂世新。路賽桂雲寺喫飯、遂省白水軒而帰、實万延元年五月也。

（『藍田谷口先生全集』巻一、十三丁オモテ）

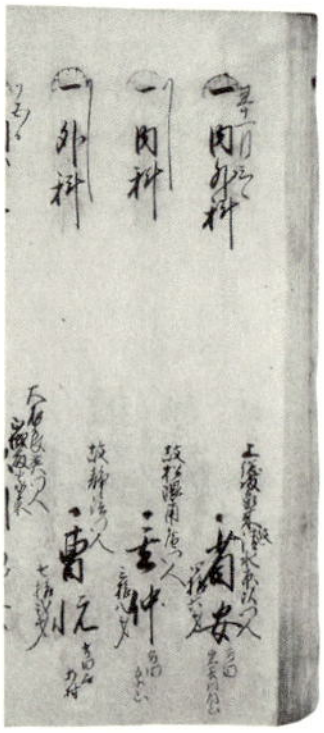
『医業免札姓名簿』
一外科故静陰門人
曹悦　七拾弐歳　有田郷新村

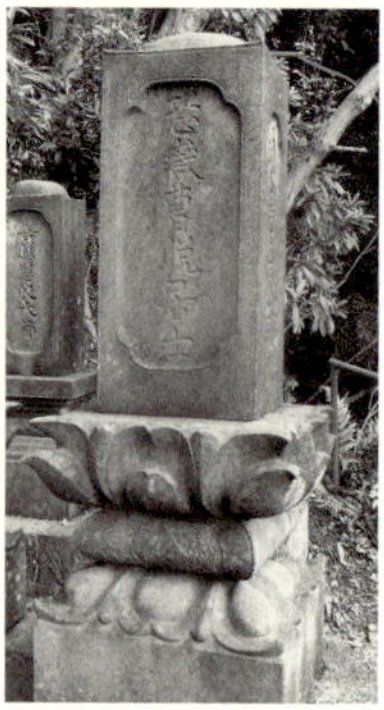
正面　恐嶽曹悦居士
右側　安政四巳十一月七日
左側　三宅曹悦墓
裏面三宅良助
（三宅家の墓所は有田町外尾町）

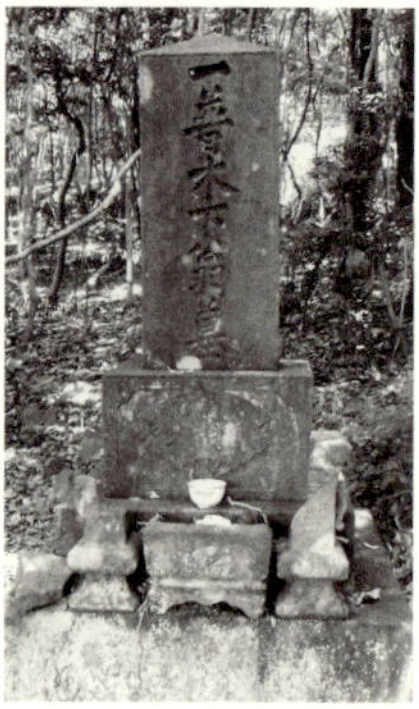
木下一普の墓（有田町原明）
谷口藍田の妻益の父親の墓

三宅《みやけ》　曹悦《そうえつ》

（天明二年～安政四年　一七八二～一八五七）

医師

三宅曹悦は天明二年（一七八二）生まれ、父三宅省陰・母江口氏の二男（長男は夭折）。佐賀藩の『医業免札姓名簿』によれば、嘉永六年（一八五三）、外科医の免状を七二歳で取得し四年後逝去、戒名は恐嶽曹悦居士。父省陰は、有田の桂雲寺で修行中失明の危機に陥り、医によって救われ、志を立て泉州の高澤林庵に医術を学び有田に帰郷後開業した。文化九年（一八一二）五月逝去、戒名三陽省陰居士。三宅氏の墓は有田町外尾町、北村氏（桑古場）が管理。曹悦の弟陶渓は谷口家の養子となり、有田皿山代官所の官吏として勤め、のちに塾を開き幼子を教え、俳諧・詩歌を趣味とした。陶渓の長男が谷口藍田、一八歳で眼科医木下一普の娘益と結婚、眼科医を目指すが、継ぐことを厭い復姓し、全国を歴遊し儒学者・教育者として名を残した。藍田先生年譜に「傳言宗家三宅氏之先韓人、従鍋島直茂帰化、以韓為姓」と先祖について書く。陶渓の三男谷口廉齋は天保七年一月二〇日、大川内山官舎で生まれ、藍田のつてで歴遊し医術を学んだ。明治一一年埼玉県深作村で小学校教師の傍ら開塾して漢学・洋学を教えていたが、同一三年二月一四日病没。同年八月妻幡鎌氏（水戸出身）は遺児三人を連れ北海道の父母を頼った。木下一普は鹿島藩医秋永鄰豊の三男で叔父忠正を継ぐ。次兄は下河辺家の養子。一普の長女婿が谷口藍田、三女は中野玄泉に嫁し、末の男子野中冠山。二女が成富謙を婿に迎え秋永に復姓し秋永蘭次郎が生まれ、蘭次郎の娘が鹿島織田家に嫁す。陶渓と木下一普の墓は子孫の重富八郎氏が守り、木下医院跡地は別の重富氏所有。

【参考】『藍田谷口先生全集』一・五巻、浦川晟『儒学者谷口藍田』（一九九三）

（多久島澄子）

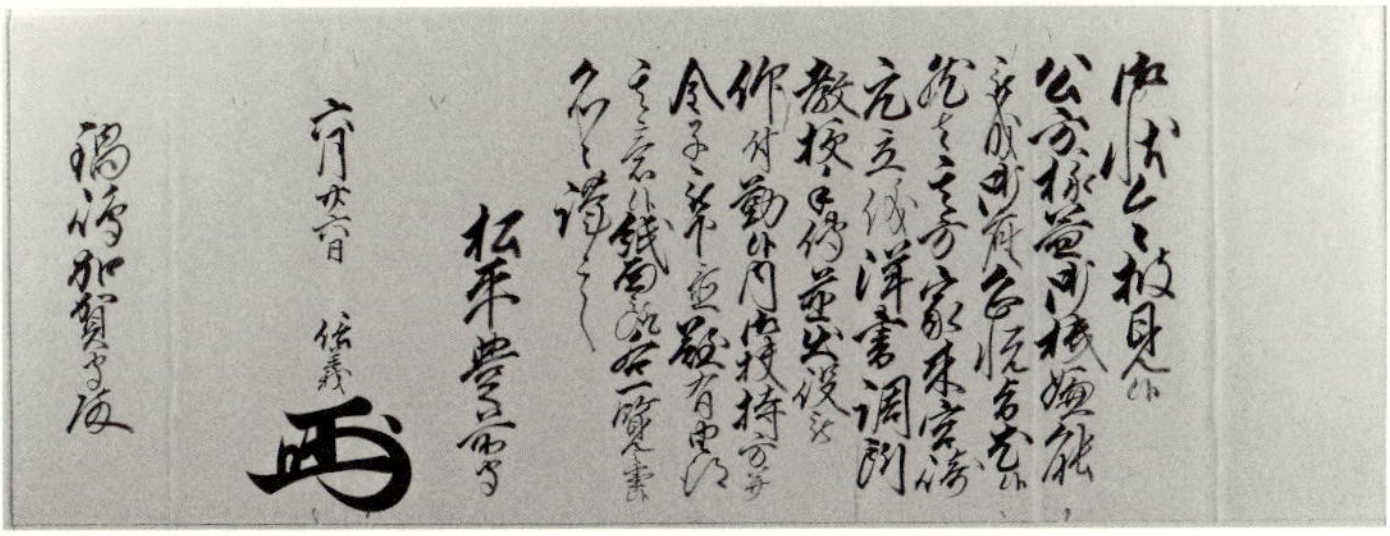

文久三年（一八六三）六月二六日、老中松平豊前守信義より鍋島加賀守（一一代小城藩主鍋島直虎）に宛てた、宮崎元立の洋書調所教授手伝並出役への扶持方並びに金子を小城藩から出していることの感謝状。（佐賀大学附属図書館小城鍋島文庫蔵）

宮崎《みやざき》 元立《げんりゅう》

（天保六年～明治二九年　一八三五～一八九六）

幕末期英学先駆者・蘭方医・蕃書調所教授手伝
明治期文部官僚

宮崎元立は、天保六年（一八三五）一月一日、小城藩医宮崎元益の子として小城に生まれた。初め元立のち蘇庵という。元立は父元益に医学を、佐賀の蘭学者大庭雪斎に蘭学を学んだ。元益は、肥前出身の蘭方医伊東玄朴や京都の漢蘭折衷医小石元瑞に学んだ蘭方医であった。『医業免札姓名簿』の嘉永七年（一八五四）閏七月一〇日の項に「内科　宮崎元益　四拾八歳」とあるので、文化四年（一八〇七）生まれと推定できる。

安政五年一〇月一五日に、小城藩では綾部新五郎と宮崎元立の江戸遊学を認めた。元立は同月三〇日に江戸に出立し、蘭学者の大村益次郎の蘭学塾である鳩居堂に翌安政六年一月一九日に入門した。安政六年二月一二日付の『小城藩日記』によれば、「江戸詰廿五歳　内治　宮崎元立」とあり、この時期に元立の江戸修業が確かめられる。

文久元年（一八六一）四月一八日付の『小城藩日記』には、宮崎元立が幕府の洋学研究機関である蕃書調所の教授を命ぜられ、小城藩としても了解したことが記されている。この届けの二ヵ月後の六月一一日に、元立は伊東玄朴の象先堂にも入門した。

元立は、蕃書調所において、上級者向けの英文法書であるマレーの著作を『英吉利文範』二編として復刻し、文久元年に刊行した。翌文久二年三月には、佐賀の蘭学師匠大庭雪斎の『民間格致問答』の出版申請を蕃書調所に提出後、四月にはいったん帰郷し好生館に入学して西洋医学を研修した。父元益の医業を継ぐためであったろう。

同年五月に、蕃書調所は洋書調所に改称し、洋学研究機関として本格的に発足した。そのため抜群の英文法力のあった元立は、洋書調所から英学教授手伝並出役に推薦され、

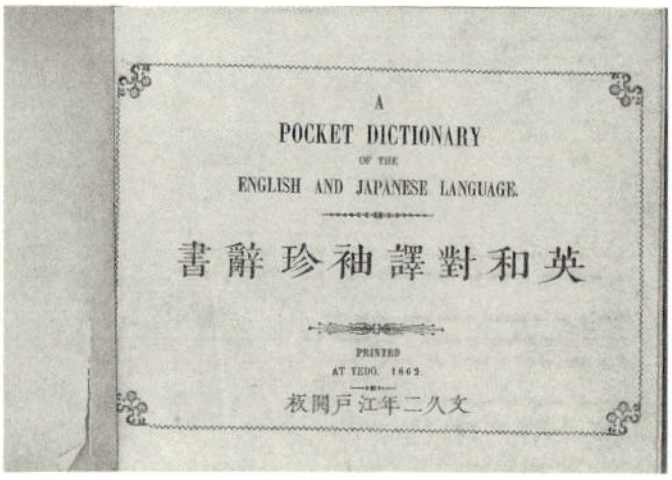

文久二年（一八六二）刊の堀達之助編『英和対訳袖珍辞書』は、日本で最初に刊行された英和辞書で、収録語数は八万余。元立はこの校正にあたった。なお、袖珍とはポケットの意味で、本書の欧文名に"A Pocket Dictionary of the English and Japanese Language" とある。（写真は京都外国語大学附属図書館蔵書による）

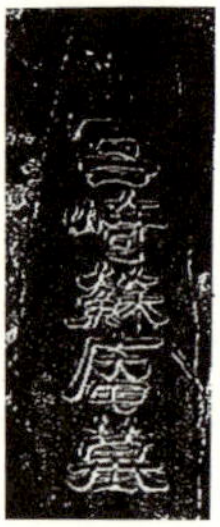

宮崎元立（蘇庵）の墓は、東京青山霊園一種イ5号33側7番にあったが、縁者不明で整理されて現存しない。写真は明治二九年撮影（日野俊顕『新版書聖中林梧竹』所収）

翌文久三年一月から再び江戸に上り、洋書調所において、日本で最初に市販された英和辞書である堀達之助編『英和対訳袖珍辞書』の手書き原稿の校正を行うことになった。文久三年六月二六日付『小城藩日記』にも、宮崎元立が洋書調所教授手伝並出役をしていることや、その給与を小城藩が出していることへの老中からの感謝状が記載されている。文久三年（一八六三）、生麦事件が起こり、翌年の薩英戦争後に勝利したイギリスから幕府や薩摩へ賠償請求がなされた。同年一二月にこの請求書を日本語訳したのが宮崎元立であった。

洋書調所に職を得て英語力を発揮していた宮崎元立であったが、元治元年（一八六四）三月に、病気（精神障害）のため九〇日の暇を貰って帰郷し、四月には治る見込みがないため、洋書調所退所願いが出された。その後しばらくは奇行が続き、遠慮処分が出たり、免除されたりしている。慶応二年（一八六六）には、元立は蘇庵と改名しており、翌年には結婚をし、同年に患者の眼病治療をした記録があるので、医者としての活動をして少し落ち着いたようである。

維新後の明治八年（一八七五）八月一〇日に権中書記正に任命されたが、一二月一〇日には免官となっている。明治一三年には文部省六等属として任官し、同一七年には四等属に昇進した。明治一九年の少し前には、大日本節酒会を組織し『節酒会雑誌』の編集人になっているが、明治一九年に病気のため編集人を降りている。

元立の最後の勤めは、台湾総統府学務部編纂課編書掛で、明治二九年（一八九六）八月五日、台湾の地で亡くなった。宮崎元立の墓碑銘は小城出身書家中林梧竹の筆で「（正面）宮崎蘇庵墓」「（裏面）初名元立改蘇庵、天保六年乙未歳正月元日生於肥前小城、明治廿九年八月五日卒台湾郷友相謀立此」と刻まれ、東京青山霊園にあった。しかし現在は、縁者不明で整理されて現存しない。なお『開成所伺等留　乾』には、天保六年二

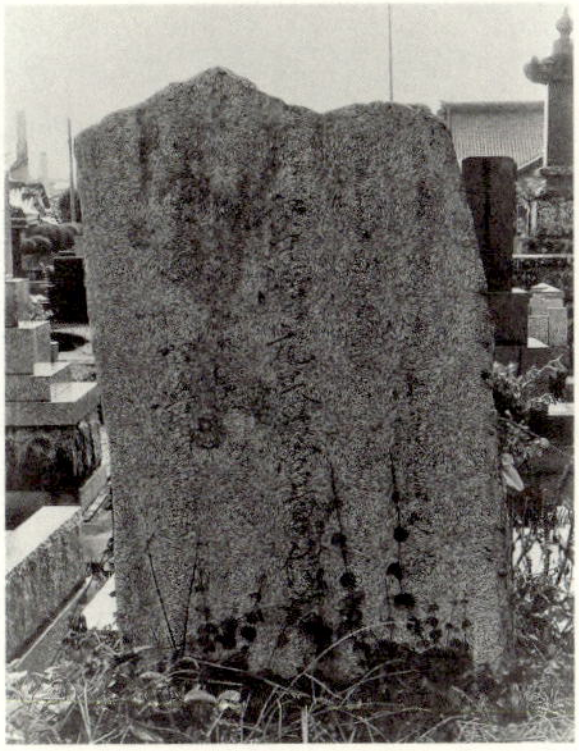

元益の墓
高さ一五〇cm、幅八八cmほどの平たい自然石で、正面に「宮崎元益菅原信智」とあり、その左に「松岳貞□大姉」右に「桂休□月大姉」と刻まれている。元益の墓に没年は刻まれていない。
（小城市・臨済宗伝心庵）

月生まれとあるが墓碑銘に従った。元立改め蘇庵の著作には、『仏国刑法釈義』第一号・有隣堂・明治一〇年、『童蒙修身調』巻一・機用堂・明治一五年、『かいせいちょうへいれいはやがてん』まきの一・石川治兵衛出版・明治一六年、『新撰小学歴史字解』・阪上半七出版・明治二二年など。

元立が、いつどこで英学を学んだのか不明である。また万延元年（一八六〇）の遣米使節団に幕府寄合医師宮崎立元正義がいるが、元立は寄合医師ではなく、正義とも名乗っていない。また元立の海外派遣史料が小城に残存しないので別人と考えられる。

改めて『小城藩日記』から宮崎家の系譜をみると、宮崎元立の先祖宮崎蘇庵が、正徳二年（一七一二）から、四代小城藩主鍋島元延の御側医として本道（内科）をもって仕えていた。翌正徳三年には、宮崎蘇庵は藩主の参勤交代に駕籠での随行を許された。享保七年（一七二二）には、小城藩は藩医の松隈亨安、菊池宗周、宮崎蘇庵三人へ年末の薬種料を銀で支払った。元文二年（一七三七）には、宮崎蘇庵は、薬種代として藩より銀二五三匁を受け取った。以後、目録には宮崎蘇庵記事がみえないので、かわって宮崎久悦が家督相続をした。久悦は、宝暦七年（一七五七）京都での修業を藩に願い出ている。久悦後はしばらく不明だが、宝暦七年から約七〇年後、文政一二年（一八二九）、宮崎救民の倅元益の稽古御暇願が藩に提出されている。救民—元益—元立（蘇庵）という系譜が判明したが、元立（蘇庵）の後は、あきらかでない。

【参考】青木歳幸「小城藩蘭方医研究—宮崎元益・元立、相良柳沢・柳逸」（『佐賀大学地域学歴史文化研究センター研究紀要』第二号、二〇〇八）、三好彰「宮崎元立と英学」（同前第三号、二〇〇九）、三好彰「宮崎元立と英学（続）」（同前第六号、二〇一二）、三好彰「宮崎元立と英学（続々）」（同前第七号、二〇一三）、日野俊顕『新版書聖中林梧竹』（一九七九）

（青木歳幸）

宮崎《みやざき》　養策《ようさく》

（弘化四年～大正一五年　一八四七～一九二六）
開拓使病院医師・当別町に入植永住

養策の出身地は、明治一一年医術開業免状下げ渡し願い添付の履歴書によれば、藤津郡吉田村四番地（現佐賀県嬉野市）で、平民宮崎太助の弟とある。明治四年以前の記述は無く以前の通称名は敬恕。明治五年十月に開拓使御用係となり札幌詰で月給二十円。同六年二月十四等、四月に当分厚田詰、五月には札幌詰免除、六月厚田郡詰を免除され石狩郡詰となる。札幌病院石狩出張所在勤を続け、同八年三月、一三等出仕となる。同一一年一月、医術開業免状に関し次の二通の願書を提出して同年三月に免状を取得した。

願書　　昨年八月内務省乙第七拾六号維新已来医術ヲ以該官庁若シクハ教授ノ任ニ当リタルモノハ志願ニヨリ試験ヲ不須直ニ免状可交付云々ケ條書添府県エ御達之趣モ有之私儀開業志願ニ付免状御下渡之儀別紙通願書差出候條内務省エ可然御運被下度此段奉願候也

明治十一年一月二十三日　札幌病院石狩出張所在勤御用係准判任官　宮崎養策㊞

開拓大書記官堀基殿

開業免状御下渡願　　私儀明治四年十月已来開拓使札幌病院ニ奉職医療ニ従事仕居候処昨年八月御省第七拾六号御達書ノ趣モ有之開業志願ニ付免状御渡被下度別紙履歴相添此段奉願候也

明治十一年一月二十三日　開拓使御用係准判任官　宮崎養策㊞

内務卿大久保利通殿

明治一〇年夏、永住を志し二町歩を購入。同一五年六月辞職し石狩で医院を開業。二八年当別に移り兼業を続け、一三町五反歩の農地所有者となり大正一五年五月一〇日逝去。享年八〇。

【参考】「明治六年官員及院雇等進退録札幌病院」、「明治十一年一月諸課文移録東京・函館・根室履歴課」、北海道第五部殖民課『移住者成績調査』（一九〇六）、『当別村史』（一九三八）

（多久島澄子）

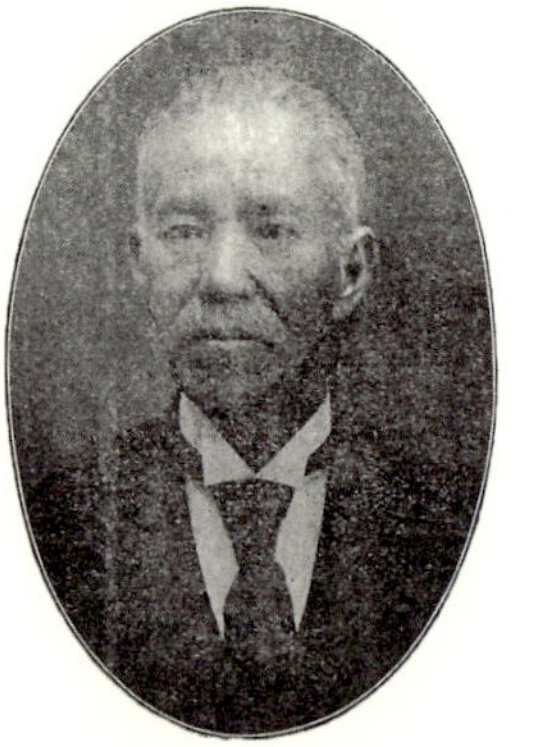

『開道五十年記念北海道』
大正十年（一九二一年）より

◆履歴

開拓使御用係准判任官、札幌病院石狩出張所在勤、長崎県肥前国藤津郡吉田村四番地、平民宮崎太助弟
宮崎養策　弘化四年丁未八月生
廃通称敬恕

壬申十月十七日開拓使御用係申付候事、月給貳拾圓被下候事、壬申十月二十七日札幌詰申付候事、明治六年二月十七日開拓使十四等出仕、同四月十日当分厚田郡詰、同五月二十七日札幌詰差免更当分厚田郡詰、同六月三十日厚田郡在勤差免更石狩在勤、明治八年三月二日補開拓使十三等出仕、病院主治課・本課ヲ以石狩在勤、同十一月十三日、事務課兼勤、明治九年八月二十二日学務局督学課兼理事課、明治十年二月二日開拓使中准陸軍武官ヲ除ノ外大判官以下被廃、同月同日口達今般本使中准陸軍武官ヲ除ノ外大判官以下被廃更ニ等級被定候ニ付新官拝命有之迄従前ノ通出頭事務可取扱事、同三月五日金四十円右ハ満四ヶ年勤続ニ付、同三月十四日御用係准判任官月俸二十円、学務局督学課兼理事課、札幌病院石狩出張所在勤、同十二月十九日本課差免理事課事務

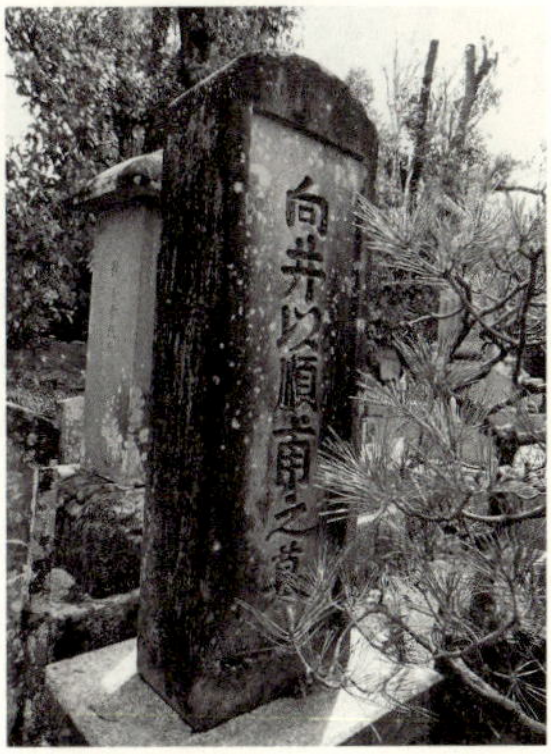

向井以順甫之墓
（京都・真正極楽寺真如堂墓地）

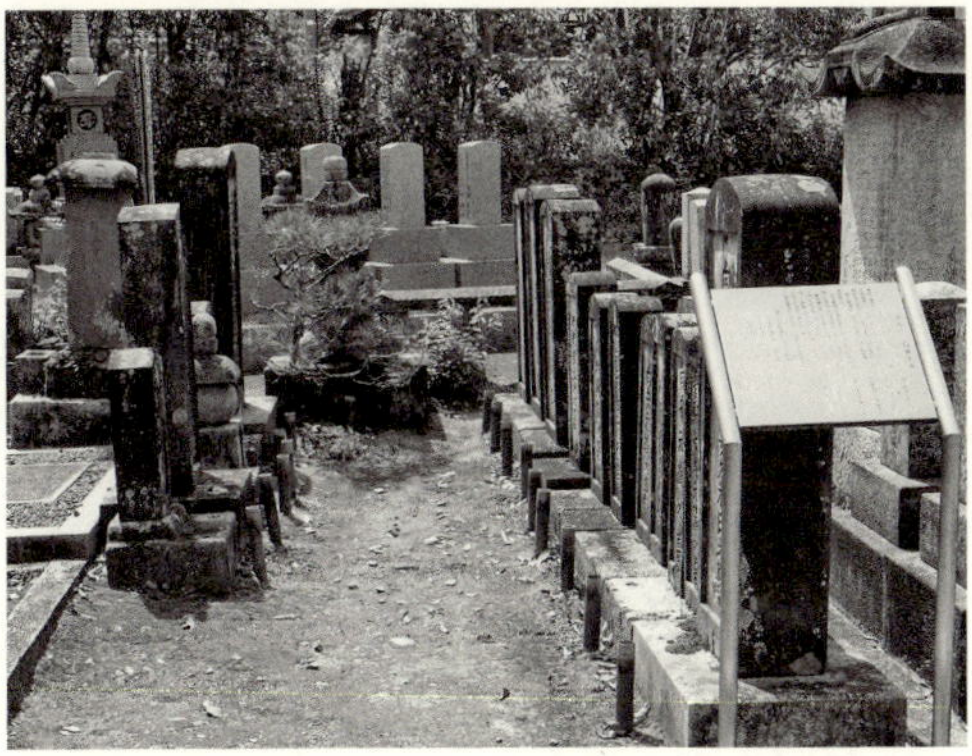

京都向井家墓所・全景
（京都・真正極楽寺真如堂墓地）

向井《むかい》 元升《げんしょう》

（慶長一四年～延宝五年　一六〇九～一六七七）
天文学者・本草学者・儒医

向井元升は、名を玄松《げんしょう》、字は素栢《そはく》、晩年名を元升字を以順《いじゅん》と改め、号を観水子《かんすいし》、堂を霊蘭堂《りょうらんどう》と称した。慶長一四年（一六〇九）二月二日、向井左近兼義《さこんかねよし》の子として肥前国神崎郡酒《さけ》村（現神埼市千代田町崎村）で生まれた。慶長一八年（一六一三）五歳の時、父と共に長崎に移住し儒学・天文学・医学を修め、長崎奉行配下の書物改役となった。正保四年（一六四七）幕府の許可を得て立山（現長崎市立山）に聖堂を建て初代祭酒《さいしゅ》となった。林吉右衛門に師事して天文学を修め「乾坤弁説」、「庖厨備用倭名本草」の著がある。オランダ商館に出入りし蘭館医アンス・ヨアンの口述を筆記して承応三年（一六五四）に『紅毛流外科秘要』七巻を著し、医者として名前が知られるようになった。万治元年（一六五八）一家をあげて京都に移住した。八条宮尚仁親王が大病になったとき、その治療を担当して成功した。このことによって、元升は宮中や公卿の信任を得た。金沢の前田公に招かれ重臣の治療を行い、その功により賞金を与えられた。しかし元升は病を得て延宝五年（一六七七）一一月一日に没し、京都東山の鈴聲山《れいせいざん》真正極楽寺《しんしょうごくらくじ》真如堂《しんにょどう》墓地（現京都市左京区浄土寺真如町）に葬られた。元升の墓には長男の元端《げんたん》に頼まれて「筑州（現福岡県）後学貝原篤信《かいばらあつのぶ》（貝原益軒《かいばらえっけん》）」が撰した墓碑文「向井氏霊蘭先生碑銘並序」（撰文の全文・別記）が墓石に刻してある。

その後元升の長男元端が医者を継いで「尚薬法印《しょうやくほういん》」に進み、「益寿院《えきじゅ》」の号を賜り、元升の孫元桂も医者を継ぎ「法眼」に進み、「益寿院」の号を賜った。

元升の二男元淵《もとひろ》は武士を捨て医業にもつかず俳諧の道に進み、俳人「去来《きょらい》」として「芭蕉の門人十哲の一人」に数えられた。

元升一族の墓所がある真如堂の境内には去来の句碑がある。嵯峨野（京都市）には去

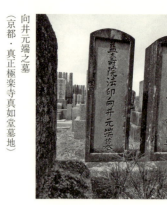

向井元端之墓
（京都・真正極楽寺真如堂墓地）

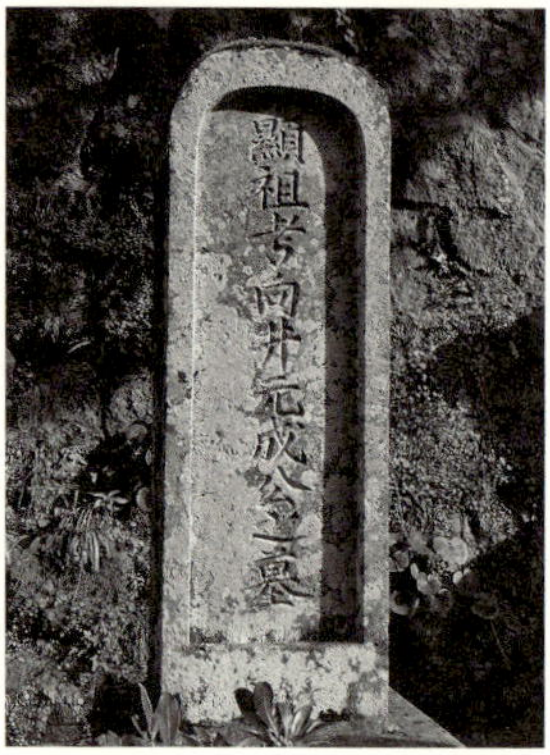

向井元成之墓
（長崎・皓臺寺墓地）

来の別荘「落柿舎《らくししゃ》」があり、その裏手の墓地には去来の遺髪が納められた墓がある。

　立山聖堂（現長崎市立山）は寛文の大火で焼失し、延宝四年（一六七六）奉行牛込忠左衛門が再興し、京都の儒者南部草壽を二代祭酒に迎えた。元升の三男元成《げんせい》の時代、正徳元年（一七一一）元成により聖堂は中島（現長崎市伊勢町）に移された。元成は三代祭酒となり長崎奉行配下の書物改役を兼ねた。その後、長崎向井家が代々「聖堂の祭酒」と「書物改役」を世襲した。元成は兄去来と共に芭蕉に師事し、「魯町」の号を持つ俳人であった。京都向井家の墓は真如堂墓地にあり、長崎向井家の墓（長崎市指定史跡）は長崎市寺町の皓臺寺と同市寺町の禅林寺の二ヶ所にある。

【参考】『長崎洋学史』（一九七三復刻）、『明治維新以後の長崎』（一九七三）、『京都の医学史本篇・資料篇』（一九八〇）、『京の医史跡探訪』（一九八四）、『西肥遺芳』（一九一七）、若木太一「京都向井家墓碑考—文人向井元升の家系—」（一九九三）、若木太一「長崎聖堂—『聖堂祭酒日記』から—」（二〇一六）

（樋口浩康）

向井元升墓の「墓碑銘（全文）」は以下のとおり。

向井氏霊蘭先生碑銘　并序

先生姓藤原、氏向井、名元升、字以順、慶長十四年二月二日、生于肥前州神崎郡酒村、其先伊豫守京畿人也、後醍醐帝時、従于征西將軍良懐《（ママ）》王住肥後、其子孫留居于菊池郡、至今其邑稱向井、其裔孫某、至菊池氏之亡時、遷居於肥前州神崎郡、領数邑而為城主、為郡中之豪士、是為先生之高祖、其子左近、後號高圓、為龍造寺氏陥城、流落居于神崎郡酒村、其家富贍、奴婢百餘口、高圓子曰四郎兵衛、後祝髪稱覺保、覺保之子又號左近、名兼義、衰年號高甫、是先生之考也、高甫娶三根郡千栗八幡祠官中左馬之女、是為先生之妣、生三男一女、長子嘉兵衛、次先生、次曰久次郎、次女子、高甫有病、避酒村、隠于高来郡長崎、先生二十二歳、始讀書、昕夕不倦、遂為醫、從俗尚薙髪、稱名玄松、字素栢、此時長崎、無師友之可從、獨學刻苦、日夜精研、故其所進日超詣、闔郷學者、皆師事先生、聞講者常盈堂、用心於方技深矣、故其術漸行于世、雖僻在西裔、隣國諸侯、遣使招聘者

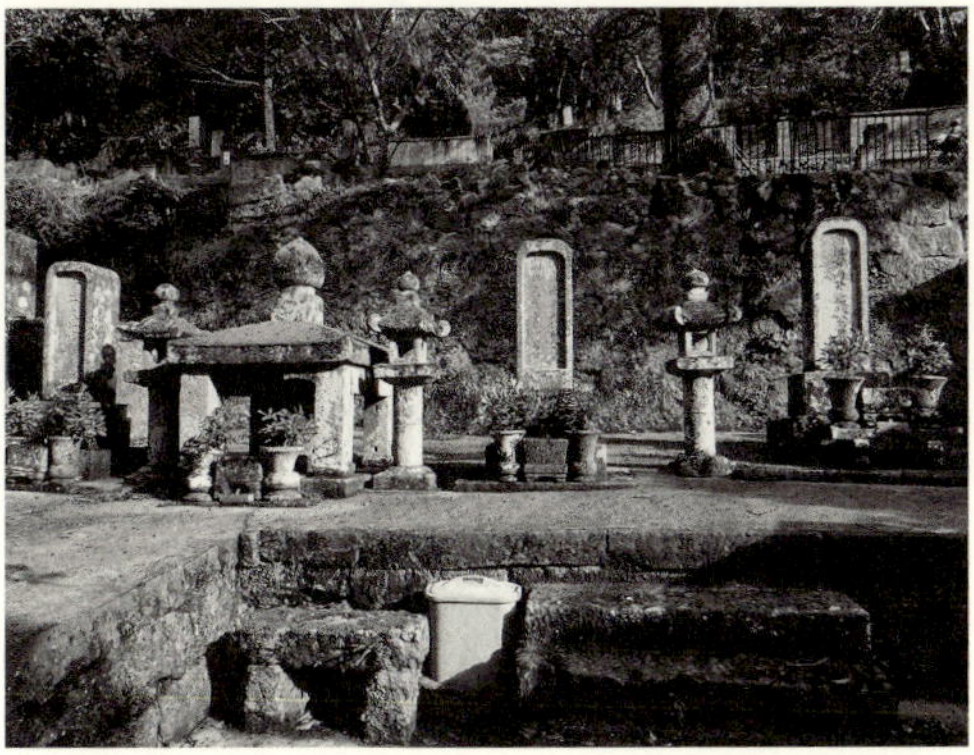

長崎向井家墓所・全景
（長崎・皓臺寺墓地）

不絶、肥州平戸牧君松浦氏鎮信、信其術、招先生、欲與釆地三百石、辭以多病而不就、筑前國君黒田忠之、招治其病有効、國君大悦、欲以七百石地為先生之釆邑、且奏朝廷昇進于爵位、先生以親老不應、四十六歳、失其怙恃、哀悼切、至萬治元年先生五十歳、携妻子入京師、而家居焉、直詣伊勢大神宮、於廟前束髪、依有夙志也、以俗服不衷、依舊式、自製號羽徳衣、以為禮服、其制典雅、而可謂稱其身也、在京師日久而後、其術益盛行、八條金剛壽院宮病篤、衆醫術窮、依後水尾太上皇之詔、献藥有驗、太上皇大感、寵錫以御箑二握、如意一秉、蘆一枝莖、人咸以為榮、皇子後宮及公卿大夫有病、奉勅而為治甚多矣、四方諸侯招聘求治者、亦不尠矣、名聲籍甚、震耀于都鄙、学醫者以景慕焉、稱當世之良醫、必以先生為巨擘、六十歳、治賀州宰臣前田氏之病、翌歳、奥村氏亦嬰病、又請而治之、皆有効、賀州牧君悦之、將月給以百人之食俸、且特賜以兼金千兩、而為建學之資、先生以年老辭而不受、延寶五年十一月朔、以病卒于家、享年六十有九、聞者無不歎惜、越十有一日葬于洛東鈴聲山、元禄六年、有故改葬于其南、先生稟気純厚、其接人也、忠信而不欺、温恭而不侮、慈祥而愛人、言行進止、必以禮讓、其持己也、謙約有節、廉公有威、故衆咸愛重之、其自奉也、儉素常甘澹泊、不好華飾、其清修苦節、彷彿乎古人、在京師日、聞其為人者、慕與之交、其事親至孝、定省不怠乎晨夕、郷里稱其孝、素崇儒術、篤信聖人、其治經籍看醫書、皆為工夫精密、最深究於易及運氣、不好泛觀雜書、平生所著之書、凡十有七部、其餘所作詩文亦夥矣、先生晩年更名元升、字以順、自稱觀水子、其堂号靈蘭堂、故門人尊之、稱靈蘭先生、行年三十七歳、娶久米氏、生五男四女、長子元端、繼其業、其術精良不殞家名、嗚呼叙先生之行實止乎此、是其大略也、其詳載在行狀、庶幾子子孫孫繼先生之志、常保守不失、則以傳慶於無窮、銘曰

名歴久顯　徳歴久馨　形歸窀穸　萬世永寧

筑州後學貝原篤信撰

元禄七年歳次甲戌季夏日

孝子元端建

（若木太一「京都向井家墓碑考—文人向井元升の家系—」（一九九三）、若木太一「長崎聖堂—『聖堂祭酒日記』から—」（二〇一六）所収）

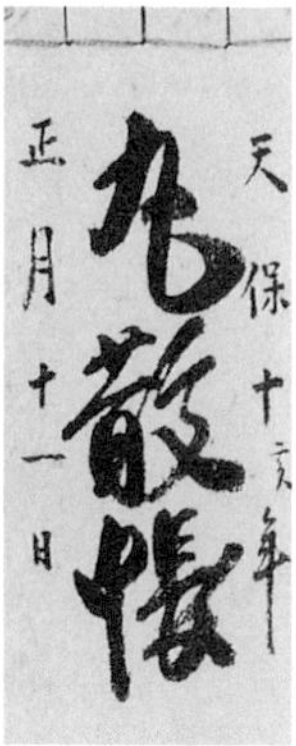

森田《もりた》 判助《はんすけ》

（?～弘化二年　?～一八四五）

製薬業

森田判助が製薬業を始めたのは、文政年間（一八一八～一八三〇）に、長崎在留オランダ人から膏薬の秘法を受け、唐人膏と名付けて販売したことによるといわれる。森田家所蔵の天保一〇年（一八三九）の処方集をみると、唐人膏も漢方の処方で製造されており、長崎在住の唐人医からの製薬法の伝授とも考えられ、由来は種々の説がある。

唐人膏の成分は、人参・白朮・茯苓・当帰・芍薬・黄連・川芎・肉圭・地黄を、各一匁ずつを混ぜて製薬するもので、血の道によいとされた。また胡麻油や蜜陀（一酸化鉛）などをまぜた合羽膏なるものも販売していた。

判助はみずから荷を負い、行商に歩いたが藩の他領商人出入りの禁止や制限により、販路拡大は、かなり困難であった。初代判助は弘化二年（一八四五）に没した。

二代目判助の代になって、製薬の工夫も行われ、薬効も高まり、販路拡大がすすんだ。文久二年（一八六二）五月には肥後熊本の入津屋惣三郎との間に次のような契約書を結んでいる。

約定一札之事

其御許家製之唐人膏当御国中売弘メ申度願望ニ付、某名前ニシテ御世話仕候処、願之通首尾能被差免候、依之世話料トシテ年々金一両宛相極置申候、後年ニイタリ何カト申扱候儀、毛頭無御座候、仍而一札如件

肥後熊本

文久二年五月　入津屋惣三郎

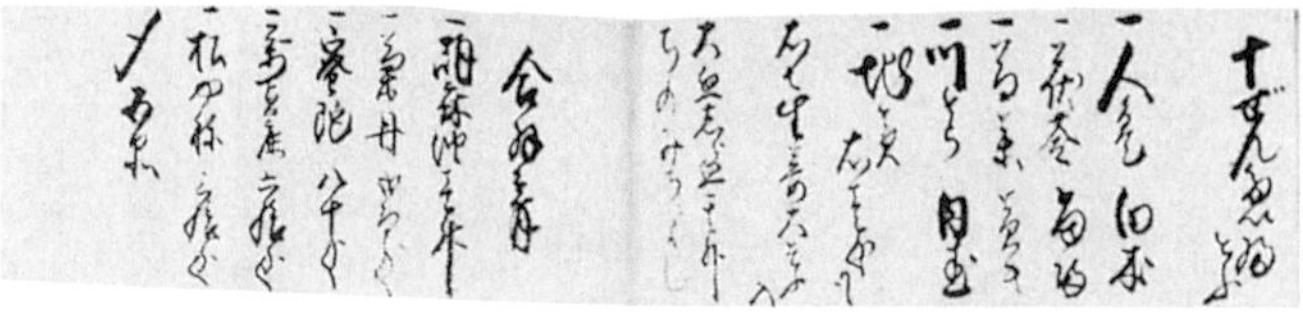

唐人膏・合羽膏の処方
（『鹿島藤津医会史』所収）

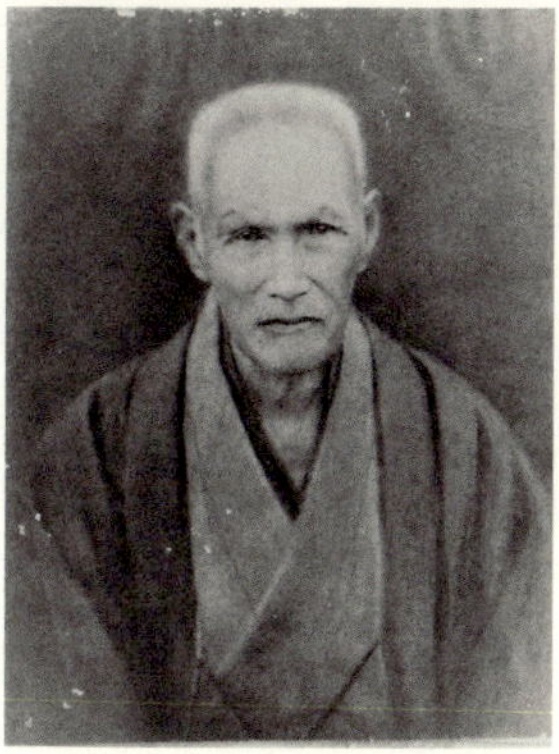

二代目判助の肖像画
（森田常正氏蔵）

入津屋惣三郎の名前で熊本での販売が許可されたので、金一両ずつ世話料をいただくという内容である。二代目判助は、鹿島の伝染病研究所や養生所の設立にあたり、多額の寄付をしている。明治三八年（一九〇五）七月、八七歳で亡くなった。

明治三年（一八七〇）に、全国に売薬取締規則が出され、漢方薬への規制が強化された。唐人膏は、三代目判助の代になって、判助膏薬という愛称でも呼ばれるようになり、農作業での手のあかぎれの特効薬として重宝され続けた。

森田家でも西洋薬の輸入と普及にともなって、膏薬以外の配置薬も多種製造するようになり、明治三〇年（一八九七）の製造高が五万円だったものが、明治末年には一五万円と飛躍的に伸び、九州、四国、中国一円から東北地方にまで販路を拡大した。三代目判助は、明治四五年（一九一二）三月、六六歳にて亡くなった。

四代目判助の時代の大正から昭和にかけて、販路は全国に拡がり、大正一〇年（一九二一）二月には、従業員を一七〇余名、製造高は三〇万円の大きな商店に発展した。森田判助本店は、株式会社へ移行をすすめ、大正一二年に、森田製薬株式会社として発足した。昭和六年（一九三一）には、製造年額五〇万円、従業員数二〇〇余名の会社へと成長し、昭和九年の販売薬品名は、メンタム・ナオル・白膏・黒万金膏延・黄万金膏薬延・唐人膏・六神感応丸・アンチ・トンプク・牛馬薬・熊胆丸・胃腸丸・固腸丸・疳虫丸・復腸丸・調胃散・テキメン・快通丸・神薬・白保身丹・赤保身丹・キツケ・セメン円・消疳円・奇応丸・五臓円・目薬・歯痛薬・セキドメ・サフラン・神妙逾などがあげられ、漢方薬から西洋薬まで多種多様に販売した。

戦後の昭和二七年（一九五二）に、森田製薬から、現在の祐徳薬品工業株式会社へと発展した。

（青木歳幸）

【参考】『鹿島藤津医会史』（一九八八）

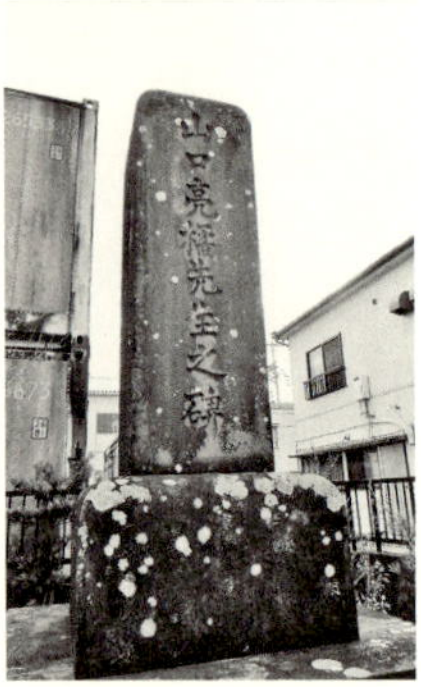

山口亮橋先生之碑
多伊良八太郎ら一二人の門人が建碑した。
（佐賀市与賀町・浄土寺墓地）

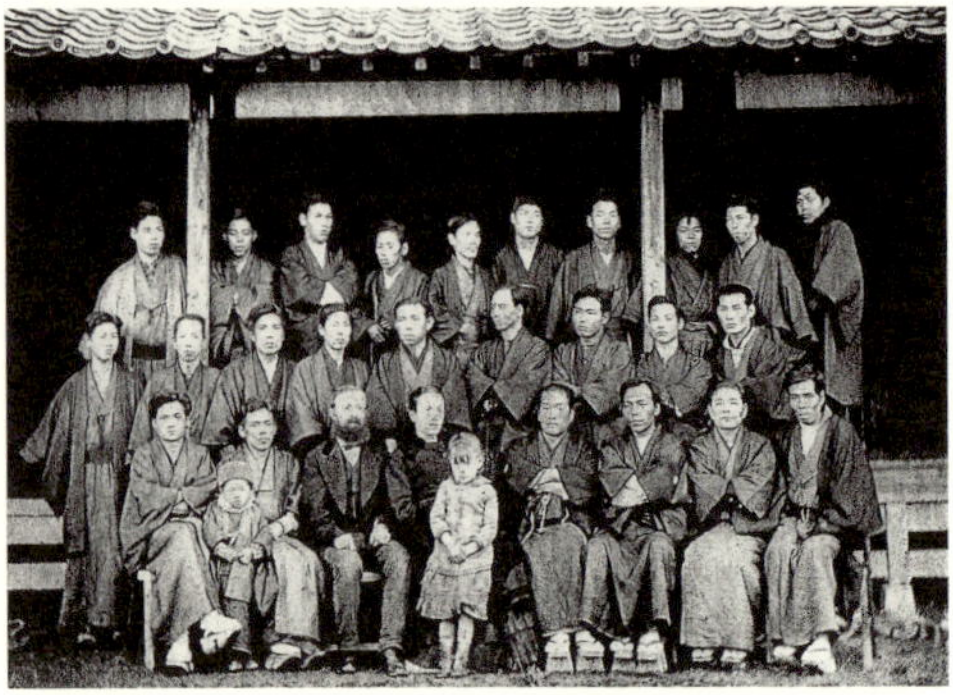

デーニッツを囲む好正館医師ら。前列右から三番目が山口亮橋。
（大塚清吾氏提供）

山口《やまぐち》 亮橋《りょうきつ》

（弘化二年～明治四三年　一八四五～一九一〇）

佐賀城下精町医師・唐津支病院長

山口亮橋は、佐賀藩家臣須古邑主の侍医山口梅堂の二男として、弘化二年（一八四五）三月九日に生まれた。佐賀市与賀町の浄土宗浄土寺にある墓碑銘によれば、元治元年（一八六四）、二〇歳になった亮橋は、佐賀藩医学校好生館に入学し、西洋医学を専修した。明治元年（一八六八）一月には、医師古賀普介に従い、戊辰戦争で奥羽地方まで従軍した。「砲煙弾雨」の中を最善の医療を尽くした戦功により、翌年、鍋島直正より禄米一〇石で召し抱えられた。この年、須古邑主からも禄米五石を与えられた。

明治八年に県立病院好生館の三等医となり、いったん辞職するも、明治一一年に二等医として唐津支病院長となり、一四年まで勤務した。以後は佐賀城下の精町《しらげ》で開業した。治療を求めて患者が門に満つという状態であったという。当時、佐賀城下でも兄の山口練治と並んで領袖と言われるほどの名医であった。温順な寡黙な性格で争いごとをせず、懇切丁寧に教えるので、門人もまた楽しく教授を受けることができたという。明治四三年一月二四日没、六六歳。墓碑銘の末尾には、「厥躬積徳厥業居仁　夫子不朽刻在貞珉于時明治四十四年六月下浣　大西峰英太郎謹撰　紫園石井周蔵謹書」とあり、墓碑銘の下段には建碑した門人の「多伊良八太郎、江藤博、高木友一、諸隈庸夫、益田彦六、野口熊太郎、黒坂安知、納富廉一郎、前田伸一、安本作次、東次八、島田完吾」の一二人の名前が刻まれている。医師として慕われていたことがわかる。

明治一三年（一八八〇）に旧鍋島家家臣中野致明の二男に生まれた辰三が、明治一九年に山口家に養子に入り、亮一と改名した。亮一は、東京美術学校に進み、帰郷後、佐

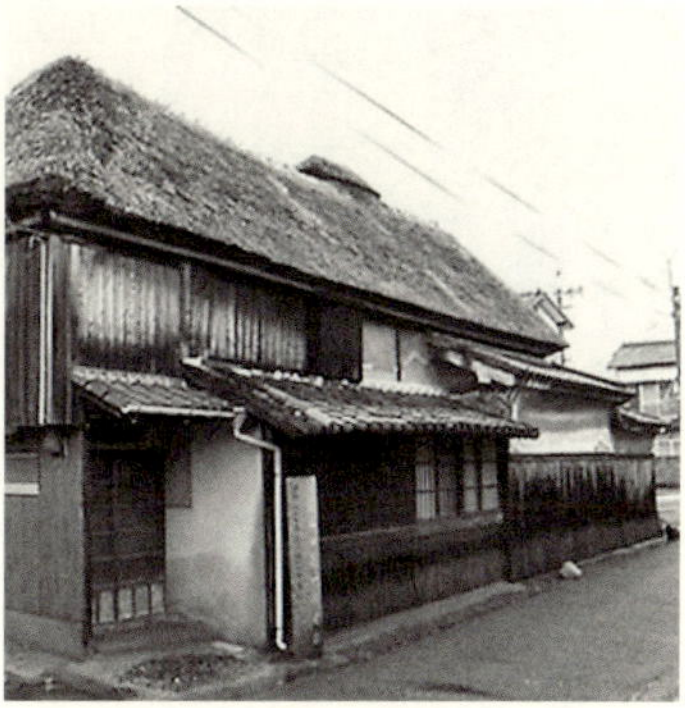

山口亮一旧宅（佐賀市精町）

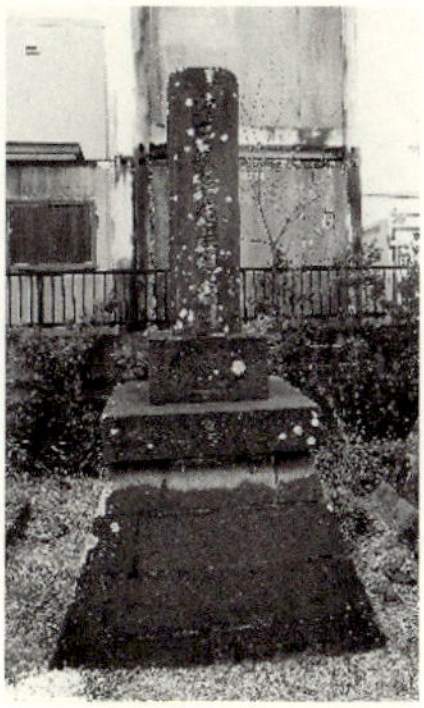

浄土寺に山口亮橘と並んで建つ山口練治の墓碑
門人の田口謙蔵、津田一蔵、西岡文八、西牟田鎮勝、坂井時道、緒方浪江、犬塚生太郎、小池正誠、帆足吉太、副島得太郎らが建碑し、碑文は友人の永田暉明が撰び、書は従三位勲三等の書家西岡逾明が書いた。明治三六年三月一一日に建てられた。

賀美術協会を創設し、佐賀師範学校教師として、また洋画家として佐賀で活動した。

精町の山口亮一旧宅は、養祖父山口梅堂からの旧宅で、白石（現杵島郡白石町）から移築した。茅葺きのくど作りの武家屋敷で、NPOまちづくり研究所が佐賀市から改修を委託され、同研究所と市民有志を中心に、保存運営活動が続いている。

山口亮橘の兄が、山口練治で、天保八年（一八三七）七月二七日に山口梅堂の長男として生まれ、佐賀城下で、武富圯南《いなん》に漢学を学び、医を佐賀藩医松隈元南や諸名家に学んだ。好生館でも学び、明治期には好生館の教師として活躍した。明治八年（一八七五）七月に県立病院好生館の内部に公立医学所を置いて、学術を高めようとした。そのときの教員体制は、「病院教師　月給三百七十五円　ロバート・チェ《（マヽ）》スローン、通弁月給　金四十円　竹本次郎、病院兼医学所長　無等　月給二十円　松隈尚賢、病院当直兼医学教員　一等医　月給十五円　山口練治、二等医　月給十二円　池田陽雲、二等医同上　野沢種親、病院当直兼医学訳書教員　三等医　月給十円　太田精造、同上　山口亮橘、医学原書教員兼病院当直　同上　池田専助、医学訳書教員兼病院当直　同上　野口秉徳、種痘専務　同上　月給五円　原令碩、同上　島田良意、同上　平野包朝、薬局専務　四等　月給八円　川崎文敬、護長専務　同上　森謙竜、薬局専務　同上　小川良益、護長専務　同上　納富六郎、薬局専務　同上　上村春甫、医学原書教員　同上　村岡安碩、同上　塩田範一郎、医学原書兼算術教員、同上、石井重義、一、右　月給月計金六百九円、一、右同年計金七千三百八円（下略）」（『佐賀県医学史』所収）とあり、一等医として山口練治、三等医として山口亮橘の名がある。明治一二年には、郡立佐賀病院の院長心得を拝命している。練治は、明治三六年に没したようだが、墓碑銘が風化しており、やや判然としない。

【参考】『佐賀県医学史』（一九七二）、『好生館史・好生館百周年記念誌』（一九九七）（青木歳幸）

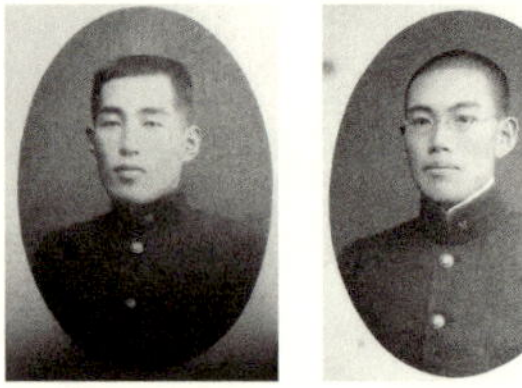

長崎医学専門学校
卒業アルバム
永尾守一　山本伊勢男

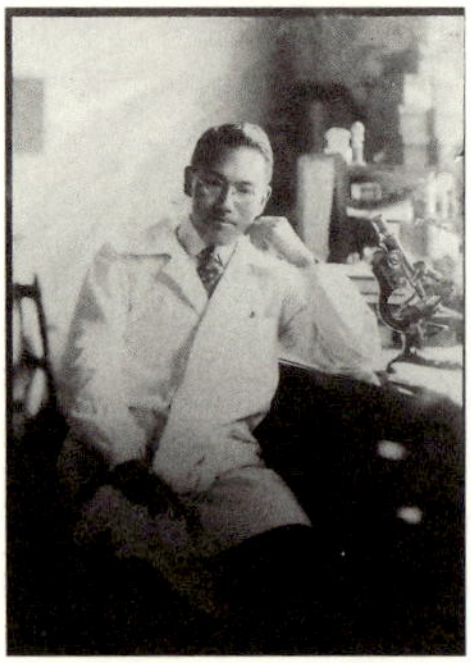

九州帝国大学医学部病理学教室における山本伊勢男。

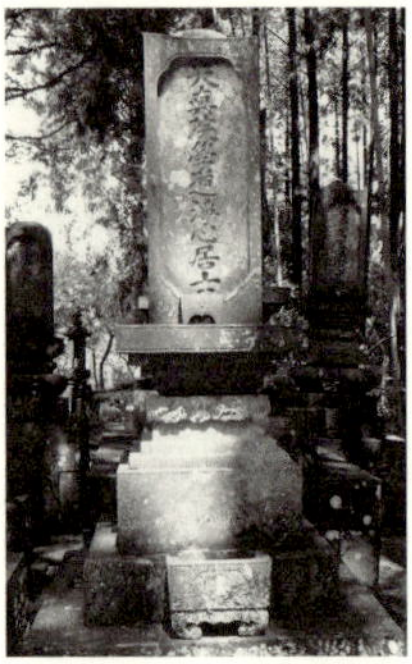

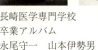

戒名天真院学道浄心居士
（伊万里市・山本家墓所）

山本《やまもと》　伊勢男《いせお》

（明治二七年〜大正一一年　一八九四〜一九二二）

医師

山本源三とアイの四男として西松浦郡西山代村立岩に生まれる。長兄は山本左源太である。幼いときから成績優秀で、地元の小学校から長崎県立佐世保中学校へ進み、大正三年九月、長崎医学専門学校に入校、同七年五月同校を卒業すると、兄左源太の強い希望で大学へ進む。京都大学病理は既に満員で、林先生・市川先生のお世話で九州帝国大学医学部病理学教室に入った。大正九年から癌研究会の補助を受け研究邁進中の同一一年五月一七日、伊勢男病気の通知を受けた母親と次兄源樹が、同二五日「伊勢男父に会いたし」の電報で源三が福岡の大学病院に駆けつけた。祈りも空しく六月一六日午前〇時二九分、研究に心を残しつつ逝去、享年二九。長崎医学専門学校出身者総代美馬玉彦・九州帝国大学医学部佐賀県人会代表吉田鐵雄・学友峯直次郎の弔辞が残っている。

大正七年の長崎医学専門学校卒業アルバム一一〇名の医学科卒業生中佐賀県出身者は一三名、西松浦郡出身は三名。三名の内訳は西山代村出身の伊勢男と永尾守一《しゅいち》、中里村池田謙次である。伊勢男と守一は従兄弟、永尾家は佐賀藩の御山方大山留《おおやまどめ》を天明二年（一七八二）に拝命して代々世襲してきた家で、守一の父親喜作の長姉が、伊勢男の母親である。大正一〇年の年賀状によれば守一は若松市立若松病院で、謙次は小倉市外香春で勤務医をしている。守一は昭和七年八月三九歳で、謙次は昭和三〇年六月六〇歳でそれぞれの生地で逝去した。伊勢男の墓は伊万里市山代町立岩。

【参考】 山本家文書（山本進氏蔵）、大正七年「卒業アルバム」（永尾義人氏蔵）

（多久島澄子）

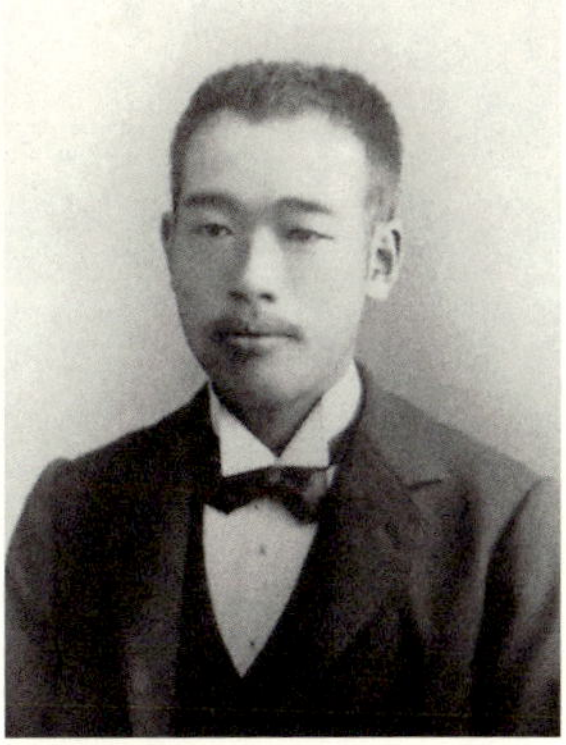

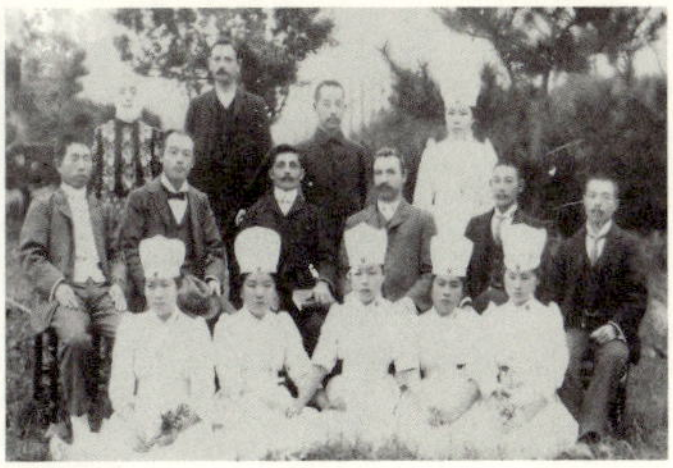

長崎病院医員（明治 37 年）
２列目左から２人目が山本左源太

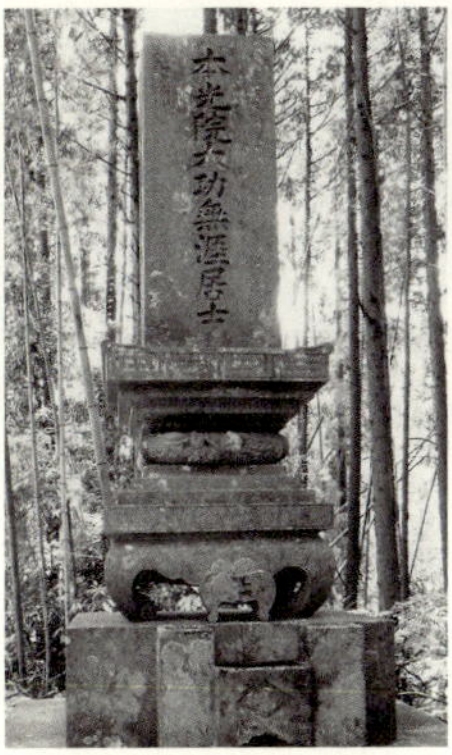

戒名本光院大功無涯居士

山本《やまもと》　左源太《さげんた》

（明治一二年〜昭和一六年　一八七九〜一九四一）

医師・県議会議員・産業組合長

佐賀藩小城私領山代郷立岩村の山本源三とアイの長男として生まれる。山本家は篤農家・酒造家として山代郷の経済・文化の中心で、維新の際は組長に選任された。アイは佐賀藩の山代郷大山留永尾家七代源吾の長女で、二女は東山代初代村長田尻禮造の妻である。明治二六年山代尋常高等小学校から佐賀県尋常中学校第二学年に編入し、同三一年佐賀県第一尋常中学校第四学年を修了して同三二年私立長崎医薬学予備校の修了証書を得て明治三三年九月一〇日、第五高等学校医学部の入学許可通知を受けた。同三六年一一月一三日長崎医学専門学校を卒業した。長崎病院の医員として月給二〇円で勤務後、長崎市榎津町（現万屋町）で山本外科病院を開業した。外科医として名声高く患者には外国人が多く繁盛した。立岩の現在の家も左源太が新築した。

　大正四年帰郷して開業するが、そのときドイツ人の患者で建築技師が「命の恩人」左源太のために自ら設計図をひき資材も寄贈した。洋風の立派な医院が完成し、大正四年一〇月一九日に披露宴が開催された。帰郷後は西山代第二尋常小学校の校医となり、高等科の設置にも尽力した。同一三年父源三のあとを継ぎ山代西部産業組合の二代目組合長に推挙され就任。大正一四年と昭和八年の佐賀県議会議員選挙に当選し活躍した。

　昭和一四年狭心症を発症し、同一六年一月二二日午後一一時、六三歳の生涯を閉じた。その翌日の明け方、孫の進が誕生した。墓所は伊万里市山代町立岩。

【参考】山本家文書（山本進氏蔵）、『伊万里市史』近世近代編（二〇〇七）

（多久島澄子）

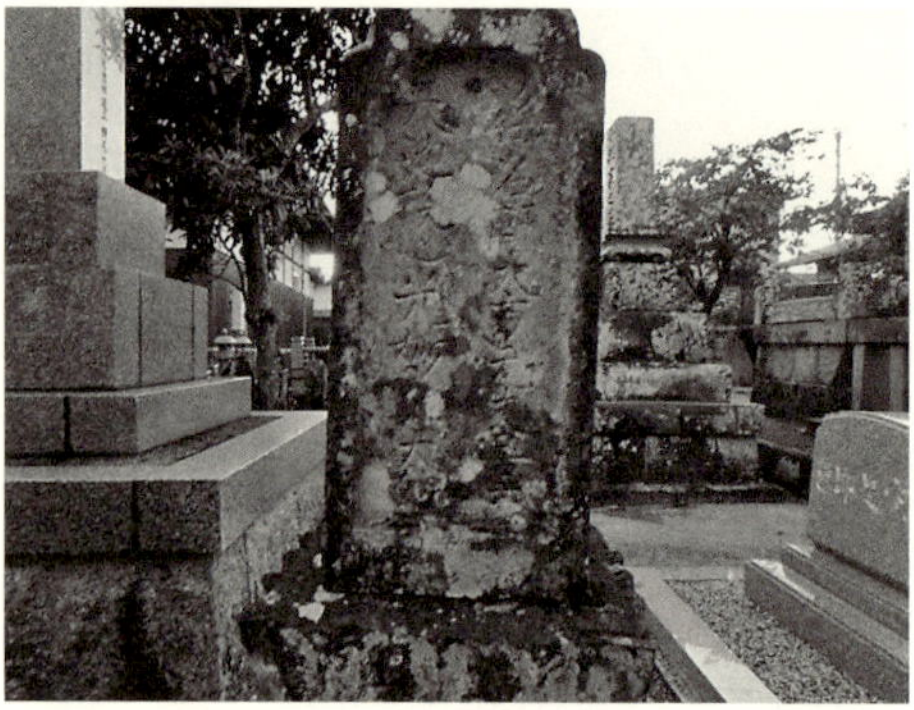

横尾元丈・タケの墓
（佐賀市大和町・長谷寺）

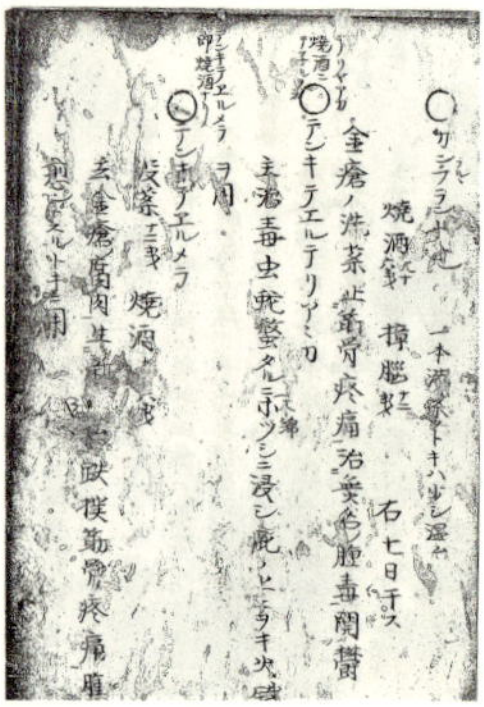

『紅毛秘法』の一部。カンフラン、テンキテエルテリアアカ、テンキテエルメラなどの薬が見える。
（副島廣之『横尾紫洋』所収）

横尾《よこお》 元丈《げんじょう》

（宝永七年～安永五年　一七一〇～一七七六）

紅毛流外科医・親類川久保神代家侍医

横尾元丈は、通称耕一郎。佐賀鍋島本家の親類川久保神代家に、代々医をもって仕えた横尾家に、宝永七年（一七一〇）三月二一日に出生。若いときより、傷寒論、素問、十四経などの医学研究を進め、佐賀本藩の医師、花房良庵らと医学研究をした。一八世紀の中頃には、長崎に出かけ、紅毛流医学を学び、『紅毛秘法』（武田杏雨書屋蔵）を記した。

『紅毛秘法』には、エムラストデヤハルという痛み止めの油薬の製法をはじめ、カンフラン（カンフル）の製法として「焼酒《しょうしゅ》九十六戔、樟脳十二戔、右七日干ス」とか、毒虫に効くテンキテエルテリアアカなどの紅毛流薬とその製法、用法が記されている。『紅毛秘法』の末尾には、横尾元丈の子文輔の門人らが本書を筆写して残したことを書き留めている。元丈は安永五年（一七七六）三月二二日に没した。享年六六。法名は浄名院大方元丈居士。墓は臨済宗長谷寺（現佐賀市大和町尼寺）に妻タケと共にある。

横尾家系図（副島廣之氏調査）によれば、元丈のあとの医業は長男の元悦（天明三年一〇月一二日没、五二歳）―元丈（弘化四年三月二五日没、七一歳。通称杢太郎）―丈庵（安政四年九月没、四九歳）と続いた。幕末の横尾丈庵については、嘉永六年（一八五三）段階の『医業免札姓名簿』によれば、「内科、横尾丈庵、四五歳、故嶋田魯堂門人、弾馬殿家来」とあり、佐賀藩医島田魯堂門人で、川久保神代家侍医で、文化六年（一八〇九）生まれと推定できる。

横尾元丈の二男が、横尾文輔で道符、紫洋ともいう。紫洋は、八歳のときから春日山

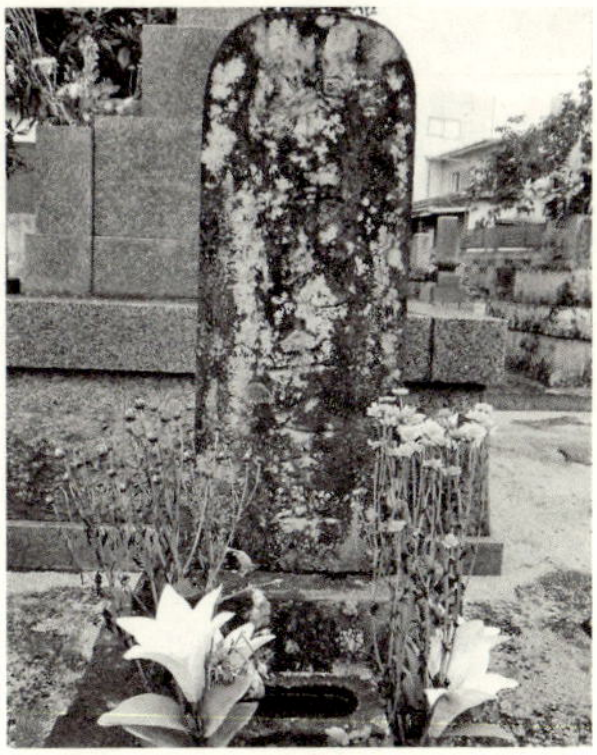

紫洋先生之墓
佐賀市大和町の長谷寺にあるが、永明寺にもある。（『西肥遺芳』所収）

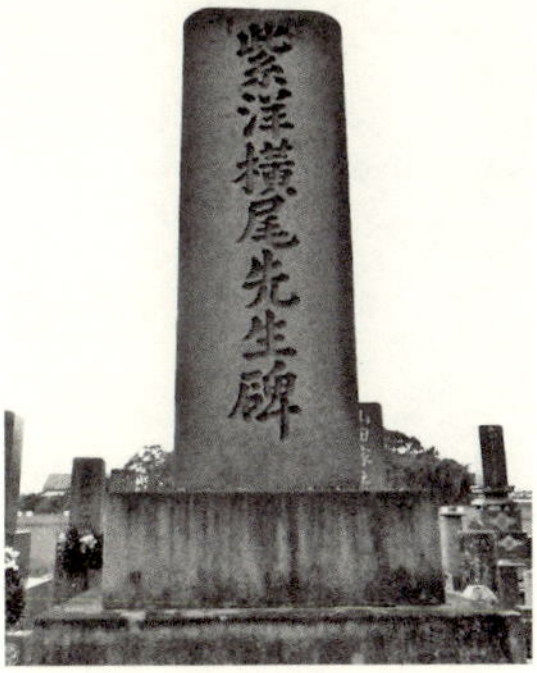

紫洋横尾先生碑
大正一五年に、有志がゆかりの小城市芦刈町の永明寺に建立した。

高城寺（現佐賀市大和町）の松嶺師鶴《しかく》禅師に漢学を学び、宝暦三年（一七五三）に、長門国萩の儒医の滝鶴台に入門し、研鑽ののちに、宝暦九年（一七五九）に、佐賀へ帰った。

宝暦一一年、神代領主神代直方は、領内に竹裡館《ちくりかん》という学校を設立し、二八歳の紫洋を教主として子弟の教育に当たらせた。竹裡館には、劉友益（江上友益）、西岡柏庵、石井鶴山ら佐賀の儒者や医師らが集った。のち、有志によって佐賀に紫洋を教授としての私塾会業館が建てられ、当時、一四、五歳の若き古賀精里らが学んだ。紫洋による竹裡館や会業館は、佐賀の藩学校弘道館への学問的橋渡しの役割を担った。

明和四年（一七六七）、京都で尊王論を唱えた山県大弐が弾圧された明和事件が起きた。紫洋も明和事件に関連したが、逃れて佐賀に戻り、会業館で門人を指導した。

安永五年（一七七六）の正月、四三歳の紫洋は、学問研究のためとして、七年間の京都行きの許可を得た。京都では九条関白家の侍講に取り立てられ、朝廷にも出仕するなど紫洋の名は高まった。安永九年にいったん佐賀へ戻り、半年後、体調の回復した紫洋は、天明元年（一七八一）に再び上京し、天明三年に、一條右大臣家から家臣に取り立てられた。しかし天明三年は七年期限の最後の年であった。紫洋は、佐賀藩からの帰国命令に応じなかったため、佐賀藩は紫洋を逮捕し、佐賀へ連行した。評定の結果、国法（藩法）をないがしろにする大罪として永明寺《ようめいじ》（現小城市芦刈町）での切腹を命じた。

紫洋は、天明四年（一七八四）一〇月二一日、五一歳の生涯を閉じた。多くの門人らはその死を惜しみ、長谷寺の墓に「横尾紫洋先生之墓、先生名は道符、字は孟篆、姓横尾氏、號紫洋、通称文輔、享保十九年季甲寅十月十日生、天明四年甲辰十月二十一日卒、春穐五十有一」と刻んだ。また大正一五年（一九二六）には有志の人々により「紫洋横尾先生碑」が、ゆかりの永明寺境内に建てられ、顕彰された。

【参考】副島廣之『横尾紫洋』（二〇〇一）、『西肥遺芳』（一九一七）

（青木歳幸）

吉岡《よしおか》　荒太《あらた》

（明治元年〜大正一一年　一八六八〜一九二二）

ドイツ語教師・東京女医学校創立者

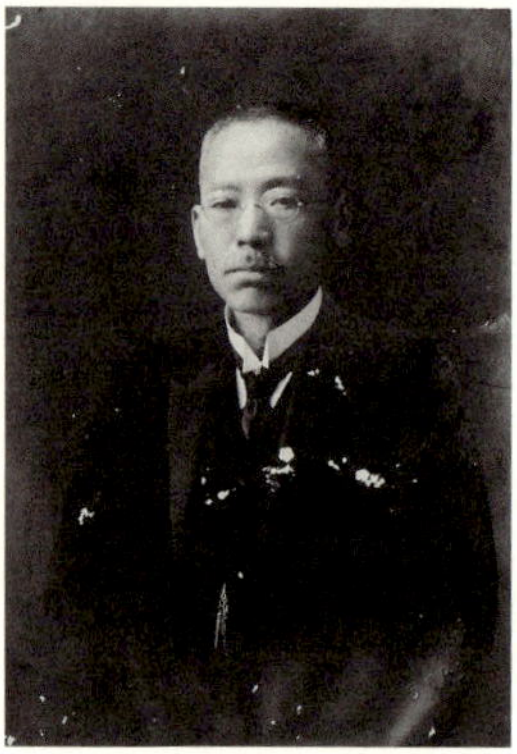

吉岡荒太、五〇歳頃の写真
（掛川市・吉岡彌生記念館提供）

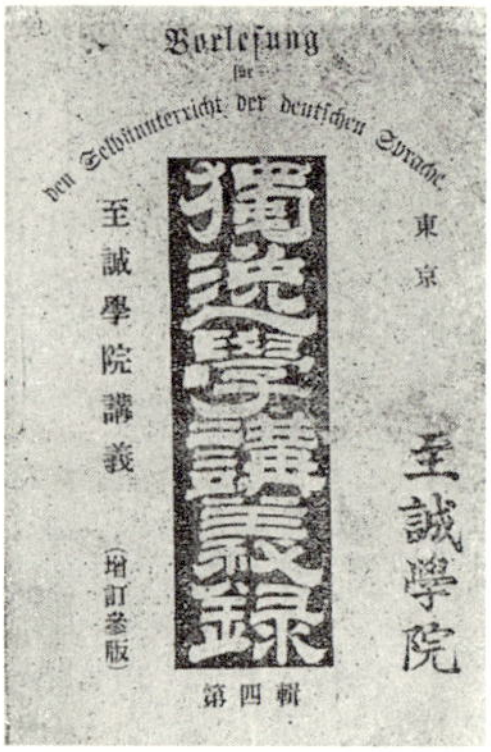

至誠学院の独逸学講義録
（『吉岡弥生』所収）

吉岡荒太は、吉岡玄雄の長男として、明治元年（一八六八）一二月に入野村高串（現唐津市）に生まれた。唐津小学校、唐津大成校（現唐津東高校）、前原中学校（現糸島市立前原中学校）を経て、卒業後には上京したいという荒太を、父は長男であるがゆえに許さなかったが、「伸びる鷹の翼を伸ばさせてください」という母イムの取りなしで上京できた。

上京した荒太は、東京第一中学校（のち第一高等学校）に入学したが、病気のため、退学を余儀なくされた。それでも医師になるための内務省の前期開業試験には合格したが、弟二人が上京してきたため、生活費を稼ぐために得意だったドイツ語塾を開いた。これが至誠学院である。ここへ、ドイツ語を学ぶために、将来妻となる鷲山彌生が入学した。二人は、意気投合し、やがて弟松造の仲介で明治二八年（一八九五）に結婚し、生涯連れ添うことになった。荒太二八歳、彌生二五歳であった。

荒太は至誠学院の教師として、妻彌生は学院の事務をし、夜は開業医として経営を支援した。学院は、ドイツ語のほか英語、漢文、数学の三科目を加えた高等予備校へと拡大した。しかし、学院の拡大と共に赤字も増えたため、彌生は学院の向かいに産婦人科の東京至誠医院を開き、経営を支援した。明治三二年（一八九九）に、荒太は過労がたたり、重い糖尿病に倒れたため、やむなく至誠学院を閉鎖せざるをえなくなった。

その頃、彌生の母校済生学舎（現日本医科大学）が女医養成を中止することになった。女学生の女医への道が閉ざされる危機感を抱いた彌生は、荒太と相談し、明治三三年（一九〇〇）に、東京至誠医院の一室を使って、東京女医学校（現東京女子医大）を開設した。健康を取り戻した荒太が校長として物理と化学を教え、彌生は生理と解剖を教え、

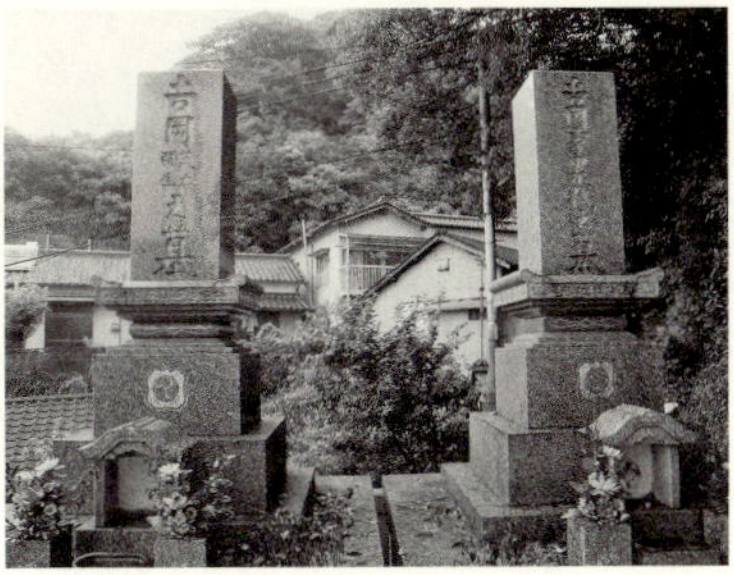

吉岡家累代之墓と吉岡荒太・彌生之墓（唐津市肥前町田野高串）

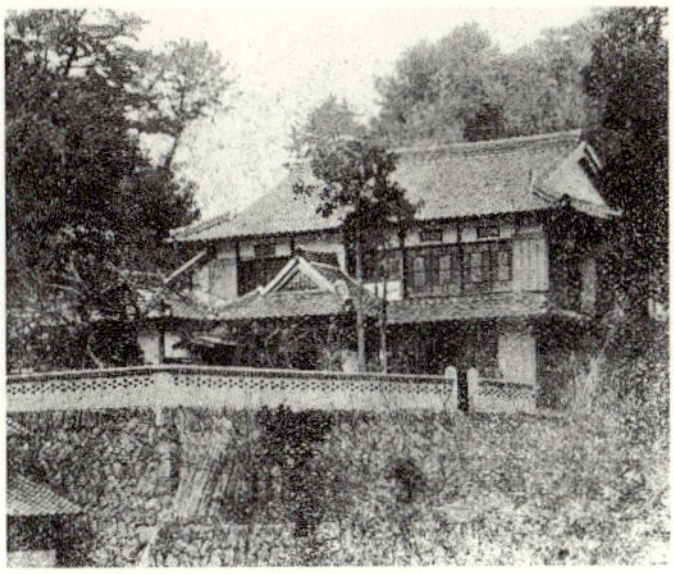

高串にあった吉岡医院
平成二八年現在、同地は空き地となっている。（『吉岡弥生』所収）

荒太の弟松造は運営にあたった。最初は四人だった学生も次第に増加し、日露戦争後には、女医への意識拡大により、学生数も増加し、二〇〇人を超えるほどとなり、大正元年（一九一二）には、東京女医専門学校に昇格した。

荒太は、東京女医専門学校の運営が一段落したころから、糖尿病と脚気が悪化し、多くの卒業生と妻彌生にみとられて、大正一一年（一九二二）七月五日に死去した。五五歳。至誠院道誉知新修道居士。墓は、東京府中市の多磨霊園（八区一種七側九番）と故郷の高串に分骨された。

吉岡医家初代吉岡雲古はもと豊後鶴崎（現大分市鶴崎）出身で長崎の蘭方医吉雄耕牛に学んだあと、入野村（現唐津市）に居住し、開業した。文政一〇年（一八二八）没、七八歳。二代吉岡雄甫は、名護屋（現唐津市）の小林家からの養子で、貞栄ともいう。寛政四年（一七九二）に、難破船乗組員を治療した。雄甫は嘉永元年（一八四八）八月五日に没した。三代雄伯は、二代雄甫初妻ケイの実子で、温厚篤実で若くして唐津藩医となったが、三五歳で早世した。三代雄伯のあとは、二代雄甫後妻コウの子で、三代雄伯弟の玄格が四代目として医業を継いだ。玄格はのち分家し、明治四年（一八七一）七月に没した。

荒太の父で五代玄雄は、三代雄伯の一人息子で、糸島郡（現糸島市）の倉橋文淑に漢方医学を学び、長崎でも修業し、帰郷後は吉岡医家を継ぎ、産婦人科医として活躍した。明治維新後も高串で医業を続け、長男荒太・彌生夫妻の東京女医学校の創立に資金面での援助をした。玄雄二男和津男も医を目指したが若くして病没した。三男松造は六代目として吉岡医院を継ぎ、四男正明は、東京女子医科大の副校長となった。明治二八年（一八九五）七月に高串でコレラが発生し、玄雄は、総防疫医官として治療や防疫にあたった。大正八年（一九一九）没。八四歳。徳寺院仁誉慈探玄雄居士。

【参考】浜井三郎「肥前町医者譜」『末盧国』第三巻（二〇〇八）、『吉岡弥生』（一九九八）

（青木歳幸）

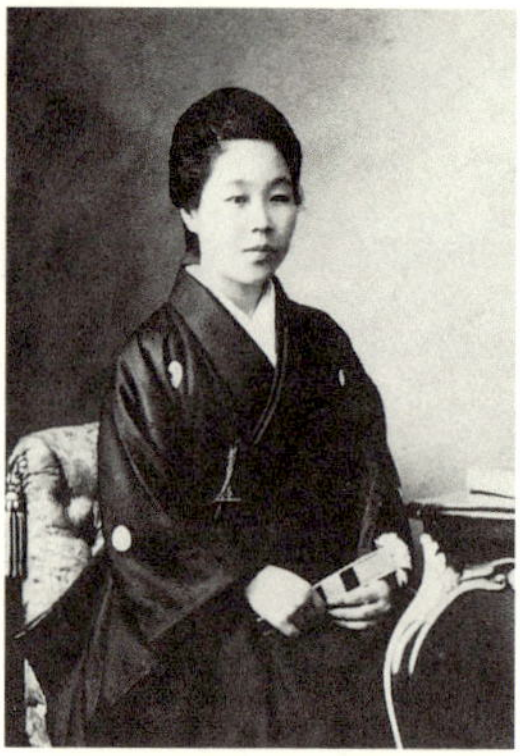

東京女医学校創設の頃、二九歳の彌生。
（掛川市・吉岡彌生記念館提供）

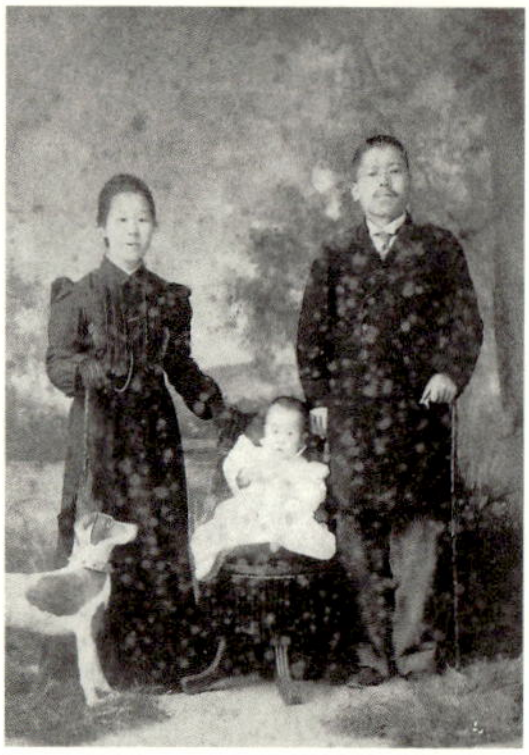

吉岡荒太、彌生夫妻と長男博人。明治三六年五月二三日撮影。
（掛川市・吉岡彌生記念館提供）

吉岡《よしおか》 彌生《やよい》

（明治四年～昭和三四年　一八七一～一九五九）
ドイツ語教師・東京女医学校創立者

吉岡彌生は、遠江国城東郡土方村《ひじかた》（現静岡県掛川市）の漢方医鷲山養斎の二女として明治四年（一八七一）三月一〇日に生まれた。明治九年（一八七六）村の嶺向《みねむかい》小学校に入学し、漢文・地理・算術などを学んだ。明治二二年（一八八九）に上京し、兄二人が通う済生学舎（現日本医科大学）へ入学した。当時の済生学舎は、入学試験がなく、女子も学べる東京では唯一の男女共学の私立医学校であった。

男尊女卑の風潮のなかで、明治二三年（一八九〇）に内務省の前期試験、明治二五年（一八九二）に後期試験に合格し、二二歳で日本で二七番目の女医となった。卒業後しばらくは郷里の鷲山医院分院を手伝ったが、ドイツ留学のために再上京し、昼間は開業しながら、夜はドイツ語を学ぶため、私塾至誠学院に通学した。この至誠学院の塾長が吉岡荒太であり、二人は明治二八年（一八九五）に結婚した。彌生は、至誠学院の向かいに東京至誠医院を設立して、学院の経営を助けた。

済生学舎が、風紀の乱れを理由に女性の入学を拒否したことを聞いた彌生は、女医養成の道を閉ざすことはできないと、明治三三年（一九〇〇）一二月五日、東京至誠医院の一室に東京女医学校を設立した。この日本最初の女医養成学校は、四人の学生と顕微鏡と数本の試験管だけで始まった。明治三五年（一九〇二）に、長男博人が誕生し、教え子たちの祝福を受けた。翌明治三六年、現在の東京女子医科大学の地、新宿区河田町にあった元陸軍獣医学校跡に引っ越した。日露戦争後の起業ブームと女医の社会進出への理解が深まるなか、彌生の懸命の努力で、明治四五年（一九一二）に、本科四年制の在学生二四七名からなる東京女子医学専門学校に昇格した。専門学校卒業生には新しい

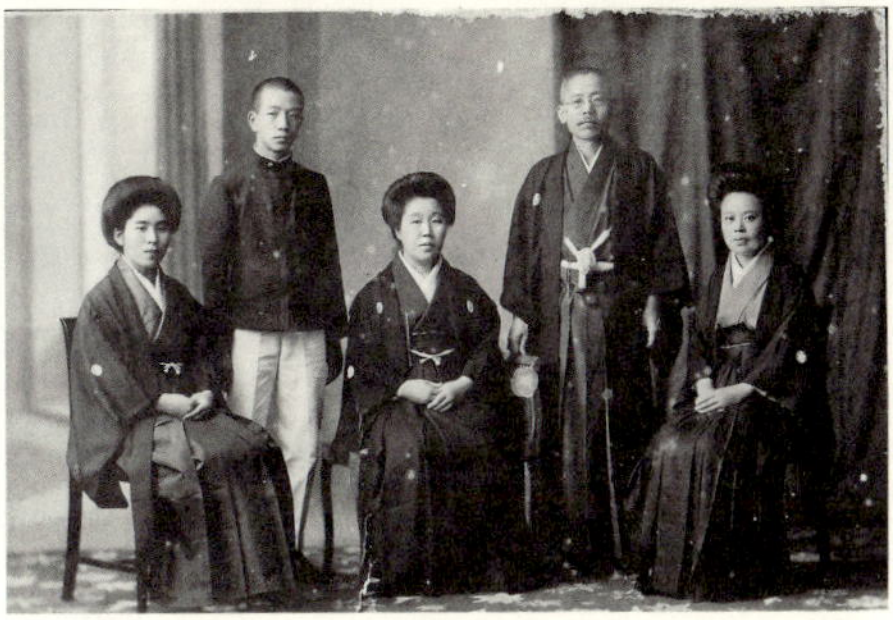
彌生の家族
（掛川市・吉岡彌生記念館提供）

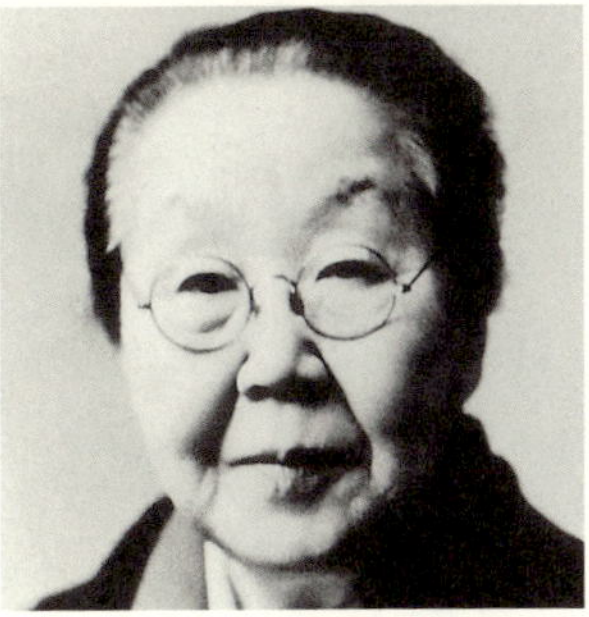
晩年の彌生
（掛川市・吉岡彌生記念館提供）

国家試験が待ち受けていた。彌生が厳しい卒業試験を課してあったため、国家試験合格率は、受験者四七名中二七名と、平均合格率二二％をはるかに上回った。こうした実績のもと大正九年（一九二〇）には、文部省指定校となり、卒業生は無試験で医師資格が取れるようになった。

その頃から、荒太の糖尿病と脚気が悪化し、大正一一年（一九二二）七月五日に帰らぬ人となった。翌年の関東大震災で、経営していた飯田町（現千代田区）の東京第二至誠病院が全焼したが、彌生の陣頭指揮により、いち早く復興を遂げた。翌年、東京連合婦人会委員長に就任。五七歳の昭和三年（一九二八）には、ハワイで開かれた第一回汎太平洋婦人会議に日本女医会を代表して参加し、保健問題の講演を行った。

太平洋戦争中には、愛国婦人会評議員、大日本婦人会顧問などの団体の要職についたため、青年・婦人の戦争協力を指導した。昭和二〇年（一九四五）には、空襲により、学校や病院、研究所の大半を焼失し、学生ともども山梨県に疎開した。戦後、東京に戻り、学校の再建に取り組み、昭和二一年（一九四六）には授業を再開した。しかし、翌年、教職追放ならびに公職追放処分を受けた。それでも大学昇格へと動き、とうとう昭和二六年（一九五一）に、東京女子医科大学が学校法人に認可され、公職追放も解除された。昭和二七年に八一歳で、婦人厚生会会長、婦人衛生会副会長に就任し、東京女子医科大学学頭に就任した。昭和三四年（一九五九）五月二二日、世田谷区羽根木町の自宅で死去。享年八八。死後、遺言により遺体は解剖に付された。墓は多磨霊園八区一種七側九番と高串にある。

長男博人は東京帝大卒。東京牛込保健所所長などを経て、東京女子医大教授となり、昭和四〇年（一九六五）東京女子医科大学学長。さらに日本衛生学会会長、日本私立医大協会会長などを務めた。平成三年（一九九一）八月六日卒。享年八八。

【参考】『吉岡弥生』（一九九八）、武田勝彦『吉岡彌生伝』（一九九一）

（青木歳幸）

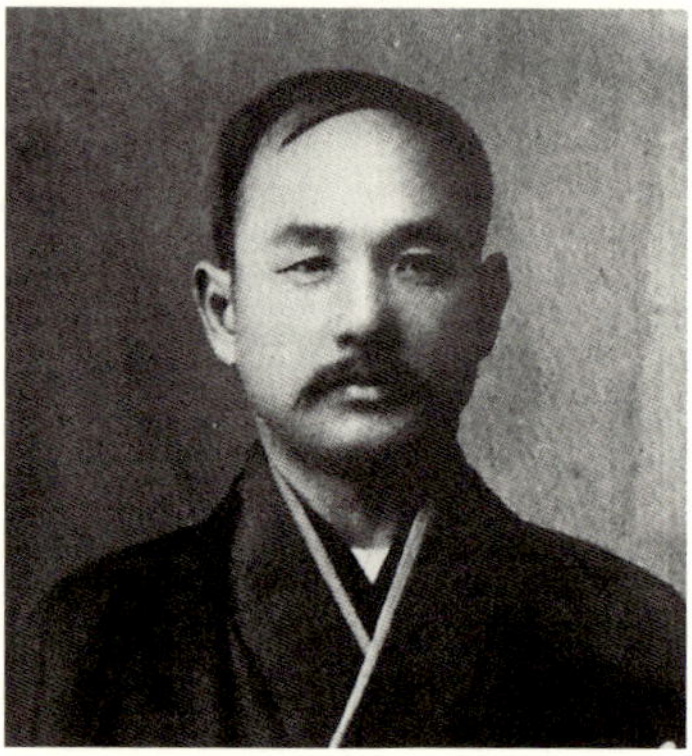

吉田彦策
（鹿島市井手・吉田直彦氏蔵）

吉《よし》田《だ》　彦《ひこ》策《さく》

（慶応三年～昭和一三年　一八六七～一九三八）

藤津伝染病研究所医師・鹿島村村長

漢方医吉田祐仙の子として、藤津郡鹿島村井手（現鹿島市）に、慶応三年（一八六七）一二月一四日に生まれた。祐仙は漢方医吉田磯円の跡継ぎで、井手（当時は蓮池藩領）で開業し、明治一六年一二月二九日、四八歳で亡くなった。彦策は、はじめ漢方を父に学び、維新後に上京し、東京済生学舎でドイツ医学を学び、さらに明治二五年に医師国家試験に合格し、翌二六年に郷里で吉田医院を開業した。

鹿島医会は、明治三〇年（一八九七）に、北里柴三郎研究所へ久布白兼徳、江口壮三、吉田彦策を内地留学させることとした。北里研究所に留学した彼らは、最新の伝染病研究と、ドイツ製の顕微鏡などの最新医療機器を持ち帰った。鹿島医会では、藤津郡伝染病研究所を設立して、鹿島地域の伝染病撲滅に大いに貢献した。彦策はのちに、鹿島医会会長として地域医療に貢献し、大きな功績を残した。

人望が厚かったため、大正一四年（一九二五）から昭和一〇年（一九三五）まで、鹿島村第四代村長に選出され、昭和二年（一九二七）の百貫橋の開通、昭和五年（一九三〇）の肥前鹿島駅鉄道開通など、村政の発展に尽くした。医療・政治の面だけでなく、人材育成にも心を砕き、吉田村出身の鉄雄、六角村出身の溝口勝海ら、他家の子弟を次々と引き取り育てた。彦策の医業は鉄雄が継いだ。彦策は、昭和一三年（一九三八）年一月二五日没。七〇歳。無量院（鹿島市井手一五二五）に納骨。

【参考】『鹿島の人物誌』（一九八七）、『鹿島藤津医会史』（一九八八）

（青木歳幸）

ヨングハンス

（?〜? 佐賀在住：一八七二〜一八七三）

T. H. Junghans（雍翰斯）

好生館御雇独逸系米国人教師

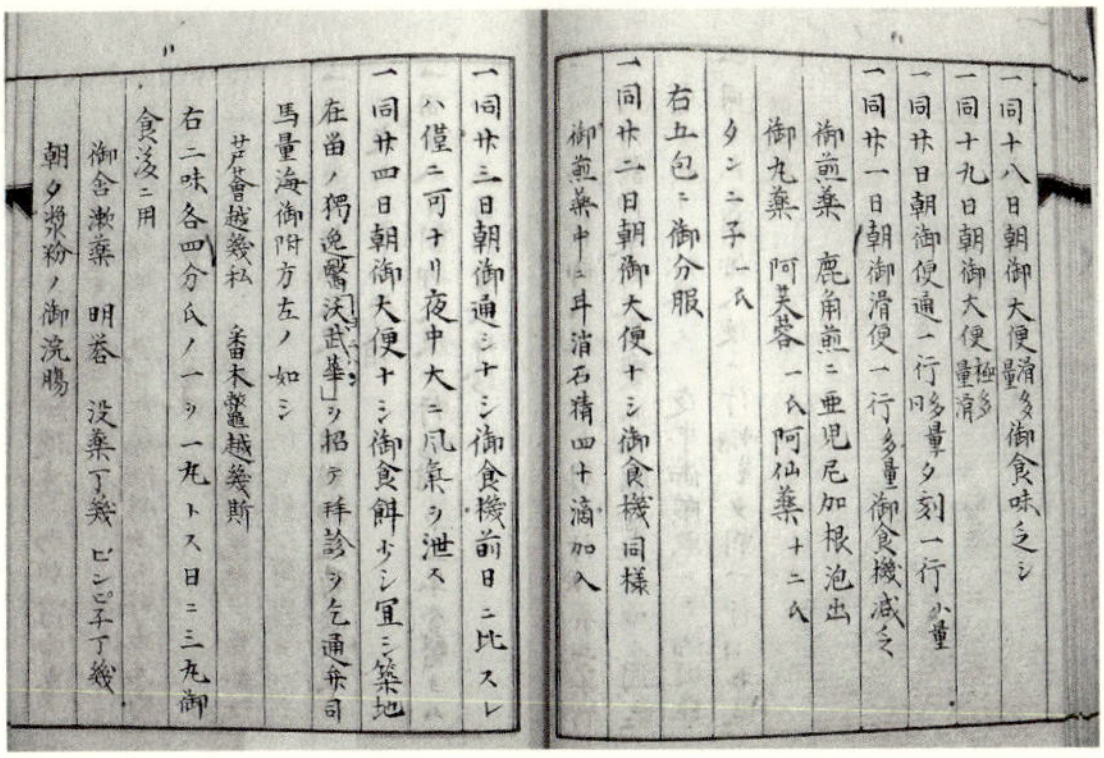
一同十八日朝御大便滑多御食味之シ
一同十九日朝御大便稀多量滑
一同廿日朝御便通一行多量夕刻一行少量
一同廿一日朝御滑便一行多量御食機減ス
御煎薬 鹿角煎ニ亜児尼加根泡出
御丸薬 阿芙蓉一入 阿仙薬十二入
タンニ子一入
右五包ニ御分服
一同廿二日朝御大便十シ御食機同様
御煎薬中ニ井消石精四十滴加入
一同廿三日朝御通シ十シ御食機前日ニ比スレ
ハ僅ニ可ナリ夜中大ニ風気ヲ泄ス
一同廿四日朝御大便十シ御食餌少シ宜シ築地
在留ノ獨逸醫「沃武華」ヲ招テ拝診ヲ乞通弁司
馬量海御附方左ノ如シ
サフラン越幾私 番木鼈越幾斯
右二味各四分氏ノ一ヲ一丸トス日ニ三丸御
食後ニ用
御含漱薬 明礬 没薬丁幾 ピンピ子丁幾
朝夕撒粉ノ御洗腸

ヨングハンスによる鍋島直正公診察記録（『診察御日記』大阪市史編纂所中野操文庫蔵）

ヨングハンスは、東京築地の外人居留地に在住中、佐賀藩邸で病む鍋島直正を往診している。通訳を務めたのは司馬凌海であった。往診は、明治三年一一月二四日から逝去前日の明治四年一月一七日まで計八回に及んだ。この縁もあり、好生館御雇独逸系米国人教師として採用されたものと思われる。

「ヨングハンス御雇契約書」には次のように記載されている。

「伊万里県ノ大属岡本豊章同県権大属中島徳興米合衆国医當三十九歳ナル「ヨンクハンス」氏ト取結ヘル定約左乃如シ

第一条 「ヨンクハンス」氏ヲ来明治五年三月ヨリ同六年マテ一ヶ年ノ日数ノ間伊万里県エ医道ノ教師トシテ相雇ヒ可申事

第二条 同人エ給料一ヶ月五百ドルラル「メキシコ」ノ割合ヲ以テ日本地へ到着ノ日ヨリ相渡シ可申コト 但シ其以後ハ毎月初日ニ相渡可申事

第三条 休日ノ他毎日朝八時ヨリ二三時間ツツ医科ヲ講義シ次ニ病院ニ於テ治療ヲ施ス可キ事（尤モ急激ノ患者アルトキハ休日又ハ夜間タリト雖モ出務ヲナスベキ事）（以下省略） 明治四年未十二月十四日

伊万里県大属 岡本豊章 同県権大属 中島徳興 同県医官 永松良侶」

ヨングハンスに付き添い佐賀まで案内した峯源次郎の日暦によると、明治五年（一八七二）二月二八日東京を出立。横浜港で乗船し神戸・馬関経由で三月四日長崎着。諫早経由で三月一一日佐賀呉服町本陣到着。三月一二日病院で饗応と記載されている。この

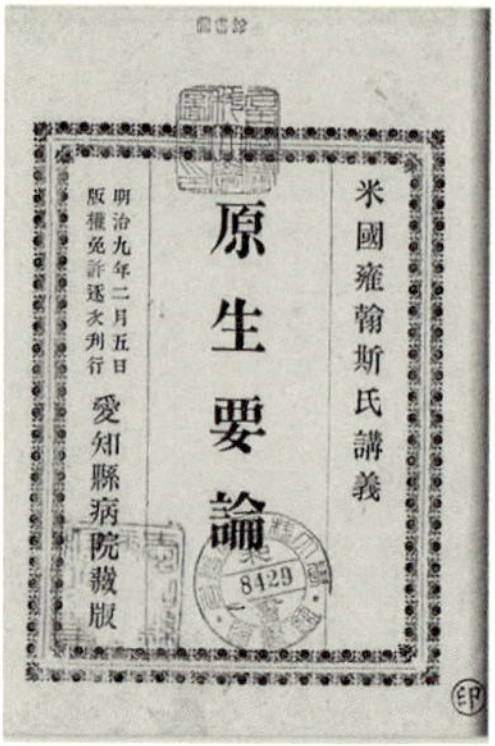

ヨングハンス講義録
『原生要論』

時の好生館館長は松隈元南であった。

ヨングハンスの好生館在任時代のくわしい事績の記録は残っていない。明治六年二月、満期となり好生館を退職した。

明治六年五月、愛知仮病院（現名古屋大学医学部）に転任。契約は三年間、月給四〇〇ドルであった。

明治六年一〇月から処刑人の死体解剖を施行し、病院の医員の他、開業医にも公開した。

明治七年九月、右下腿火傷患者に患者の弟の左肘の皮膚を移植。本邦発の皮膚移植とされている。

明治九年、「原生要論」発刊。これはヨングハンスが医学講習場で行った公開講義の講義録で、内容は英米独などの生理学のダイジェスト版である。

明治九年六月二五日横浜港から米国に帰国。ニューヨーク州ダッチェス郡の郡都ポキプシー市に滞在し医院を開業した。

明治一六年、福沢諭吉の長男の一太郎がニューヨークのコーネル大学、二男の捨次郎がボストンのマサチューセッツ工科大学留学中は後見人を務めた。

明治二〇年、福沢諭吉の婿養子の福沢桃介がイーストマンビジネスカレッジに留学した時は自宅から通学させている。

【参考】『好生館史・創立六十周年新築落成記念』（一九五五）、鍵山榮『佐賀医療百年』（一九七九）、加藤鉦治『名古屋大学医学部の外国人教師—ヨングハンス先生とローレツ先生』（二〇〇二）、佐賀県厚生部・佐賀県医師会『佐賀県医事史』（一九五七）、多久島澄子『西南諸藩医学教育の研究』『（峯源次郎）日暦』（二〇一五）

（前山隆太郎）

歴代好生館館長・理事長

歴代佐賀医科大学学長

歴代佐賀県医師会会長

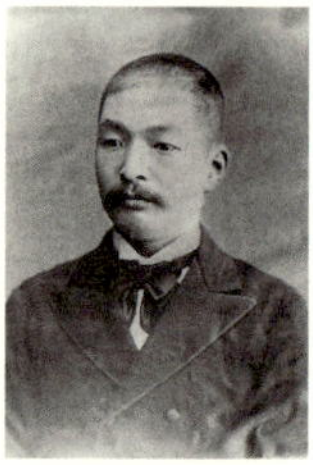

初代

澁谷周平

明治 29 年～明治 35 年

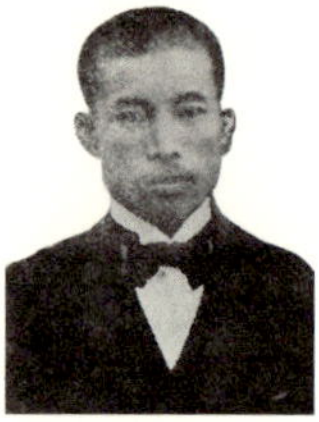

第 2 代

青木周一

明治 35 年～明治 38 年

歴代好生館館長・理事長

好生館は一八五八年に水ヶ江の地に移転した後、紆余曲折を経て一八九六年に佐賀県立病院好生館と新生がなり、爾来、途絶えることなく医療提供をしてきた。一八九六年佐賀県立病院好生館以後の歴代館長・理事長を紹介する。

歴代館長

初代・澁谷周平〈一八九六・一二・一一〜一九〇二・四・二三〉

内科医、滋賀県彦根出身、東京帝国大学、ベルツに師事し内科専攻、文才あり松東と号す。

一八九九、県立病院好生館付属看護婦養成所設立。

一九〇一、本館一棟その他を向陽軒地域に新築落成する。

一九〇二・四・二三、解職。退職後、一時武雄で開業。横浜市に移り大正五、六年の頃病没。

第二代・青木周一〈一九〇二・四・二四〜一九〇五・三・三一〉

外科医、山口県大島出身、東京帝国大学、スクリッパに師事し教室で外科専攻。

一九〇四・五・九、本館医員および看護婦が赤十字社より活動および養成を委託される。

一九〇四・一〇・二七、伝染病棟新築落成。

一九〇五・三・三一、病を以て辞す。福岡県直方で直方病院を経営。その後、病にて郷里で没す。

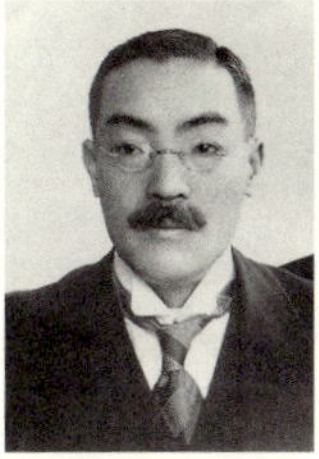

第3代
大黒安三郎
明治38年～大正4年

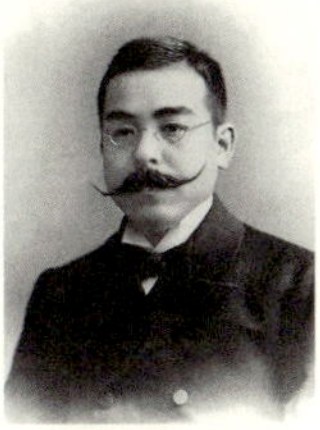

第4代
臼井鐵治
大正4年～大正12年

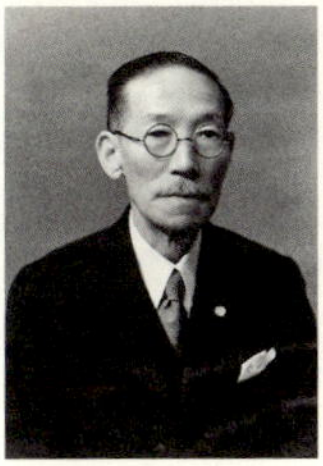

第5代
志村宗平
大正12年～昭和5年

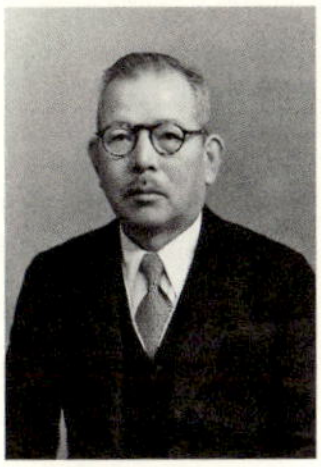

第6代
築地美暢
昭和5年～昭和28年

第三代・**大黒安三郎**〈一九〇五・四・一～一九一五・一〇・二一〉
内科医、岡山県出身、東京帝国大学、ベルツに師事、ワイル氏病の研究、急性虫様突起炎（急性虫垂炎）を患い数日にて（一九一五・一〇・二一）病没。

第四代・**臼井鐵治**〈一九一五・一一・三～一九二三・九・二五〉
外科医、栃木県出身、東京帝国大学。
一九一八・一二・八、新築中の本館、全て落成する。
一九二三・九・二五、依願解職。退職後、中ノ橋小路に開業。
一九四八・一二・三〇、没。

第五代・**志村宗平**〈一九二三・九・二五～一九三〇・八・二二〉
内科医、神奈川県出身、九州帝国大学。
在職七年の間、多くの新事業（理学療法室新築など）を起こす。
一九三〇・八・二二、解職。退職後、佐賀市花房小路に開業。
一九六四・二、胃潰瘍で没す。

第六代・**築地美暢**〈一九三〇・八・二七～一九五三・九・一六〉
内科医、香川県高松市出身、九州帝国大学。
一九三〇・一二・一一、本館創立三十五周年記念祝典を井上知事等多数出席のもと盛大に挙行。
この後、病棟増改築新築、診療科増設、診断部門・検査部門の充実、看護部門の充実など多くの全館的な刷新事業を手がける。一方、戦時体制下にあって、苦難な環境下

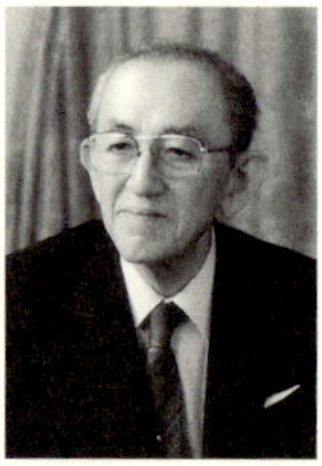

第7代
鶴丸廣長
昭和28年〜昭和60年

での医療提供に努めた。戦後の混乱期にあっては、占領軍の視察指導を受け、施設老朽化、衛生環境の問題点など指摘され、正式に改築問題となる。

一九五一・五・二八、佐賀市立伝染病棟竣工落成となる。

一九五三・九・一六、歴代最長の二三年間館長職にあり、新改築の道筋を確認し依願退職。

一九五三・九、唐津市立病院開設に伴い、依頼により同病院の初代院長に就任。

一九五七・六・三〇、同病院依願退職。


第七代・**鶴丸廣長**〈一九五三・一〇・一〜一九八五・三・三一〉

外科医、佐賀県佐賀市出身、九州大学。

一九五五・三・二六、新館竣工落成式典を鍋島知事出席のもと挙行。

在任三二年間で多くの思い切った改革を進めた。状況に応じた病院増改築そして新築、大型医療機器導入など病院の近代化をはかり、医療レベルの向上を目指し、教育、人材育成を精力的に進めた。院外の活動として全国自治体病院協議会常務理事をはじめ、多くの役職を兼務した。当時、佐賀県には医科大学がなく上京する度に文部省や厚生省に陳情し、佐賀医科大学創設に多大な貢献をした。

一九七七・一二・一一、佐賀医科大学の教育研修施設たらんと池田佐賀県知事出席のもと新病院落成式を挙行した。

歴代の中でも三二年間と最も長期間館長を務め、今日の好生館への道筋をつけた。

一九八八・一・三一、没。

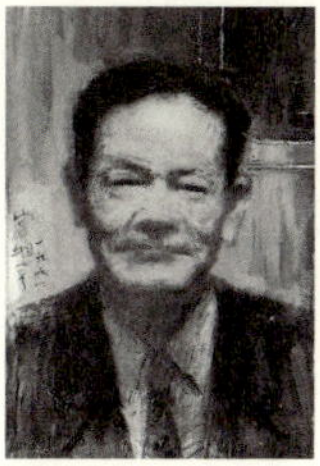

第8代
井口　潔
昭和60年～平成元年

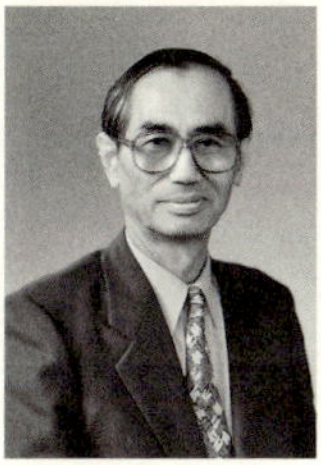

第9代
吉田猛朗
平成元年～平成8年

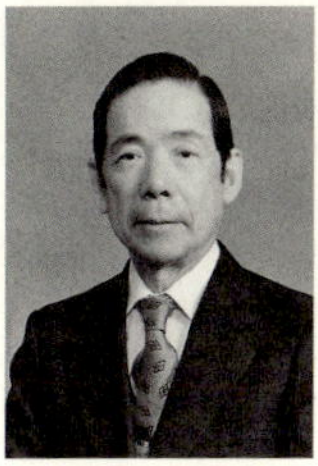

第10代
太田善郎
平成8年～平成10年

第八代・井口　潔〈一九八五・四・一〜一九八九・一〇〉
外科医、九州大学。
一九八五・四、第二外科教授定年退職後に赴任。
一九八六・七・一、機関誌『好生』発行。
一九八七・三・一、佐賀県初救命救急センター。
一九八九・二・三、東棟（医療指導センター、図書カルテ室）落成。

第九代・吉田猛朗〈一九八九・一一・〜一九九六・一・二三〉
外科医、九州大学。
一九九〇、救命救急センターと透析室の拡張整備。
一九九二・四、好生館医学会開始。
一九九四・六・一一、ＭＲＩ棟新築。
一九九五、佐賀県がん死半減プロジェクト「県立がんセンター構想」。
一九九六・一・二三、病にて館長在職中に没す。
全国自治体病院協議会理事。

第一〇代・太田善郎〈一九九六・一・二九〜一九九八・三・三一〉
内科医、九州大学。
一九九六・一二・一二、佐賀県立病院好生館創立一〇〇周年記念式典祝賀会。
一九九八・二、緩和ケア病棟落成。
全国自治体病院協議会理事。

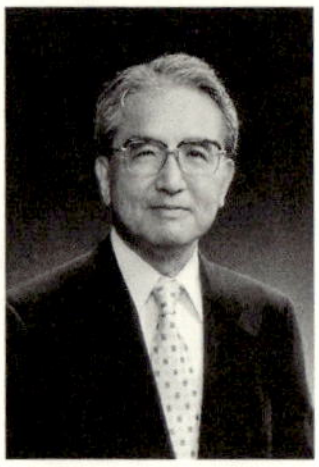

第11代
斎藤貴生
平成10年～平成16年

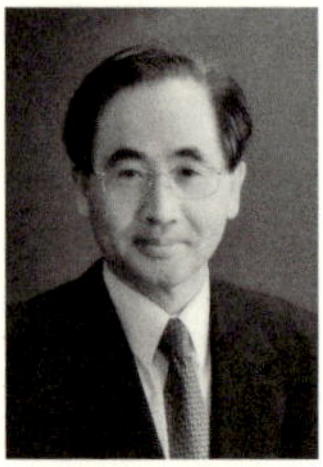

第12代
河野仁志
平成16年～平成20年

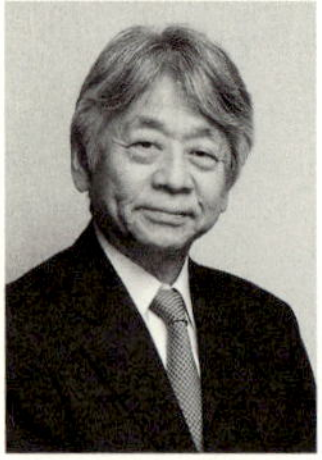

第13代
樗木　等
平成20年～平成29年

第一一代・斎藤貴生〈一九九八・四・一～二〇〇四・三・三一〉
外科医、九州大学。
全国自治体病院協議会常務理事。

第一二代・河野仁志〈二〇〇四・四・一～二〇〇八・三・三一〉
外科医、九州大学。
全国自治体病院協議会理事。

第一三代・樗木　等〈二〇〇八・四・一～二〇一七・三・三一〉
心臓血管外科医、神戸大学。
二〇〇九・三・一四、好生館拝命一五〇周年記念式典。
二〇一〇・四・一、地方独立行政法人となる。
二〇一三・五・七、佐賀市嘉瀬町に新築移転する。
佐賀県立総合看護学院長、全国自治体病院協議会常務理事、佐賀県医師会常任理事。

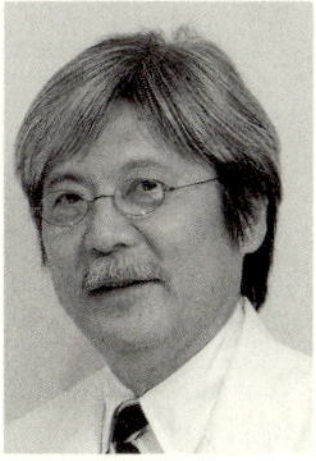

第14代
兒玉謙次
平成29年〜現在に至る

第一四代・兒玉謙次〈二〇一七・四・一〜現在に至る。〉
ペインクリニック、九州大学。
一九九一・一一、九州大学医学部附属病院麻酔科蘇生科講師。
一九九二・一二、九州大学医学部附属病院手術部助教授。
二〇〇七・五、九州大学医学部附属病院手術部准教授。
二〇〇八・七、佐賀県立病院好生館副館長。
二〇一七・四、佐賀県医療センター好生館館長。

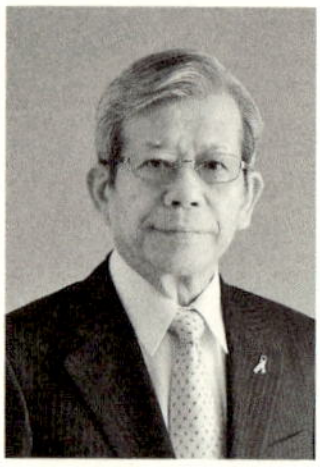

初代
十時忠秀
平成22年～平成26年

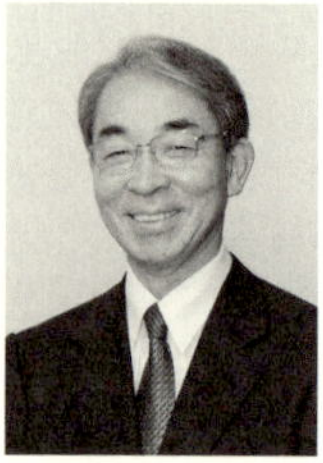

第2代
中川原　章
平成26年～平成30年

歴代理事長

初代・十時忠秀〈二〇一〇・四・一〜二〇一四・三・三一〉
　麻酔科医、九州大学。
一九八二・四、佐賀医科大学医学部麻酔学教授。
二〇〇三・一〇、佐賀大学医学部附属病院病院長。
二〇〇四・四、国立大学法人佐賀大学理事。
二〇〇八・七、佐賀県医療統括監。
二〇一〇・二、公益財団法人佐賀国際重粒子がん治療財団初代理事長。
二〇一五・四、福岡女学院看護大学学長。
二〇一五・六、学校法人福岡女学院理事長。

第二代・中川原　章〈二〇一四・四・一〜二〇一八・三・三一〉
　小児外科医、九州大学。
一九九〇・二、九州大学医学部小児外科助教授。
二〇〇四・四、千葉県がんセンター研究所所長。
二〇〇九・四、千葉県がんセンターセンター長。
二〇一四・七、佐賀県医療顧問。
二〇一五・六、公益財団法人佐賀国際重粒子がん治療財団第二代理事長。

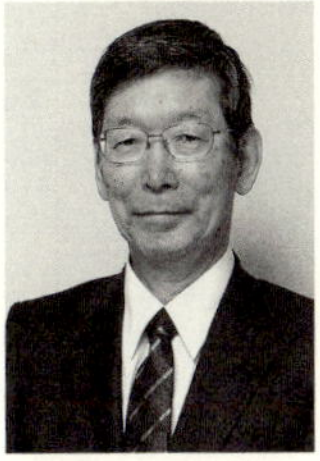

第３代
桐野高明
平成30年～現在に至る

第三代・桐野高明〈二〇一八・四・一～現在に至る。〉
脳神経外科、東京大学。
一九九二・一〇、東京大学大学院医学系研究科脳神経外科学教授。
一九九九・四、東京大学大学院医学系研究科長・医学部長。
二〇〇三・四、東京大学副学長。
二〇〇六・七、国立国際医療センター研究所所長。
二〇〇八・四、国立国際医療センター総長。
二〇一二・四、国立病院機構理事長。
二〇一八・四、佐賀県医療センター好生館理事長。

【参考】佐賀県立病院好生館『創立三十五年記念誌』（昭和五年一二月一日発行）、『好生館史・創立六十周年新築落成記念』（昭和三〇年三月二六日発行）、『好生館史・好生館改築記念誌』（昭和五四年三月三一日発行）、鍵山榮著『佐賀医療百年』（佐賀県医師会、昭和五四年一一月一日発行）、『好生館史・好生館百周年記念誌』（平成九年一一月一八日発行）

（樗木　等）

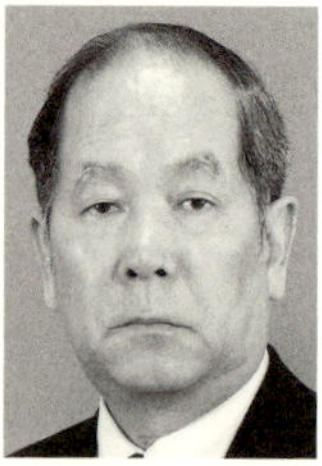

初代
古川哲二
昭和 51 年～昭和 63 年

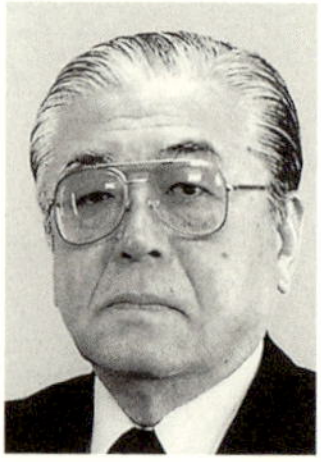

第２代
松浦啓一
昭和 63 年～平成６年

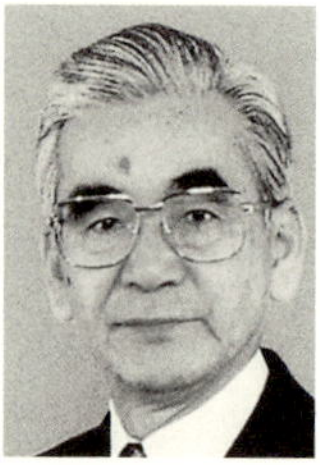

第３代
山口雅也
平成６年～平成 12 年

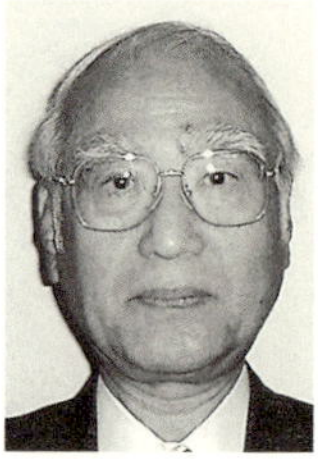

第４代
杉森　甫
平成 12 年～平成 15 年

歴代佐賀医科大学学長

初　代　古川哲二　東京大学医学部　昭和一九年（一九四四）卒　麻酔科
昭和五一年（一九七六）～昭和六三年（一九八八）・（一一年六ヶ月間）
大正一〇年（一九二一）四月二一日～平成五年（一九九三）六月一一日

第二代　松浦啓一　九州大学医学部　昭和二三年（一九四八）卒　放射線科
昭和六三年（一九八八）～平成六年（一九九四）・（六年間）
大正一二年（一九二三）三月一五日～平成二〇年（二〇〇八）六月二九日

第三代　山口雅也　九州大学医学部　昭和三〇年（一九五五）卒　内科
平成六年（一九九四）～平成一二年（二〇〇〇）・（六年間）
昭和五年（一九三〇）八月二〇日～現在

第四代　杉森　甫　九州大学医学部　昭和三四年（一九五九）卒　産婦人科
平成一二年（二〇〇〇）～平成一五年（二〇〇三）・（三年六ヶ月間）
昭和九年（一九三四）六月一日～平成二八年（二〇一六）七月一九日

（佐藤英俊）

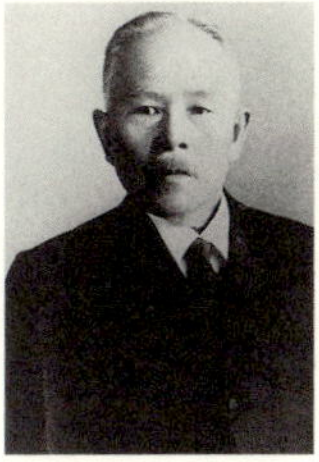

初代会長
池田陽一
明治 40 年～大正 9 年

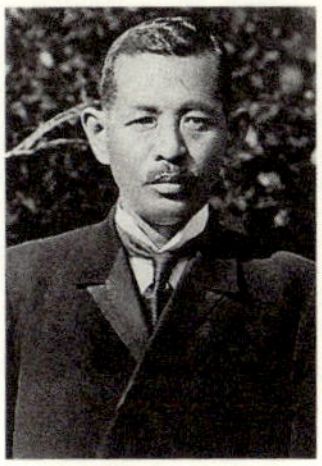

第 2 代会長
金武良夫
大正 9 年～昭和 7 年

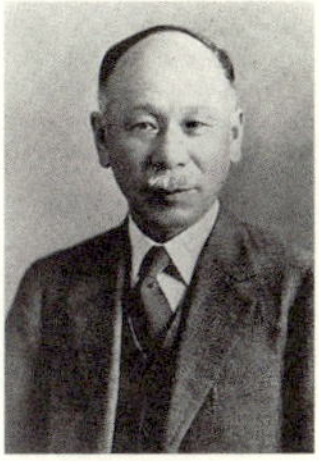

第 3 代会長
迎　俊造
昭和 7 年～昭和 13 年

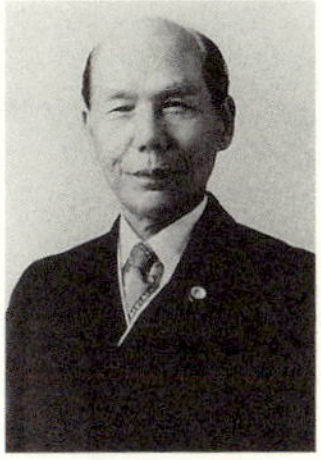

第 4 代会長
毛利源三
昭和 13 年～昭和 17 年

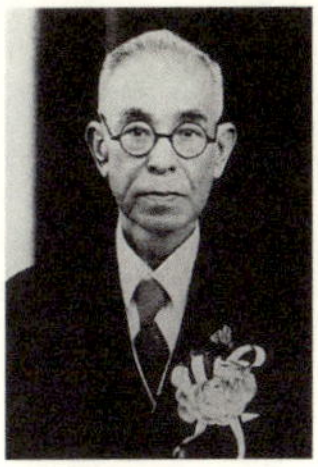

第 5 代会長
臼井鉄治
昭和 17 年～昭和 22 年

歴代佐賀県医師会会長

初代　池田陽一　東京大学医学部　明治一六年（一八八三）卒　産婦人科
明治四〇年（一九〇七）～大正九年（一九二〇）・（一四年間）
安政五年（一八五八）一一月五日～昭和一二年（一九三七）一〇月七日

第二代　金武良夫　出身大学不詳　卒業年不詳　外科
大正九年（一九二〇）～昭和七年（一九三二）・（一二年間）
生没年月日不詳

第三代　迎　俊造　東京帝国大学医学部　明治三五年（一九〇二）卒　内科
昭和七年（一九三二）～昭和一三年（一九三八）・（六年間）
生年月日不詳～昭和二九年（一九五四）一月二七日

第四代　毛利源三　熊本医学専門学校　大正元年（一九一二）卒　内科
昭和一三年（一九三八）～昭和一七年（一九四二）・（四年間）
明治一九年（一八八六）九月一八日～昭和六〇年（一九八五）九月六日

第五代　臼井鉄治　東京帝国大学医学部　明治三六年（一九〇三）卒　外科
昭和一七年（一九四二）～昭和二二年（一九四七）・（五年間）
生年月日不詳～昭和二三年（一九四八）一二月三〇日

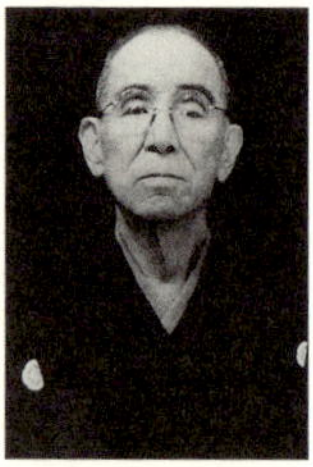

第6代会長
織田簡一
昭和22年～昭和23年

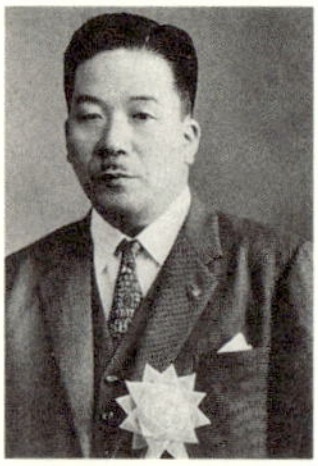

第7代会長
内野総二郎
昭和23年～昭和35年

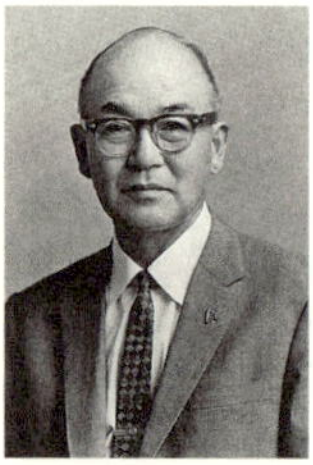

第8代会長
児玉来三
昭和35年～昭和40年

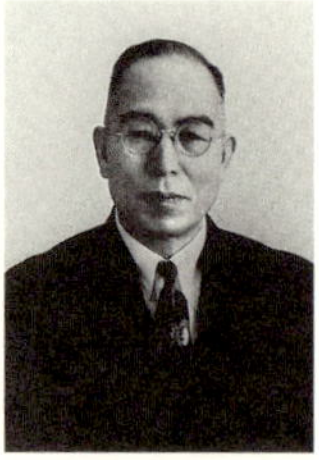

第9代会長
石橋　洪
昭和40年～昭和42年

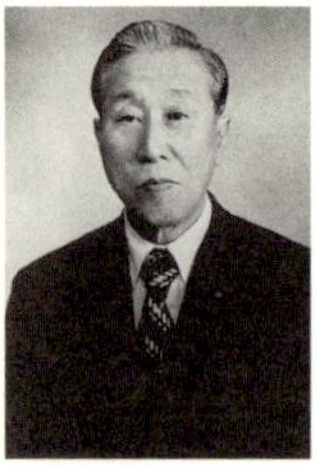

第10代会長
前山彦人
昭和42年～昭和51年

第六代
織田簡一　第一高等学校医学部　卒業年不詳　眼科・耳鼻科・外科
昭和二二年（一九四七）～昭和二三年（一九四八）・（一年間）
明治一〇年（一八七七）～昭和三五年（一九六〇）四月二九日

第七代
内野総二郎　長崎医学専門学校　卒業年不詳　産婦人科
昭和二三年（一九四八）～昭和三五年（一九六〇）・（一二年間）
明治三四年（一九〇一）三月二一日～昭和五六年（一九八一）四月一二日

第八代
児玉来三　九州帝国大学医学部　昭和三年（一九二八）卒　外科・整形外科
昭和三五年（一九六〇）～昭和四〇年（一九六五）一〇月・（五年七ヶ月間）
明治三六年（一九〇三）三月二一日～昭和五四年（一九七九）一二月二六日

第九代
石橋　洪　長崎医学専門学校　卒業年不詳　眼科
昭和四〇年（一九六五）一一月～昭和四二年（一九六七）三月・（一年五ヶ月間）
明治二七年（一八九四）二月九日～昭和五二年（一九七七）四月五日

第一〇代
前山彦人　九州帝国大学医学部　昭和五年（一九三〇）卒　内科・小児科
昭和四二年（一九六七）四月一日～昭和五一年（一九七六）・（八年間）
明治三八年（一九〇五）八月一七日～平成三年（一九九一）三月一一日

第一一代
松下英志　長崎医科大学　卒業年不詳　耳鼻咽喉科
昭和五一年（一九七六）～昭和五三年（一九七八）・（二年間）
明治四〇年（一九〇七）一月一日～昭和五五年（一九八〇）八月三一日

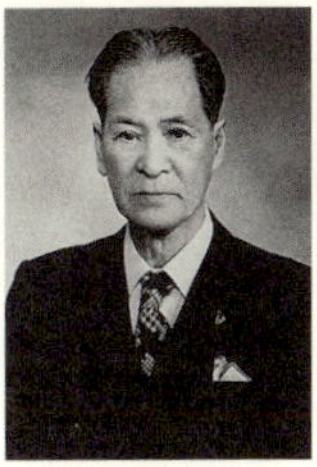

第 11 代会長
松下英志
昭和 51 年〜昭和 53 年

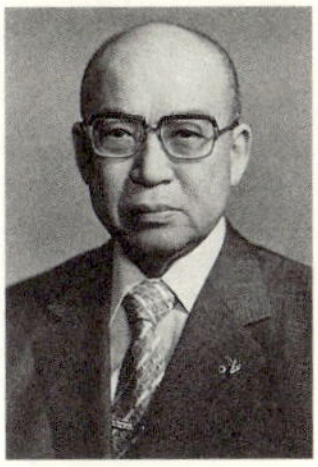

第 12 代会長
宮崎七郎
昭和 53 年〜昭和 57 年

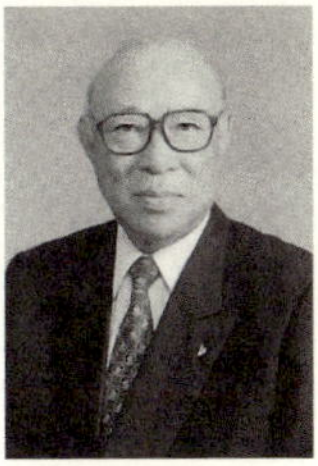

第 13 代会長
吉原正智
昭和 57 年〜平成 10 年

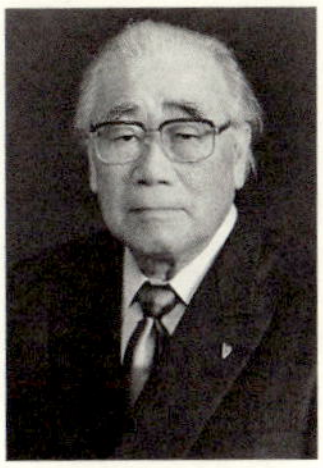

第 14 代会長
凌　俊朗
平成 10 年〜平成 16 年

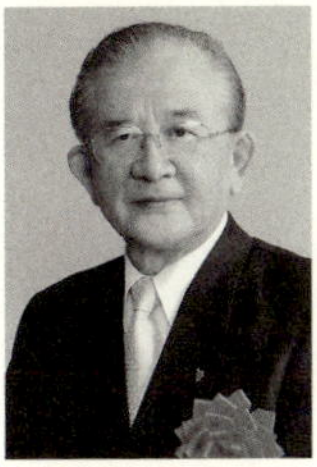

第 15 代会長
沖田信光
平成 16 年〜平成 22 年

第一二代　**宮崎七郎**　長崎医科大学　卒業年不詳　外科
昭和五三年（一九七八）〜昭和五七年（一九八二）・（四年間）
大正六年（一九一七）五月二一日〜昭和六〇年（一九八五）一二月二〇日

第一三代　**吉原正智**　久留米医科大学　昭和二八年（一九五三）卒　内科
昭和五七年（一九八二）〜平成一〇年（一九九八）・（一六年間）
昭和二年（一九二七）一月二九日〜平成二三年（二〇一一）四月六日

第一四代　**凌　俊朗**　長崎大学医学部　昭和三六年（一九六一）卒　皮膚科
平成一〇年（一九九八）〜平成一六年（二〇〇四）・（六年間）
昭和九年（一九三四）三月二一日〜現在

第一五代　**沖田信光**　久留米大学医学部　昭和四三年（一九六八）卒　内科
平成一六年（二〇〇四）〜平成二二年（二〇一〇）・（六年間）
昭和一五年（一九四〇）四月三〇日〜現在

第一六代　**池田秀夫**　久留米大学医学部　昭和四三年（一九六八）卒　内科
平成二二年（二〇一〇）〜現在に至る
昭和一七年（一九四二）七月二〇日〜現在

（前山隆太郎）

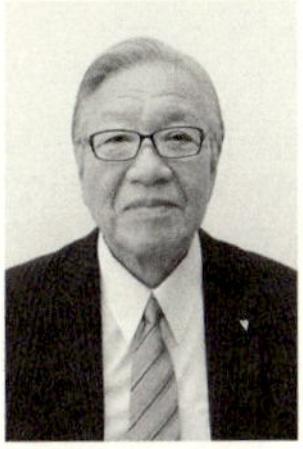

第 16 代会長
池田秀夫
平成 22 年〜現在に至る

索　引

う行

え行

お行

か行

き行

く行

け行

こ行

さ行

し行

す行

せ行

そ行

た行

ち行

つ行

て行

と行

な行

に行

ぬ行

の行

は行

ひ行

ふ行

へ行

ほ行

ま行

み行

む行

も行

や行

よ行

ら行

り行

れ行

わ行

第二版　あとがき

「歴史とは、現在と過去との間の尽きることを知らぬ対話なのであります。」と、イギリスの歴史家E．H．カーは、その著『歴史とは何か』でそう述べています。「温故知新」（『論語』）という言葉は、故《ふる》きを温《たず》ねて新しきを知るということで、昔の出来事や学んだことを調べ直して、新しい道理や発見を得るという意味に使われます。歴史から学ぶということは、過去の事実を知るということだけでなく、どのように現在を生き、未来に活かしていくかの手立てを学ぶことでもあります。

私たち佐賀医学史研究会は、平成二九年（二〇一七）に、佐賀の医学・医療に係わった先覚者一二〇余人もの略伝集『佐賀医人伝』（佐賀新聞社）を発刊しました。おかげ様で、本書は、佐賀新聞文化奨励賞も受賞し、大好評により、一年余で第二版の刊行に至りました。第二版は、研究の進展により鹿毛良鼎など二四人を加え、一四〇人の医人の略伝集となりました。また、読者の検索の便宜を図るため、一一〇〇人余の索引を巻末に整備しました。医人の師弟関係や交友関係から新たな発見が生まれることを期待しております。

今から一一年前、平成一九年（二〇〇七）一二月二二日に佐賀医学史研究会が発会しました。平成二一年（二〇〇九）六月には、佐賀市で第一一〇回日本医史学会総会を開催し、その際に、『佐賀医史跡マップ』を刊行し、県内の医史跡と医人を紹介しました。それから、毎年、本会は、例会と県内外の医史跡巡りを通じて、医人調査も続けてきました。その積み重ねのうえに、『佐賀医人伝』刊行の構想が生まれました。

本書は、三〇人近くの執筆者の共同研究の成果です。皆それぞれ、できるかぎり子孫の方や史料所蔵者に連絡を取り、原史料から読み解き、また佐賀だけでなく京都や東京、長崎などの各地のお墓にお参りして、生没年月日を正確に把握するなど、汗を流して足で稼いで執筆しました。

佐賀地域は、大陸に近い地理的特性から、古代から進んだ大陸文化を取り入れ、地域の生活に役立ててきました。医学の面でも、古くは伝説的な徐福をはじめ、佐賀藩初代藩主鍋島勝茂に仕えた朝鮮出身医師林栄久や、蓮池藩に仕えた鄭竹塢などが、大陸・朝鮮の先進的医術や文化を佐賀地域に伝えてきました。

江戸時代に長崎警備を担当した佐賀藩は、大陸文化だけでなく、オランダ通詞楢林鎮山やその子孫の楢林栄哲らを通じて、横尾元丈、上村春庵、佐野孺仙らが西洋医学を取り入れ、島本良順（龍嘯）が蘭学を発展させました。当時、最も恐れられていた感染症である天然痘予防の牛痘法の導入は、佐賀藩医の伊東玄朴、牧春堂、大石良英、楢林宗建、島田南嶺らの連携と藩主鍋島直正の後押しによって成功し、佐賀・長崎から全国へ普及することとなりました。

佐賀藩の試験による医師開業免許制度は、現代につながる医師国家試験制度の先駆であり、安政五年（一八五八）にはわが国最大の西洋医学校好生館が開設され、そこで育った相良知安や永松東海らが、明治維新の変動期を経て、ドイツ医学の導入や医制など、わが国の近代医学・薬学制度の基礎を築きました。

また本書には、現代の東京女子医大のもとをつくった吉岡彌生、佐賀県最初の試験合格女医緒方トキ、太良町に図書館をつくった大橋リュフなどの女医も登場します。

グローバル化が叫ばれる現代だからこそ、地域に眼を向けて、先人たちが海外の先進文化を取り入れて、地域の発展と医療の向上のために尽くした姿に学び、さらに、地域の個性を磨くことが必要なのではないでしょうか。

明治維新一五〇年という節目の本年に、時代の変動期を生き抜いた先人たちからの、現代、そして未来を生きる私たちへの贈り物として、本書を、皆様の座右にお届けいたしたく思います。

平成三〇年（二〇一八）秋日

『佐賀医人伝』編集委員会

（文責・青木歳幸）

〈編集委員会〉

編集委員　○鍵山稔明、青木歳幸、相良隆弘、
太田善郎、樗木　等、佐藤英俊、
樋口浩康、前山隆太郎

編集事務局　養正会薬局

（○印が委員長）

〈執筆者〉

青木歳幸、江口有一郎、太田記代子、太田善郎、
樗木　等、織田正道、鍵山稔明、金武良弘、
久保山正和、古藤　浩、相良隆弘、貞松和余、
佐藤英俊、末岡暁美、副島富士男、多久島澄子、
鶴丸昌彦、十時忠秀、中尾友香梨、中冨博隆、
南里早智子、西留いずみ、西村謙一、野中源一郎、
服部政昭、樋口浩康、前山隆太郎（計二七人）

（五〇音順）

佐賀医人伝

—佐賀の先人たちから 未来への贈り物—

平成29年（2017）2月25日　第1版第1刷　発行
30年（2018）10月15日　第2版第1刷

編　者　佐賀医学史研究会

発　行　佐賀新聞社

制作販売　佐賀新聞プランニング
佐賀市天神 3-2-23
電話　0952-28-2152（出版）

印　刷　大同印刷株式会社
佐賀市久保泉町大字上和泉 1848-20

ISBN978-4-88298-219-7